实用门诊急诊手册系列丛书

实用内科门诊急诊手册
（第 2 版）

主编　马明信

编委　（以姓氏笔画为序）

马明信　刘玉春　刘兆平　刘新民

张宝娓　高燕明　谢鹏雁

编者　（以姓氏笔画为序）

马　为　马明信　马晓伟　卢桂芝

刘玉春　刘兆平　刘彬彬　刘新民

吴红花　张宝娓　迟　雁　高　文

高燕明　龚艳君　谢鹏雁　褚松筠

U0196994

北京大学医学出版社

SHIYONG NEIKE MENZHEN JIZHEN SHOUCE（DI 2 BAN）

图书在版编目（CIP）数据

实用内科门诊急诊手册/马明信主编. —2 版. —北京：
北京大学医学出版社，2016.3

ISBN 978-7-5659-1254-2

Ⅰ.①实… Ⅱ.①马… Ⅲ.①内科-门诊-手册②内科-急诊-手册
Ⅳ.①R5－62

中国版本图书馆 CIP 数据核字（2015）第 242673 号

实用内科门诊急诊手册（第 2 版）

主　　编：马明信
出版发行：北京大学医学出版社
地　　址：（100191）北京市海淀区学院路 38 号　北京大学医学部院内
电　　话：发行部 010－82802230；图书邮购 010－82802495
网　　址：http://www.pumpress.com.cn
E － mail：booksale@bjmu.edu.cn
印　　刷：北京瑞达方舟印务有限公司
经　　销：新华书店
责任编辑：董采萱　　责任校对：金彤文　　责任印刷：李　啸
开　　本：889mm×1194mm　1/32　印张：17.75　字数：510 千字
版　　次：2016 年 3 月第 2 版　2016 年 3 月第 1 次印刷
书　　号：ISBN 978-7-5659-1254-2
定　　价：65.00 元

第 2 版前言

为了适应医学的进展和临床工作的需要，北京大学医学出版社组织了"实用门诊急诊手册系列丛书"的编写。《实用内科门诊急诊手册》就是该系列丛书之一。自 2009 年首次出版以来，作为内科门诊急诊医师手边的一本指导用书，它一改过去手册常规的书写方式，更符合门诊急诊病人就诊的场景，从病人的症状或体征开始，更能根据门诊和急诊医师的临床需求，重点介绍临床诊断思路，并引出导致该症状或体征的各种疾病、应进行的具体辅助检查项目、具体治疗方案、药物和用法、急诊处理和住院或转科治疗等，自始至终突出了实用性。因此，受到了内科门诊急诊医师的普遍欢迎。

首次出版至今已经过去 6 年时间，由于临床诊断技术和方法在不断进步，临床治疗方法也在不断发展，因此手册内容应该不断更新。这次再版时，除继续保持该手册的书写特点外，重点进行了如下修改和补充：①第 1 版时，有一些症状或体征缺少诊断流程图，因为诊断流程图对临床医师了解临床诊断思路很有帮助，所以这次再版时增补了一些诊断流程图，并对某些诊断流程图进行了适当修改；②针对近 5 年来某些疾病临床诊断和治疗方面公认成熟的进步和发展，进行了必要的补充和修改；③修改了第 1 版中可能存在的某些问题。

由于本手册第 1 版介绍的内科临床症状或体征，已基本上涵盖了内科的全部疾病，尽管没有单独列出风湿性疾病的临床表现及相关疾病，但也已涵盖在内。所以这次再版时对原有的临床症状或体征未进行变动。尽管这次再版时在北京大学医学出版社全面安排下进行了认真的修订，但由于我们能力和水平所限，再加上医学进步日新月异，难免有所欠缺，敬请读者不吝赐教，随时给予指正。

另外，继续重申由于药物的发展很快，同一种药物可因生产厂家不同而名称各异，有时剂量也不完全一致。不同的药物其名称有时很相近，这给临床工作者带来用药方面的困难。因此，读者在应用不太熟悉的药物时，还应仔细阅读药物说明书，以免发生错误。

马明信
2015 年 12 月

目　录

第六章　血液系统临床表现及相关疾病 ·········· 367

第一章 一般临床表现及相关疾病

第一节 发 热

一、概述

发热是指人的体温超过正常高限而言，是体温调节异常的结果。人的正常体温随测量部位不同而异，腋表为 36～37℃，口表为36.3～37.2℃，肛表为 36.5～37.7℃。正常人体温常可有变异，一般上午体温较低，下午体温较高，24 小时内波动幅度一般不超过1℃；妇女排卵后体温较高，月经期体温较低；运动或进食后体温略高；老年人体温略低。

正常人体的产热和散热保持动态平衡。由于各种原因导致产热增加或散热减少，则出现发热。其发生机制如下：

（一）致热原机制

引起发热的机制主要是外源性致热原和内源性致热原。内源性致热原是一些蛋白质，是由外源性致热原刺激后产生的。即各种外源性致热原，如各种病原体、坏死组织和抗原抗体复合物等作用于粒细胞和单核巨噬细胞等系统后，经过一系列反应，则产生内源性致热原，如白细胞介素（IL）-1、IL-6、肿瘤坏死因子和干扰素等。当它们作用于体温调节中枢后，经交感神经使皮肤血管收缩，散热减少；经运动神经使骨骼肌周期性收缩，发生寒战，产热增加，结果使体温上升。

（二）非致热原机制

非致热原性发热是由于：①体温调节中枢损伤，直接引起发热；②引起产热过多或散热障碍的疾病所致的发热。

一般来说，发热是机体有较强反应能力的一种表现，发热本身可以增强机体内吞噬细胞的活力及肝的解毒功能。但另一方面发热可给人体带来不适和危险，如常发生头痛、无力、全身酸痛，严重的发热可因大量出汗而引起脱水和电解质紊乱，可因心率快而诱发或加重心力衰竭，体温在42℃以上可使一些酶的活力丧失，使大脑皮质产生不可逆的损害，最后导致昏迷，直至死亡。

二、病因

发热的病因通常分为感染性和非感染性两大类，而以感染性更多见。

（一）感染性发热

指各种病原体包括细菌、病毒、真菌、支原体、立克次体、螺旋体、寄生虫等感染引起的急、慢性传染病和急、慢性全身或局灶性感染性疾病引起的发热。

（二）非感染性发热

1. 风湿性疾病：包括①结缔组织病：如系统性红斑狼疮、类风湿关节炎、系统性血管炎、多发性肌炎和皮肌炎、混合性结缔组织病；②与感染相关的风湿病：风湿热等。

2. 恶性肿瘤：如各种恶性实体瘤及白血病、淋巴瘤、多发性骨髓瘤等血液系统的恶性肿瘤。

3. 无菌性组织坏死：如心肌、肺或脾梗死，大面积烧伤，大手术组织损伤，内出血，急性溶血等。

4. 内分泌系统疾病：如甲状腺功能亢进症（包括甲状腺危象）、肾上腺髓质的嗜铬细胞瘤等。

5. 中枢神经系统疾病：如脑出血、脑外伤、脑肿瘤、中枢神经系统变性疾患等。

6. 物理因素：如中暑、日射病、放射线病。

7. 其他：如自主神经功能紊乱影响正常体温调节，可产生功能性发热，包括感染后热和神经功能性低热。

三、诊断思路

（一）应仔细询问病史，为病因诊断提供依据或为进一步检查提供线索

1. 针对发热本身的问诊

（1）询问发热起病的缓急、病程的长短、起病诱因和加重或缓解的因素。急性起病、发热病程少于两周者为急性发热，主要由感染引起，也可能是某些长期发热的初始表现；两周以上体温在38℃以上的高热为长期发热，常由感染、肿瘤和结缔组织病引起，但仍以感染为主；体温在38℃以内的非生理性发热，持续1个月以上者，称慢性低热，可能是器质性低热，也可能是功能性低热。

（2）询问热度和发热的特点，以确定热型，对发热的诊断和鉴别诊断有帮助。①稽留热（体温持续在39～40℃以上达数天或数周，24小时内波动范围不超过1℃）见于伤寒、肺炎链球菌肺炎等；②弛张热（体温常在39℃以上，而波动幅度大，24小时内波动范围达2℃以上，但最低体温仍高于正常水平）见于败血症、风湿热、重症肺结核和化脓性炎症等；③间歇热（体温骤升达高峰，持续数小时后，骤降至正常，经过1天至数天后又骤然升高，如此高热期与无热期反复交替发作）见于疟疾、急性肾盂肾炎等；④波状热（体温逐渐升高达39℃或以上，持续数天后逐渐下降至正常水平，数天后又逐渐上升，如此反复发作多次）见于布氏杆菌病；⑤回归热（体温骤升达39℃或以上，持续数天后又骤降至正常水平，数天后又骤然升高，持续数天后又骤降，如此反复发作）见于回归热、霍奇金淋巴瘤、周期热等；⑥不规则热（发热无一定规律）见于结核病、风湿热、支气管炎等。

2. 相关鉴别问诊

（1）伴有寒战：①一次性寒战：即先寒战后发热，发热后不再发生寒战，见于肺炎链球菌肺炎、输血反应、输液反应；②反复性寒战：见于疟疾、败血症、急性胆囊炎、感染性心内膜炎、钩端螺旋体病和某些淋巴瘤。

（2）伴出血现象：见于肾综合征出血热、某些血液病（如急性白血病、急性再生障碍性贫血）、弥散性血管内凝血、钩端螺旋体病、炭疽、鼠疫等。

（3）伴明显头痛：见于颅内感染、颅内出血等。

（4）伴有胸痛：常见于肺炎链球菌肺炎、胸膜炎、肺脓肿等。在心包炎、心肌炎、急性心肌梗死时也有可能发热伴胸痛。

（5）伴有腹痛：可见于急性细菌性痢疾、急性胆囊炎、急性阑尾炎、肠结核、肠系膜淋巴结结核、肝脓肿、急性病毒性肝炎、急性腹膜炎，及腹部肿瘤如淋巴瘤、肝癌、结肠癌等。

（6）伴尿痛、尿频、尿急：见于急、慢性肾盂肾炎，急性膀胱炎，肾结核等。

（7）伴有明显的肌肉痛：可见于多发性肌炎、皮肌炎、旋毛虫病、军团菌病、钩端螺旋体病等。

3. 诊疗经过问诊：询问患病以来检查和治疗情况如何，可为诊断提供线索。

4. 相关其他病史问诊：既往有无糖尿病、结核病、结缔组织病病史，有无传染病和疫区接触史；有无药物过敏史，创伤、手术、流产史，性病史等。

（二）仔细全面地体检，重点应注意如下内容

1. 神志状态：伴有神志障碍者常见于颅内感染和出血、感染中毒性脑病等。

2. 有无皮疹，有皮疹者见于如下情况：

（1）发疹性传染病：发热与皮疹出现的时间常有固定关系。发热1天出现皮疹，见于水痘；2天后出现皮疹，见于猩红热；3天后出现皮疹，见于天花；4天后出现皮疹，见于麻疹；5天后出现皮疹，见于斑疹伤寒；6天后出现皮疹，见于伤寒。

（2）非传染性疾病：常见于风湿热、药物热、系统性红斑狼疮、败血症等。

3. 有无黄疸：伴有黄疸者常见于病毒性肝炎、胆囊炎、化脓性胆管炎、钩端螺旋体病、败血症和其他严重感染、急性溶血等。

4. 淋巴结肿大

（1）局部淋巴结肿大、有压痛，多见于炎症。

（2）局部淋巴结肿大、较硬、无压痛，见于转移癌或某些全身性淋巴结肿瘤性增大的早期，如淋巴瘤等。

（3）全身性淋巴结肿大、有压痛，多见于传染性单核细胞增多症、组织细胞性坏死性淋巴结炎（后者有时压痛不显著）。

（4）全身性淋巴结肿大、无压痛或偶轻压痛，多见于急性和慢性淋巴细胞白血病、淋巴瘤、血管滤泡性淋巴结增生症（Castleman病）等。

5. 脾大：有脾大者可见于某些急性白血病、疟疾、黑热病、伤寒及某些结缔组织病、慢性肝炎等。

（三）实验室及有关检查

1. 血象：感染性发热可有白细胞总数增高及分类核左移，某些血液病的发热可有相应血液病的血象异常。

2. 尿、粪便常规：对泌尿系统和肠道的感染等可提供诊断依据。

3. 中性粒细胞碱性磷酸酶（NAP）染色：有助于鉴别细菌感染性发热与非细菌感染性发热，前者 NAP 染色的阳性率和积分增高，而后者正常。

4. 高热、寒战时做血培养和血涂片找疟原虫，为败血症和疟疾诊断提供依据。

5. 疑有呼吸系统疾病者，应进行胸部 X 线片或 CT 检查。

6. 肝、脾大和腹痛者应做腹部 B 型超声检查，注意腹腔脏器情况和腹腔淋巴结是否肿大，必要时做腹部 CT 检查。

7. 肝、肾功能检查，以了解肝、肾病变情况。

8. 骨髓穿刺检查和淋巴结活检，对某些有发热的血液病和肿瘤淋巴结转移的诊断有帮助。

9. 有神经系统症状、体征者应检查眼底，行腰椎穿刺检查或做头颅 CT 检查或磁共振检查等，以了解颅内病变情况和性质。

10. 发热原因未明者，应根据病情选择检查肥达反应、外斐反应、布氏杆菌凝集试验、抗链球菌溶血素"O"测定、结核纯化蛋白衍生物（PPD）试验、C 反应蛋白、抗核抗体谱、红细胞沉降率（血沉）、血清免疫球蛋白和轻链定量、血清蛋白电泳和免疫固定电泳及补体检查等。

发热诊断流程图见图1-1-1。

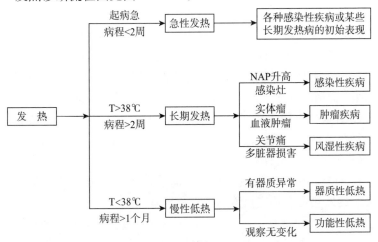

图1-1-1　发热诊断流程图

四、疾病

感染性疾病

感染性疾病是引起发热的最常见疾病，其中一部分是传染病，还有各专科感染，如内科、外科、妇产科、耳鼻喉科和皮肤科等的感染。下面重点介绍内科比较常见的感染性疾病。

1. 细菌感染性疾病

（1）细菌性上呼吸道感染

1）临床诊断要点：①临床特点：急性起病，畏寒、高热、咽痛、全身酸痛等，咽充血，扁桃体可有红肿，甚至有脓性分泌物，常伴颈部淋巴结肿大，有压痛，肺内无啰音；②血白细胞总数增高，中性粒细胞比例增高伴核左移；③咽拭子培养可发现致病菌，多为溶血性链球菌、肺炎链球菌、流感嗜血杆菌等。

2）辅助检查：①血常规；②咽拭子培养；③必要时胸部 X 线片。

3）处理：①对症处理：发热和病情较重者应卧床休息，多饮水，可口服解热镇痛药如泰诺（主要成分为对乙酰氨基酚）1～2 片，每日 3 次，咽痛时可口含溶菌酶 20～40mg，每日 4～8 次；②抗感染治疗：常用复方新诺明 1.0g，口服每日 2 次，或口服氧氟沙星 200mg，每日 2 次，对青霉素不过敏者也可口服头孢拉定 0.5g，每日 3 次。

（2）细菌性肺炎（见第二章）：细菌性肺炎是最常见的肺炎，占肺炎 80％以上，包括肺炎链球菌肺炎、金黄色葡萄球菌肺炎、军团菌肺炎、某些革兰氏染色阴性杆菌肺炎（较为常见的有肺炎克雷伯杆菌、铜绿假单胞菌、流感嗜血杆菌、大肠埃希菌、不动杆菌等）等。

1）临床诊断要点：①临床表现：典型的表现为急性起病，有高热、寒战、咳嗽、胸痛等，多见于肺炎链球菌和金黄色葡萄球菌等感染；不典型的表现包括起病较为缓慢，干咳，可有头痛、乏力、恶心、呕吐、腹泻等肺外表现，见于军团菌肺炎等；病情严重者可有发绀、呼吸困难、心悸，有的甚至出现感染中毒性休克；肺部体征随病变范围大小而异，典型者呈肺实变体征，即叩诊浊音、语颤增强、可闻及支气管呼吸音和啰音等。②胸部 X 线片显示肺炎呈浸润性片状阴影，典型者可呈大叶性分布，但不多见，早期可仅见肺纹理增粗或病变部位稍模糊，病变多发分布常提示为血源性感染。③病原学检查可提供肺炎的病因诊断，痰涂片染色镜检和细菌培养是确定病原菌的主要手段，必要时通过有创性检查以确定病原菌，还可通过血培养和胸腔积液培养确定病原菌。④血清学检查，如军团菌间接荧光抗体试验，若前后 2 次抗体滴度呈 4 倍增长，达 1：128 或更高者，对军团菌的感染有诊断意义。⑤血象见白细胞计数升高（军团菌肺炎和革兰氏染色阴性杆菌肺炎有的可不高），中性粒细胞比例增高，并有核左移。

2）辅助检查：①血常规；②肺部影像学检查（胸部 X 线片）；③病原学检查：痰涂片染色镜检及细菌培养，必要时行气管内吸痰检查、经皮肺穿刺（与肺部占位病变鉴别）、纤维支气管镜和内科胸腔镜检查、开胸肺活检等；④血培养和胸腔积液培养；⑤血清学检查；⑥血气分析。

3）处理：可详见第二章的相关部分。一般应根据引起肺炎的不同细菌应用相应的抗生素，肺炎链球菌肺炎首选青霉素 G 240 万 U/d，分 3 次肌内注射（皮试应阴性），或口服氨苄西林（或羟氨苄西林）0.5g，每日 4 次，重症患者应用青霉素 G 480 万～2000 万 U/d，分 4 次静脉滴注；金黄色葡萄球菌肺炎应选用苯唑西林 6～12g/d，分 4 次静脉滴注（青霉素皮试应阴性），或头孢呋辛 3～4.5g/d，分 3～4 次静脉滴注，或头孢唑啉 4～6g/d，分 3～4 次静脉滴注，同时合用阿米卡星 0.8g/d，分两次静脉滴注，可有协同作用，若有耐甲氧西林金黄色葡萄球菌（MRSA）者选用去甲万古霉素 0.4～0.8g 静脉滴注，每日两次；军团菌肺炎首选红霉素 2g/d，分 4 次口服，较重者红霉素 2～2.5g/d，其中 1～1.5g 静脉滴注，其余分 4 次口服；革兰氏染色阴性杆菌肺炎应根据具体菌种类选用抗生素。

（3）尿路感染（见第五章第五节）：尿路细菌感染主要是由大肠埃希菌感染引起的尿路炎症，易发生在年轻女性。尿路感染分为上尿路感染（主要是肾盂肾炎）和下尿路感染（主要是膀胱炎），主要临床表现是尿路刺激征，即尿频、尿急和尿痛，上尿路感染还有腰痛、高热和寒战。实验室检查中尿常规是必做的项目，为确诊尿路感染，尿培养、菌落计数是很重要的。急性膀胱炎常用一次大剂量（氧氟沙星 0.9g 服 1 次）或 3 日常规剂量（氧氟沙星 0.2g，每日 2 次，连服 3 日）；急性肾盂肾炎可选用半合成广谱青霉素或第三代头孢菌素类如哌拉西林 3g，每 6 小时静脉滴注一次，等待致病菌药物敏感试验结果。

（4）感染性心内膜炎

1）临床诊断要点：确诊感染性心内膜炎的标准是满足下列 2 项主要标准，或 1 项主要标准加 3 项次要标准，或 5 项次要标准。疑诊感染性心内膜炎是满足下列 1 项主要标准加 1 项主要标准，或 3 项次要标准。

主要标准

① 血培养阳性：两次不同时间的血培养有感染性心内膜炎的典型细菌：草绿色链球菌、牛链球菌、金黄色葡萄球菌，血培养抽取时间相隔 12 小时以上，或所有 3 次、4 次或 4 次以上的多数血培养阳性，首次与最后一次抽取时间至少相隔 1 小时以上。

② 心内膜受累的依据：超声心动图示振动的心内团块处于瓣膜或支持结构上或在反流喷射路线上或在植入的材料上而缺乏其他的解剖学解释，脓肿，人工瓣膜新的部分裂开，新出现的瓣膜反流。

次要标准

① 易患因素：心脏存在易患因素或静脉滥用药物成瘾者。

② 发热：温度≥38℃。

③ 血管征象：主要动脉栓塞、感染性肺梗死、细菌性动脉瘤、颅内出血、结膜出血、Janeway 结节（手掌和足底处直径 1～4mm 无痛性出血红斑）。

④ 免疫学征象：肾小球肾炎、Osler 结节（指和趾垫出现的豌豆大的红色或紫色痛性结节）、Roth 斑（视网膜的卵圆形出血斑，其中心呈白色）、类风湿因子（RF）阳性。

⑤ 致病微生物感染证据：不符合上述主要标准的血培养阳性，或与感染性心内膜炎一致的活动性致病微生物感染的血清学证据。

2）辅助检查：①血常规；②尿常规；③红细胞沉降率；④血浆蛋白质测定和蛋白电泳；⑤类风湿因子；⑥血培养：未治疗的亚急性患者，应在第一天间隔 1 小时采血一次，共 3 次，若次日未见细菌生长，重复采血 3 次，已用过抗生素者，停药 2～7 天后采血，急性者应在入院后 3 小时内，每隔 1 小时采血一次，共 3 次；⑦超声心动图；⑧胸部 X 线检查；⑨胸部 CT 和 MRI；⑩心电图；心导管和心血管造影检查。

3）处理（详见第二章第七节）

① 经验治疗：急性者静脉注射或滴注萘夫西林 2g，每 4 小时一次，加氨苄西林 2g，每 4 小时静脉注射一次，或每日加庆大霉素 160～200mg，静脉注射；亚急性者静脉滴注青霉素 320 万～400 万 U，

每4～6小时一次，加庆大霉素（剂量同上）。

② 已知致病微生物时的治疗：可根据细菌的药物敏感试验结果给相应抗生素，真菌感染首选静脉滴注两性霉素B，具体用法见本节的真菌感染性疾病。

③ 外科治疗：有严重心内并发症如心力衰竭和再发血栓等或抗生素治疗无效者可考虑人工瓣膜置换术，应及时请外科会诊。

（5）结核病（见第二、四和五章）：结核病是一组常见的由结核分枝杆菌引起的感染性疾病，包括肺结核、肠结核、肾结核、结核性胸膜炎和结核性腹膜炎等，全身症状包括不同程度的发热（通常为低热）、疲乏、无力、盗汗、食欲下降和体重下降等，有因病变部位不同而引起的症状和体征，如肺结核可有咳嗽、咯血等，确定性诊断是发现结核分枝杆菌，拟似性诊断包括PPD试验强阳性或结核感染T细胞斑点试验（T-SPOT）阳性及不同病变部位的检查如肺结核的胸部X线片和胸部CT，肠结核的X线钡灌肠检查和纤维肠镜检查，肾结核的尿常规检查和静脉尿路造影等，及结核性胸膜炎和腹膜炎的胸水和腹水检查等。治疗常采用短程化疗方案：异烟肼0.3g/d，利福平0.45g/d，吡嗪酰胺1.5g/d，乙胺丁醇0.75g/d，均顿服，连用2个月，此后顿服利福平0.45g/d和异烟肼0.3g/d，共4个月。详细可见第二、四和五章的相关内容。

2. 真菌感染性疾病：以肺真菌病最常见，是由于广谱抗菌药物、糖皮质激素、细胞毒药物和免疫抑制剂的广泛应用及器官移植等，致使机体免疫功能降低，体内正常菌群失调，导致真菌感染。临床表现发热、咳嗽、咳痰等，抗菌药物治疗无效，血清半乳甘露聚糖试验（GM试验）和1, 3-β-D-葡聚糖试验（G试验）阳性（其中GM试验是一种通过酶联免疫吸附法检测血清中曲霉菌的半乳甘露聚糖抗原，以协助临床曲霉菌的诊断，而且常在临床症状或影像学征象出现前即可出现阳性；G试验则是通过显色法对可以产生1, 3-β-D-葡聚糖的真菌感染进行早期诊断的方法，但其缺点是不能区分真菌的种类）及胸部X线片和CT有助诊断，痰、尿、粪便、分泌物、胸腔积液、血液、脑脊液等涂片、培养及组织检查找到孢子和菌丝则可诊断。多见白念珠菌和曲霉菌。白念珠菌的治疗常口服或静脉滴注氟康唑 200mg/d，首剂加倍，病情重者 400mg/d，或两性霉素 B 静脉缓慢滴注，开始 1～5mg/d，视患者反应，第 2 天开始每日或隔日增加 5mg，达到 30～50mg/d，总量 1～2g 为一个疗程；侵袭性肺曲霉菌的治疗首选伏立康唑，首日剂量 6mg/kg，随后 4mg/kg，每 12 小时 1 次，病情好转后改为口服 200mg，每 12 小时 1 次，疗程至少 6～12 周，也可选用两性霉素 B，用法同上，或静脉滴注伊曲康唑 200mg，开始 2 天每 12 小时一次，以后每日 200mg。

3. 病毒感染性疾病（参见第六章第三节）：以病毒性上呼吸道感染和病毒性肺炎最常见，感染的病毒以流行性感冒病毒较为常见，另外有副流感病毒、呼吸道合胞病毒、腺病毒、鼻病毒、冠状病毒、某些肠道病毒及单纯疱疹病毒等，常表现发热、全身痛，血白细胞计数常偏低，亦可正常或偏高，排除其他病原体感染后可诊断，确诊则有赖于病原学检查，包括病毒分离、血清学检查及病毒抗原的检测。以对症治疗为主，抗病毒药可选用利巴韦林（又称三氮唑核苷、病毒唑）0.8～1g/d，分 3～4 次口服或每日 10～15mg/kg，分 2 次静脉滴注或肌内注射；也可选用阿昔洛韦（又称无环鸟苷）每日 15mg/kg，分 3 次静脉滴注，共 7 天。还有更昔洛韦、奥司他韦、阿糖腺苷和金刚烷胺等可选用。

恶性肿瘤

许多恶性肿瘤有发热，特别是血液科的恶性肿瘤如淋巴瘤、急性白血病，其他可能引起发热的肿瘤有肺癌、肝癌、胰腺癌、结肠癌等。详细可见相关章节，综合介绍如下：

1. 临床诊断要点：①有抗生素不能控制的发热，热型不定，可有高热和寒战，也可低热；②食欲下降、恶心、呕吐、乏力等全身表现；③短时间内体重有明显下降；④受累器官或系统的表现如贫血，咯血、胸痛，腹痛，便血，骨痛，肝、脾和淋巴结肿大及腹部包块等；⑤影像学阳性发现；⑥相关肿瘤标志物明显升高；⑦骨髓检查及骨髓、淋巴结和相应脏器组织活检病理可确定诊断。

2. 辅助检查：①血、尿、粪便常规加粪便隐血试验；②骨髓检查；③X线片，腹部B超，受累器官部位的CT、MRI；④相关肿瘤标志物测定；⑤受累脏器组织、淋巴结或骨髓活检病理学检查等。

3. 处理：一旦考虑为恶性肿瘤，应尽早住院，除血液系统肿瘤以化疗和放疗为主外，其他实体瘤均应尽快尽力手术治疗，术后再根据肿瘤性质确定是否进行放疗和化疗及应用其他治疗方案如靶向治疗等，具体方案详见以后各章节相关内容，在此不再介绍。

风湿性疾病

1. **系统性红斑狼疮**（见第六章第五节）：这是一种常见的临床表现有多系统损害症状的慢性系统性自身免疫病，约90%的患者在病程中出现各种热型的发热，多为长期中、低度发热，部分患者出现高热。诊断采用美国风湿病学会1997年推荐的SLE分类标准。治疗一般首选泼尼松每日0.5～1mg/kg，晨起顿服，有效后逐渐减量，急性暴发性可用冲击治疗，活动程度较严重的可加用免疫抑制剂。详见第六章第五节的相关内容。

2. **类风湿关节炎**（见第六章第六节）：这是一种累及周围关节为主的多系统性炎症性的自身免疫病，发热特点是表现低热，其诊断要点、辅助检查和处理详见第六章第六节的相关内容。

3. **成人Still病**（见第六章第六节）：曾称为变异性亚败血症，指系统性起病的幼年型慢性关节炎。主要表现为反复发热、关节痛、一过性皮疹和白细胞增高，发热的热型不定，典型者常呈败血症性体温，但经充分抗感染治疗无效，而用糖皮质激素治疗满意。

4. **结节性多动脉炎**

（1）临床诊断要点：这是一种累及中、小动脉的坏死性血管炎。①临床表现：多种多样，无诊断特异性。有发热，可高热，也可低热。临床以皮肤（网状青斑，即四肢或躯干呈斑点及网状斑）、关节（关节痛、多发性肌痛）、周围神经（单神经炎、多发性单神经炎或多神经炎）、胃肠道（腹痛、腹泻、恶心、呕吐、胃肠道出血、肝功能异常等）、肾（蛋白尿、血尿、细胞管型尿和高血压，肾血管的病变导致的多发性梗死）的表现最常见；②动脉造影：常见肾、肝、肠系膜及其他内脏器官的中、小动脉有微小动脉瘤形成和节段性狭窄；③在临床或动脉造影部位进行中、小动脉活检，显示血管壁有中性粒细胞、单核细胞浸润有助诊断。该病常不易诊断，临床常在仔细检查外科手术切除的组织时才发现血管炎的病理学证据而诊断。1990 年美国风湿病学会提出的标准为 10 项（①体重下降；②网状青斑；③睾丸痛或触痛；④肌痛、乏力或下肢触痛；⑤单神经炎或多发性神经炎；⑥舒张压≥90mmHg；⑦尿素氮、血肌酐升高；⑧HBsAg 或 HBsAb 阳性；⑨动脉造影异常；⑩中、小动脉活检异常）中有 3 项阳性者即可诊断，但应除外其他结缔组织病并发的血管炎。

（2）辅助检查：①血常规，无特异性，可见轻度贫血、白细胞轻度升高；②红细胞沉降率，可见增快；③尿常规，可见蛋白尿、血尿、管型尿；④C 反应蛋白，可增高；⑤血浆蛋白质，白蛋白下降，球蛋白升高；⑥抗中性粒细胞胞质抗体（ANCA），阴性；⑦血 HBsAg，部分病例阳性；⑧动脉造影和中、小动脉活检等。

（3）处理：①首选糖皮质激素治疗，泼尼松每日口服 1mg/kg，病情缓解后逐渐减量维持；②对糖皮质激素有抵抗或属重症病例应联合应用环磷酰胺每日 2mg/kg 口服或静脉大剂量冲击治疗（环磷酰胺 10～16mg/kg 加入生理盐水 250ml 内，静脉缓慢滴注，时间要超过 1 小时，每 2～4 周可一次，一般 4 周一次，连用 6 次）；③对有 HBV 感染者不宜用环磷酰胺，可用糖皮质激素合并抗病毒药阿糖腺苷（每日 5～15mg/kg 静脉滴注 12 小时，10 天为一个疗程）和干扰素-α（300 万 U 皮下注射，每日或隔日一次，连用 3 个月）。

5. 多发性肌炎和皮肌炎：这是一组具有横纹肌慢性、非化脓性炎性病变，或伴有特征性皮肤改变的结缔组织病。有中度或低度发热。

（1）临床诊断要点：目前大多仍采用 1975 年 Bohan 和 Peter 提出的诊断标准。其内容是：①对称性、进行性近端肌无力；②肌活检示肌肉出现坏死、再生、炎性等变化，可伴有肌束膜的萎缩；③血清肌酶谱升高；④肌电图出现下述肌源性损害：低波幅、短时限、多相波的运动单位电位；纤颤、正锐波和插入活动增加；自发性高频率放电；⑤皮肤改变：包括 Gottron 征（表现为掌指关节、近指关节及肘关节的伸侧出现紫红色斑丘疹，顶面扁平，部分有鳞屑，病程较久者可出现皮肤萎缩，色素减退）、向阳性紫红斑（出现在双侧上眼睑及眼眶周围的暗紫红色水肿性斑疹，是皮肌炎的特征性皮疹）、暴露部位的皮疹等。凡具有上述①～④者可诊断为多发性肌炎，①～④中具备 3 项并有第⑤项改变者可诊断为皮肌炎。

（2）辅助检查：①红细胞沉降率增快；②血肌酸（增高）、肌酐（下降）；③尿肌酸（排泄增多）、血清肌红蛋白增高；④血清肌酶，包括肌酸激酶（CK）、乳酸脱氢酶（LDH）、丙氨酸氨基转移酶（ALT）和天冬氨酸氨基转移酶（AST）；⑤自身抗体，包括抗氨酰 tRNA 合成酶抗体（抗 Jo-1、EJ、PL-12、PL-7 抗体）、抗 SRP（signal recognition particle）抗体和抗 Mi-2 抗体（后者是皮肌炎的特异性抗体）；⑥肌电图；⑦皮肤和肌肉活检。

（3）处理：①首选糖皮质激素，一般可每日口服泼尼松 1～2mg/kg，好转后缓慢减量，常需用药 1 年以上；②重症或对糖皮质激素治疗反应不佳者加免疫抑制剂：甲氨蝶呤每周 5～25mg，口服、肌内注射或静脉注射，或硫唑嘌呤每日 2～3mg/kg，分 2～3 次口服。应注意副作用。

6. 混合性结缔组织病：此病可具有系统性红斑狼疮、硬皮病、皮肌炎/多发性肌炎或类风湿关节炎等风湿病的临床特征，但是不符合这些疾病的诊断条件，此病随病程进展可发展成某一种弥漫性风湿病或持续多年不变。有人将其归为未分化型结缔组织病的一种特殊类型。

（1）临床诊断要点：临床常采用 1992 年 Kasukawa 提出的诊断标准，具体如下：

1）常见症状：①雷诺现象；②手指或手肿胀。

2）抗 snRNP 抗体阳性。

3）混合表现：①系统性红斑狼疮样表现，如多关节炎、淋巴结病变、面部红斑、心包炎或胸膜炎、白细胞减少或血小板减少；②硬皮病样表现，如指端硬化、肺纤维化、肺限制性通气障碍或弥散功能下降、食管蠕动功能障碍或食管扩张；③多发性肌炎样表现，如肌无力、血清肌酶谱增高、肌电图示肌源性损害。

符合下列 3 条即可诊断为混合性结缔组织病：①上述常见症状中有 1 项或 2 项；②抗 snRNP 抗体阳性；③上述 3 项混合表现中，任何两项内各具有 1 种以上的症状。

（2）辅助检查：①血常规，可有贫血、白细胞减少和血小板减少；②尿常规，肾受累者可见蛋白尿、血尿和管型尿；③红细胞沉降率增快；④C 反应蛋白增高；⑤血抗 snRNP 抗体；⑥抗核抗体谱；⑦血 γ 球蛋白、循环免疫复合物、补体测定；⑧类风湿因子和抗内皮细胞抗体。

（3）处理：①双氯芬酸口服 25mg，每日 3 次，用于治疗关节疼痛和肿胀。②缓释硝苯地平口服 30mg，每日 2 次或卡托普利口服 25mg，每日 3 次，用于有雷诺现象者。③泼尼松 15～30mg/d 口服，适用于一般患者；若皮肌炎、心包炎、胸膜炎、肾损害和肌痛明显者则每日口服泼尼松 1mg/kg，病情缓解后逐渐减量。④对重症或激素疗效欠佳者可加用环磷酰胺每日 2mg/kg，分 2 次口服，或硫唑嘌呤每日 2～3mg/kg，分 2～3 次口服，或甲氨蝶呤每周 5～25mg，口服、肌内注射或静脉注射，或环孢素 A 每日 5～6mg/kg，分 3 次口服，均应注意副作用。

7. 风湿热：这是 A 群乙型溶血性链球菌感染后反复发作的一种全身结缔组织炎症。可有发热，以不规则中等度发热居多，成人有时低热或无热。

（1）临床诊断要点：风湿热的诊断多采用美国心脏病学会于 1992 年修订的 Jones 标准，具体如下：

1）主要表现：①心脏炎，包括心脏瓣膜炎、心肌炎和心包炎的表现；②多关节炎，典型表现是呈游走性、多发性，侵犯大关节（膝、踝、肘、腕、肩关节较常见），急性期过后不遗留关节变形，关节症状受气候变化影响较大，水杨酸制剂对其有极好疗效；③舞蹈病，发生在儿童期，成人几乎不发生；④环形红斑，多分布在躯干或肢体的近端，时隐时现；⑤皮下结节，为稍硬无痛的小结节，多出现于关节（肘、膝、腕）、枕或胸腰椎棘突处的皮下组织。

2）次要表现：①关节痛；②发热；③化验急性反应物（红细胞沉降率、C 反应蛋白）增高；④心电图见 PR 间期延长。

3）有前驱的链球菌感染证据：①咽拭子培养或快速链球菌抗原试验阳性；②链球菌抗体效价升高。

若有前驱的链球菌感染证据，并有 2 项主要表现或 1 项主要表现加 2 项次要表现者高度提示可能为急性风湿热。另外与 1992 年修订的 Jones 标准相比，2002—2003 年 WHO 修订标准还有如下改变：若有下列 3 种情况，又无其他病因可寻者，可不必严格执行上述诊断标准：①对有风湿性心脏病复发的风湿热的诊断明显放宽，只需有 2 项次要表现及有前驱链球菌感染证据即可确立诊断；②对隐匿发病的风湿性心脏炎和舞蹈病的诊断也放宽，不需要有其他主要表现，即使前驱链球菌感染证据缺如也可作出诊断；③对多关节炎，多关节痛或单关节炎可能发展为风湿热给予重视。总之该病的上述诊断标准不是十分特异，故必须结合临床表现，选择辅助的化验检查（见后），通过排除性诊断作出正确判断。

（2）辅助检查：①血常规，可能有贫血；②红细胞沉降率可增快；③咽拭子培养；④抗链球菌溶血素"O"（ASO）；⑤抗去氧核糖核酸酶 B（ADNA‑B）试验：意义与 ASO 相同，但 ADNA‑B 的持续阳性时间较 ASO 长；⑥C 反应蛋白（CRP）；⑦免疫球蛋白测定，可有 IgG 和 IgM 增高；⑧抗心肌抗体测定；⑨心电图检查；⑩超声心动图检查；⑪胸部 X 线片。

（3）处理：①苄星青霉素 G 120 万 U 一次肌内注射（注意皮试阴性）以治疗咽及扁桃体感染；若感染较重，可用青霉素 G 160 万～240 万 U/d，分 2 次肌内注射，疗程 10 天；对青霉素过敏者可口服红霉素每日 20～40mg/kg（总量最大为 1g/d）10 天，或口服阿奇霉素 5 天为 1 个疗程，第 1 天一次服 500mg，第 2～5 天 250mg，一次服用。②阿司匹林成人 3～4g/d，分 3～4 次口服，风湿性关节炎时首选。③泼尼松成人 30～40mg/d，分 3～4 次口服，用于治疗心脏炎。④静脉滴注地塞米松 5～10mg/d 或氢化可的松 200mg/d，用于病情严重如合并心包炎或心肌炎并急性心力衰竭者，至病情改善后改为口服泼尼松。

其　他

1. 甲状腺功能亢进症（见本章第二节）：甲状腺功能亢进症（简称甲亢）是多种原因引起的甲状腺激素合成及分泌过多的临床病症。由于甲状腺激素合成及分泌过多，临床会出现高代谢综合征，大量产热的结果导致发热，本症的发热一般为低热，随着抗甲状腺药物的治疗控制甲状腺功能亢进后，低热会随之消退。

2. 甲状腺危象

（1）临床诊断要点：①甲亢患者有如下诱因：感染、手术、放射性核素碘治疗后，及某些急性病或应激状态下如急性心肌梗死、肺栓塞、心力衰竭、肠坏死、妊娠高血压综合征、脱水、药物的严重反应、分娩等；②临床出现交感神经过度兴奋和代谢旺盛的表现，如躁动不安、高热达 39℃以上、心动过速（140～240 次/分）、大汗淋漓、腹泻等，严重者出现虚脱、休克、嗜睡、谵妄、昏迷。

（2）辅助检查：项目同甲亢（见本章第二节），只是应根据诱因不同增加相应辅助检查内容。

（3）处理：①针对诱因治疗。②首选丙硫氧嘧啶 500～1000mg 口服或经胃管注入，以后每 4 小时给予 250mg，以抑制甲状腺激素合成和抑制周围组织甲状腺素 T_4 向三碘甲腺原氨 T_3 转变，待症状缓解后减至一般治疗剂量。③给予丙硫氧嘧啶 1 小时后再加用复方碘口服溶液 5 滴，每 6 小时一次，以抑制甲状腺激素释放，随治疗好转逐渐减量，疗程一般 3～7 日。④普萘洛尔 60～80mg/d，每 4 小时口服一次，以阻断甲状腺激素对心脏的刺激作用和抑制周围组织 T_4 向 T_3 转变。⑤氢化可的松 300mg 首次静脉滴注，以后每次 100mg，每 8 小时一次，以防止肾上腺皮质功能减低。⑥腹膜透析、血液透析或血浆置换，适用于上述常规治疗效果不满意时，以迅速降低和清除血浆甲状腺激素。⑦高热者物理降温，忌用乙酰水杨酸类药物，因其可与甲状腺素结合球蛋白（TBG）结合释放游离甲状腺激素，大剂量还可增加代谢率。⑧其他支持治疗。

3. 中暑（热射病）

（1）临床诊断要点：①发病的环境条件：高温环境、湿度大和无风天气情况下进行重体力劳动或剧烈体育运动时易发病，这称为劳力性热射病，患者多为平素健康的年轻人；非劳力性热射病多见于在高温环境下，居住在拥挤和通风不良环境的城市老年居民和其他高危人群包括患精神分裂症、帕金森症、慢性酒精中毒及偏瘫或截瘫者。②临床表现：一般为急性起病，头痛、头晕、恶心、呕吐，急骤高热达40℃以上。劳力性热射病患者半数表现持续出汗，查体见心率可达160～180次/分，脉压增大，可发生急性肾衰竭、急性肝衰竭、弥散性血管内凝血（DIC）、多器官功能衰竭；非劳力性（典型性）热射病患者皮肤灼热、干燥无汗，有不同程度的意识障碍，如嗜睡、谵妄、昏迷、抽搐等，严重者可出现低血压、休克、心律失常和心力衰竭、肺水肿、脑水肿、DIC。③应除外脑炎、脑膜炎、脑血管意外、甲状腺危象、抗胆碱能药物中毒等。

（2）辅助检查：①血常规；②尿常规；③血生化；④血气分析；⑤凝血象；⑥必要时脑脊液检查和脑部CT。

（3）处理

1）物理降温：①用75%乙醇擦全身或凉水全身擦浴，辅以电扇吹风以助散热；②于头部、颈部、两腋下、两腹股沟等大血管部位放置冰袋；③必要时用冰盐水进行胃或直肠灌洗。

2）药物降温：①亚冬眠疗法：用冬眠Ⅰ号（全量为哌替啶50mg、异丙嗪25mg、氯丙嗪25mg）全量的1/3～1/2行肌内注射，有低血压时不宜应用氯丙嗪，根据具体病情重复使用；②地塞米松20mg静脉小壶滴入，短期应用于重症者，必要时4小时再用一次。

无论何种降温措施，必须以测量肛温为准，当肛温降至38℃时，则可停止降温治疗。

3）控制脑水肿，防止抽搐：①地西泮，10～20mg 加入 10％葡萄糖液 20ml，静脉注射以防止抽搐；②20％甘露醇 250ml 静脉快速滴注（30 分钟内滴注完）以降低颅内高压，每 4～6 小时一次。

4）纠正水、电解质和酸碱平衡紊乱：①纠正脱水：静脉输注 5％葡萄糖盐水、低分子右旋糖酐（500ml/d）和血浆（200ml/d）或白蛋白（20g/d）；②5％碳酸氢钠溶液 200ml 静脉滴注，以纠正酸中毒，根据化验结果再补充。

5）休克、心律失常和心力衰竭的处理见本章的第四节及第三章的第一节和第五节的相关内容。

6）DIC 的处理见第六章第七节的相关内容。

4. 功能性低热

（1）临床诊断要点

1）感染后低热：①发生于急性传染病或其他细菌、真菌、病毒感染引起高热痊愈后，是由于体温调节中枢的功能尚未恢复所致；②持续低热达数周；③经反复体检和实验室检查无异常所见。

2）神经功能性低热：①多见于青年女性；②发热特点：昼夜体温波动小，不超过 0.5℃，或体温的昼夜变化异常，早上体温较下午体温高，且口温、腋温和肛温差别不大，甚至口温高于肛温，体力活动后体温不升高或反而下降；③常有自主神经功能紊乱表现，如颜面潮红、心悸、失眠、手颤；④除外各种器质性低热。

3）排除各种器质性低热：①感染性疾病，包括结核病、慢性泌尿系统感染、慢性病灶（如牙周脓肿、鼻窦炎、前列腺炎、盆腔炎等）；②非感染性疾病：包括结缔组织病、甲状腺功能亢进症等。

（2）辅助检查：主要针对排除性诊断，可选择如下检查：①血常规；②尿常规；③粪便常规；④红细胞沉降率；⑤中段尿培养＋药敏；⑥PPD 试验；⑦胸部 X 线片；⑧腹部 B 超；⑨ANA 谱；⑩血 T_3、T_4、促甲状腺激素（TSH）；⑪耳鼻喉科检查；⑫口腔科检查；⑬妇科检查等。

（3）处理：严密观察，一般无须特殊处理。对神经功能性低热可给予谷维素 10mg，每日 3 次口服，地西泮 5mg，每晚口服 1 次。也可请中医科辨证施治。

（马明信）

第二节　消　瘦

一、概述

消瘦是指由于各种原因造成体重低于正常低限的一种状态。广义上讲，体重低于标准体重 10%，或男、女体重指数分别低于 21 和 20，就可诊为消瘦，它受体质因素的影响。但由于许多低体重者并非疾病所致，因此有人主张将体重低于正常者分为两种情况：低于标准体重 10% 称为低体重，低于标准体重 20% 称为消瘦。有病理意义的消瘦指体重进行性下降或在短期内体重大幅度减轻。

二、病因

（一）营养及摄入不足

1. 食物来源缺乏。

2. 厌食和食欲减退：全身性疾病、感染、肿瘤、血液病、肾功能不全、腺垂体功能不全、原发性肾上腺皮质功能不全等。

（二）消化、吸收、利用功能障碍

1. 消化系统功能性与器质性病变：慢性胃肠疾病、慢性肝胆疾病、胰腺疾病等。

2. 神经-内分泌系统功能障碍：腺垂体功能不全（Sheehan 综合征）、原发性肾上腺皮质功能不全、尿崩症、下丘脑综合征（部分患者）、神经性厌食等。

（三）消耗增加、代谢率增高

甲状腺功能亢进症（甲亢）、糖尿病、嗜铬细胞瘤、结核病等。

（四）药物

甲状腺制剂、缓泻剂等。

三、诊断思路

（一）首先应确定有无消瘦

1. 计算标准体重（kg）：身高（cm）－105。

2. 计算体重指数：体重（kg）/身高^2（m^2）。

3. 确认患者能否诊断消瘦。

4. 除外药物及食物来源缺乏所致体重减轻：需详细询问病史即可明确。

（二）确定消瘦后，应明确消瘦原因

1. 仔细询问病史，为病因诊断提供依据或为进一步检查提供线索

（1）针对消瘦问诊

1）发生快慢：短期内体重大幅度减轻常提示代谢率增高如甲亢、结核或肿瘤消耗所致。渐进性体重减轻提示慢性消耗性疾病、腺垂体功能不全、原发性肾上腺皮质功能不全、神经性厌食等。

2）是否伴随乏力：生理性消瘦常因体质因素所致，无特殊伴随不适。

（2）相关鉴别问诊

1）食欲增减、食量多少：按照进食情况，将消瘦分为3类：①体重减轻，食欲亢进：甲亢、糖尿病、嗜铬细胞瘤等；②体重减轻，食欲正常：尿崩症等；③体重减轻，食欲减退：慢性消耗性疾病、腺垂体功能不全、原发性肾上腺皮质功能不全、下丘脑综合征（部分患者）、神经性厌食等。

2）乏力、心悸、多汗、盗汗：可见于甲亢、结核、嗜铬细胞瘤。

3）产后大出血、产后无乳、毛发脱落、停经：见于腺垂体功能不全。

4）性功能异常：月经紊乱、闭经、阳痿、性欲减退等，见于各

种内分泌系统疾病所致体重减轻。

5）头痛或视力、视野障碍：见于肿瘤所致腺垂体功能不全或下丘脑综合征。

6）尿量及饮水量多少：甲亢、糖尿病常有多尿、多饮，尿崩症24小时尿量＞5000ml，喜冷饮。

7）用药史：有无应用甲状腺素制剂、泻剂或严重影响食欲的药物。

（3）诊疗经过问诊：询问患病以来检查和治疗情况如何，可为诊断提供线索。

（4）相关其他病史问诊

1）全身疾病史，如慢性胃肠疾病、慢性肝胆疾病、胰腺疾病等，均可因食欲减退、恶心、呕吐、腹泻等因素造成消瘦。

2）月经、孕产史。

3）家族史：应了解家族中有无类似病史的患者，对无器质性病变的消瘦患者的诊断可提供帮助。

2. 仔细、全面地体检，重点应注意如下内容

（1）体温：可正常、偏高或偏低。如甲亢、嗜铬细胞瘤、结核，可有低中度热；腺垂体功能不全、原发性肾上腺皮质功能不全、下丘脑综合征（部分患者）、神经性厌食等体温常偏低；其他原因所致消瘦体温多正常。

（2）脉搏：甲亢、嗜铬细胞瘤、腺垂体功能不全、原发性肾上腺皮质功能不全等脉搏、心率多加快。

（3）血压：甲亢、嗜铬细胞瘤血压升高；腺垂体功能不全、原发性肾上腺皮质功能不全血压偏低。

（4）精神状态：兴奋、萎靡、精神过敏、精神失常、淡漠等。甲亢可有兴奋、精神过敏甚至精神失常；腺垂体功能不全、原发性肾上腺皮质功能不全可有萎靡、淡漠。

（5）皮肤、黏膜有无色素沉着或脱失、苍白、黄染、潮湿或干燥，毛发、阴毛、腋毛分布及有无脱落；值得注意的是腺垂体功能不全色素脱失、皮肤苍白；原发性肾上腺皮质功能不全色素沉着。

（6）甲状腺有无肿大、杂音、震颤。

（7）心脏大小、杂音强弱。

（8）肌肉充实强度及力量。

（9）乳房、外生殖器有无萎缩。

3. 实验室及有关检查

（1）血糖，必要时口服葡萄糖耐量试验（OGTT）。

（2）T_3、T_4、TSH。

（3）8AM 皮质醇＋促肾上腺皮质激素（ACTH）或皮质醇节律，24 小时尿 17-羟皮质类固醇、17-酮类固醇。

（4）性激素：雌二醇（E_2）、孕激素（P）、睾酮（T）、促卵泡激素（FSH）、黄体生成素（LH）、泌乳素（PRL）。

（5）尿比重。

（6）影像学检查：必要时 X 线摄片、CT、磁共振成像（MRI）等。

消瘦诊断流程图见图 1-2-1。

四、疾病

恶性肿瘤

1. 临床诊断要点：①短时间内体重较大幅度下降；②食欲减退、恶心、呕吐、精神不振、乏力；③系统伴随症状如咯血、胸痛、便血、尿血、腹痛、骨痛等；④相关肿瘤标志物明显升高；⑤影像学阳性发现。

2. 辅助检查：①血、尿常规，粪便常规＋隐血；②X 线片、腹部 B 超，分系统 CT、MRI；③肿瘤标志物；④必要时骨扫描；⑤其他针对病因的相关检查。

3. 处理：①一旦考虑为恶性肿瘤，应立即住院明确诊断，尽快手术；②根据肿瘤性质决定术后是否化疗和（或）放疗；③已有转移的患者除化疗和（或）放疗外，应做好对症支持治疗，尽可能提高患者生活质量。

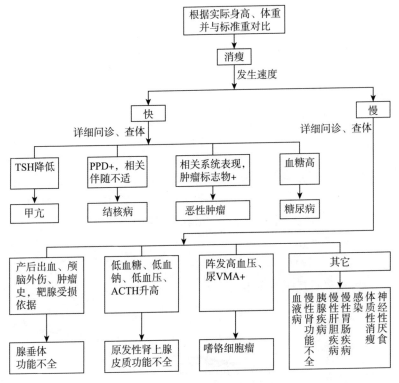

图 1 - 2 - 1 消瘦诊断流程图

结 核 病

1. 临床诊断要点：①短时间内体重较大幅度下降；②食欲减退、精神萎靡、午后低热、多汗、盗汗、乏力等结核中毒症状；③系统伴随症状如咯血、胸痛、便血、尿血、腹痛等；④PPD 试验强阳性或结核感染 T 细胞斑点试验（T - SPOT）阳性；⑤尿、粪便、痰等细菌学阳性发现；⑥影像学阳性发现。

2. 辅助检查：①血、尿常规，粪便常规＋隐血；②X 线片、腹部 B 超，分系统 CT、MRI；③PPD 试验、T - SPOT；④病原菌培养；⑤其他针对病因的相关检查如胸腔、腹腔穿刺或相关活检。

3. 处理：①治疗对象：对结核分枝杆菌阳性的患者或结核分枝杆菌阴性但胸片病变以渗出、干酪病变为主和（或）有空洞，或急性、亚急性血行播散性肺结核，或结核性渗出性胸膜炎、心包炎、腹膜炎及结核性脑膜炎等肺外结核病，必须进行治疗。②治疗方式：在严格实施的治疗管理下，多数患者采取不住院的治疗方式；少数危急、重症肺结核，或有各种并发症，或对药物过敏及有不良反应，需紧密动态观察或接受特殊治疗者，采取住院治疗，但出院后仍需继续实施严格管理，随访直至疗程结束。③治疗原则：早期、联合、适量、规律、全程。④疗程：2个月的强化期加4～7个月的持续期。⑤治疗方案：参照本章第一节。

内分泌系统疾病

1. 甲状腺功能亢进症

（1）临床诊断要点：①高代谢综合征，即兴奋多动、急躁易怒甚至躁狂；怕热多汗、皮肤湿热；心悸气短，常有心律失常如心房颤动、阵发性室上性心动过速、频发室性期前收缩，也有束支阻滞甚至病态窦房结综合征表现；易饿多食、大便频数。注意：老年人可不典型。②可有肝受损，转氨酶升高或胆汁淤积性黄疸；粒细胞减少、淋巴细胞相对增加，贫血常见；女性月经稀发或闭经，男性乳房发育及阳痿；肌肉软弱无力。③甲状腺肿大，与病情轻重无关，可触及震颤或闻及杂音。④可有突眼及其他眼征。⑤T_3、T_4、游离三碘甲状腺原氨酸（FT_3）、游离甲状腺素（FT_4）升高，TSH降低。

（2）辅助检查：①T_3、T_4、FT_3、FT_4、TSH。②血常规、肝功能、电解质。③促甲状腺激素受体抗体（TRAb），95％未治疗的Graves病患者升高；甲状腺过氧化物酶抗体（TPOAb）、甲状腺球蛋白抗体（TGAb），Graves病患者也常见升高，治疗后可能降低。④甲状腺摄^{131}I率，不作为常规检查。⑤甲状腺B超，确定甲状腺的位置、大小及结节性质。⑥CT或MRI，了解眼肌受累情况及眼球后浸润。⑦心电图（ECG）。⑧怀疑甲状腺功能亢进性心脏病时可行超声心动图（UCG）检查。

（3）处理：甲亢治疗包括药物、放射性[131]I 治疗及手术 3 种方式。

1）药物治疗：轻症初发、20 岁以下、妊娠妇女、甲状腺轻度肿大等情况多选用药物治疗。

① 用药方案：分 3 个阶段，总疗程约 1.5 年。其间必须密切监测药物副作用。

a. 病情控制阶段：丙硫氧嘧啶（PTU）100mg，一天 3 次，或甲巯咪唑（MMI）10mg，一天 3 次，用药后 2～4 周方能起效。初次用药者第 1 个月需每周监测血常规，每 2 周监测肝功能，以后每 1～2 个月监测血常规和肝功能。病情较轻者可酌情减少初始剂量。

b. 减药阶段：临床症状消失，T_3、T_4 正常，且治疗已达 6～8 周以上，可逐渐减量，依病情每 4 周减 PTU 50～100mg，MMI 5～10mg，直至过渡到维持阶段。

c. 维持阶段：指维持正常甲状腺功能所需的最低剂量。PTU，50～100mg/d；MMI，5～10mg/d。停药前可减至 PTU，25～50mg/d；MMI，2.5～5mg/d。

② 停药指征：临床症状消失；T_3、T_4、TSH 正常；疗程足够；TRAb 转阴。

2）放射性[131]I 治疗：年龄 25 岁以上、长期药物治疗无效或停药复发、药物过敏、合并心脏病等严重疾病者不宜手术或术后复发者可行此治疗。欧美一些国家约 70% 选择[131]I 治疗，亚洲此比例低。

注意：突眼重者[131]I 治疗后可能加重突眼；甲状腺功能减退逐年增加。

3）手术治疗：甲状腺明显肿大有压迫症状、反复复发、药物治疗无效又不适宜行[131]I 治疗，甲状腺有实性结节怀疑恶变，胸骨后甲状腺肿等情况下考虑手术。

注意：突眼重者手术治疗后可能加重突眼。

2. 腺垂体功能减退症

（1）临床诊断要点：①女性患者多有难产、分娩大出血休克或严重产褥感染病史；鞍区肿瘤和（或）手术、头颅外伤史。②靶腺功能不全，首先出现促性腺激素不足症状如产后无乳，闭经，性欲减退，阴毛、腋毛脱落；继而出现促甲状腺激素不足致甲状腺功能减退症状如怕冷、低体温、食欲减退、皮肤干燥、便秘等；及促肾上腺皮质激素不足致肾上腺皮质功能不全症状如虚弱乏力、肤色浅淡、体重减轻，常出现低血糖，应激状态下可有低血压和低血钠；生长激素缺乏时成人表现不明显，偶可出现空腹低血糖，儿童生长迟滞。③靶腺激素水平降低，如性激素、甲状腺激素、皮质醇水平降低。④垂体激素水平低下，如 ACTH、TSH、LH、FSH 水平降低。

（2）辅助检查：①垂体激素测定，如 ACTH、TSH、LH、FSH、hCG、GH；②靶腺激素，如 8AM 皮质醇或皮质醇节律（8AM、4PM、0AM），T_3、T_4、FT_3、FT_4、E_2、P、T；③血糖、电解质，必要时 OGTT；④必要时 ACTH 兴奋试验；⑤怀疑免疫因素时行 ANA 谱等免疫学检查；⑥抗利尿激素（ADH）、尿比重、尿浓缩功能，若异常，应怀疑继发于下丘脑的垂体功能异常；⑦影像学检查：头颅 CT、MRI；⑧其他相关的病因学检查。

（3）处理：主要是靶腺激素的长期替代治疗。同时要避免过劳和精神刺激，预防感染，进高蛋白质、高热量、富含维生素的食物。①纠正肾上腺皮质功能不足必须早于甲状腺功能的替代，以免加重肾上腺皮质功能不足诱发肾上腺危象。首先替代肾上腺皮质激素：首选氢化可的松 20mg 8AM，10mg 4PM，或醋酸可的松 25mg 8AM，12.5mg 4PM，如无药，可选泼尼松 5mg 8AM，2.5mg 4PM，不选择地塞米松；监测血糖、血压、血钠以了解剂量是否合适。②甲状腺激素替代：左甲状腺素（$L-T_4$）$25\sim50\mu g$ 一天一次开始，依 TSH 调节剂量，用至 TSH 正常。③性激素替代治疗：育龄女性予人工周期以恢复第二性征及性功能，但持续应用应警惕乳腺增生及子宫内膜癌的发生；男性患者可依据病情选择 hCG 或睾酮治疗以促进排精及改善性功能。④生长激素用于生长迟滞的儿童，在骨骺愈合前治疗。

3. 原发性肾上腺皮质功能减退症

（1）临床诊断要点：①有结核、自身免疫病、感染、肿瘤等可能造成双侧肾上腺破坏的基础病；双侧肾上腺全切或次全切除术后。②盐皮质激素和糖皮质激素缺乏的表现有乏力，食欲减退、恶心、呕吐，明显色素沉着，体重减轻，低血糖、低血压，精神萎靡、淡漠，重者失眠、烦躁甚至昏迷，性功能障碍。③应激状态下如手术、分娩、创伤、感染等情况下可能出现高热、恶心、呕吐、脱水、低血压、低血钠甚至休克、昏迷等肾上腺危象表现。④电解质紊乱表现为低血钠、低血氯、高血钾、低血糖、高血钙。⑤OGTT 示胰岛素释放曲线低平。⑥肾上腺皮质功能检查示 24 小时尿 17 -羟皮质类固醇、17 -酮类固醇降低，血皮质醇及 24 小时尿游离皮质醇降低，ACTH 升高。

（2）辅助检查：①血电解质、血糖；②OGTT；③24 小时尿 17 -羟皮质类固醇、17 -酮类固醇、血皮质醇及 24 小时尿游离皮质醇降低，ACTH 升高；④ACTH 兴奋试验反应不良；⑤血常规示贫血、嗜酸性粒细胞增多、中性粒细胞减少、淋巴细胞相对增多；⑥ECG 示 T 波低平、倒置，肢导低电压，QT 间期延长；⑦针对病因的影像学检查；⑧其他针对病因的检查如免疫学检查等。

（3）处理：①病因治疗。②饮食，应进食丰富的糖类、蛋白质和维生素，食盐摄入应多于正常人，每日 10～15g。③糖皮质激素替代治疗，同腺垂体功能不全。④盐皮质激素替代，糖皮质激素替代加足量食盐摄入仍有慢性失水及低血压时可用 9α -氟氢可的松、甘草流浸膏等，临床应用不多。⑤肾上腺危象时必须立即住院，严密监测，立即予氢化可的松 100～200mg 静脉滴注，以后 100mg，每 6 小时一次，第 2 天剂量减半，以后逐渐减量，4～5 天后改为生理维持量口服；同时补足入量，调节电解质平衡；并对症、支持治疗。

4. 嗜铬细胞瘤

（1）临床诊断要点：①可表现为阵发性高血压、持续高血压或持续高血压阵发加重，伴出汗、心慌、头痛、视物不清等，严重高血压可出现高血压危象及高血压脑病；②少数患者表现阵发性低血压、体位性低血压或高血压、低血压交替出现；③排尿时或排尿后诱发高血压应考虑膀胱嗜铬细胞瘤；④尿香草基杏仁酸（尿 VMA）定性、定量阳性，血儿茶酚胺升高；⑤酚妥拉明试验阳性；⑥肾上腺或肾上腺外占位病变。

（2）辅助检查：①尿 VMA 测定，高血压发作时留即刻尿，行 VMA 定性，随后留 4 小时及 24 小时尿定量，多升高，但正常不能除外嗜铬细胞瘤。②血儿茶酚胺测定，最好在高血压发作时即刻取血，尽快送检，标本低温保存。肾上腺嗜铬细胞瘤肾上腺素和去甲肾上腺素均升高，肾上腺外嗜铬细胞瘤多仅去甲肾上腺素升高。③酚妥拉明试验阳性。④影像学检查：肾上腺 B 超、薄层 CT，怀疑肾上腺外嗜铬细胞瘤时行相应部位检查。⑤同位素：[131]I-MIBG（间碘苄胍）对嗜铬细胞瘤定位很有帮助，特异性高，但有假阴性结果。⑥其他相关的检查。

（3）处理：①骤发高血压应立即进行抢救：α 受体拮抗剂酚妥拉明或乌拉地尔 1～5mg 缓慢静脉推注，继以 10～100μg/min 静脉维持，或乌拉地尔 1～15μg/(kg·min) 持续静脉滴注，并根据血压调节剂量，并积极对症支持治疗。②手术切除肿瘤是本病的根治措施，为避免术中诱发高血压危象，术前给予药物治疗，主要为 α 受体拮抗剂，从小量开始，如酚妥拉明 10μg/min 或乌拉地尔 1μg/(kg·min) 起始，逐渐加量至血压接近正常；术中、术后必须密切监测血压、心率并积极对症处理。③不宜手术者药物治疗：首选酚妥拉明 10～20mg/d、哌唑嗪 1～2mg/d 起始，逐渐加量，可同时应用其他类型降压药，必须引起重视的是，β 受体拮抗剂需在 α 受体拮抗剂之后应用，否则可能因为阻断 β 受体后使 α 受体敏感性增强，引起严重高血压，甚至肺水肿。④恶性者采用[131]I-MIBG 治疗可缩小瘤体。

5. 糖尿病：详见第七章第五节。

6. 神经性厌食

（1）临床诊断要点：①多见于青少年和青年女性，拒绝维持体重高于同年龄、同身高正常人的低限值。②虽体重不足，仍强烈惧怕体重增加或发胖。③对人类应有的体重和体型认识不正确，对自己体重过低的严重性不承认，虽明显过瘦，患者仍认为太胖。④继发闭经。⑤可表现为约束型或贪食清除型如自行导吐、滥用泻药或利尿药、自行灌肠等。⑥可有内分泌功能障碍如性腺功能障碍致青春发育延缓、闭经不育；甲状腺功能减退的表现如便秘、不耐寒、皮肤干燥等；皮质醇水平升高，昼夜节律存在，但24小时尿17-羟皮质类固醇排量降低；可有糖耐量减低、电解质紊乱、心动过缓等；可有不可逆的骨量减少甚至骨折；基础代谢率降低。

（2）辅助检查：①血尿常规、电解质；②ECG；③内分泌功能检查：性激素、甲状腺功能、皮质醇节律、垂体激素检查；④OGTT；⑤骨密度；⑥其他相关检查。

（3）处理：①精神行为治疗：是一项长期、艰苦、耐心和细致的医疗工作。②饮食治疗：在精神行为治疗的基础上进行合理的饮食治疗；开始在维持体重所需热量的基础上，每日加10%～20%热量的食物，必要时住院治疗。③药物：必要时应用抗抑郁药，但营养不良时效果差。

体质性消瘦

1. 临床诊断要点：①常有消瘦家族史，具有一定遗传性；②身材比例完全正常，食欲正常；③无其他特殊不适。

2. 辅助检查：各项检查均无异常表现。

3. 处理：无须特殊处理。

其　他

1. 感染、血液病、肾功能不全。

2. 消化系统功能性与器质性病变：慢性胃肠疾病、慢性肝胆疾病、胰腺疾病等。

详见相关章节。

（吴红花　高燕明）

第三节　水　肿

一、概述

水肿是指过多的液体积聚在血管外的组织间隙中而言。根据水肿发生的部位不同，可分为全身性水肿和局限性水肿；根据水肿部位指压皮肤有无凹陷，又分为凹陷性水肿和非凹陷性水肿。若液体积聚于体腔内称积水或积液，如积聚于腹腔内称腹水，积聚于胸腔内称胸腔积液，积聚于心包内称心包积液。

液体的分布是由毛细血管内和组织间隙的压力来决定的，正常人毛细血管内的血浆胶体渗透压大大超过组织间液的胶体渗透压，两者分别为 25mmHg 和 5mmHg，液体是由胶体渗透压低的部位向高的部位流动，而血管内的液体静水压使液体由血管内向组织间流动，由于毛细血管的流体静水压在动脉端和静脉端不同，前者是 32mmHg，后者为 10mmHg，所以动脉端的毛细血管有 12mmHg（32 - 25＋5）的净静水压，使液体流向组织间隙，而静脉端的净静水压为 - 10mmHg（10 - 25＋5），因而使组织间液回流入毛细血管，这样使毛细血管和其周围的组织间隙保持着液体的动态平衡。另外淋巴管系统对液体的流动也有辅助作用。因而当静脉压增高或血浆白蛋白降低使胶体渗透压降低或大量钠潴留使血容量增加时，均可使液体大量流向组织间隙造成水肿，这样的水肿一般都是全身性的。若局部静脉或淋巴液回流受阻或毛细血管渗透性增高，可引起局限性水肿。

二、病因

引起水肿的原因很多，多发生于其他疾病的基础上，少数原因未明。

（一）全身性水肿

1. 心源性水肿：主要是由右心功能不全引起的，包括各种心脏病引起的慢性充血性心力衰竭、渗出性心包积液和慢性缩窄性心包炎及血容量过度负荷等。

2. 肾源性水肿：主要见于急、慢性肾小球肾炎，肾病综合征，肾盂肾炎晚期等肾疾病。

3. 肝源性水肿：主要见于各种原因肝硬化的失代偿期。

4. 营养不良性水肿：可由于进食过少（如长期饥饿或高度食欲减退）、吸收障碍（如严重胃肠疾病、吸收不良综合征等）和慢性消耗性疾病（如恶性肿瘤晚期）等引起。

5. 妊娠期水肿：正常妊娠后期都可有轻度水肿，而妊娠中毒症时则水肿较重。

6. 黏液性水肿：见于甲状腺功能减退症，由原发性垂体前叶功能减退症、甲状腺术后和慢性甲状腺炎等引起。

7. 其他：还可有原因未明的特发性水肿或肥胖者水肿及药物性水肿（如见于应用肾上腺皮质激素、雄激素、雌激素、胰岛素、萝芙木制剂、甘草制剂等的治疗过程中）。

（二）局限性水肿

1. 静脉回流受阻：主要见于血栓性静脉炎及肢体静脉血栓形成、下肢静脉曲张、上腔静脉阻塞综合征等。

2. 淋巴回流受阻：主要见于丝虫病引起的阴囊和下肢象皮肿、乳腺癌根治术后的上肢水肿等。

3. 感染中毒性：主要见于丹毒、疖、痈、蜂窝织炎及蛇或虫咬中毒等。

4. 过敏性水肿：主要见于血管神经性水肿和接触性皮炎等。

三、诊断思路

（一）病史采集

1. 针对水肿问诊：包括水肿发生的快慢、部位和时间。肾源性水肿和过敏性水肿常发生较快，而其他水肿常发生较慢，若水肿始终局限于一个部位如一侧肢体，则提示为局限性水肿，而全身性水肿常呈对称性，肾源性水肿常首发于颜面部，而心源性水肿多在身体下垂部位，随体位不同而改变。

2. 相关鉴别问诊：以利于水肿的病因诊断和鉴别诊断。①水肿伴肝大者多为心源性和肝源性水肿，若同时伴呼吸困难和发绀者，则为心源性水肿；②水肿伴蛋白尿、管型尿者常为肾源性水肿，而少量蛋白尿也可见于心源性水肿；③水肿伴明显食欲减退、消瘦者多为营养不良性水肿；④水肿与月经周期有关者多见于特发性水肿。

3. 诊疗经过问诊：患病以来检查和治疗情况如何，可为诊断提供线索。

4. 相关既往及其他病史问诊：既往有无心、肝、肾和甲状腺及过敏性疾病史，有无营养障碍性疾病史；其他病史如用药史、药物过敏史和月经生育史。

（二）体格检查要点

1. 皮肤和水肿：通过查体进一步证实患者主诉的水肿情况，是局部还是全身，若是全身性水肿，应检查何部位最明显。用手指按压水肿部位有凹陷者，凹陷的程度常提示水肿的轻重，一般水肿都是凹陷性的，而黏液性水肿无凹陷现象。若水肿的下肢同时伴有皮肤增厚、变粗、变硬，按压后凹陷，严重者呈疣状畸形，常提示丝虫病引起的象皮肿。若局部皮肤有红肿和压痛，常提示感染。

2. 注意浅表静脉情况：颈静脉怒张常提示右心衰竭；若伴胸壁静脉扩张，应考虑上腔静脉阻塞综合征；有腹壁静脉曲张者，应考虑肝硬化或下腔静脉阻塞综合征；下肢静脉曲张可引起下肢水肿。

3. 全面检查淋巴结、甲状腺、心、肺、肝、脾、肾和血压等，为有关的水肿原因提供依据。

（三）实验室及有关检查

1. 血、尿、粪便常规：寄生虫（如丝虫病）或过敏性和药物性水肿患者血中的嗜酸性粒细胞可增高；尿蛋白阳性及尿沉渣有红细胞、白细胞和管型等对诊断肾源性水肿有帮助；有腹泻者可查粪便常规。

2. 血浆蛋白质和肝、肾功能测定及醛固酮、肾素活性测定，对水肿的诊断和了解发生机制有帮助。

3. 胸部 X 线片、胃肠道和肾 X 线造影检查、腹部 B 超或 CT 检查、心电图检查、超声心动图检查及冠状动脉造影等均可为水肿病因提供依据。

水肿诊断流程图见图 1-3-1。

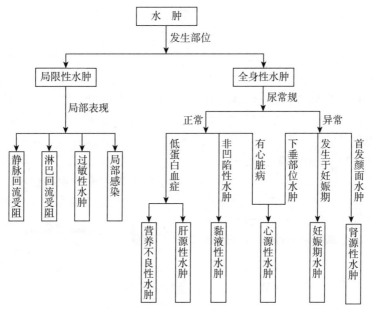

图 1-3-1 水肿诊断流程图

四、疾病

心源性水肿

心源性水肿不是一个独立的疾病，而主要是由导致右心衰竭的疾病引起的，包括各种心脏病引起的慢性充血性心力衰竭、渗出性心包积液和慢性缩窄性心包炎及容量过度负荷等疾病。水肿的特点是首先出现于机体的下垂部位，水肿可随体位变动而改变其部位，如能起床活动者，由于立位，水肿最早出现于足并发展到下肢，行走活动后明显，休息后减轻；半坐位或卧床者腰骶部明显。水肿为对称性、凹陷性，颜面部一般不肿。同时还伴有基础心脏病和全身静脉淤血的表现如心脏增大、心脏杂音、颈静脉怒张、淤血性肝大、肝颈静脉回流征阳性和静脉压升高，严重时还可出现胸腔积液和腹水等。详细诊断要点、辅助检查和处理见本书第三章第五节心力衰竭的相关内容。

肾源性水肿

肾源性水肿不是一个独立的疾病，主要见于急、慢性肾小球肾炎和肾病综合征等疾病。水肿的特点是疾病早期首先于晨间起床时有眼睑和颜面部水肿，以后发展为全身性水肿，水肿部位与体位关系不大，同时常伴有高血压、尿常规改变和肾功能损害的表现。

关于肾源性水肿的治疗除积极治疗原发病外，主要采用利尿治疗，可选择：①排钾利尿剂和保钾利尿剂合用：氢氯噻嗪 25mg 口服，每日 3 次，加氨苯蝶啶 50mg 口服，每日 3 次（或螺内酯 20mg 口服，每日 3 次）；或②呋塞米即速尿 20～120mg/d，分次口服或静脉注射（或用布美他尼即丁尿胺 1～5mg/d，分次口服或静脉注射），为防止低钾血症，也常与氨苯蝶啶或螺内酯合用。若有低蛋白血症，最好先静脉滴注血浆 200ml 或白蛋白 20g 后，再静脉给上述利尿剂，会增强利尿效果。详细肾源性水肿的诊断要点、辅助检查和处理见本书第五章第一节蛋白尿和第二节血尿中的相关内容。

肝源性水肿

肝源性水肿不是一个独立的疾病，主要见于各种原因肝硬化的失代偿期。主要表现为腹水，而水肿常先见于踝部，以后缓慢向上发展，一般头、面部和上肢无水肿，同时伴有肝功能减退和门静脉高压的其他表现如脾大和腹壁静脉曲张等。肝源性水肿的利尿治疗与肾源性水肿相同。有关肝硬化可详见本书第四章第九节腹水中的相关内容。

营养不良性水肿

1. 临床诊断要点：①有引起营养不良的原因：可由于进食过少（如长期饥饿或高度食欲减退）、吸收障碍（如严重胃肠疾病、吸收不良综合征）和慢性消耗性疾病（如恶性肿瘤晚期）等；②临床表现：除有引起营养不良的原发病表现外，主要表现全身可凹性水肿，极度消瘦，并有维生素缺乏症的表现，皮肤变薄、干燥，皮下脂肪消失；③化验血清白蛋白明显下降，一般低于30g/L就可出现水肿。

2. 辅助检查：①血常规；②血浆蛋白质测定；③尿常规；④粪便常规；⑤肝、肾功能；⑥根据原发病不同而选择相应的辅助检查。

3. 处理：①病因治疗：应根据原发病进行相应治疗，由长期饥饿引起者，应给饮食治疗，保证蛋白质和热能供应，每日开始蛋白质0.6g/kg，以后逐渐增加到3～4g/kg，热能可由210kJ/kg增加到336～420kJ/kg，选择食物以牛奶、蛋类、鱼类为宜，适量增加大豆蛋白；②重度营养不良者可静脉给血浆200ml/d或白蛋白20g/d，一般可用脂肪乳剂500ml/d，静脉缓慢点滴；③补充多种维生素：维生素AD丸，1粒口服，每日3次；复合维生素B，1～2片口服，每日3次；维生素C，0.1g口服，每日3次；④对症治疗。

妊娠水肿

妊娠水肿可见于正常妊娠的后期，由于下腔静脉受压，血液回流受阻所致，水肿较轻，而较重的水肿见于妊娠高血压综合征，水肿多由踝部开始，逐渐延至下肢、外阴和腹部，一般发生于妊娠20周后，有高血压，兼有蛋白尿。处理一般不用利尿剂，应由产科处理。

黏液性水肿（甲状腺功能减退症）

也可参见第七章第一节甲状腺肿大的相关内容。

1. 临床诊断要点

（1）临床表现特点：①黏液性水肿：呈特殊面容，眼睑水肿，眼裂变小，淡漠，唇厚，舌大，皮肤干燥，少汗或无汗，怕冷，有非凹陷性水肿，手压时凹陷程度相对较轻而与外观不相称，严重时有心包、胸腔、腹腔等多个浆膜腔积液；②其他表现：包括记忆减退、反应迟钝、面色苍白、食欲减退、顽固性便秘、心动过缓等；③甲状腺不大或轻、中度肿大，较韧，不均匀，无压痛；④重症患者会发生黏液水肿性昏迷，表现低血压、低体温、低通气、低钠血症、休克和昏迷等。

（2）甲状腺功能减低：①TT_4、TT_3、FT_4、FT_3降低，TT_4和FT_4较TT_3和FT_3先降低而且更明显；②γT_3明显降低；③原发性者TSH升高为较敏感的诊断指标。

（3）病变定位诊断：见表1-3-1。

表1-3-1　甲状腺功能减退症定位诊断

分类	TT_3、FT_3	TT_4、FT_4	TSH	TRH兴奋试验
原发性	正常或降低	降低	升高	反应过度
继发性	正常或降低	降低	正常或降低	延迟或无反应
激素抵抗综合征	升高	升高	升高	正常或增高

（4）病因诊断：①自身抗体TRAb或促甲状腺激素受体抑制抗体（TBAb）升高提示特发性黏液性水肿，TGAb、TPOAb强阳性提示桥本甲状腺炎；②继发性甲状腺功能减退症可能有垂体部位手术、放射治疗历史、分娩大出血、Sheehan病，及下丘脑垂体部位的肿瘤、炎症等；③甲状腺针吸细胞学检查，可明确甲状腺炎、甲状腺肿等病变。

2. 辅助检查：①血常规；②甲状腺功能检查；③TRH兴奋试验；④自身抗体（TRAb、TBAb、TGAb、TPOAb）检查；⑤血生化检查；⑥ECG和UCG；⑦影像学（蝶鞍区MRI、CT）检查；⑧甲状腺针吸活检等。

3. 处理

（1）替代治疗：永久性患者需要终身服药，常选用下列一种：①左甲状腺素（L-T$_4$，优甲乐）为长期替代治疗的首选制剂，开始25～50μg/d，一次顿服，每1～2周增加25μg/d，成人替代治疗量50～200μg/d，老年人需要量一般减少20%～30%，妊娠时需要量一般增加30%～50%，应注意剂量因人而异，长期治疗时，每年至少检测甲状腺功能1～2次；②甲状腺片：开始10～20mg/d，一次顿服，每2～4周增加10～20mg/d，维持剂量为80～120mg/d，此药虽来源容易，价格低廉，但因甲状腺激素含量不稳定和T$_3$含量过高已很少使用。

（2）黏液水肿性昏迷的治疗：应立即住院，并进入重症监护病房抢救。①一般治疗：包括保暖、及时应用机械或辅助通气、保持水钠平衡（每日补液量限制在600～1000ml左右，补充高张盐水以纠正低钠血症）、维持血压和控制感染及治疗原发疾病等。②补充甲状腺激素：首选T$_3$静脉注射，每4小时10μg，直至患者症状改善，清醒后改为口服；或L-T$_4$首次静脉注射300μg，以后每日50μg，至患者清醒后改为口服。如无注射剂可予片剂鼻饲，T$_3$20～30μg，每4～6小时一次，以后视病情每6小时5～15μg；或L-T$_4$首次100～200μg，以后每日50μg，直至患者清醒后改为口服。③氢化可的松200～300mg/d持续静脉滴注，病情好转后逐渐减量或停用。

（3）对症治疗。

特发性水肿

1. 临床诊断依据：①临床表现特点：多见于妇女，特别是育龄期（20～49岁）妇女，水肿发生于机体的下垂部位，月经期或活动劳累后加重，常伴心悸、焦虑、失眠等症状，少数伴迅速肥胖和月经紊乱；②卧位立位水试验阳性（见下面辅助检查）有助诊断；③病因未明，应除外心、肝、肾等器质性疾病引起的水肿及营养不良性水肿等。

2. 辅助检查：①尿常规；②血常规；③血生化检查；④卧位立位水试验：嘱患者在第 1 天早晨 6 时空腹排尿后，在 20 分钟内喝水 1000ml，去枕平卧于床上，然后记录 4 小时尿总量，次晨同样试验，只是不卧床而取自由活动方式，若活动后尿量较卧位时少 50% 以上为阳性，见于特发性水肿。

3. 处理：①注意休息；②水肿明显时可同时选用下列两种利尿药：氢氯噻嗪 25mg 口服，每日 1 次，螺内酯 20mg 口服，每日 1 次。

（马明信）

第四节　休　克

一、概述

休克是由于各种原因导致微循环障碍，进而引起全身组织器官缺血缺氧、组织损伤、功能障碍的严重临床综合征。尽管病因来自于局部，但后果是全身性的。血压下降是患者最突出的表现，但不是唯一的表现，常见临床表现还包括脉细数、皮肤苍白或发绀、全身湿冷、尿量减少、意识障碍等。这些表现都是休克的病理生理机制所决定的。

如果不能打断休克病理生理机制的恶性循环，患者将发生多器官功能衰竭，最终导致死亡。争分夺秒的有力治疗是挽救患者生命的关键。不同原因导致的休克的治疗既有共同性，又有差异性，而且在休克不同发展阶段的治疗措施也不完全相同，这需要在临床工作中注意。

二、病因

休克的发生发展过程可以概括为：病因—全身微循环障碍—组织损伤—加重的微循环障碍这一恶性循环模式。因此，任何导致严重全身微循环障碍的因素均可导致休克。根据引起微循环障碍的具体机制不同，可将病因分为以下几类：

1. 低血容量休克：各种原因导致的失血以及体液丢失，如果超出了机体能够代偿的极限，患者出现血压下降，不能维持对脏器的灌注，导致微循环障碍。

2. 心源性休克：各种原因导致心脏损害，心输出量下降，不能维持血压，同时静脉回流障碍，导致微循环障碍。

3. 感染中毒性休克：感染达到一定严重程度，致病微生物通过多种方式对血管内皮产生损害，导致微循环障碍。

4. 过敏性休克：机体对致敏原产生严重的变态反应，导致血管内皮损伤，有效循环血容量下降，导致微循环障碍。

5. 神经源性休克：损伤或药物阻滞交感神经，导致受损部位小动脉扩张，或者强烈的神经刺激导致血管舒缩中枢功能异常，进而导致血管扩张，循环血容量相对不足，血压下降，导致微循环障碍。

6. 内分泌性休克：主要见于肾上腺危象。由于糖皮质激素分泌水平骤然下降，导致患者失钠、失水，有效循环血容量下降，血压降低，导致微循环障碍。

三、诊断思路

休克的诊断包括以下几个方面：

1. 休克状态及严重程度的判断：当患者出现血压明显降低、脉细数、四肢厥冷、皮肤发绀以及意识障碍等临床表现时，作出休克的诊断并不困难，但是此时休克多已进入进展期，治疗已相对较困难。因此，应尽早对休克状态作出判断，尽量阻止休克的进展。这就要求对休克早期临床表现要有充分的认识和识别能力。根据患者重要脏器损害的程度可将休克人为地分为早、中、晚期，这种分期在一定程度上反映了休克的进展情况以及患者的预后。

早期：代偿期。病因虽已对患者微循环造成了损害，但是主要脏器的功能尚可代偿。早期的患者临床表现主要为轻度器官功能异常表现以及交感神经兴奋的表现。此时患者意识尚清楚，但是有轻度的兴奋躁动；面部皮肤苍白，肢端循环差；心率加快，血压维持正常或轻度下降，脉压缩小；呼吸频率加快，口唇轻度发绀；尿量减少。这些表现并不能完全用原发病来解释，而且所有这些表现都指向了同一个方向——微循环障碍。此时就应该想到，休克的病理生理进程已经启动。

中期：失代偿期。在此阶段微循环障碍已对脏器功能造成明显的损害，超出了机体代偿的范围，这种脏器失代偿的情况反过来又会加重微循环障碍，休克状态开始出现了脱离病因自我维持的恶性循环过程。患者的主要临床表现包括出现意识障碍；皮肤湿冷发花，躯干皮肤循环变差；心音低钝，脉细数而弱，血压进一步降低（收缩压低于80mmHg），脉压进一步缩小（小于20mmHg）；缺氧进一步加重；尿量减少甚至无尿。此阶段的患者如得不到及时的治疗，休克将继续进展至晚期不可逆状态。

晚期：衰竭期。此阶段休克已对患者重要脏器产生了极为严重的损害，导致多个器官功能衰竭，救治难度进一步加大，患者预后极差。患者主要表现为多器官功能衰竭：

（1）血液系统：表现为DIC，皮肤发绀、出血。

（2）心血管系统：急性心力衰竭，心律失常。

（3）呼吸系统：Ⅰ型或Ⅱ型呼吸衰竭，难以纠正的低氧血症，急性呼吸窘迫综合征（ARDS）。

（4）泌尿系统：急性肾衰竭，尿量减少或无尿，血肌酐及血钾进行性升高。

（5）消化系统：消化道出血，肝功能严重受损。

（6）神经系统：昏迷，脑水肿表现。

2. 休克导致的脏器功能损害判断：休克可导致全身脏器的损害，脏器功能的损害使患者的治疗更为困难，患者预后更差，因此，在对患者整体情况判断的基础上，需要对休克患者脏器功能损害情况作出及时准确的判断，以便及时干预。

（1）心血管系统：主要观察心功能、缺血征象以及心律失常情况。动态监测血压和心率的变化及其对治疗的反应。必要时可行桡动脉内血压监测。另外还需注意有无心律失常，心电图有无急性心肌梗死的表现。必要时监测心肌酶的变化。必要的时候需要应用漂浮导管监测中心静脉压、肺动脉压以及肺毛细血管嵌入压，以准确判断血容量、心功能的情况指导治疗。呼吸频率和肺部啰音情况也能够部分地反映心脏功能。

（2）神经系统：主要观察整体功能以及脑水肿的征象。应注意观察患者的意识状态，各种浅反射、深反射以及病理反射的情况，应注意观察双侧瞳孔大小及对光反射的灵敏度以及球结膜水肿情况。

（3）呼吸系统：主要观察整体通气换气功能以及肺部感染情况。应注意呼吸频率、指尖氧饱和度以及动脉血气分析的变化。肺部啰音以及X线胸片变化可反映肺部感染情况。

（4）消化系统：主要观察肝功能和消化道出血征象。应注意有无消化道出血以及感染的征象。转氨酶以及胆红素的变化反映肝功能情况。

（5）泌尿系统：主要是尿量和尿比重的情况，前者反映肾灌注情况，后者反映肾小管功能以及血容量情况。血肌酐以及血钾水平也应注意监测。

（6）血液系统：血常规和凝血功能检查。

（7）内分泌系统：血糖以及尿酮体。

3. 休克的病因判断：多数患者都是在已知疾病的情况下逐渐或突然出现休克的表现，这类患者休克病因的判断并不困难。但是也有部分患者到达急诊室的时候已经处于休克状态，需要在进行稳定生命体征治疗的同时明确病因，以便对因治疗。

对于意识尚清楚，可以回答问题的患者，或者有了解发病情况的旁观者时，根据病史可对病情进行初步的判断。在没有这些条件时，可根据患者的体征和辅助检查的结果来判断。详细可见后面疾病部分。

休克诊断流程图见图1-4-1。

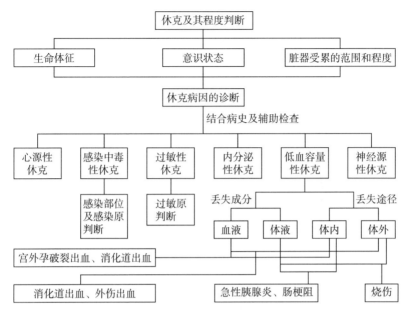

图 1-4-1　休克诊断流程图

四、疾病

低血容量性休克

失血和体液大量流失都可导致低血容量性休克。

导致失血的常见疾病：血液系统疾病或局部疾病导致的胃肠道大量出血，创伤导致的实体器官破裂出血或大动脉损伤出血，已有病变的实体器官自发破裂出血（如肝癌破裂出血、宫外孕破裂出血等），各种医源性因素导致的出血（如各种有创操作导致的损伤，手术止血不充分等）。

导致体液流失的常见疾病：大面积烧伤、出血坏死性胰腺炎、肠梗阻、糖尿病酮症酸中毒、严重失水。

1. 诊断要点：①病史：外伤史、消化道出血的症状、各种急腹症（急性出血坏死性胰腺炎、肝肿瘤自发破裂、脾破裂、宫外孕破裂、各种原因导致的肠梗阻）、严重腹泻、烧伤；②体征：贫血貌、腹膜刺激征及不同病因的相应体征。

2. 辅助检查：血常规提示贫血，血、尿淀粉酶，腹部B超等。

3. 处理：见后文总的治疗原则。

4. 针对病因的治疗：补充血容量是最关键的治疗。对于失血性休克，找到出血原因并进行止血治疗是根本。其他导致低血容量的病因，也有相应的治疗，详见相关章节。

心源性休克

导致心源性休克的最主要原因是急性心肌梗死，导致大面积心肌坏死或急性机械并发症（室间隔穿孔、游离壁破裂或乳头肌断裂导致的大量二尖瓣反流）均会引起心源性休克；恶性心律失常如快速心室率的室性心动过速或心室颤动，可以是急性心肌梗死的结果，也可以发生在各种心肌病，它可导致休克；心脏外伤导致的休克除与心脏受损有关外，还与失血和心脏压塞有关。

1. 临床诊断要点：①病史：既往冠心病病史，突发胸痛或胸闷，或上腹痛，可伴放射痛、大汗、恶心、呕吐；②体征：心率快、心音低钝、二尖瓣反流性杂音。

2. 辅助检查：心电图动态改变、心肌损伤血清标志物的动态变化、超声心动图。

3. 处理：见后文总的治疗原则。

4. 针对病因的治疗：对于急性心肌梗死导致的休克，根本在于迅速进行血运重建治疗，需要在主动脉内球囊反搏（IABP）的支持下进行，如发生了机械并发症，则需要在冠状动脉造影后，迅速进行外科手术治疗。

感染中毒性休克

导致休克的感染病原菌以革兰氏染色阴性杆菌多见，引起休克前有菌血症表现，如高热、寒战、中毒症状等。导致微循环障碍的原因包括内毒素对血管内皮的损伤、严重感染导致代谢性酸中毒。

1. 临床诊断要点：①病史：严重感染（呼吸道、胃肠道、泌尿系统、中枢神经系统、败血症等）的表现；②体征：有相应感染部位的体征，根据感染部位不同而不同。

2. 辅助检查：提示感染的检查（血常规、中性粒细胞碱性磷酸酶阳性率和积分）；提示感染部位的检查（胸部 X 线片、尿常规、粪便常规、脑脊液常规、血培养、各种体液和分泌物培养）。

3. 处理：见后文总的治疗原则。

4. 针对病因的治疗：控制感染是根本性治疗，需要联合应用抗生素覆盖革兰氏染色阳性菌、革兰氏染色阴性菌以及厌氧菌，若已获得病原菌，应按照药物敏感试验结果给药。对于感染中毒性休克的患者氧疗和营养支持也非常重要。

过敏性休克

过敏性休克常见于用药过敏，以青霉素组药物多见。第一次用药导致机体致敏，第二次接触过敏原（甚至仅仅是皮试）时产生严重的过敏反应。临床表现包括血管扩张，喉头及支气管痉挛、水肿，患者呼吸困难、发绀、窒息、血压下降、意识障碍。严重者可在数分钟内死亡。

1. 临床诊断要点：①病史：既往过敏史、接触可疑过敏原、皮肤瘙痒、口唇麻木感；②体征：皮肤黏膜充血水肿、风团样皮损、血管神经性水肿。

2. 辅助检查：血常规见嗜酸性粒细胞增高，血 IgE 水平可能升高等。

3. 处理：见后文总的治疗原则。

4. 针对病因的治疗：去除可疑的过敏诱因，应用抗过敏药物如肾上腺素（0.5～1.0mg 皮下注射）、抗组胺药物（氯苯那敏 10mg 或异丙嗪 25～50mg，肌内注射）以及糖皮质激素（地塞米松 5～10mg 静脉推注或琥珀酸氢化可的松 200～400mg、甲泼尼龙 120～240mg

静脉点滴）等。对于有喉头水肿的患者应及时做气管切开。因支气管痉挛呼吸困难者可用氨茶碱。

神经源性休克

强烈的神经刺激如创伤、剧烈疼痛可反射性地导致血管舒缩中枢受抑制，外周血管扩张，循环血容量相对不足，血压下降，导致休克。脊髓麻醉或脊髓损伤也会导致外周血管扩张，引起休克。

1. 临床诊断要点：①病史：强烈疼痛刺激、应用阻滞交感神经的药物；②体征：除休克的一般体征外，无特殊。

2. 辅助检查：除休克的一般检查外，无特殊。

3. 处理：见后文总的治疗原则。

4. 针对病因的治疗：应用缩血管药物。

内分泌性休克

常见于肾上腺皮质功能不全。临床常见的导致肾上腺皮质功能不全的原因包括外伤或肿瘤导致的肾上腺或腺垂体损伤，长期应用肾上腺皮质激素治疗情况下突然停药。

1. 临床诊断要点：①病史：肾上腺外伤、突然中断糖皮质激素治疗、颅脑外伤；②体征：皮肤色素沉着、意识障碍、高热。

2. 辅助检查：生化检查提示低血糖、低血钠、高血钾、高尿素氮。查血皮质醇浓度降低。

3. 处理：见后文总的治疗原则。

4. 针对病因的治疗：补充糖皮质激素，纠正电解质紊乱。

五、治疗原则

（一）一般治疗

1. 扩容：各种原因导致的休克都存在循环血量的绝对或相对不

足，都应根据血流动力学情况进行扩容治疗。扩容治疗在心源性休克患者需要注意速度和量，避免加重心功能不全，一般需要在血流动力学监测下进行。保持中心静脉压$\leqslant$18cmH$_2$O，肺毛压$\leqslant$18mmHg。根据 Starling 定律，这样既不过多地增加心脏前负荷，又可保证心脏的做功。在失血性休克患者，补液量应遵循需要多少补多少，而不是丢失多少补多少。因为患者休克时除了失血导致血容量绝对不足，还由于微循环障碍存在而有血容量相对不足。

扩容一般遵循"先快后慢、先晶后胶"的原则。

晶体溶液一般应用生理盐水、林格液，不用葡萄糖溶液。胶体液可选择低分子右旋糖酐、706 代血浆、血浆、全血等。应该注意应用低分子右旋糖酐时，在尿量少的患者可能阻塞肾小管，引起急性肾衰竭。在失血性休克时需要应用全血，不仅补充血容量，还可以改善贫血和组织缺氧，补充凝血因子。

2. 血管活性药物及血管扩张剂的应用：由于休克存在低血压和微循环障碍，因此，应用血管活性药物及血管扩张剂的根本目的在于维持血压，保证重要脏器灌注，改善微循环。必须在充分扩容的情况下应用血管活性药及血管扩张剂，如血容量不足，则升压药作用差，也不可能为改善微循环应用扩血管药物。

缩血管升压药常用的包括多巴胺、多巴酚丁胺、间羟胺以及去甲肾上腺素。需要注意多巴胺在不同速度滴注时有不同的药理作用，$<$2μg/(kg·min) 时以扩张肾动脉为主，2$\sim$10μg/(kg·min) 时以强心作用为主，$>$10μg/(kg·min) 以缩血管升压作用为主。多巴酚丁胺强心作用较强，可激活缺血的冬眠心肌，主要用于心源性休克，常用剂量为 0.5$\sim$5μg/(kg·min)，持续静脉滴注。间羟胺可以 10$\sim$30mg 加入 100ml 生理盐水，静脉滴注，根据血压调整滴速。去甲肾上腺素的用法为 4$\sim$8μg/min 持续静点。

扩血管改善微循环药物包括酚妥拉明（0.1$\sim$0.3mg/min 持续静脉滴注）、硝普钠（10$\sim$100μg/min 持续静脉滴注）、硝酸甘油（10$\sim$200μg/min 持续静脉滴注）、山莨菪碱（即 654－2，10mg 静脉推注），具体视患者情况而选择。患者小血管痉挛明显、外周循环差时可考虑应用扩血管药物，必要时可以和缩血管药物一起用。

3. 纠正酸中毒：休克患者微循环障碍，组织缺血、缺氧，导致代谢性酸中毒，某些原发病如严重感染、糖尿病酮症等也可导致代谢性酸中毒，另外严重的肺部疾病可导致呼吸性酸中毒。酸中毒时血管张力下降，导致进一步循环血量不足，加重组织损伤，而且血管对升压药物反应差，因此，需要根据血气分析的结果，进行纠正酸中毒的治疗。

4. 纳洛酮：β-内啡肽在休克时增高5～6倍，可通过中枢阿片受体抑制血管功能。纳洛酮可拮抗β-内啡肽的作用，升高血压，增强心肌收缩力，降低外周血管阻力，改善组织灌注，可予0.8～1.6mg静脉推注。

（二）针对不同脏器损害的治疗

具体内容可见相关章节。

1. 心血管系统：除心源性休克情况外，其他休克时的心脏受累多表现为心力衰竭和心律失常，可应用正性肌力药物以及抗心律失常药物治疗。

2. 神经系统：出现脑水肿的患者可予降温、降颅压治疗。

3. 呼吸系统：出现呼吸衰竭的患者可予吸氧治疗，不能改善的需要应用无创或有创呼吸机治疗。

4. 消化系统：有消化道出血的患者需要禁食，静脉营养支持，必要时需要下胃管，应用抑酸药物和生长抑素类似物等。有肝功能损害的患者可用保肝药物。

5. 泌尿系统：对于排尿困难或意识不清的患者需要留置尿管，以便于准确了解尿量。血肌酐或血钾迅速升高时，需要血液滤过替代治疗。

6. 血液系统：有贫血的患者需要输注浓缩红细胞纠正贫血，有出血倾向的患者可予新鲜血浆补充凝血因子。

7. 内分泌系统：对于有糖代谢紊乱的患者需要应用胰岛素治疗。

（刘兆平　张宝娓）

第二章 呼吸系统临床表现及相关疾病

第一节 胸 痛

一、概述

胸痛是由多种器质性或功能性疾病引起的综合症状。各种化学或物理因素刺激肋间神经感觉纤维，脊髓后根传入纤维，支配心脏及主动脉的感觉纤维，气管、支气管和食管的迷走神经感觉纤维或膈神经的感觉纤维，均可引起胸痛。此外，内脏及体表某一部位受同一脊神经后根的传入神经支配时，内脏的疼痛还会放射到相应体表区域。如心绞痛时，除胸骨后或心前区疼痛外，还可放射到左肩及左臂内侧。

胸痛是临床上常见的症状，肺组织和脏层胸膜缺乏感觉感受器，不会产生疼痛感觉，所以肺实质即使有严重的病变也可以没有胸痛发生，只有当肺部病变累及壁层胸膜和邻近器官时，才会引起疼痛。因个体疼痛阈值差异，胸痛与疾病严重程度不完全相关。

二、病因

临床最常见的器质性病因有：胸壁疾患、呼吸系统疾患、心血管疾患、纵隔疾患、上腹部疾患等。功能性疾患有自主神经功能紊乱、心脏神经官能症等。胸痛的常见原因见表 2 - 1 - 1。

表 2 - 1 - 1 胸痛的常见病因

疾病种类		疾病名称
胸壁疾病	皮肤及皮下组织病变	带状疱疹、急性皮炎、皮下蜂窝织炎
	神经系统病变	肋间神经炎、肋间神经痛、神经根痛、胸部脊髓压迫症
	肌肉病变	外伤、流行性胸痛、肌炎及皮肌炎
	骨骼及关节疾病	肋软骨炎、骨折、化脓性骨髓炎、骨肿瘤、急性白血病、肿瘤骨转移、强直性脊柱炎、颈椎病、嗜酸性肉芽肿
呼吸系统疾病	胸膜疾病	气胸、胸膜炎、胸膜肿瘤
	气管与支气管疾病	支气管炎、支气管肿瘤
	胸部疾病	肺炎、肺结核、肺癌
	肺血管疾病	肺栓塞、肺动脉高压
	其他	高通气综合征
心血管系统疾病	冠状动脉与心肌病	急性心肌梗死、心绞痛、梗阻型心肌病、心肌炎
	心瓣膜病	二尖瓣瓣膜病、主动脉瓣瓣膜病
	胸主动脉瘤	主动脉瘤、主动脉夹层分离、主动脉窦动脉瘤
	其他	急性心包炎、心脏神经官能症、先天性心血管病
纵隔疾病		纵隔炎、纵隔肿瘤、纵隔气肿
消化系统疾病	食管疾病	食管炎、食管癌、食管裂孔疝、胃食管反流病
	胃疾病	急性胃穿孔、消化性溃疡、胃-心综合征
	肝胆疾病	肝炎、肝脓肿、膈下脓肿、胆囊炎、胆石症
	脾疾病	脾梗死
	胰腺疾病	急性胰腺炎

三、诊断思路

（一）仔细询问病史是诊断胸痛病因的重要步骤

1. 针对胸痛问诊

（1）胸痛的病程：急性发病首先考虑由急性病变所致，如皮肤、肌肉感染，皮肤带状疱疹，急性胸膜炎症，肺炎，急性肺脓肿，心包炎，急性纵隔炎症，急性胆囊炎，胆石症等；缺血性病变如急性肺栓塞或肺梗死、心绞痛、急性心肌梗死等；自发性损伤或外伤如自发性气胸、主动脉夹层、骨折等；慢性发病可见肺结核、慢性胆囊炎、肌炎、肿瘤等。

（2）胸痛的部位：胸膜及肺部病变多在病侧；胸壁病变多在局部，按压时加重，气管及支气管、心脏及血管、食管及纵隔疾病所致疼痛多在胸骨后；肋间神经痛或带状疱疹所致胸痛多在肋间神经分布区域；支气管炎亦常在胸骨后有紧缩样的持续痛，心绞痛常位于胸骨后或心前区，并可放射到左肩及左臂。

（3）胸痛的性质与持续时间：胸膜病变所致者为刺痛；心绞痛为压榨性窒息感，并放射到左肩或臂部，也可放射到左颈或面颊部，若持续时间长，发作频繁，应考虑有急性心肌梗死的可能；食管炎多为烧灼痛；肋间神经痛呈阵发性灼痛和刺痛；肌痛呈酸痛。

（4）疼痛时间及影响因素：注意辨别与劳动、呼吸、咳嗽、吞咽、情绪激动有无关系。食管疾病的疼痛常于吞咽食物时加剧；胸膜病变常于呼吸或咳嗽时加重；胸壁病变于胸廓运动时加重；心血管病变往往于运动或情绪激动时加重。

2. 相关鉴别问诊：气管、支气管和肺部疾病所致的胸痛常伴咳嗽、咳痰、呼吸困难；肺结核、肺梗死、肺癌的胸痛常伴有咯血；剧烈的心绞痛或心肌梗死常有多汗、恶心和呕吐，伴有休克或急性肺水肿，见于急性心肌梗死；伴有吞咽困难常见于食管病变；伴有上腹饱胀、出汗、呕吐等，可见于胆道疾病；胸痛伴高热、出血应除外急性白血病。

3. 诊疗经过问诊：患病以来检查和治疗情况可为诊断提供线索。

4. 相关其他病史问诊：肺梗死常有慢性心肺疾病或近期创伤、手术住院或长期卧床史。心绞痛与心肌梗死多见于吸烟、肥胖、有高血压、糖尿病、高脂血症及冠状动脉粥样硬化病史的患者。

（二）体格检查

1. 首先要注意生命体征，包括血压、脉搏、呼吸、体温。怀疑主动脉夹层时应该测四肢血压，多数血压低的患者常同时有皮肤湿冷的表现。

2. 注意颈椎、胸椎有无异常。颈部要注意有无异常血管搏动，有时主动脉弓部的夹层可以在胸骨上窝出现异常搏动；颈静脉充盈或怒张可见于心脏压塞、肺栓塞等引起的急性右心衰竭；气管有无偏移是简单有用的体征，但常被忽视。

3. 胸部检查自然是重点，要注意胸廓有无单侧隆起，胸壁有无异常所见，包括皮肤、肋骨、肋间神经等，有无触痛、压痛；注意肺部呼吸音改变情况、有无胸膜摩擦音。心界大小、心音强弱、杂音及心包摩擦音是心脏检查的内容。

4. 腹部应注意有无压痛，尤其是剑突下、胆囊区部位，有无肝大。

5. 对怀疑肺栓塞的患者不要忘了检查下肢有无肿胀，是否有下肢深静脉血栓形成的依据。

（三）实验室及有关检查

1. 实验室检查

（1）血、尿、粪便常规。

（2）红细胞沉降率、C 反应蛋白、D-二聚体、动脉血气分析。

（3）心肌酶谱检查、生化检查。

（4）血清免疫学指标：类风湿因子、免疫球蛋白、蛋白电泳、抗核抗体谱等。

（5）腺苷脱氨酶（ADA）测定、抗结核抗体检查、PPD 试验。

2. 特殊检查

（1）ECG。

（2）影像学检查：胸部 X 线片、胸部 CT、CTPA（CT 的肺动脉成像）及磁共振成像、脊柱 X 线检查。

（3）超声检查：胸、腹部 B 超，UCG，下肢血管超声。

（4）放射性核素显像：核素心肌显像、肺灌注通气显像、全身骨扫描。

（5）肺动脉、主动脉及冠状动脉造影。

（6）其他：纤维支气管镜、胃镜、食管 24 小时 pH 检测等。

血常规对判断有无感染存在是必不可少的检查，ECG、肌钙蛋白、心肌酶学是确诊急性心肌梗死的重要手段，胸部 X 线片检查对怀疑肺胸膜病变的患者应列为常规，D-二聚体对急性肺栓塞的诊断有较好的支持价值，必要时也可考虑作通气灌注扫描、CTPA 和肺动脉造影，动脉血气分析有助于判断有无呼吸衰竭，肺栓塞患者表现为低氧血症，粪便隐血检查的主要目的是排除不典型的消化性溃疡，腹部 B 超则可以帮助判断肝、胆囊和膈下病变是否存在，心脏超声、主动脉螺旋 CT 对主动脉夹层有很高的检出率，冠状动脉造影对反复胸痛而心电图正常的可疑冠心病患者是有价值的检查手段。

胸痛诊断流程图见图 2-1-1。

四、疾病

胸壁疾病

1. 肋软骨炎

（1）临床诊断要点：病变部位多在胸前第 2～5 肋软骨处，呈针刺样或持续性疼痛，局部可见轻微隆起并有压痛。深吸气或咳嗽时加重疼痛，但局部皮肤无改变。

（2）辅助检查：血常规、红细胞沉降率、心肌酶谱、ECG、胸部 X 线检查。

（3）处理：应用解热镇痛剂如吲哚美辛 25mg 口服，每日 2～3 次；激素、理疗、外用搽剂或膏药等治疗，情况严重者局部封闭治疗

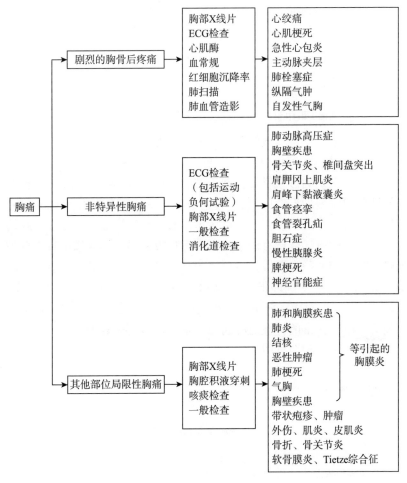

图2-1-1 胸痛诊断流程图

有一定的疗效。

2. 胸壁神经病变

（1）临床诊断要点：①由病毒等引起的神经炎，如带状疱疹或肋间神经炎，或由于脊髓或脊椎病变引起神经根刺激所致。②疼痛范围多位于病变肋间神经分布区域，呈刺痛、烧灼痛，甚至刀割样痛，肋骨下缘肋间神经部位可有压痛。③带状疱疹时肋间出现多个疱疹，并可融合成片，根据病史及皮损特点可诊断。

（2）辅助检查：血常规、红细胞沉降率、心肌酶谱、ECG、胸部 X 线片检查。

（3）处理：①处理原发病，带状疱疹应用抗病毒药物。②对症处理，应用止痛药如布桂嗪 60mg 口服或布洛芬 0.2g 口服。

胸腔脏器疾病

1. 自发性气胸

（1）临床诊断要点：①有剧烈咳嗽、持重物、屏气或剧烈运动等诱因。②突发胸痛，继有胸闷或呼吸困难，刺激性咳嗽，张力性气胸时有气促、窒息感、烦躁不安、发绀、出汗、休克等。③查体有胸膜腔积气征。④X 线检查可见气胸线及气胸线内萎缩的肺组织和气胸线外的积气（无肺纹理透亮带），可显示肺压缩的程度、肺部情况，及有无胸膜粘连、胸腔积液和纵隔移位等。

（2）辅助检查：胸部 X 线片检查、血气分析、ECG、心肌酶谱。

（3）处理：首先明确气胸的类型及病因，基本治疗原则是包括卧床休息的一般治疗、排气治疗（胸膜腔穿刺抽气法、胸腔闭式引流术）、胸膜固定术等防止复发措施、外科治疗及并发症防治等。

1）一般治疗：氧疗，卧床休息，可给予镇咳（复方甘草片 2 片，每日 3 次；或右美沙芬 1 片，每日 3 次）、止痛（布洛芬 0.2g）、保持大便通畅等对症治疗。

2）排气治疗

① 闭合性气胸：a. 积气量少于该侧胸腔容积的 20％以下时不需抽气。b. 肺压缩大于 20％，呼吸困难较轻，心肺功能尚好者，可选用胸腔穿刺排气。c. 气量较多时，可每日或隔日抽气一次，每次抽气不宜超过 1 升，或行闭式胸腔引流术。

② 张力性气胸：病情严重可危及生命，需尽快排气。张力性气胸、交通性气胸，或心肺功能较差、自觉症状较重的闭合式气胸，以

及反复发生的气胸，应尽早行胸腔闭式引流。胸腔闭式水封瓶引流的插管部位多位于锁骨中线第2肋间，或腋前线第4～5肋间。水封瓶应放置于低于患者胸部的地方。导管固定后，另一端置于水封瓶水面下1～2cm。未见水封瓶内继续冒出气泡1～2天后，患者不感到气急，胸部透视或X线片显示肺已全部复张，可拔出导管。

　　③ 交通性气胸：a. 积气量小且无明显呼吸困难者，卧床休息并限制活动，或水封瓶闭式引流后，胸膜破口可自行封闭转化为闭合式气胸。b. 呼吸困难明显，或既往肺功能不全患者，可试用负压吸引。c. 若破口较大或胸膜粘连使破口难以愈合，患者症状明显，单纯排气难以奏效时，可经胸腔镜行胸膜修补术。窥探后行粘连烙断术。如无禁忌，可考虑开胸修补破口。

　　3）外科治疗：手术指征为：①交通性气胸持续负压引流1周仍有漏气；②继发性气胸的基础病变需手术治疗；③血气胸保守治疗无效；④开放性气胸；⑤慢性气胸；⑥月经性气胸。

　　2. 胸膜炎

　　(1) 临床诊断要点：①国内结核性者多见，病初起时胸痛、咳嗽和深呼吸时加剧，待胸腔积液较多时胸痛即消失，可伴有发热、盗汗、消瘦、食欲减退等症状；②早期可闻及胸膜摩擦音；③胸部X线或胸部B超可发现胸腔积液。

　　(2) 辅助检查：血常规，胸腔积液常规，胸腔积液生化，胸腔积液找抗酸杆菌，胸腔积液细胞学检查，胸腔积液ADA、肿瘤标志物，血、胸腔积液T-SPOT，纤维支气管镜检查，胸部X线片检查，胸部CT等。

　　(3) 处理：①病因治疗：结核性胸膜炎坚持服用足够疗程的抗结核药物（详见本章第二节）。癌性胸水可找到癌细胞并行抗癌治疗。②对症止痛治疗：吲哚美辛每次25mg，每日2～3次或布洛芬每次200mg，每日3次。③胸腔积液较多者，应胸膜腔穿刺抽液，防止粘连或包裹，大量胸腔积液患者每周抽液2～3次，直至胸液完全吸收，首次抽液不应超过600ml，以后每次抽液量不应超过1000ml。④必要时手术治疗。

3. 肺血栓栓塞症

（1）临床诊断要点：①有血栓形成的病史或具有恶性肿瘤、心力衰竭等易形成血栓的基础病。静脉曲张、心房颤动伴心力衰竭、长期卧床患者、下肢手术患者、怀孕妇女均为危险因素。②有突然发生的呼吸困难、胸痛、咳嗽、咯血（咯血常出现于胸痛和呼吸困难之后）、发绀、烦躁、大汗、晕厥甚至猝死等症状，症状和栓塞面积大小有关。③呼吸及心率增快，血压下降，肺内可闻及啰音，可有胸膜摩擦音或胸腔积液体征，可有右心衰竭及心律失常表现。④血气分析有低氧血症、低碳酸血症和 $P_{(A-a)}O_2$ 增大。⑤ECG 可出现 $S_I Q_{III} T_{III}$ 图形。⑥肺动脉造影、肺通气灌注扫描、CTPA（CT 的肺动脉成像）等检查可确诊。

（2）辅助检查：血常规、血气分析、D-二聚体、胸部 X 线片检查、ECG、UCG、心肌酶谱、肺通气灌注扫描、肺动脉造影、螺旋CT、磁共振血管造影。

（3）处理：应住院治疗。急诊处理如下：①一般治疗：包括吸氧、镇静、止痛、解痉和抗休克。②溶栓疗法：目前较为公认的急性肺栓塞的溶栓方案是尿激酶（UK）20 000U/kg 加入 250ml 液体中两小时静脉滴注；或重组组织型纤溶酶原激活剂（rt-PA）10mg 加入 10ml 液体中 10 分钟内静脉推注，然后 rt-PA 40~90mg 加入 90ml 液体中 110 分钟内静脉滴注。③抗凝疗法：对于肺栓塞，UK 或链激酶（SK）溶栓不同时用抗凝治疗，rt-PA 溶栓同时可用抗凝治疗。不论应用何种溶栓药物，溶栓后常规应用抗凝治疗，多采用肝素和华法林。溶栓后即刻测定活化部分凝血活酶时间（APTT），当 APTT 小于正常对照基础值的 2.0 倍时开始应用抗凝药物如肝素、华法林等。普通肝素以 750~1000U/h 或 15~20U/（kg·h）连续静脉点滴维持，维持 APTT 在正常对照值的 1.5~2.0 倍，或应用低分子肝素制剂每隔 12 小时皮下注射一次。低分子肝素应用 2~3 天后或普通肝素应用后 APTT 稳定在正常对照的 1.5~2.0 倍后加用华法林。一般华法林的起始剂量为 3mg，主要根据国际标准比值（INR）调整剂量，两者重叠使用至 INR 稳定在 2.0~3.0 之间时停用肝素。一般肝素应用 7～10 天，其中与华法林重叠 3～7 天，华法林至少应用 3～6个月，部分患者可能需要终身服用抗凝药物。疗程的长短主要取决于患者的危险因素是否可以改变和消除、首次发作还是复发、合并疾病等，如首次发作且危险因素可以改变的患者，疗程可以 3 个月；没有明确危险因素的首次发作患者，疗程至少 6 个月；危险因素不可改变者、合并肺心病者尤其是易栓症者等疗程需要延长，甚至终身抗凝。④介入治疗：如导管内溶栓、导丝引导下导管血栓捣碎术、局部机械消散术、永久性腔静脉滤器置入术等。⑤外科治疗：如栓子摘除术、腔静脉阻断术。

　　4. 肺炎

　　（1）临床诊断要点：①有发热、咳嗽、咳痰、胸痛。②肺部体征可有胸廓呼吸动度减小，轻度叩浊，呼吸音减低及胸膜摩擦音。出现肺实变后，可有病变部位叩诊呈实音、触觉语颤增强和支气管呼吸音。消散期可闻及湿啰音。③胸部透视或 X 线片、胸部 CT 示肺实质浸润性阴影等可明确诊断。④微生物学检查可明确致病菌类型。

　　（2）辅助检查：血常规、血气分析、血生化、胸部 X 线片检查、胸部 CT、微生物学检查（如痰涂片革兰氏染色镜检、痰培养、血培养、血清学试验等）。

　　（3）处理

　　1）一般治疗：包括卧床休息，吸氧，止咳祛痰，对症退热，补充足够的能量、蛋白质、维生素、水和电解质。

　　2）针对病原菌：病情比较轻微可以门诊治疗的患者的致病菌多为肺炎链球菌、不典型病原体、肺炎支原体、肺炎衣原体和流感嗜血杆菌，可选用大环内酯类抗生素或者多西环素、喹诺酮类抗生素；需要住院而不需要 ICU 治疗的社区获得性肺炎致病菌最常见的有肺炎链球菌、流感嗜血杆菌、肺炎支原体、肺炎衣原体、肠革兰氏染色阴性杆菌及条件致病军团菌属，可以单独静脉应用喹诺酮类或者头孢菌素（头孢曲松或头孢噻肟），联合或不联合大环内酯类抗生素。对于严重社区获得性肺炎可头孢菌素联合新型喹诺酮类或大环内酯类。①肺炎链球菌肺炎首选青霉素 G，对青霉素过敏者可选用红霉素或林可霉素，也可选用喹诺酮类药物。抗菌疗程通常为5～7天，或在退热后3天停药，由静脉用药改为口服，维持数日。②肺炎克雷伯杆菌肺炎首选氨基糖苷类加半合成广谱青霉素，也可选用第三代头孢菌素和喹诺酮类。③军团菌肺炎首选红霉素，可加用利福平或喹诺酮类。青霉素、氨基糖苷类和头孢类无效。④革兰氏染色阴性杆菌肺炎根据药敏结果选择敏感抗生素；在尚无病原学结果时，可给予氨基糖苷类抗生素与半合成青霉素或第二、三代头孢菌素。如铜绿假单胞菌可选用：β-内酰胺类如亚胺培南、头孢他啶、头孢哌酮和哌拉西林等，氨基糖苷类抗生素如阿米卡星、妥布霉素，氟喹诺酮类如环丙沙星和氧氟沙星等，均有一定的抗铜绿假单胞菌的活性。流感嗜血杆菌首选氨苄西林，也可用氨基糖苷类抗生素与红霉素合用，感染严重时，应用第三代头孢菌素。肠杆菌科细菌（大肠埃希菌、产气杆菌、阴沟肠杆菌等）应参考药物敏感试验选择用药，常用氨基糖苷类与羧苄西林或哌拉西林合用，也可选用头孢他啶、头孢噻肟钠等第三代头孢菌素。⑤肺炎支原体肺炎首选大环内酯类抗生素，如红霉素、阿奇霉素、罗红霉素等。⑥病毒性肺炎原则上不宜应用抗生素类药物预防继发性细菌感染，但一旦明确合并细菌感染，应及时选用敏感抗生素。可选用有效的抗病毒药物如利巴韦林、阿昔洛韦、阿糖腺苷、金刚烷胺等。

3）感染中毒性休克的治疗：①补充血容量：可给予低分子右旋糖酐或平衡盐溶液；有明显酸中毒者，给予5％碳酸氢钠200ml静脉滴注。②血管活性药物的应用：当血压不能维持正常的组织灌注时，可加用多巴胺、间羟胺等来维持血压，使收缩压维持在90～100mmHg。③控制感染。④对病情危重、全身毒血症症状严重的患者，可短期（3～5天）静脉应用氢化可的松或地塞米松。⑤纠正水、电解质和酸碱平衡紊乱。休克的详细治疗可见第一章第四节。

5.肺结核：见本章第三节。

6.支气管肺癌

（1）临床诊断要点：①长期吸烟，或职业性接触放射性物质、石棉等；②常以阵发性、刺激性干咳为首发症状，咯血，肿瘤侵犯胸壁可引起持续性和进行性胸痛，可有胸闷、气促，全身症状可有消瘦、乏力、食欲减退；③胸部 X 线片或胸部 CT 可协助诊断。

（2）辅助检查：血常规、血生化、痰脱落细胞学检查、免疫学检查、活组织检查、纤维支气管镜检查、胸部 X 线片检查、胸部 CT 等。

（3）处理：根据肿瘤的病理类型、病期和发展趋向，合理、有计划地制订综合性治疗方案。小细胞肺癌多选用化疗加放疗，非小细胞肺癌则首先选用手术，然后是放疗和化疗。胸痛明显可予对症处理：吲哚美辛每次 25mg，每日 2～3 次；布洛芬每次 200mg，每日 3 次；必要时可用美司康定或哌替啶。参阅有关肺癌治疗章节。

7. 纵隔气肿

（1）临床诊断要点：①常有诱发纵隔气肿的有关疾病，如阻塞性肺疾病病史，损伤性气管、食管破裂，作气腹或其他腹部充气者。②突发胸骨后疼痛并向两侧肩部和上肢放射，可伴胸闷、气短及呼吸困难。③出现皮下气肿时，局部肿胀，触诊有握雪感，听诊有皮下捻发音，心前区闻及与心搏一致的特殊摩擦音。④正位胸部 X 线片示纵隔两旁有以索条状阴影为界的透亮带。侧位胸部 X 线片可在胸骨后间隙看到气体透亮区，表现为胸骨和心脏间距离增大。亦能在颈、面、胸部皮下组织见到积气征。

（2）辅助检查：胸部 X 线片检查。

（3）处理：①以治疗原发病为主，多数不需行皮下减压术，但如为张力性者，可在胸骨切迹上作一横切口引出气体减压。②应用抗生素防治肺部炎症。

8. 循环系统疾病所致胸痛：见心血管系统临床表现及其相关疾病（参阅第三章第二节）。

腹腔脏器疾病

见第四章消化系统临床表现及相关疾病。

（刘新民）

第二节　胸腔积液

一、概述

脏层与壁层胸膜之间为一潜在的胸膜腔，在正常情况下，胸膜腔内含有微量润滑液体，有 3~15ml，其产生和吸收经常处于动态平衡。胸液动力学平衡失调即产生胸腔积液。胸液动力学平衡失调的因素见表 2-2-1。

表 2-2-1　胸液动力学平衡失调的因素

胸膜毛细血管内静水压增高	如：充血性心力衰竭、缩窄性心包炎、上腔静脉或奇静脉受阻、血容量增高
胸膜毛细血管通透性增强	如：胸膜炎、胸膜肿瘤、结缔组织病、肺栓塞等
胸膜血管胶体渗透压降低	如：肝硬化、低蛋白血症、肾病综合征等
胸膜淋巴引流障碍	如：癌性淋巴道阻塞等
外伤所致的胸腔内出血	

二、病因

渗出液和漏出液的常见原因如下：

1. 漏出液：见于充血性心力衰竭、肺不张、肝硬化、黏液性水肿、肾病综合征、肺栓塞、腹膜透析。

2. 渗出液：见于恶性胸腔积液、感染、胶原血管疾病、淋巴疾病、药物诱发的胸腔积液、非感染性胃肠疾病等。

三、诊断思路

首先应确定胸腔积液的存在，分辨积液的性质，最后确定积液的病因，以病因诊断最为重要。

（一）首先明确是否存在胸腔积液

1. 胸腔积液的症状：如胸痛、胸闷、呼吸困难等。

2. 胸腔积液的体征：少量胸腔积液查体可无异常，大量时纵隔可偏移，并出现患侧胸腔饱满，肋间隙增宽、平直，肺野叩实，语颤和呼吸音消失等。

3. 只要做影像学检查或超声检查即可肯定有无胸腔积液。

（二）根据患者的病史、体征和胸液的各种理化特征以及各种影像学及介入检查等明确胸液的病因（这一点更为重要）

1. 病史：详细询问病史对鉴别诊断非常重要。

（1）针对胸腔积液问诊：胸腔积液的部位、时间、发生的快慢等。

（2）相关鉴别问诊：例如，有发热症状要考虑为感染性胸腔积液一类；经各种抗生素药物治疗仍不退热，要考虑到结缔组织疾病可能；有胸腔积液无发热症状要考虑肿瘤可能或由其他原因引起；痰的性质如长期咳血痰并有胸腔积液，往往是肺癌合并胸腔积液的可能；长期与肺结核患者接触，并有发热、气短症状的胸腔积液，应想到结核性胸腔积液的可能。

（3）诊疗经过问诊：患病以来检查和治疗情况可为诊断提供线索。

（4）相关其他病史问诊：如原有肺结核病史，病变广泛，近来出现胸腔积液，提示结核性胸膜炎；如近年来患有乳腺癌，新出现胸腔积液，应想到乳腺癌转移性胸腔积液；询问有无下肢深静脉血栓形成等病史。

2. 体征：仔细全面的体检，重点注意心、肺，若全身浅表淋巴结肿大并纵隔淋巴结肿大，提示恶性肿瘤引起胸腔积液可能性大。

3. 实验室及有关检查

（1）胸腔积液检查：明确是渗出液或漏出液，见表2-2-2。根据胸腔积液的外观（图2-2-1）、比重、细胞数、病理检查（图2-2-2）、葡萄糖检查（图2-2-3）、蛋白质分析（图2-2-4）、酶学检查

（图 2 - 2 - 5）、结核抗体均有助于鉴别诊断。胸腔积液 ADA 升高提示结核性胸腔积液，肿瘤标志物升高提示肿瘤性胸腔积液。

（2）痰液检查：如痰内多次找到结核分枝杆菌，提示结核性胸膜炎可能性大。痰内找到癌细胞，提示癌性胸腔积液。

（3）胸部 X 线片特征：可有肋膈角变钝、消失，外高内低的弧形阴影等表现，胸腔积液同时有肿块影，应想到肺癌引起胸腔积液。胸腔积液并广泛条索状及片状阴影，提示结核性胸腔积液可能性大。

表 2 - 2 - 2　炎症性疾病所致渗出液和非炎症性疾病所致漏出液鉴别

比较项目	渗出液	漏出液
分布	多为单侧	多为双侧
外观	浊	清
比重	＞1.018	＜1.018
Rivalta 试验	＋	－
细菌、细胞学检查	可能＋	－
葡萄糖	低于血浆	与血浆相仿
LDH	＞200IU/L	＜200IU/L
胸腔积液 LDH/血清 LDH	＞0.6	＜0.6
蛋白质	＞30g/L	＜25g/L
胸腔积液蛋白/血清蛋白	＞0.5	＜0.5
细胞数	＞500×10^6/L	＜100×10^6/L

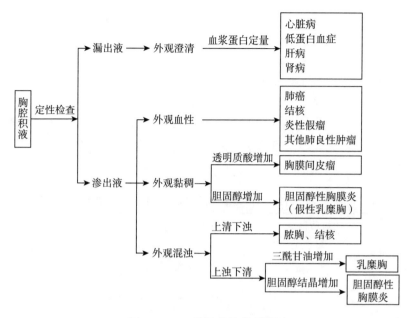

图2-2-1 胸腔积液外观鉴别

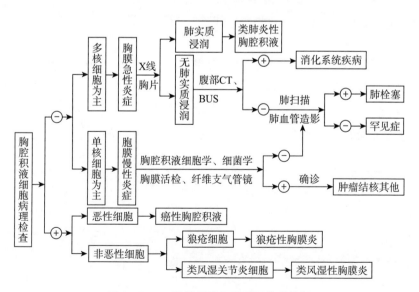

图2-2-2 胸腔积液细胞病理检查分析

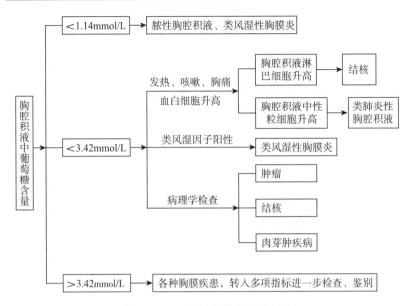

图 2-2-3 胸腔积液葡萄糖检查

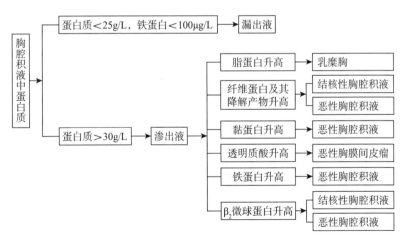

图 2-2-4 胸腔积液中蛋白质分析

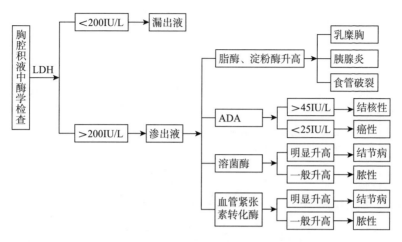

图 2-2-5　胸腔积液中酶学检查

（4）另外肺 CT 检查、活组织检查、纤维支气管镜检查、胸腔镜均有助于诊断。

胸腔积液的诊断流程图见图 2-2-6。

四、疾病

感染性胸腔积液

1. 结核性渗出性胸膜炎

（1）临床诊断要点：①青年多见，临床上先有发热，然后胸痛，深呼吸时加剧。有时伴干咳、气短、潮热、盗汗等。②胸部 X 线片检查见一侧胸腔呈现高低不一阴影，上缘可出现反抛物线性阴影，大量积液时心脏和纵隔常向健侧移位。③胸腔积液比重在 1.018 以上，淋巴细胞为主，蛋白质多大于 40g/L，ADA 大于 45U/L，胸腔积液培养有时可获阳性结果。④结核菌素试验多呈阳性反应。

（2）辅助检查：红细胞沉降率、血清结核抗原及抗体、胸腔积液化验常规、生化、ADA、LDH、细胞学检查、结核分枝杆菌培养、

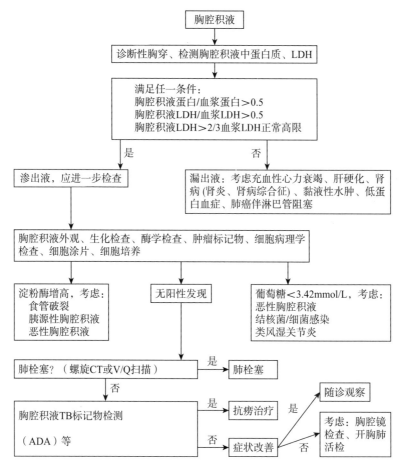

图 2-2-6　胸腔积液的诊断流程图

结核菌素试验。

（3）处理：治疗原则按活动性结核病进行治疗，积极长期抗结核药物应用，疗程 6～9 个月，通常予异烟肼 0.3g/d，利福平 0.45g/d，乙胺丁醇 0.75g/d，必要时可加用或改用吡嗪酰胺每次 0.5g，每日 3 次。抽取胸腔积液，必要时合并糖皮质激素，糖皮质激素可加速胸腔积液吸收，减少粘连，如泼尼松 30mg/d 口服，至全身症状消除，胸腔积液吸收好转后可逐渐减量，一般用 6 周左右。

2. 非特异性感染性胸膜炎

（1）临床诊断要点：①多见于细菌性肺炎并发胸腔积液，常见先有急性起病的肺炎症状、经抗生素治疗后发热不退或热退后又上升。患侧胸痛、气短、咳嗽等。②经胸穿刺，细胞数在 10 000×10^6/L 以上，其中中性粒细胞占多数。而胸腔积液培养有致病菌生长，可帮助诊断。

（2）辅助检查：血常规、红细胞沉降率、血清结核抗原及抗体、胸腔积液化验等。

（3）处理：抽积液缓解胸闷症状，针对病因治疗，对不同细菌选用有效抗生素。

3. 真菌感染性胸腔积液

（1）临床诊断要点：①真菌感染表现；②胸腔积液表现；③原发病灶和胸腔积液中或胸膜活检找到真菌即可确诊。

（2）辅助检查：血常规、红细胞沉降率、胸部 X 线片、胸腔积液化验。

（3）处理：针对真菌治疗（详见第一章第一节），胸腔积液多时抽液。

4. 阿米巴性胸膜炎

（1）临床诊断要点：①阿米巴感染的表现；②胸腔积液表现；③胸穿抽出果酱样无臭脓液，胸腔积液化验找到阿米巴原虫滋养体可诊断。

（2）辅助检查：血常规、红细胞沉降率、胸部 X 线片、胸腔积液化验。

（3）处理：甲硝唑 0.4g，每日 3 次，连服 7 天，必要时可重复一个疗程。必要时抽液或引流，经久不愈者可手术切除。

5. 肺吸虫病性胸膜炎

（1）临床诊断要点：①肺吸虫病感染的表现；②胸腔积液表现；③胸腔积液找到寄生虫卵可诊断。

（2）辅助检查：血常规、红细胞沉降率、胸部 X 线片、胸腔积液化验、补体结合试验、痰找虫卵。

（3）处理：①药物治疗可选用：硫氯酚，成人每日 3g，分 3 次口服，小儿 50mg/（kg·d），隔日服药，10～20 次为一个疗程；吡喹酮，成人每次 25mg/kg，每日 3 次，连服 2 日；硝氯酚，2mg/kg，一次顿服。②外科治疗及对症治疗。

肿瘤性胸腔积液

1. 恶性肿瘤性胸腔积液

（1）临床诊断要点：①40 岁以上患者，大量吸烟，既往有肿瘤病史或有家族肿瘤病史者。②出现持续性胸痛、咯血，短期内出现消瘦、乏力、杵状指症状者。③临床上常见为肺癌直接侵犯或转移至胸膜所致及胸膜间皮瘤。从肿瘤的类型上看，腺癌并发胸腔积液较多见。④早期淡黄色渗出液，逐渐可变为血性胸腔积液，查找脱落细胞可协助诊断。

（2）辅助检查：血常规、红细胞沉降率、肿瘤标志物、胸腔积液脱落细胞检查、胸膜活检、胸部影像学检查、纤维支气管镜检查有助于诊断。

（3）处理：①针对病因，积极治疗原发肿瘤，包括化疗、放疗、手术疗法。②局部化疗：胸膜腔内注射的抗肿瘤药如蒽环类、阿糖胞苷、氮芥、顺铂、博来霉素、榄香烯乳等。常用顺铂 40mg、博来霉素 60mg。③胸腔积液量多有压迫症状时抽液，行胸膜固定术等。

2. 麦格综合征

（1）临床诊断要点：①多见于 40～60 岁女患者，卵巢肿瘤合并胸腔积液、腹水表现。②胸腔积液和腹水多为漏出液，偶见血性。③胸腔积液细胞培养、癌细胞检查阴性。④妇科检查、胸部 X 线片和超声波检查可协助诊断。

（2）辅助检查：血常规、红细胞沉降率、肿瘤标记物、胸腔积液脱落细胞检查、胸膜活检、胸部影像学检查、纤维支气管镜检查、妇科检查、腹部超声波检查有助于诊断。

（3）处理：一旦确诊，及时手术，术后预后良好。

结缔组织疾病引起的胸腔积液

1. 类风湿性胸膜炎

（1）临床诊断要点：①多见于男性类风湿关节炎患者，有咳嗽、胸痛、活动后气急、关节疼痛和杵状指；②胸腔积液表现；③胸腔积液葡萄糖浓度降低，可达5～15mg/dl。脏层胸膜发现类风湿结节可确诊。

（2）辅助检查：红细胞沉降率、抗链"O"、类风湿因子、补体、抗核抗体谱、免疫球蛋白电泳、胸腔积液化验等。

（3）处理：可用泼尼松，开始40mg/d，服4～6周后逐渐减量，最后给维持量10～15mg/d。

2. 系统性红斑狼疮胸膜炎

（1）临床诊断要点：①有系统性红斑狼疮的表现；②胸腔积液表现；③胸腔积液葡萄糖浓度无明显降低，补体水平常减低，蛋白质含量＞30g/L，抗核抗体滴度＞1∶160或抗核抗体在胸腔积液与血清中的滴度比值≥1；④骨髓或血液中可找到狼疮细胞，抗核抗体阳性。

（2）辅助检查：红细胞沉降率、血清蛋白、抗磷脂抗体、血清补体、梅毒血清假阳性反应、狼疮细胞、抗链"O"、类风湿因子、补体、抗核抗体谱、免疫球蛋白电泳、胸腔积液化验等。

（3）处理：①主要针对原发病治疗，糖皮质激素治疗有一定的疗效（详见第六章第五节）。②大量积液有压迫症状，可穿刺抽液，缓解症状。

其　　他

漏出性胸腔积液见于充血性心力衰竭、肾病综合征、低蛋白血症等。肝硬化的胸腔积液多合并腹水。肾病综合征的胸腔积液多为双侧，可表现为肺底积液。低蛋白血症的胸腔积液多合并全身水肿。乳糜性胸腔积液见于胸导管受压迫或胸导管外伤破裂。胆固醇性胸腔积液与结核、梅毒、糖尿病，以及酒精中毒有关。以上应针对病因进行治疗。

（刘新民）

第三节　咯　血

一、概述

喉部以下的呼吸道出血，经口腔咳出者，称为咯血。咯血量一般分为：

1. 痰血：痰多血少，表现为血丝或血点、块状。
2. 血痰：痰少血多，如铁锈色、果酱色痰等。
3. 少量咯血：咯血量小于 100ml/24h。
4. 中量咯血：咯血量在 100～500ml/24h 之间。
5. 大量咯血：咯血量大于 500ml/24h 或一次咯血量大于 100ml。

二、病因（表 2-3-1）

表 2-3-1　常见咯血病因

疾病种类	疾病名称
支气管疾病	慢性支气管炎、支气管扩张、支气管内膜结核、支气管肺癌、支气管结石、支气管异物、外伤性支气管断裂
肺部疾病	肺结核、肺炎、肺脓肿、肺真菌病、肺寄生虫病、肺囊肿、恶性肿瘤肺转移、尘肺、肺淤血、肺动静脉瘘、肺动脉高压、肺血栓栓塞症
心血管疾病	二尖瓣狭窄、慢性心功能不全
全身性疾病和其他原因	血液病、结缔组织病、急性传染病、肺出血肾炎综合征、子宫内膜异位症

三、诊断思路

（一）首先需要明确是否为咯血，需要与呕血鉴别（表2-3-2）

表2-3-2　咯血与呕血的鉴别

	咯血	呕血
颜色、性状	鲜红	暗红、咖啡样，可混有食物
泡沫	有	无
酸碱性	碱性或中性	酸性
流动性	有流动的倾向	有凝固的倾向
排出方式	随咳嗽排出	呕出
持续性	常持续数天血痰	很少
先兆	喉痒、咳嗽、胸闷等	恶心、呕吐、上腹不适等
便血	无，若咽下血液量较多时可有	常有
体征	胸部常有湿性啰音或心脏病体征	腹部压痛，肝、脾大，或门静脉高压体征
病史	有呼吸系统或心脏病史	有上消化道疾病或肝病史

（二）确定为咯血后，要明确咯血的病因

1. 问诊

（1）针对咯血问诊：咯血的发病年龄、病程、咯血量、咯血的颜色和形状。青少年咯血，多见于肺结核、支气管扩张；40岁以上男性持续咯血不易治愈常提示肺癌可能；幼年患过麻疹、百日咳或肺炎，而后有反复咳嗽、咳痰或咯血，应考虑支气管扩张。

（2）相关鉴别问诊：是否伴有咳嗽、咳痰、呼吸困难、发热、胸痛、心悸，以及是否与月经有关。咯血伴急性发热、胸痛，应想到肺炎；如伴有咳大量脓臭痰且与体位有关，应考虑肺脓肿和支气管扩张；有生食螃蟹或蝲蛄者，需考虑肺吸虫病可能性；多年吸烟史需考虑恶性肿瘤；伴有呛咳、杵状指需考虑支气管肺癌；咯血与月经周期有密切关系应考虑替代性月经；咯血伴有低热、盗汗、消瘦、乏力，首先考虑结核；手术后患者及长期卧床或者下肢制动的患者，合并或不合并其他深静脉血栓的危险因素，突发憋气、咯血，需考虑肺栓塞。

（3）诊疗经过问诊：患病以来检查和治疗情况可为诊断提供线索。

（4）相关其他病史问诊：既往有无结核病接触史、吸烟史、肺源性和心源性疾患、血液系统疾病、风湿性疾病、急性传染病，以及流行季节去过疫区史，有无胸部外伤病史、职业性粉尘接触史等。

2. 仔细全面的体检，尤应注意心脏、肺部体征，皮肤、黏膜、淋巴结、黄疸、杵状指等状况。

两肺散在干、湿啰音，多为慢性支气管炎；左下肺湿啰音多为支气管扩张；肩胛间区和锁骨上下捻发音多见于结核；心尖部病理性舒张期杂音是风湿性心脏病二尖瓣狭窄诊断的重要体征；杵状指（趾）提示支气管扩张或肺脓肿及慢性阻塞性肺疾病的可能；锁骨上淋巴结肿大是转移性癌或肺癌转移的依据；伴皮肤、黏膜出血，见于血液病、肾综合征出血热、风湿性疾病等；伴黄疸，见于大叶性肺炎、肺梗死等。

3. 实验室及有关检查

（1）化验检查：血常规、红细胞沉降率、凝血功能、D-二聚体、脑钠肽（BNP）、痰液检查、ANCA、抗肾小球基底膜抗体、抗核抗体谱等。

伴有咳嗽者，常规行痰液检查，须注意有无结核分枝杆菌、真菌、肿瘤细胞、心衰细胞、寄生虫卵等。血常规也应列为常规检查，RBC、HCT、Hb 的测定对推测出血程度有益，WBC、中性粒细胞比例升高提示感染性疾病，嗜酸性粒细胞升高提示寄生虫可能。凝血功能、血小板计数可明确是否血小板和凝血系统障碍所致出血。D-二聚体检查为血栓栓塞性疾病的敏感指标，对诊断肺栓塞意义重大。BNP 检查对慢性心力衰竭有提示意义。免疫学检查可明确是否由风湿性疾病引起咯血。

（2）影像学检查：胸部 X 线片、胸部 CT 等。

对咯血患者正侧位胸部 X 线片应当列为常规必查项目。大部分咯血病因均能通过胸部 X 线片检查获得提示。必要时可选择 CT 检查或支气管造影。怀疑肺栓塞的患者可考虑行 CTPA（CT 的肺动脉成像）、肺的通气灌注扫描或者直接行肺动脉造影，前两者为无创检查，后者为金标准。

（3）结核菌素试验：阳性表示机体曾感染结核，但不一定发病，故一般阳性的诊断意义不大，强阳性才支持结核病的诊断。结核菌素阴性也不能完全排除结核感染，出现阴性有以下几种情况：确实没有结核感染；有结核感染，但在变态反应前期（即感染未超过 4～8 周）；老年结核和（或）重症结核患者；使用了免疫抑制剂，如肾上腺皮质激素等；患麻疹、百日咳病期间；危重患者，机体免疫功能低下。

（4）支气管镜检查：可确定出血部位，进行黏膜活检、刷检及细菌学和细胞学的检查。

（5）超声心动图和右心导管检查可除外先天性心脏病、其他心血管疾病和肺动脉高压引起的咯血。

咯血诊断流程图见图 2-3-1。

四、疾病

支气管疾病

1. 支气管扩张

（1）临床诊断要点：①幼年时患麻疹、百日咳、支气管肺炎等。②咳嗽、咳痰、咯血为本病三大症状。痰量较多，每天可达数百毫升；间断呈脓性痰，痰液静置后有分层现象（上层为泡沫、中层为浆液脓性、下层为坏死组织）。约 10% 的患者平时无症状，咯血为其唯一症状（干性支气管扩张）。③患者肺部可有局限性持续固定的湿啰音，可有杵状指（趾）。④胸部 X 线片两下肺纹理重，有卷发样或蜂窝样改变。高分辨率 CT（HRCT）和支气管造影有助于明确诊断。

（2）辅助检查：血常规、血气分析、凝血功能，胸部 X 线片或 HRCT。

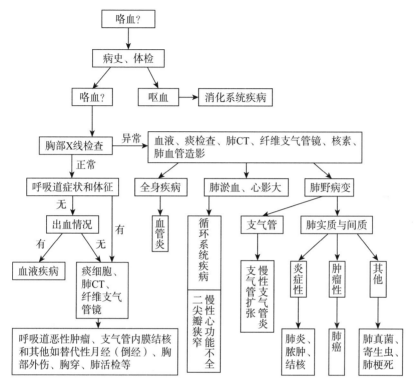

图 2 - 3 - 1 咯血诊断流程图

（3）处理：①加强痰液引流：包括体位引流及祛痰剂（盐酸氨溴索片 30mg，每日 3 次）、雾化吸入等。②控制感染。③咯血处理：a. 痰中带血或小量咯血，以对症治疗为主，包括卧床休息、止咳、止血。常用的药物有喷托维林（咳必清）每次 50mg，可待因、卡巴克洛（安络血）每次 10mg，维生素 K_1 和 6 -氨基己酸等。b. 中等量或大量咯血，严格卧床休息，胸部放置冰袋，并配血备用。可选用药物：垂体后叶素 10U 加于 20～30ml 生理盐水或 5％葡萄糖溶液 20ml，缓慢静脉注入（15～20 分钟）；之后 10～40U 加于 5％葡萄糖溶液 500ml 中静脉点滴维持治疗。禁忌证：高血压、冠心病和妊娠。酚妥拉明 10～20mg 加于 5％葡萄糖溶液 250～500ml 中静脉缓慢滴注，需要监测血压和保证足够的血容量。鱼精蛋白注射液对有凝血机制障碍或肝功能不良的中小量咯血效果较好，对其他原因引起者亦有一定效果，每次 50～100mg 加于 5％葡萄糖溶液 40ml 中静脉缓慢注入，每日 1～2 次，连续应用不得超过 72 小时。止血及凝血药物常用的有 6-氨基己酸、酚磺乙胺（止血敏）、卡巴克洛、维生素 K 族、云南白药等。c. 必要时纤维支气管镜下止血或支气管动脉栓塞术、紧急外科手术。④外科疗法。

2. 支气管内膜结核

（1）临床诊断要点：①多发生在青壮年，多有结核病史。②常有刺激性咳嗽，伴少量咯血、低热、盗汗、消瘦。③胸部 X 线片可无异常，与咯血症状不一致。④痰找抗酸杆菌及纤维支气管镜病理活检或细菌学检查有助于明确诊断。

（2）辅助检查：血常规、红细胞沉降率、血清免疫学诊断、痰结核分枝杆菌检查、结核菌素试验、胸部 X 线片检查、纤维支气管镜检查。

（3）处理：治疗原则与肺结核基本相同，选用异烟肼、利福平、链霉素、吡嗪酰胺或乙胺丁醇（详见本章第二节）。局部疗法：抗结核药物雾化吸入治疗，每日 1～2 次，连续 3 个月。或通过纤维支气管镜局部溃疡面处理并滴入抗结核药物，大气道狭窄可行气管支架植入术。少量咯血可用卡巴克洛每次 10mg，每日 3 次。

3. 支气管肺癌：多表现为痰中带血，量不多但常反复出现，诊断和处理详见本章第一节。

4. 慢性支气管炎

（1）临床诊断要点：①咳嗽、咳痰等主要症状，伴或不伴喘息，每年发作≥3 个月，连续 2 年以上，并能排除心、肺其他疾患所致上述症状者。②常在冬季发作或加剧。一般为少量咯血，咯血常与感染加重有关，经抗感染治疗后随咳喘等症状好转而自行止血。③体检可闻及弥漫性干啰音或散在湿啰音。④胸部 X 线片示肺纹理增多、粗乱。合并感染时，有片状模糊阴影或呈支气管周围炎改变。

（2）辅助检查：血常规、红细胞沉降率、肿瘤标志物、痰涂片及培养、痰找癌细胞检查、胸部 X 线片检查、肺功能检查。

（3）处理：急性发作期抗感染、止咳化痰、解痉平喘。棕色合剂，每次 10ml，每日 3 次；溴己新，每次 8~16mg，每日 3 次；氨茶碱，每次 0.1g，每日 3 次。抗菌治疗可用呼吸喹诺酮，或希刻劳每次 0.375g，每日 2 次；或头孢氨苄、头孢唑啉、复方新诺明（SMZ Co.），必要时肌内注射或静脉滴注青霉素。

5. 支气管结石

（1）临床诊断要点：①主要为支气管阻塞症状，可有咳嗽、咳痰、咯血、咯石、呼吸困难。②胸部 X 线片示支气管周围有钙化灶，管壁增厚，管腔变形。③咯石后胸部 X 线片原钙化影消失或位置移动更提示结石的诊断。

（2）辅助检查：血常规、胸部 X 线片、纤维支气管镜检查、肺功能检查。

（3）处理：①纤维支气管镜下取结石；②手术切除结石；③保守治疗；④抗炎及对症止血治疗（止血治疗同支气管扩张）。

肺部疾病

1. 肺结核

（1）临床诊断要点：①可有结核中毒症状，如低热、盗汗、消瘦、乏力、食欲减退、痰中带血。②肺尖可闻及湿啰音。③存在结核病好发危险因素如糖尿病、硅沉着症、肾功能不全、免疫抑制剂应用、人类免疫缺陷病毒（HIV）感染或获得性免疫缺陷综合征（AIDS），或有与排菌肺结核患者密切接触史。④胸部 X 线片检查常能发现结核病灶部位，痰涂片找抗酸杆菌有助于明确诊断，必要且具备条件时可进行结核分枝杆菌培养。

（2）辅助检查：血常规、红细胞沉降率、血清免疫学诊断、痰结核分枝杆菌检查、结核菌素试验、胸部 X 线片检查。

（3）处理：抗结核药物化疗，如 $2HRZS（E）/4H_2R_2$，$2H_3R_3Z_3S_3/4H_3R_3$，$2H_3R_3Z_3E_3/4H_3R_3$，$2HRZ/4HR$，$2EHRZ/4HR$，$2HRZ/4H_3R_3$，异烟肼（H）0.3g/d，利福平（R）0.45/d，

链霉素（S）1g/d，吡嗪酰胺（Z）1.5g/d，乙胺丁醇（E）0.75/d，以上为成人剂量，注意毒副作用。

2. 肺炎

（1）临床诊断要点：①急性肺炎起病急骤、高热、胸痛、咳嗽，可伴有少量咯血或血痰。肺炎链球菌肺炎患者咯血典型者表现为铁锈色痰，肺炎克雷伯杆菌肺炎典型患者的痰为砖红色胶冻样。②局部叩诊呈浊音或肺实变体征，听诊可闻及湿啰音。③血常规检查白细胞升高。④X线胸片可见炎性病灶。⑤抗菌药物治疗多有效。

（2）辅助检查：血常规、红细胞沉降率、痰培养＋药敏、胸部X线检查。

（3）处理：针对致病菌予以相应治疗，参见本章第一节。

3. 肺脓肿

（1）临床诊断要点：①有口腔手术、昏迷、呕吐和异物吸入病史或有皮肤创伤感染、疖、痈等化脓病灶。②高热，咳嗽、大量脓臭痰，可有咯血，偶有大咯血。慢性患者有杵状指（趾）。③白细胞总数和中性粒细胞升高。④胸部X线片示病变好发于上叶后段或下叶背段和基底段，有液平面，周围有炎性浸润。⑤血、痰细菌培养，包括厌氧菌培养，有助于作出病原学诊断。

（2）辅助检查：血常规、红细胞沉降率、胸部X线片或CT检查、纤维支气管镜、血及痰液或脓肿部位引流和支气管内采样培养。

（3）处理：治疗原则为抗感染和痰液引流。①吸入性肺脓肿多有厌氧菌感染，可选用青霉素、克林霉素和甲硝唑。青霉素为首选的抗生素，每日静脉滴注240万～2000万U；如效果不好，应根据细菌培养和药敏结果选用抗菌药物。耐甲氧西林的金黄色葡萄球菌可选用万古霉素。革兰氏染色阴性杆菌可选用第二、三代头孢菌素，喹诺酮和氨基糖苷类药物。②痰液引流可采用体位引流排痰、应用化痰药、雾化吸入等方法，祛痰药可予氯化铵0.3g、鲜竹沥10～15ml、沐舒坦30～60mg，每日3次口服。痰液黏稠者可予超声雾化吸入以利痰液引流。痰液引流不畅时可经纤维支气管镜冲洗并吸引，并可将抗生素直接滴注到病变部位，每周1～2次。③必要时外科治疗。手术治疗适应证：肺脓肿病程超过 3 个月，内科治疗不能减小脓腔，或脓腔过大（5cm 以上）估计不易闭合者，并有反复感染或大咯血，经内科治疗无效或可能危及生命；伴有支气管胸膜瘘或脓胸经抽吸、引流和冲洗脓液，但疗效不佳者。

4. 肺血栓栓塞症：见本章第一节的疾病部分。

心血管系统疾病

1. 二尖瓣狭窄

（1）临床诊断要点：①心脏病史，肺淤血症状，如咳嗽、气短、咯血，有并发症时有相应的症状如充血性心力衰竭、心房颤动、急性肺水肿、栓塞、肺部感染、感染性心内膜炎。②心脏增大，心尖部有病理性舒张期雷鸣样杂音。③胸部 X 线片示左房增大，前后位呈"二尖瓣型"或"梨形"心。④ECG 呈"二尖瓣型"P 波。⑤超声心动图表现：超声心动图是二尖瓣狭窄敏感、可靠的诊断方法。

（2）辅助检查：心电图、超声心动图、血常规、红细胞沉降率、C 反应蛋白、抗链"O"、胸部 X 线片。

（3）处理：①内科治疗：病因治疗，限制体力活动，预防感染，治疗并发症。②经皮球囊二尖瓣成形术。③外科治疗：二尖瓣闭式分离术、二尖瓣直视分离术、二尖瓣置换术。

2. 慢性心功能不全：见第三章心血管系统临床表现及其疾病。

伴全身出血倾向性疾病

1. 弥散性血管内凝血（DIC）

（1）临床诊断要点：①存在易于引起 DIC 的基础疾病。②有下列 2 项以上临床表现：不易用原发病解释的多发性出血倾向；不明原因的低血压或休克；多发性微血管血栓栓塞的症状和体征；原发病不易解释的迅速发展的进行性贫血或黄疸；肝素或其他抗凝治疗有效。③实验室有下列 3 项以上异常：血小板数 $<100 \times 10^9/L$ 或进行性下

降，肝病、白血病患者血小板＜$50×10^9$/L；凝血酶原时间较正常对照延长 3 秒以上或呈动态变化，肝病、白血病延长 5 秒以上；纤维蛋白原＜1.5g/L 或进行性下降或＞4g/L，白血病及其他恶性肿瘤＜1.8g/L，肝病＜1.0g/L；血浆鱼精蛋白副凝试验（3P 试验）阳性或 D-二聚体＞5mg/L 或血清纤维蛋白原（FDP）＞20μg/ml；血片中破碎红细胞＞2%。

（2）辅助检查：血常规、血涂片、血小板计数、生化全项、凝血及纤溶机制检查［凝血酶原时间（PT）、活化部分凝血活酶时间（APTT）、凝血酶时间（TT）、FDP、D-二聚体、3P 试验］。

（3）处理：见第六章血液系统临床表现及其疾病。

2. 血小板异常、凝血异常、循环中抗凝物质增加所致出血性疾病：详见血液系统临床表现及其疾病（第六章第七节）。

3. 肾综合征出血热（HFRS）

（1）临床诊断要点：①本病有发热、"三痛"和"三红"症状，热退全身症状反而加重，有肾损伤严重的临床表现。②有发热期、低血压期、少尿期、多尿期、恢复期五期经过。③在血液或尿中分离到病毒或检出 HFRS 病毒抗原和血清中检出特异性 IgM 抗体或 4 倍上升的特异性 IgG 抗体，均有确诊价值。

（2）辅助检查：血常规、尿常规、生化全项、凝血及纤溶机制检查、特异性病原学检查、血气分析、心电图、肾 B 超。

（3）处理：①治疗以综合疗法为主，早期抗病毒治疗及液体疗法，抗病毒治疗常用利巴韦林，首剂 33mg/（kg·d），后按 15mg/（kg·d）稀释后静脉滴注，每 6 小时一次，连用 4 日，后按 8～10mg/（kg·d），每 8 小时一次，连用 3 日，总疗程 7 日；干扰素（IFN），一般用基因工程 IFN-α，100 万 U 肌内注射，每日一次，用 3～5 日，可与利巴韦林联用。中晚期进行对症治疗。②"三早一就"仍为本病治疗原则，即早期发现、早期诊断、早期治疗和就近治疗。③治疗中关键是防治休克（见第一章第四节）、肾衰竭（见第五章）和出血。④根据出血情况，酌情选用酚磺乙胺、卡巴克洛及云南白药，但早期应避免用抗纤溶药物。

4. 急性白血病

（1）临床诊断要点：①急骤，有贫血、发热、出血或其他部位浸润的症状。②体征中可见贫血，皮肤出血点、淤斑，肝、脾和淋巴结大，关节、骨骼疼痛。③骨髓象为诊断中最重要的依据，如原始细胞＞30％（WHO 提出＞20％），诊断即可成立。④白血病细胞组织化学、细胞免疫学检查、染色体和基因改变有助于确定白血病的类型。

（2）辅助检查：血常规、血涂片找幼稚细胞、生化全项、骨髓象、白血病细胞组织化学、细胞免疫学检查、染色体和基因改变。

（3）处理：①支持疗法：防治感染、纠正贫血、控制出血、尿酸性肾病防治、维持营养。②化学治疗（见第六章第一节）。

其　他

1. 肺出血-肾炎综合征

（1）临床诊断要点：①常见于青、中年男性，反复咯血伴呼吸困难，继之出现蛋白尿、血尿。②胸部 X 线片示双肺小结节影或斑片状阴影，以中下肺居多。③痰查到含铁血黄素细胞。④血清抗基底膜抗体阳性或肾活检可明确诊断。

（2）辅助检查：血常规、痰找含铁血黄素吞噬细胞、胸部 X 线片检查、肾功能、血清抗肾小球基底膜抗体、肾穿刺。

（3）处理：①目前公认强化血浆置换疗法加糖皮质激素及细胞毒药物治疗。早期应用泼尼松，每次 10～15mg，每日 4 次。②已发生肾衰竭时必须行透析疗法。③根据出血情况，酌情选用酚磺乙胺、卡巴克洛及云南白药。

2. 月经性咯血

（1）临床诊断要点：①与月经有明显关系的周期性咯血，常于月经前 2～3 天咯血，月经期过后停止，多数为有规律地反复发生。②咯血时胸部 X 线片可显示孤立或多发结节影，月经后咯血停止，肺部阴影消失。

（2）辅助检查：血常规、胸部 X 线片、血清雌激素水平等。

（3）处理：转妇产科处理。

3. 免疫系统疾病引起肺损伤

（1）临床诊断要点：①患者多有类风湿关节炎、系统性红斑狼疮、结节性多动脉炎等免疫系统疾病；②咯血伴长期发热、关节损害、皮肤黏膜损害、多脏器受累、肺部阴影；③抗菌药治疗无效，糖皮质激素治疗有效。

（2）辅助检查：血常规、红细胞沉降率、抗链"O"、类风湿因子、抗核抗体谱等。

（3）处理：①治疗原发病（见第六章第五、六节）。②咯血对症处理。具体参见本节支气管扩张咯血的处理。

（刘新民）

第四节　发　绀

一、概述

发绀也称紫绀，是指血液中还原血红蛋白增多且超过 50g/L 时，使皮肤、黏膜呈现青紫色的现象。发绀多在皮肤较薄、色素较少和毛细血管丰富的部位，如口唇、鼻尖、耳垂、颊部、牙床及指（趾）甲床等处最为明显。高铁血红蛋白大于 30g/L、硫化血红蛋白大于 5g/L 时，亦可发生发绀。

二、病因

（一）血液中还原血红蛋白增多

当毛细血管中血液的还原血红蛋白量超过 50g/L 时，即血氧未饱和度超过 6.5vol/dl 时，皮肤、黏膜即可出现发绀。

1. 中心性发绀：此类发绀是由心、肺疾病引起动脉血氧饱和度降低所致。其特点为全身性，且发绀的皮肤是温暖的。中心性发绀的病因主要是心肺疾患。

（1）肺源性发绀：常见于由于呼吸功能不全，肺氧合作用不足，致体循环毛细血管中还原血红蛋白量增多而出现发绀。常见于严重的呼吸系统疾病，如呼吸道阻塞、肺部疾病（肺淤血、肺水肿、肺炎、肺气肿、肺纤维化等）、胸膜病变（胸腔大量积液、气胸等）。

（2）心源性发绀：常见于由于体循环静脉与动脉血相混合，部分静脉血未经过肺进行氧合作用，而经由异常通路流入循环，如分流量超过输出量的 1/3 时，即可出现发绀。可见于法洛四联症等发绀型先天性心脏病等。

2. 周围性发绀：特点是发绀常出现于肢体下垂部分及周围部位（如肢端、耳垂及颜面），皮肤是冰冷的，若经按摩或加温发绀可消失，此点有助于与中心性发绀鉴别。常见于：

（1）淤血性周围性发绀：见于右心衰竭、缩窄性心包炎等。

（2）缺血性周围性发绀：见于严重休克时，心输出量明显减少，周围循环缺血、缺氧，皮肤和黏膜呈青灰色。亦可见于小动脉收缩（寒冷时）、闭塞性脉管炎、雷诺病等。

3. 混合性发绀：中心性与周围性发绀同时存在，即为混合性发绀。可见于心功能不全，因血液在肺内氧合不足及周围血流缓慢、毛细血管内缺氧过多所致。

（二）异常血红蛋白血症

1. 药物或化学物品中毒所致高铁血红蛋白血症：由于血红蛋白分子的二价铁被三价铁所取代，而失去与氧结合的能力。血中高铁血红蛋白量达 30g/L 即可出现发绀。可由于伯氨喹、亚硝酸盐、氯酸钾、磺胺类、非那西丁、苯丙砜、硝基苯、苯胺中毒所引起。发绀的特点是急骤出现、暂时性、病情严重，若静脉注射亚甲蓝溶液或大量维生素 C，发绀可消退。分光镜检查可证明血中存在高铁血红蛋白。进食大量含有亚硝酸盐的变质蔬菜，也可出现发绀，称为肠源性青紫，是中毒性高铁血红蛋白血症的一种类型。

2. 硫化血红蛋白血症：主要是服用了硫化物，在肠内形成大量硫化氢而产生硫化血红蛋白所致，临床上比较少见。

3. 先天性高铁血红蛋白血症：自幼有发绀，但无心、肺疾病存在。

三、诊断思路

（一）问诊

1. 针对发绀问诊：何时发病，起病的缓急，持续时间的长短，发绀的部位，严重程度，发病的诱因。急性起病又无心、肺疾病表现的发绀，需询问有无摄入相关药物、化学物品、变质蔬菜以及在有便秘情况下服用含硫化物病史，患者若为育龄女性，则应了解发绀与经期的关系。

2. 相关鉴别问诊：有无手足发冷情况、呼吸困难、咳嗽、咳痰、咯血、水肿等伴随症状。如伴有高度呼吸困难的发绀常见于重症心、肺疾病；发绀明显而无呼吸困难者见于高铁血红蛋白血症；发绀并杵状指（趾），说明发绀严重、病程较长，主要见于发绀型先天性心脏病或先天性高铁血红蛋白血症；急性发绀伴衰竭状态或意识障碍，常见于某些药物或化学物品急性中毒、休克、急性肺部感染或急性心功能不全；肢端发绀常由于局部循环障碍所致，如血栓闭塞性脉管炎、雷诺病及雷诺现象等。

3. 诊疗经过问诊：患病以来检查和治疗情况可为诊断提供线索。

4. 相关其他病史问诊：有无服用特殊药物及食物，有无心肺疾病史，有无长期吸烟史。

（二）体格检查

应特别注意：①发绀分布情况、严重程度；②局部温度；③肺部呼吸音及啰音情况；④有无心脏病的体征；⑤有无末梢血管病变的体征；⑥有无杵状指；⑦有无贫血的体征；⑧有无意识障碍。

（三）实验室及有关检查

1. 实验室检查

（1）血、尿常规。

（2）血气分析。

（3）心肌酶谱检查、血生化。

（4）血清免疫学指标：类风湿因子、免疫球蛋白、蛋白电泳、抗核抗体谱等。

（5）ADA 测定、抗结核抗体检查、PPD 试验。

2. 特殊检查

（1）心电图。

（2）影像学检查：胸部 X 线片或胸部 CT。

（3）超声检查：胸、腹部 B 超，超声心动图，肢体血管的多普勒检查。

（4）放射性核素显像：核素心肌显像、肺灌注通气显像。

（5）肺动脉、主动脉及冠状动脉造影。

（6）检查血高铁血红蛋白、硫化血红蛋白、冷凝集素等。

发绀诊断流程图见图 2 - 4 - 1。

四、疾病

呼吸系统疾病

1. 急性肺栓塞：参见本章第一节肺血栓栓塞症。

2. 气胸

（1）临床诊断要点：①有引起气胸的肺病基础，起病前常有持重物、屏气、剧烈体育活动、剧烈咳嗽等诱因。②突感一侧胸痛，吸气加剧，继而胸闷或呼吸困难并可有刺激性干咳。③少量积气时体征不明显。气胸在 30% 以上时，患侧胸廓膨隆，呼吸运动减弱，叩诊鼓音，触觉语颤和呼吸音均减弱，心或肝浊音界缩小或消失。大量气胸时心脏和气管向健侧移位。液气胸时，可闻及胸内振水音。右侧气胸时，肝浊音界下降，左侧气胸或纵隔气肿时在左胸骨缘处听到与心搏一致的咔嗒音或高音调金属音（Hamman 征）。④胸部 X 线片可见气胸线，气胸线以外为无肺纹理的透光区，有时可出现少量胸膜腔积液。少量气胸气体聚集于肺尖，常被骨骼掩盖，患者深呼气后，使萎

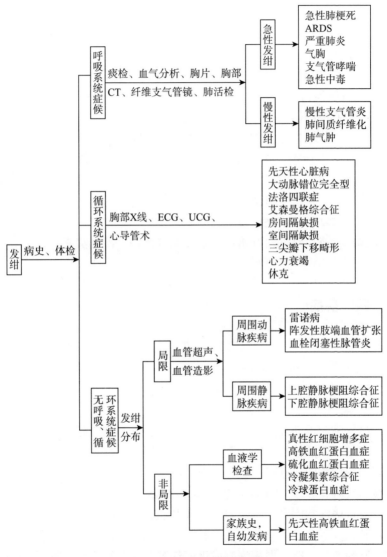

图 2-4-1　发绀诊断流程图

陷肺缩小，密度增高，可显示气胸带。气胸延及下部时则肋膈角变锐利。大量气胸使纵隔和气管向健侧移位。

（2）辅助检查：血气分析、心电图、胸腔镜检查、胸部 X 线片检查。

（3）处理：参见本章第一节。

3. 支气管哮喘：见本章第五节。

4. 肺炎：见本章第一节。

5. 间质性肺疾病（ILD）

（1）临床诊断要点：①多有家族史、职业史和环境接触史、吸烟史、药物治疗过程。②可有进行性呼吸困难、干咳、咯血、胸痛等症状。③肺部听诊有爆裂性啰音或 Velcro 啰音、杵状指、发绀、肺动脉高压征象。④肺外表现如皮疹，淋巴结肿大，肝、脾大，肌肉、关节疼痛，光过敏现象等。⑤胸部 X 线片可见肺磨玻璃样变、细网状阴影、蜂窝肺等表现。⑥肺弥散功能降低、动脉血氧分压降低。⑦支气管肺泡灌洗液中细胞的计数有改变：特发性肺间质纤维化和胶原血管性疾病伴肺间质纤维化时中性粒细胞增多；过敏性肺炎、结节病时淋巴细胞增多；嗜酸性粒细胞性肺炎时嗜酸性粒细胞增加。⑧外科肺活检确定病理类型。

（2）辅助检查：血常规、红细胞沉降率、生化全项、血清免疫学诊断、血管紧张素转换酶（ACE）、胸部 X 线片、肺功能检查、支气管肺泡灌洗液检查、肺组织活检。

（3）处理：ILD 的病因不同，其治疗方法也不同，且患相同疾病的患者，其治疗方案也随疾病的临床表现、病程阶段而有所改变，治疗应个体化。①对大多数 ILD 还是以抗感染治疗为主，通常采用糖皮质激素或细胞毒性药物（环磷酰胺、硫唑嘌呤）。糖皮质激素用法一般是：泼尼松，初始剂量每日 0.5mg/kg，连续 4 周，第 5 周减量为每日 0.25mg/kg，连续 8 周，第 13 周减量为每日 0.125mg/kg，并维持治疗。环磷酰胺或硫唑嘌呤口服剂量为每日 2mg/kg，最大量为 150mg/d。②抗纤维化制剂：秋水仙碱 0.6mg，每日 1～2 次。N-乙酰半胱氨酸、干扰素、甲苯吡啶酮亦有一定作用。③肺移植。

心脏和大血管疾病

1. 法洛四联症

（1）临床诊断要点：①患者生后数月即出现发绀，有蹲踞及缺氧发作。②心电图示右室肥大。③胸部 X 线片示靴形心影，肺野清晰。④超声心动图示右室增大、前壁增厚、流出道变窄。

（2）辅助检查：胸部 X 线片、心电图、超声心动图、心导管检查。

（3）处理：①内科治疗：缺氧发作时应予以吸氧、屈膝位，可予5%碳酸氢钠，β受体拮抗剂可预防右室流出道痉挛，普萘洛尔 0.05～0.1mg/kg 溶于葡萄糖溶液中缓慢注射。经常缺氧发作者，经上述治疗症状缓解后口服 1mg/(kg·d)。②手术治疗。

2. 艾森曼格综合征

（1）临床诊断要点：①既往先心病左向右分流，晚期发生发绀。②具有基础心脏病及肺动脉高压的体征。③心电图示右室肥大、劳损为主要表现。④胸部 X 线片示右房、右室肥大，肺门血管影增粗，肺野血管影则变细，肺动脉段凸出。⑤心导管检查有肺动脉压增高，右心室收缩压增高，肺动脉阻力增高，选择性血管造影可显示右向左分流。

（2）辅助检查：胸部 X 线片、心电图、超声心动图、心导管检查。

（3）处理：①内科治疗：发绀明显予以吸氧，防止感染及肺动脉高压的并发症。②手术治疗。

3. 房间隔缺损

（1）临床诊断要点：①有严重肺动脉高压引起右向左分流者，出现发绀。②心电图示右室大，呈不完全或完全性右束支传导阻滞，第一孔未闭可见 PR 间期延长。③胸部 X 线片显示肺血增多，肺门血管影粗大而搏动增强，肺动脉段隆突，主动脉结较小，右房、右室增大。④超声心动图可探查到房间隔回声中断。⑤右心导管检查：心房水平有左向右分流或可通过缺损进入左心房。右房、右室平均血氧含量高出上腔静脉血氧含量 1.9vol%。

（2）辅助检查：胸部 X 线片、心电图、超声心动图、心导管检查。

（3）处理：①内科治疗：发绀明显予以吸氧，防止感染及心力衰竭、心律失常（治疗药物见第三章相关部分）等并发症。②手术治疗。

4. 室间隔缺损

（1）临床诊断要点：①有明显肺动脉高压时，可出现发绀。②心界向左下扩大，典型体征为胸骨左缘第 3～4 肋间有 4～5 级粗糙收缩期杂音，向心前区传导，伴收缩期细震颤。若分流量大时，心尖部可有功能性舒张期杂音。肺动脉瓣区第二心音亢进及分裂。严重的肺动脉高压，肺动脉瓣区有相对性肺动脉瓣关闭不全的舒张期杂音，原室间隔缺损的收缩期杂音可减弱或消失。③胸部 X 线片示缺损小者心影多无改变。缺损大者左、右心室均增大，肺动脉干突出，肺血管影增强，严重肺动脉高压时，肺野外侧带反而清晰。④心电图正常或左、右心室肥大。⑤超声心动图示左心房，左、右心室内径增大，室间隔回音有连续中断，多普勒超声可探测到最大湍流及左向右分流。⑥心导管检查：左室水平有左向右分流或可通过缺损进入左心室。右心室水平血氧含量高于右心房 0.9vol% 容积以上。

（2）辅助检查：胸部 X 线片、心电图、超声心动图、心导管检查。

（3）处理：①内科治疗：防治感染性心内膜炎（见第一章第一节）、肺部感染（见本章第一节）和心力衰竭（见第三章第五节）等并发症。②手术治疗。

周围血管疾病

1. 雷诺病

（1）临床诊断要点：①好发于寒冷季节，患者常在受冷或情绪激动后发病，手指皮色苍白、青紫和潮红为皮色改变的 3 个阶段。保温后皮肤颜色恢复正常。②症状发作常呈对称性，发作常从指尖开始，以后扩展至整个手指，甚至掌部。③激发试验阳性。④继发性雷诺现象与上述表现相同，多有病因如结缔组织病可查。

（2）辅助检查：抗核抗体谱、类风湿因子、补体、免疫球蛋白电泳、冷球蛋白、冷水试验、握拳试验、手指温度恢复时间、手指动脉造影。

（3）处理：①药物治疗：可选用妥拉唑啉，口服每次 25～50mg，每日 3～4 次；利血平，口服 1mg/d；硝苯地平，口服每次 20mg，每日 3 次；烟酸，口服每次 50～100mg，每日 3～4 次；前列腺素 E_1 40μg，每日 2 次。②手术治疗：重症者可考虑施行交感神经节切除。③中药及针灸有一定疗效。④继发性雷诺现象最重要的处理是针对原发病的治疗。

2. 手足发绀症

（1）临床诊断要点：①通常发生于青年女性，双手皮肤小血管痉挛引起持久的无痛性对称性发绀，该症少见于双足。脉搏正常。②常伴有皮肤划痕症或手足多汗等自主神经功能紊乱现象。③无杵状指或心脏杂音，无慢性胸、肺疾病者。④冷刺激试验常呈阳性。

（2）辅助检查：甲襞微循环检查、冷刺激试验、超声心动图、胸部 X 线片。

（3）处理：①除了防寒外，通常不需要特殊治疗。②可试用血管扩张剂：双氢麦角碱，口服每次 1mg，每日 3 次；环扁桃酯（抗栓丸），口服每次 100～200mg，每日 3～4 次；利血平，口服每次 0.25～0.5mg，每日 3～4 次；硝苯地平，口服每次 10mg，每日 3 次；妥拉唑啉，口服每次 80mg，每日 2 次；伴多汗者可用东莨菪碱 10mg，每日 3～4 次。③严重者可行交感神经切断术。

3. 血栓闭塞性脉管炎

（1）临床诊断要点：①大都是年龄低于 40 岁的男性，多有长期吸烟史；②有下肢间歇性跛行，有腘动脉或肱动脉以下动脉搏动减弱或消失等慢性动脉缺血的表现；③下肢反复发作游走性血栓性浅静脉炎；④血流图测定或动脉造影可确诊。

（2）辅助检查：血常规、红细胞沉降率、血管超声检查、血流图测定、动脉造影。

（3）处理：①一般治疗，戒烟，防止寒冷，足部锻炼，反复下肢锻炼；对症止痛、控制感染等。②可选用血管扩张剂，如妥拉唑啉，口服每次 25mg，每日 3 次；烟酸，口服每次 50～100mg，每日 3 次；环扁桃酯，口服每次 100～200mg，每日 3～4 次；丁酚胺，口服每次 25～50mg，每日 3～4 次；己酮可可碱，口服每次 200mg，每日 3 次；前列腺素 E_1，100～200μg 静脉滴注，每日 1 次。③低分子右旋糖酐，每次静脉给 250～500ml，每日 1 次。④糖皮质激素，病情急剧发展者可予泼尼松 30mg/d，或地塞米松 2～3mg/d，或氢化可的松 100～200mg 静脉滴注，每日 1 次。⑤严重者可行交感神经切断术、动脉血栓内膜剥脱术。⑥高压氧治疗及针灸亦有一定疗效。

4. 上腔静脉梗阻综合征

（1）临床诊断要点：①多有支气管肺癌、纵隔内原发或转移肿瘤、霍奇金淋巴瘤等肿瘤病史。②头颈部及上肢淤血、肿胀、面色发绀、胸壁浅静脉怒张。③胸腹壁浅静脉侧支循环形成其血流方向向下。④双上肢静脉压显著增高。

（2）辅助检查：胸部 X 线片、胸部 CT、选择性上腔静脉造影、痰找瘤细胞、支气管镜检查等。

（3）处理：①积极治疗原发病，详见各原发病的治疗部分。②给予利尿剂呋塞米 20mg/d，限盐及限制液体的摄入。③可予介入性治疗及手术治疗。

5. 下腔静脉梗阻综合征

（1）临床诊断要点：①发绀仅出现在身体的下部分，阻塞段以下静脉功能不全，区域肿胀，尤以下肢明显。②胸腹壁广泛性浅静脉曲张，侧支循环形成，其血流方向向上。③下腔静脉测压显著增高。④下腔静脉 B 超及静脉造影可显示阻塞的性质及范围。

（2）辅助检查：下腔静脉 B 超、腹部 CT、选择性下腔静脉造影、PT＋D -二聚体。

（3）处理：①对血栓形成造成的下腔静脉阻塞，除病因治疗外，抬高下肢，应用抗血小板药物。可辅助用利尿剂。急性病例可采用溶栓疗法，必要时行下腔静脉取栓术；慢性病例外穿弹力袜，避免体力劳动可减少下肢淤血症状。②可采用球囊导管扩张及血管内支架术。③下腔静脉旁路手术。

血 液 病

1. 先天性高铁血红蛋白血症

（1）临床诊断要点：①婴儿出生时即呈发绀，以唇、口腔黏膜、舌、指甲及颧骨、鼻和耳等处皮肤最明显，啼哭声犹如犬吠，有些患儿伴有智力障碍。②无心肺疾病及引起异常血红蛋白的其他原因。③实验室检查可发现血红蛋白总量有轻度上升，高铁血红蛋白含量为8%～40%，还原型辅酶Ⅰ-高铁血红蛋白还原酶浓度低，仅为正常量的 20%，有些还可有谷胱甘肽还原酶水平下降。

（2）辅助检查：血常规、血气分析、高铁血红蛋白、还原型辅酶Ⅰ-高铁血红蛋白还原酶、谷胱甘肽还原酶检查。

（3）处理：一般不需治疗。可口服亚甲蓝 60mg，每日 3 次（婴儿需调整剂量），或维生素 C 100～200mg，每日 3～4 次，以维持高铁血红蛋白含量在 10%以下。对智力异常者，目前尚无良药。

2. 肠源性青紫症

（1）临床诊断要点：①主要由于药物或化学物品接触引起。直接氧化物大多数为药物，主要有亚硝酸戊酯、亚硝酸钠、硝酸甘油、碱式硝酸铋、硝酸铵、硝酸银、氯酸盐及苯醌等。硝酸盐口服后由肠道细菌还原为亚硝基盐，有强力氧化作用。间接氧化剂大多为硝基和氨基化合物，包括硝基苯、乙酰苯胺、三硝基甲苯、间苯二酚、非那西汀、磺胺药、苯佐卡因、毛果芸香碱、利多卡因等。②发绀的特点是急骤出现、暂时性、病情严重，有组织缺氧表现。③静脉血呈紫黑色。④若静脉注射亚甲蓝溶液或大量维生素 C，发绀可消退。⑤分光镜检查可证明血中存在高铁血红蛋白。

（2）辅助检查：血常规、血气分析、高铁血红蛋白检查。

（3）处理：①催吐、洗胃、导泻、吸氧等对症治疗。②轻度高铁血红蛋白（为 20％～30％）血症，患者仅需休息，饮用含糖饮料即可。停止服药或脱离化学物品接触 24～72 小时后，高铁血红蛋白可自行降至正常范围。当高铁血红蛋白超过 40％或患者症状明显，须立即给亚甲蓝治疗，剂量为 1～2mg/kg，用 25％葡萄糖液 20～40ml 稀释缓慢注射，可在 30～60 分钟内使高铁血红蛋白血症消失。如 1 小时后青紫未减退，可重复上述剂量。亚甲蓝注射过速可产生恶心、呕吐、腹痛等副作用。维生素 C 0.5～1.0g，每 4 小时静脉注射一次。大剂量亚甲蓝（超过 15mg/kg 体重）在小儿可引起溶血反应。患者发生严重溶血性贫血时，除输血外可静脉滴注氢化可的松每日 200～300mg。积极防治肾衰竭。③经亚甲蓝、维生素 C 治疗后发绀仍明显者，可输新鲜血或行血液净化疗法或换血疗法。

3. 硫化血红蛋白血症

（1）临床诊断要点：①有食入大量含有乙酰苯胺、非那西丁及磺胺等药物史，同时便秘或服用了硫化物。②患者出现发绀而又可除外由心肺疾患所致病时，应考虑本症可能。③静脉血呈蓝褐色。④将患者红细胞裂解并经氰化物处理后由实验室作特殊的光谱吸收，加入氰化钾后光吸收带不消失（而高铁血红蛋白血症则可消失）可以确诊本病。

（2）辅助检查：血常规、血气分析、硫化血红蛋白检查。

（3）处理：一般不需治疗，且无特殊药物。含有硫化血红蛋白的红细胞，直至红细胞衰老、破坏后才从血循环中消失。

4. 真性红细胞增多症

（1）临床诊断要点：①多见于老年人。有头晕、头痛、耳鸣、乏力、健忘、皮肤瘙痒及肢体麻木，可有复视、视物模糊、多汗、足痛及体重减轻。如有血栓形成可出现相应症状。②面部、手、足、结膜充血或轻度发绀，高血压，肝、脾大；偶有骨骼压痛。皮肤、黏膜可见瘀点或瘀斑。③血象：血红蛋白≥180g/L（男），≥170g/L（女）；红细胞计数≥$6.5×10^{12}$/L（男），≥$6.0×10^{12}$/L（女）。白细胞计数 >$12.0×10^9$/L（无发热及感染）。血小板计数 >$400×10^9$/L。④骨髓象：增生明显活跃，粒、红及巨核细胞系均增生，以红系增生显著。⑤红细胞容量增加：^{51}Cr 标记红细胞法：男＞36ml/kg，女＞32ml/kg。血细胞比容增高：男性≥55％，女性≥50％。⑥中性粒细胞碱性磷酸酶积分增高（＞100，无发热及感染）。⑦动脉血氧饱和度正常（≥92％）。⑧血清维生素 B_{12} 增高（＞666pmol/L）。⑨除外继发性红细胞增多症及相对性红细胞增多症。⑩造血细胞存在 JAK2/V617F 基因突变。

（2）辅助检查：血常规、骨髓象、中性粒细胞碱性磷酸酶积分、动脉血氧饱和度、血清维生素 B_{12} 检查。

（3）处理：①静脉放血：开始每隔 2～3 天放血一次，300～500ml，血细胞比容降至 45％后，根据情况每年放血 3～4 次，维持血细胞比容在 45％以下。②化疗：羟基脲 0.5～1.5g/d，口服；无羟基脲时可用白消安或苯丁酸氮芥 4～6mg/d，口服；血细胞比容降至 50％时减量维持或停药。三尖杉碱 1～2mg/d，静脉滴注，连用 10 天为一个疗程。③同位素 ^{32}P 3～5mCi，静脉注射；或 2～4mCi，口服，1 次/周，用两次。间隔 4 个月后可重复，剂量酌情减少。适用于 65 岁以上老年患者。④干扰素：300 万～500 万 U/次，2～3 次/周维持治疗，疗程＞6 个月。⑤对症治疗：a. 继发性痛风性关节炎：服别嘌醇、吲哚美辛治疗。b. 瘙痒：赛庚啶 4mg，3 次/天，口服；或阿司咪唑 10mg，2 次/天，口服；或西咪替丁 300mg，3 次/天，口服。c. 对伴有肢端或脑缺血表现者，可短期应用抗血小板聚集药物：阿司匹林、双嘧达莫（潘生丁），详见第六章。

5. 冷凝集素综合征

（1）临床诊断要点：①中老年患者于寒冷环境中出现耳郭、鼻尖、手指发绀，加温后消失。②轻者贫血、黄疸。③反复发作者尿含铁血黄素阳性。④冷凝集素试验阳性。⑤直接 Coombs 试验阳性，多为 C3 型。

（2）辅助检查：血常规、冷凝集素试验、尿含铁血黄素试验、Coombs 试验。

（3）处理：①保暖。②治疗原发病。③贫血重时应输注经生理盐水洗涤的红细胞，并要加温至 37℃后输注。④肾上腺皮质激素及切脾效果均不佳。⑤药物：苯丁酸氮芥 2～4mg/d，环磷酰胺 100mg/d。

其　他

高原或高空飞行时（海拔 3500m 以上），由于大气中氧分压过低，致吸入至肺泡内的氧分压随之下降，动脉血氧饱和度不足，组织缺氧发生发绀。

（刘新民）

第五节　呼吸困难

一、概述

呼吸困难是指主观上感到空气不足或客观上呼吸费力。患者用力呼吸，严重时可见辅助呼吸肌参与呼吸运动，并可有呼吸频率、深度和节律的改变，严重者出现鼻翼扇动、端坐呼吸及张口呼吸。

呼吸困难须和几个常用的名词加以区别：①气短：仅指呼吸增快，无明显不适；②过度呼吸：系指通气量与代谢量成比例地增加；③过度通气：指通气量的增加超出了代谢的需要。呼吸困难的程度分类见表 2-5-1、表 2-5-2。

表 2-5-1　Hugh-Jones 分类

Ⅰ度	与同龄组健康人一样工作、行走、爬坡及上下楼
Ⅱ度	与同龄组健康人一样行走，但爬坡、上下楼不如健康人
Ⅲ度	即使在平地上也不能像健康人一样行走，按自己的速度，可步行 1 千米以上
Ⅳ度	行走 50 米以上，必须休息一会儿，否则不能继续行走
Ⅴ度	说话、穿衣也感到呼吸急促，不能外出活动

表 2-5-2　NYHA 分类

Ⅰ度	日常活动丝毫不受影响
Ⅱ度	日常活动稍受限制，但在激烈运动时，出现呼吸困难、心悸
Ⅲ度	日常活动明显受限，即使在轻度活动时也出现呼吸困难和心悸
Ⅳ度	休息时也有症状，稍活动症状加剧，因此需卧床，不能活动

二、病因

（一）肺源性呼吸困难

见于肿瘤、炎症、异物、痉挛等（气道阻塞），气胸、胸腔积液、肺切除术后等（肺组织容量减少），慢性阻塞性肺疾病等（通气/血流比例失调），肺纤维化、肺水肿等（换气功能障碍），肺动脉高压、肺心病、肺栓塞，脊髓前角炎、重症肌无力、药物性呼吸肌麻痹（呼吸肌性）。

（二）心源性呼吸困难

见于先天性心脏病、瓣膜性心脏病、高血压性心脏病、冠心病心肌梗死、心包炎、动静脉瘘。

（三）中毒性呼吸困难

见于糖尿病、酸中毒、尿毒症、甲状腺功能亢进症、化学毒物中毒、吗啡和苯巴比妥类药物中毒。

（四）血源性呼吸困难

见于大量失血、贫血。

（五）中枢性呼吸困难

见于脑肿瘤、外伤、出血、炎症等。

（六）精神性呼吸困难

见于神经官能症、过度换气综合征等。

（七）其他

见于登高、激烈运动、睡眠呼吸暂停综合征等。

呼吸困难中最需要也是最常见的鉴别是心源性呼吸困难和肺源性

呼吸困难。

1. 肺源性呼吸困难：

由于呼吸器官功能障碍，包括呼吸道、肺、胸膜及呼吸肌的病变，引起肺通气、换气功能降低，使血中二氧化碳浓度增高及缺氧所致。可分为 3 种类型：

（1）吸气性呼吸困难：由于高位呼吸道炎症、异物、水肿及肿瘤等引起气管、支气管的狭窄或梗阻所致，临床表现为吸气费力。高度阻塞时呼吸肌极度紧张、胸腔内负压增高，并出现三凹征（胸骨上窝、锁骨上窝、肋间隙在吸气时明显凹陷），可伴有高调吸气性哮鸣音。

（2）呼气性呼吸困难：由于肺泡弹性减弱（肺气肿）及小支气管狭窄与痉挛（支气管哮喘）时，患者呼气费力，缓慢而延长，常伴有哮鸣音。

（3）混合性呼吸困难：见于肺呼吸面积减少（如肺炎、肺水肿、气胸、胸腔积液、急性呼吸窘迫综合征等）与胸廓运动受限时，患者表现为呼气与吸气均费力，呼吸频率亦增快。

2. 心源性呼吸困难：由循环系统疾病引起，主要见于左心或右心功能不全。

（1）左心功能不全时，呼吸困难主要是由于肺淤血使其换气功能发生障碍所致。其机制为：①肺泡内压力增高，刺激肺牵张感受器，通过迷走神经反射作用于呼吸中枢；②肺淤血影响肺毛细血管的气体交换；③肺泡弹力减低，使其扩张与收缩范围减少，降低肺活量；④肺循环血压升高刺激呼吸中枢。

（2）右心功能不全时，呼吸困难主要由于体循环淤血。其机制为：①右心房与上腔静脉血压升高，刺激其压力感受器，反射性地兴奋呼吸中枢；②血氧含量减少与乳酸、丙酮酸等酸性代谢产物积聚，刺激呼吸中枢；③由于肝大、腹水等影响呼吸动度。

心源性呼吸困难的特点为劳动时加重，休息时减轻；平卧时加重，坐位时减轻。因坐位时下半身静脉血与水肿液回流减少，从而减轻肺淤血的程度，并有利于膈肌的活动和增加肺活量，故常迫使患者采取端坐呼吸。

夜间阵发性呼吸困难是急性左心功能不全时常见的症状，夜间发作的原因一般认为是睡眠时迷走神经兴奋性增高，使冠状动脉收缩，心肌供血不足，以及仰卧时肺活量减少和下半身静脉回流量增多，致肺淤血加重之故。

三、诊断思路

（一）病史

详细询问心、肺及肾病史，以往呼吸困难发作经过、缓解方式和治疗情况，内因性及外因性的中毒因素，粉尘和异物吸入史，过敏史等。

1. 针对呼吸困难问诊

（1）起病缓急：缓起者见于肺气肿、肺结核、尘肺、肺纤维化等。较急发病者见于肺水肿、肺不张、急性呼吸系统感染、大量胸腔积液。突然发生呼吸困难见于呼吸道异物、张力性自发性气胸、大块肺梗死或急性呼吸窘迫综合征（ARDS）。

（2）呼吸困难的程度：有无静息时气短，如果有，提示病情严重程度。

（3）呼吸困难的持续时间、诱发因素、缓解方式。呼吸困难发作前及发作时在做什么？是否做过大手术？

2. 相关鉴别问诊：呼吸困难是否有咽痛、咳嗽、咳痰，痰量及性质，有无咯血；是否伴有心悸；有无发热、胸痛；有无尿少、下肢水肿；有无被迫采取固定体位；伴发热多为感染性疾病；伴一侧胸痛多为胸膜受累，见于大叶性肺炎、胸膜炎、自发性气胸、肺结核、肺梗死、肺癌胸膜转移；伴窒息感，多见于心源性哮喘、支气管哮喘；伴果酱色痰见于肺吸虫、肺阿米巴病；伴砖红色痰见于肺炎克雷伯杆菌性肺炎；呼出气体有烂苹果味提示糖尿病酮症酸中毒。

3. 诊疗经过问诊：患病以来检查和治疗情况可为诊断提供线索。

4. 相关其他病史问诊：既往有无心脏病、肺病、肾病、肝病史，有无过敏史、异物吸入史、中毒史、高原居住史，以及职业环境。有粉尘接触史需考虑尘肺。接触有毒气体或者毒物应想到中毒，在高原发病应想到高原肺水肿。

（二）体格检查

1. 患者的体位，有无发绀、杵状指，有无贫血征，有无脱水及水肿，颈静脉是否怒张，有无奇脉，咽、喉及气管体征、胸廓的形状。

2. 呼吸困难类型：①吸气性呼吸困难，其特点是吸气显著困难，常伴有吼声和三凹征；②呼气性呼吸困难，其特点是呼气费力，延长而缓慢，常伴有哮鸣音；③混合性呼吸困难，其特点是吸气与呼气均感费力，呼吸频率加快。

3. 呼吸的频率、节律、深浅，有无三凹现象，是否有胸腹部辅助呼吸肌参加。酸中毒时呈深大呼吸，吗啡、巴比妥中毒时呼吸浅而慢或节律不整。血源性呼吸困难常表现为慢而深的呼吸，伴有心率增快。脑血管病和颅内高压症的呼吸困难是深而慢，常带有鼾声。癔症性呼吸困难时，呼吸非常快，达 60～100 次/分，且表浅。

4. 有无心脏病、呼吸系统疾病的体征。

（三）实验室及有关检查

为了进一步明确和证实病因，有必要进行一些辅助检查。

1. 实验室检查：①血、尿、粪便常规，红细胞沉降率；②肾功能、肝功能、血糖、二氧化碳结合力；③血气分析；④D-二聚体等；⑤心肌酶谱。

2. 特殊检查：①心电图；②影像学检查：胸部 X 线片或胸部 CT；③超声检查：胸、腹部 B 超，超声心动图；④纤维支气管镜检查；⑤头颅 CT；⑥肺功能。

呼吸困难诊断流程图见图 2-5-1。呼吸描记图可鉴别慢性呼吸困难（图 2-5-2）。

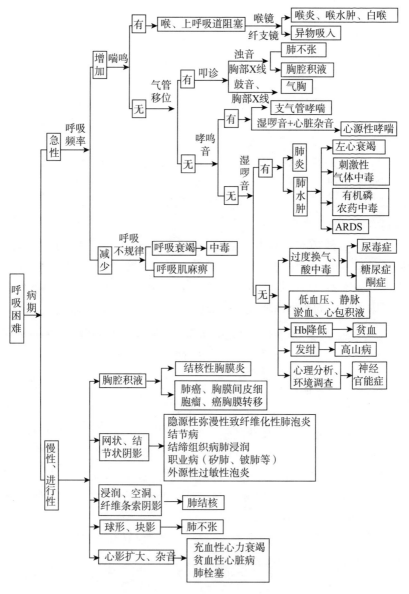

图 2-5-1 呼吸困难诊断流程图

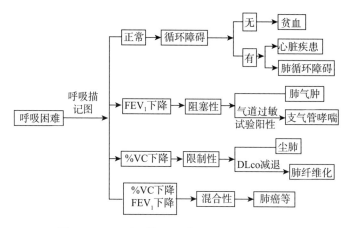

图 2 - 5 - 2　呼吸描记图对慢性呼吸困难的鉴别

四、疾病

呼吸系统疾病

1. 急性喉炎

（1）临床诊断要点：①上呼吸道感染症状伴有咽喉痛、干咳及声音嘶哑，吸气性呼吸困难。②喉镜检查可见喉黏膜红肿或伴有点状出血。

（2）辅助检查：血常规、喉镜检查。

（3）处理：①休息、少说话、多喝水。②抗感染治疗：可口服SMZ Co. 1.0g，每日 2 次，重症予青霉素 80 万 U 肌内注射，每日 2次。③药物雾化吸入：可用庆大霉素 8 万 U 或阿米卡星 0.2g 加地塞米松 2mg，每日雾化吸入 2 次，5～7 天。④肾上腺皮质激素：用于重症和喉头肿胀明显者。泼尼松 10mg，每日 2 次，3～5 天即可。

2. 上气道梗阻

（1）临床诊断要点：①以气促、呼吸困难为主要表现，可见三凹征象，活动后明显加重，有时症状的加重与体位有关，经支气管扩张及治疗无效者。②存在上气道炎症、损伤，特别是有气管插管和气管切开史者。③肺功能检查时最大呼气流速、最大通气量进行性下降，肺活量不变，FEV_1降低不明显，与最大通气量下降不成比例者；或FEV_1降低，但闭合气量正常者。

（2）辅助检查：颈部 X 线片、气道 CT 扫描、肺功能检查、纤维喉镜或纤维支气管镜检查。

（3）处理：上气道梗阻的原因较多，治疗方法的选择须根据其病因和严重程度而定。对严重的上气道阻塞应采取紧急处理措施，解除呼吸道阻塞，挽救患者生命。①对感染性疾病所致者，如会厌炎、咽后壁脓肿等应及时给予抗生素治疗，可酌情选用青霉素、林可霉素和头孢菌素，或两药联用，以兼顾革兰氏染色阳性球菌与革兰氏染色阴性杆菌。②对喉或气管痉挛以及黏膜水肿所致者，可用肾上腺素雾化吸入或气管内滴入，每次 1～2mg，糖皮质激素如布地奈德等吸入治疗。③上气道异物阻塞的救治可用吸入异物的急救手法及支气管镜摘除异物。④必要时可行气管插管或气管切开术、气管支架等。

3. 支气管哮喘

（1）临床诊断要点：①反复发作的喘息、胸闷、呼吸困难或咳嗽，多与接触变应原、冷空气、物理刺激、化学刺激、病毒性上呼吸道感染和运动有关。②发作时在双肺可闻及散在弥漫性、以呼气相为主的哮鸣音，呼气相延长。③上述症状可经治疗或自行缓解。④除外其他疾病所引起的喘息、胸闷和咳嗽。⑤症状不典型者（如无明显喘息和体征）至少应有下列三项中的一项阳性：支气管激发试验或运动试验阳性；支气管舒张试验阳性；经吸入 β_2肾上腺素受体激动剂时，FEV_1增加 12％以上，且 FEV_1增加绝对值＞200ml；呼气流速峰值（PEF）日内变异率或昼夜波动率≥20％。符合①～④条或④、⑤条者，可以诊断为支气管哮喘。

（2）辅助检查：血常规、血气分析、血清 IgE、痰液检查、呼吸功能检查、支气管激发试验、支气管舒张试验、呼吸高峰流量的测定、特异性变应原检测、胸部 X 线片检查。

（3）处理

1）患者教育：提高疗效，减少复发，提高患者生活质量。

2）控制环境促发因素，脱离变应原。

3）药物治疗

① β_2 受体激动剂：短效吸入如沙丁胺醇每次吸入 $100\sim200\mu g$ 或特布他林 $250\sim500\mu g$，必要时每 20 分钟重复一次。口服如沙丁胺醇片 $2\sim4mg$，特布他林 $1.25\sim2.5mg$，每日 3 次；丙卡特罗 $25\sim50\mu g$，每日 2 次。长效吸入型如沙美特罗 $50\mu g$，每日 2 次吸入；福莫特罗 $4.5\sim9\mu g$，每日 2 次吸入。β_2 受体激动剂目前主张按需应用，特别是轻中度患者。

② 茶碱类：氨茶碱口服每日 $6\sim10mg/kg$。

③ 抗胆碱能药物：经压力容量吸入器（pMDI）吸入溴化异丙托品气雾剂（每次 $40\sim80\mu g$，每日 $3\sim4$ 次）或经雾化泵吸入溴化异丙托品溶液（每次 $50\sim125\mu g$，每日 $3\sim4$ 次）可阻断节后迷走神经通路，降低迷走神经兴奋性，阻断因吸入刺激物引起的反射性支气管收缩而起舒张支气管作用。

④ 糖皮质激素：是当前防治哮喘最有效的药物。主要作用机制是抑制炎症细胞的迁移和活化，抑制细胞因子的生成和炎症介质的释放，以及增强 β_2 受体的反应性。首选吸入治疗，对于非发作期中度哮喘，二丙酸倍氯米松（BDP）用量一般为 $400\sim600\mu g/d$，对重度哮喘者可使用 $600\sim1000\mu g/d$。对于吸入糖皮质激素不能控制的哮喘患者，可应用口服或静脉剂型。口服多应用短半衰期者（如甲泼尼龙、泼尼松或泼尼松龙）通常使用剂量为 $20\sim40mg/d$。

⑤ 白三烯调节剂：扎鲁司特 20mg，每日 2 次；孟鲁司特 10mg，每日 1 次；异丙司特 10mg，每日 2 次。

⑥ 色甘酸钠和奈多罗米钠：非糖皮质激素类抗炎药。可抑制 IgE 介导的肥大细胞释放介质，稳定肥大细胞膜。能预防变应原引起的速发和迟发性变态反应，以及运动和过度通气引起的气道收缩。

⑦ 抗组胺药物：如酮替芬、特非那丁、氮䓬司丁、阿司咪唑等，可用于伴有过敏性鼻炎的哮喘患者的治疗。

⑧ 哮喘急性发作期的治疗：尽快缓解气道阻塞，纠正低氧血症，恢复肺功能，防止并发症。

A. 轻度：a. 吸入短效 β_2 受体激动剂，或口服 β_2 受体激动剂或小剂量茶碱。b. 每日定时吸入糖皮质激素或加入抗组胺药。

B. 中度：a. 规律吸入 β_2 受体激动剂或口服长效 β_2 受体激动剂。b. 氨茶碱静脉注射。c. 如仍不能缓解，可加用抗胆碱药气雾吸入或加用抗白三烯类药。d. 同时加用大剂量糖皮质激素吸入或口服糖皮质激素。

C. 重度至危重度：a. 持续吸入 β_2 受体激动剂，或静脉注射 β_2 受体激动剂或氨茶碱。b. 雾化吸入抗胆碱药。c. 口服白三烯调节剂。d. 静脉注射糖皮质激素。e. 病情缓解后持续吸入或口服糖皮质激素。

⑨ 哮喘慢性持续期的治疗：防止哮喘再次急性发作。

A. 间歇至轻度：a. 每日吸入小量糖皮质激素（$\leqslant 500\mu g$ BDP 或相当剂量其他吸入激素）。b. 吸入或口服 β_2 受体激动剂。c. 或口服小剂量茶碱。

B. 中度：a. 每天定量吸入糖皮质激素（$200\sim1000\mu g$ BDP 或相当剂量其他吸入激素）。b. 吸入长效 β_2 受体激动剂，或口服 β_2 受体激动剂控释片或口服小剂量茶碱。c. 可加入白三烯调节剂和抗胆碱能药。

C. 重度：a. 每日吸入糖皮质激素（$>1000\mu g$ BDP 或相当剂量其他吸入激素）。b. 规律吸入长效 β_2 受体激动剂。c. 联用缓释茶碱或抗胆碱药或加用口服白三烯调节剂。d. 仍有症状时需规律口服糖皮质激素。

4. **慢性阻塞性肺疾病（COPD）**

（1）临床诊断要点：①多见于中老年人，有 COPD 危险因素的接触史，如吸烟史及职业性或环境有害物质接触史等，好发于秋冬寒冷季节。②有慢性咳嗽、咳痰、呼吸困难。③查体有肺气肿体征，肺部可有长期存在的固定湿啰音，心音遥远，剑突部心音较清晰响亮。④胸部 X 线片检查可见肺气肿征象。⑤肺功能检查表现为残气量增加，吸入支气管扩张剂后 FEV_1 改善不明显。确诊需要肺功能检查，吸入支气管扩张剂后，$FEV_1/FVC < 0.7$ 可以确认存在不可逆的气流受限。根据 FEV_1 占预计值的百分比进行功能分级。

（2）辅助检查：血常规、红细胞沉降率、动脉血气分析、痰培养、胸部 X 线片检查、肝肾功能、电解质、肺功能检查。

（3）处理

1）COPD 急性加重期应入院治疗，治疗包括纠正诱发因素、对症处理和控制并发症等。具体治疗措施包括应用支气管扩张剂、糖皮质激素、抗生素和氧疗。氧疗目标是维持 $PaO_2 > 60mmHg$，或者 $SpO_2 > 90\%$，以避免组织缺氧。如果发生二氧化碳潴留，要监测血酸碱度。如果有呼吸性酸中毒，考虑机械通气。急性加重患者在经过最佳的药物治疗和氧疗后，有呼吸性酸中毒 pH＜7.36 和（或）严重呼吸困难持续存在，应使用无创正压通气（NPPV）。所有患者在考虑机械通气前均应查动脉血气分析。NPPV 的同时，如果 pH＜7.25，应该做好插管准备。联合使用持续气道正压（CPAP），如 4～8cmH$_2$O 水平和压力支持通气（PSV），10～15cmH$_2$O 水平是治疗 COPD 最有效的 NPPV 模式。患者如有 NPPV 禁忌证，应考虑立即插管并收入监护病房。

2）COPD 稳定期治疗目的包括减轻症状、改善活动能力和阻止病情恶化。具体治疗措施包括避免接触危险因素，如戒烟；增强机体免疫力，如应用气管炎疫苗；家庭氧疗；康复治疗；药物治疗，如支气管扩张剂，抗胆碱能药物如异丙托溴胺气雾剂（每次 40～80μg，每日 3～4 次），β_2 受体激动剂如沙丁胺醇（每次 100～200μg，每 24 小时不超过 8～12 喷），甲基黄嘌呤类如茶碱控释片（每次 0.2g，每日 2 次），糖皮质激素（可进行 6 周～3 个月的激素吸入试验性治疗，根据效果确定是否进行激素吸入治疗），抗氧化剂如 N-乙酰半胱氨酸，祛痰剂如溴己新、盐酸氨溴索；肺大泡切除术和肺减容术。

5. 肺不张

（1）临床诊断要点：①有引起肺不张的病史，如支气管腔内阻塞、支气管腔外压迫、压迫性肺不张、外伤性或神经性原因等。②症状轻重不一，发病较急时可有呼吸困难、发绀和干咳，缓慢发生的肺不张或小面积的肺不张可无症状。③大面积肺不张时患侧胸廓塌陷，肋间隙变窄，呼吸运动减弱，叩诊浊音，呼吸音减弱或消失，气管向患侧移位，心脏向患侧移位。④影像学检查是诊断肺不张最重要的手段。胸部 X 线片检查主要征象：不张肺叶容积缩小，密度增高；邻近叶间隙胸膜移位或变形；纵隔向患侧移位（包括气管和心脏）；肺膨胀不全者，肺纹理和支气管影像聚拢，肺致密度增高；患侧横膈升高；其他肺叶可呈代偿性肺气肿；肺门移位：上叶肺不张，同侧肺门向上移位，下叶肺不张，同侧肺门下移。⑤必要时可做支气管镜检查。

（2）辅助检查：血常规、红细胞沉降率、血清肿瘤标志物、痰及支气管抽吸物检查、结核菌素试验、胸部 X 线片/CT 检查、支气管镜检查等。

（3）处理：①去除病因如阻塞物，可经支气管镜取出异物或吸出痰液。②对症予以吸氧、祛痰剂、支气管扩张剂等。③由支气管本身或外压原因引起的肺不张，应做病原治疗，可手术切除病灶，治疗支气管内膜结核等，对某些管腔内病变可试用激光治疗。④有继发感染时应给予抗生素治疗。

6. 重症肺炎：见本章第一节。

7. 间质性肺疾病：见本章第四节。

8. 大量胸腔积液：见本章第二节。

9. 自发性气胸：见本章第一节。

10. 结节病

（1）临床诊断要点：①胸部影像学检查显示双侧肺门及纵隔淋巴结对称肿大，伴或不伴有肺内网状、结节状片状阴影。②组织活检证实符合结节病。③结节病抗原（Kveim）试验阳性反应。④血清血管紧张素转化酶（SACE）活性升高。⑤PPD 试验阴性或弱阳性。⑥高血钙、高尿钙症，碱性磷酸酶增高，支气管肺泡灌洗液（BALF）中 T 淋巴细胞及亚群的检查结果可作为结节病活动性的参考。⑦除外结核病或其他肉芽肿性疾病。第①、②、③条为诊断的主要依据，第④、⑤、⑥、⑦条为重要的参考指标。

（2）辅助检查：①血常规、血浆蛋白电泳、血钙、尿钙、血清碱性磷酸酶、SACE 活性测定；②结核菌素试验；③胸部 X 线片/CT

检查；④肺功能测定；⑤BALF检查；⑥^{67}镓（^{67}Ga）肺扫描；⑦活组织检查。

（3）处理：①多数患者可自行缓解，故病情稳定，无症状的患者不需治疗。②凡症状明显的Ⅱ、Ⅲ期患者及胸外结节病，肾上腺皮质激素为首选药物。常用口服泼尼松每日30～60mg，用4周后逐渐减量为每日15～30mg，或隔日一次，维持约半年为一个疗程。③氯喹或硫唑嘌呤也可选用，或与肾上腺皮质激素联合使用，以减少两者剂量及副作用。④禁用维生素D，以免引起高血钙、高尿钙症状。

11. ARDS

（1）临床诊断要点：①急性发病；②氧合指数：$PaO_2/FiO_2 <$ 200mmHg；③胸部X线片两肺有浸润影；④肺楔压（PAWP）< 18mmHg或无左心房压力增高的临床证据。

（2）辅助检查：胸部X线片、动脉血气分析、右心导管检查、血常规、病原学检查。

（3）处理：①收进ICU治疗。②呼吸支持治疗，迅速纠正缺氧，对于中度和重度ARDS患者需要气管插管或机械通气。③积极治疗原发病，如抗感染、抗休克等药物治疗。④一般治疗：a. 补液，应补晶体液，有低蛋白血症时才需补胶体液，应在保证器官有效灌注的前提下尽量限制补液量。b. 营养支持，鼻饲或静脉高营养。c. 循环支持，保证有足够的尿排出量，输注浓缩红细胞纠正贫血使血红蛋白保持在100～120g/L，血细胞比容保持30％～35％水平。d. 胃肠道细胞保护：硫糖铝胃管注入。e. 维持水、电解质平衡。⑤药物治疗：a. 糖皮质激素，应严格掌握适应证。对脂肪栓塞或急性胰腺炎并发ARDS患者，有一定疗效，但必须早期、大剂量和短疗程使用。对脓毒血症或严重感染引起的ARDS患者，激素应列为忌用或慎用。b. 胶体溶液的应用。c. 血管活性药物的应用。d. 外源性表面活性物质。e. 其他治疗：如一氧化氮、抗氧化剂、磷酸二酯酶抑制剂、前列腺素E_1、抗内毒素和细胞因子等。

12. 肺动脉高压（PAH）

（1）临床诊断要点：①活动性呼吸困难，其次是乏力、胸部不适、胸痛、活动性晕厥、心悸、咳嗽、咯血和周围组织水肿等。②口唇发绀，剑突下心脏搏动明显，第二心音亢进伴分裂等体征明显，可有右心室扩大及右心衰竭体征。③胸部X线片征象有肺内血流的重新分布、右下肺动脉增宽≥15mm，其横径与气管横径的比值≥1.07，肺门宽度增加，肺动脉圆锥凸出高度≥7mm，肺动脉段基线延长，肺动脉段中度凸出高度≥3mm，中心肺动脉扩张与周围血管纤细或呈残根状两者形成鲜明对比。ECG提示右心房大、右心室肥厚。UCG检查是PAH最好的筛查工具，右心导管术测定肺动脉压是目前公认的最准确的方法。④静息时肺动脉平均压＞25mmHg，或运动时肺动脉平均压＞30mmHg，同时肺动脉楔压＜15mmHg和肺血管阻力升高。

（2）辅助检查：胸部X线片、ECG、UCG、右心导管术、肺通气灌注扫描、肺活检等。

（3）处理

1）针对基础疾病和诱发因素进行治疗。

2）氧疗。

3）机械通气：其对COPD、哮喘、肺心病引起的缺氧性肺动脉高压有肯定的疗效。

4）预防和治疗呼吸道感染。

5）血管扩张剂：①钙通道阻滞剂；②血管紧张素转换酶抑制剂；③α受体拮抗剂；④直接扩血管的药物如吲哚美辛、硝普钠、硝酸甘油等；⑤前列环素（依前列醇）及其衍生物；⑥NO及其前体和供体；⑦内皮素（ET）受体拮抗剂；⑧5型磷酸二酯酶（PDE5）抑制剂等。

6）抗凝治疗：特发性肺动脉高压（IPAH）患者建议使用华法林或肝素抗凝治疗，使INR维持于1.5～2.5。

7）纠正心功能不全：强心、利尿、扩血管治疗。

8）外科治疗：房间隔切开术和心肺移植。

心源性疾病

先天性心脏病、瓣膜性心脏病、高血压心脏病、冠心病、心肌梗死、心包炎等引起的左心或右心功能不全。见第三章心血管系统临床表现及其相关疾病。

中毒性疾病

1. 酸中毒：有引起代谢性酸中毒的基础病因；呼吸深长而规则，可伴有鼾音。如糖尿病酮症酸中毒见内分泌代谢系统临床表现及相关疾病，尿毒症见泌尿系统临床表现及相关疾病。

2. 急性中毒：如化学毒物中毒及吗啡、苯巴比妥类药物中毒。

（1）临床诊断要点：①有毒物接触史；②有与毒性作用相符的典型症状如突然发生呼吸困难、吐泻、昏迷、休克等某系统或多系统的严重症状；③相应的实验室检查及体液毒物的定性及定量分析。

（2）辅助检查：血常规、尿常规、血糖、动脉血气分析、凝血酶原时间、血生化、胸部 X 线片、心电图、毒物检验。

（3）处理

1）中止毒物的吸收：①催吐。②洗胃：每次灌注量约 500ml，反复灌洗，直到洗出液澄清、无味为止。根据毒物品种，可选用不同的洗胃液，如 1：5000 高锰酸钾溶液用于巴比妥类、阿片类；0.2％硫酸铜用于磷及其无机化合物等。洗胃后可注入药物，以减少残留毒物的吸收，药用炭可吸附多种毒物，可在洗胃后将药用炭 10～20g 加入 100～200ml 清水中经胃管灌入；或根据毒物给药，如口服碳酸钡、氟化钡，可灌入硫酸钠，使成为不溶于水的硫酸钡以阻止吸收等。③导泻：常用 50％硫酸镁 50ml 或硫酸钠 20～30g，洗胃后注入胃管内或口服，或用 25％甘露醇 500ml 口服。

2）中和毒物及其代谢产物：氯气、二氧化硫等吸入可形成酸类，用 4％碳酸氢钠喷雾吸入中和。溴甲烷、甲醇等吸收后，毒物的分解产物为甲酸，用口服碱性药物或注射乳酸钠中和。口服铊后，服用普鲁士蓝，铊可置换普鲁士蓝的钾而解毒。碳酸钡、氯化钡中毒用 10％硫酸钠静脉注射，是常用的解毒法。

3）尽快排出已吸收入体内的毒物：呼吸道吸入的毒物应保持呼吸道通畅，吸氧，可促使毒物从呼吸道排出；利尿；血液净化疗法及换血。

4）特效治疗：络合剂及特效解毒剂。

5）高压氧治疗、量子血治疗及对症、支持治疗。

血源性疾病

1. 各种原因所致重症贫血

（1）临床诊断要点：①有贫血的症状，如头晕、乏力、心悸、气短等。②有贫血的体征，如皮肤苍白等。③血常规检查示血红蛋白下降。

（2）辅助检查：血常规、网织红细胞计数及骨髓检查等其他特殊检查。

（3）处理：①贫血患者出现呼吸困难时常为重度贫血，Hb<60g/L，应急诊输注浓缩红细胞 200～400ml。②病因治疗。③特殊治疗：如贫血由缺铁引起则需补充铁剂（速力菲 0.1g 口服，每日 3 次）；如巨幼细胞贫血则需补充维生素 B_{12}（$500\mu g$ 肌内注射，每周 2 次）及叶酸（10mg 口服，每日 3 次）。

2. 真性红细胞增多症：见本章第四节。

3. 高铁血红蛋白血症：见本章第四节。

神经精神性疾病

1. 重症颅脑疾病

（1）临床诊断要点：①有脑肿瘤、脑外伤、脑出血、脑及脑膜炎症等疾病。②呼吸中枢因受增高的颅内压和供血减少的刺激，使呼吸变慢而深，并常伴有呼吸节律的异常，如呼吸抑制、双吸气等。③有神经系统定位体征。④颅脑 CT/MRI，或脑脊液检查等能确诊。

（2）辅助检查：血常规、红细胞沉降率、颅脑 CT/MRI、脑脊液检查、数字减影、血管造影等。

（3）处理：可应用甘露醇等高渗性脱水剂及呋塞米等利尿剂降低颅内压和控制脑水肿，以防止脑疝形成。针对病因治疗。应转神经科。

2. 癔症

（1）临床诊断要点：①发病与精神因素、不良暗示引起的情绪波动有关。②呼吸困难主要表现为呼吸频率快而浅，伴有叹息样呼吸或出现手足搐搦。③临床表现具有发作性、暗示性、喜剧性及丰富的情感色彩。④无神经系统及躯体器质性疾病的依据。

（2）辅助检查：进行有关鉴别诊断的实验室检查或有关专科的其他检查。

（3）处理：心理治疗为主。可用灭菌注射用水 2ml 皮下注射，或 10％葡萄糖酸钙 10ml 静脉注射。对兴奋、躁动可用氟哌啶醇、氯硝西泮等镇静类药物。

其 他

1. 睡眠呼吸暂停综合征

（1）临床诊断要点：①睡眠中打鼾和呼吸暂停，清晨头痛，白天疲倦、嗜睡、记忆力减退，夜间夜尿增多和睡眠不安宁。②多数人肥胖，软腭弓低，咽腔狭小，扁桃体肿大，鼻腔狭窄阻塞或下颌骨后移。③（呼吸暂停次数＋低通气次数)/总睡眠时间≥5。

（2）辅助检查：夜间血氧饱和度监测、多导睡眠图检查、甲状腺功能、血常规、血气分析等。

（3）处理

1）一般措施：①控制体重，减肥。②睡前避免饱食、饮酒、服用镇静剂，避免仰卧位。

2）药物治疗：①有鼻塞者可用麻黄碱、萘甲唑啉（滴鼻净）等滴鼻。②呼吸刺激剂：甲羟孕酮 20～40mg，一天 3 次，或乙酰唑胺 250mg，2～4 次/日。③普罗替林 10～20mg，睡前服。

3）机械通气治疗：经鼻面罩持续气道正压通气（CPAP）是治疗中、重度睡眠呼吸暂停综合征的常用方法。如用 CPAP 治疗仍有低氧血症者可加氧疗，经鼻面罩双相气道正压通气（BiPAP）较 CPAP 更易为患者接受。

4）手术治疗：①扁桃体摘除术，②悬雍垂软腭咽成形术，③下颌骨前移术，④气管造口术。

2. 登高、激烈运动等，无须特殊治疗，必要时可予吸氧。

（刘新民）

第六节　咳嗽与咳痰

一、概述

咳嗽是一种反射性的防御动作，当呼吸道受到分泌物、异物等刺激时，通过咳嗽反射将其排出体外。咳痰是通过咳嗽动作将呼吸道内病理性分泌物排出口腔外的病态表现。慢性咳嗽是指咳嗽时间持续 3 周以上，临床常规检查缺乏明确肺部疾病证据的咳嗽。

二、病因

（一）呼吸系统疾病

鼻、咽、喉、气管、支气管、肺等器官的炎症、化学或物理性刺激、过敏反应、肿瘤等，均可引起咳嗽。

（二）胸膜疾病

胸膜炎、胸膜间皮瘤、自发性气胸，由于胸膜受刺激而引起咳嗽。

（三）心脏疾病

左心衰竭时，由于肺充血而引起咳嗽；心包疾病由于反射的作用，也可引起咳嗽。

（四）纵隔疾病

纵隔肿瘤本身或转移淋巴结肿大压迫气道出现咳嗽，常出现于体位变动时。

（五）其他

外耳道异物、膈下脓肿、食管疾病、脑炎、脑膜炎。

三、诊断思路

（一）病史问诊

1. 针对咳嗽、咳痰问诊

（1）咳嗽性质：干咳多提示急性咽喉炎、慢性咽炎、支气管炎的初期、轻症肺结核和早期胸膜炎；咳痰常见于肺炎、慢性支气管炎、支气管扩张、肺脓肿及空洞性肺结核等。

（2）咳嗽时间、节律：发作性咳嗽常见于吸入刺激性气体所致的急性咽喉炎、呼吸道异物、百日咳及肿瘤压迫气管；周期性咳嗽见于慢性支气管炎、支气管扩张，尤其在清晨起床和晚上卧床时加剧；夜间咳嗽加剧常见于肺结核、慢性左心功能不全等。

（3）咳嗽音调：金属音调可见于纵隔肿瘤、主动脉瘤、支气管肺癌、结节病直接压迫气管和主支气管；无声或声音低微则见于极度衰弱、声带水肿或溃疡、声带麻痹等；声音嘶哑常见于喉结核、喉癌（肿瘤压迫喉返神经引起麻痹）及声带炎性水肿、声带结节。

（4）咳痰发生时间的长短，持续性还是间断发生，与体位的关系，咳痰的量、性质、黏度、颜色、气味。

2. 相关鉴别问诊：是否伴有呼吸困难、发热、胸痛、出汗、咯血、声嘶等，与体位、体力活动、精神紧张有无关系，与季节有无关系。伴高热者应考虑肺炎、肺脓肿、脓胸等感染性疾病，伴低热、盗汗和乏力多见于肺结核；伴胸痛则提示病变累及胸膜，多见于肺炎、胸膜炎、支气管肺癌、肺梗死、自发性气胸等；伴咯血见于肺结核、支气管扩张、肺脓肿、支气管肺癌、支气管结石、肺含铁血黄素沉着症等；伴胸闷、喘憋或活动后气短应考虑支气管哮喘或肺间质纤维化；伴咽痒、鼻塞、流涕多为过敏性；伴腹胀、反酸常见于胃食管反流病。伴有咳痰的咳嗽常见疾病的鉴别诊断见表2-6-1。

　　3.诊疗经过问诊：患病以来检查和治疗情况可为诊断提供线索。

　　4.相关其他病史问诊：有无高血压、心脏病、呼吸系统疾病病史，是否接触过易挥发的化学药品，是否服用过卡托普利，职业病史，过敏史。

表2-6-1　伴有咳痰的咳嗽常见疾病的鉴别诊断

疾　病	痰的性状
支气管扩张	晨起时咳痰，脓痰多，静置玻璃器皿中可分3层：上层泡沫状，中层混浊黏液，下层为坏死组织沉淀物，可闻到臭味
慢性阻塞性肺疾病	早期为黏液状，合并感染为黏液脓性，患者痰咳出后有舒适感
支气管哮喘	痰呈玻璃透明状，内含嗜酸细胞、Charcot-Leyden结晶
肺炎链球菌性肺炎	典型病例痰为淡红色或铁锈色，量少，也可表现为全血样痰或脓痰
肺脓肿	痰脓性，大量。内含弹力纤维、白细胞、各种细菌、胆红素结晶，痰液恶臭，内有片状肺坏死物，置于玻璃器皿中也分3层
肺结核	痰脓性、量少，有时伴有血丝痰、血痰及咯血
肺吸虫病	多为血痰，非常黏稠，胶冻状，量不等，有特有的臭味，内含肺吸虫卵
肺癌	多为血痰及咯血，最少，痰中可找到癌细胞
肺水肿	粉红色泡沫状痰，可含心力衰竭细胞

（二）体格检查

胸廓的外形，有无压痛，气管是否居中，注意观察肺部呼吸音及啰音情况，心脏是否扩大，有无杂音，心率的快慢如何，心律是否整齐，有无心力衰竭体征，有无杵状指，有无淋巴结肿大。

（三）实验室及有关检查

为了进一步明确和证实病因，有必要进行一些辅助检查。

1. 实验室检查：①血、尿常规；②血气分析；③红细胞沉降率、嗜酸性粒细胞计数、血免疫指标；④痰涂片、痰培养、痰找结核分枝杆菌及瘤细胞等；⑤腺苷脱氨酶测定、抗结核抗体检查、PPD 试验。

2. 特殊检查：①影像学检查：胸部 X 线片或胸部 CT；②纤维支气管镜检查；③肺功能检查：通气、弥散功能，舒张试验，激发试验；④核素肺灌注通气扫描，肺动脉、主动脉及冠状动脉造影；⑤食管 24 小时 pH 监测等。

咳嗽、咳痰诊断流程图见图 2-6-1。

四、疾病

支气管和肺疾病

1. 急性气管支气管炎

（1）临床诊断要点：①早期为上呼吸道感染症状，而后以咳嗽、咳痰为主要症状。②两肺可闻及易变性的干、湿性啰音。③胸部 X 线片示肺纹理增多。

（2）辅助检查：血常规、红细胞沉降率、胸部 X 线片检查。

（3）处理：①对症治疗：止咳化痰，如棕色合剂每次 10ml，每日 3 次；溴己新每次 8～16mg，每日 3 次，或喷托维林每次 25mg，每日 3 次；解痉平喘，如氨茶碱每次 0.1g，每日 3 次；喘定每次 0.1g，每日 3 次。②抗菌治疗可用希刻劳每次 0.5g，每日 2～3 次；或头孢氨苄、头孢唑啉、SMZ Co.，必要时肌内注射或静脉滴注青霉素。

2. 慢性支气管炎：见本章第三节。

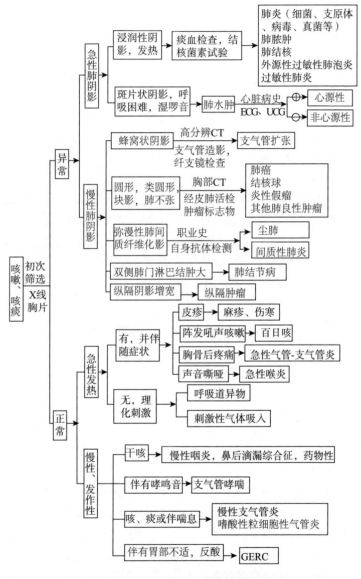

图 2-6-1　咳嗽、咳痰诊断流程图

3. 嗜酸性粒细胞性支气管炎（EB）

（1）临床诊断要点：①慢性咳嗽，多为刺激性干咳，或伴少量黏痰。②胸部 X 线片正常。③肺通气功能正常，气道高反应性（AHR）阴性，呼气峰流速（PEF）日间变异率正常。④痰嗜酸性粒细胞≥2.5％，排除其他嗜酸性粒细胞增多性疾病。⑤口服或吸入糖皮质激素治疗有效。

（2）辅助检查：血常规、红细胞沉降率、血清 IgE、痰菌检查、胸部 X 线片、肺功能检查。

（3）处理：口服或吸入糖皮质激素治疗（见本章第五节支气管哮喘的治疗）。

4. 咳嗽变异型哮喘（CVA）

（1）临床诊断要点：①慢性刺激性干咳，尤其是夜间刺激性咳嗽明显者，冷空气、灰尘及油烟等刺激性气味容易诱发或加重咳嗽。②支气管激发试验阳性，或支气管舒张试验阳性，或 PEF 日间变异率>20％。③支气管舒张药物、糖皮质激素治疗后咳嗽显著缓解。④排除其他原因诱发的慢性咳嗽。

（2）辅助检查：血常规、血气分析、血清 IgE、痰液检查、呼吸功能检查、支气管激发试验、支气管舒张试验、呼吸高峰流量的测定、特异性变应原检测、胸部 X 线片检查。

（3）处理：参见支气管哮喘治疗，见本章第五节。

5. 支气管扩张：见本章第三节。

6. 支气管内膜结核：见本章第三节。

7. 支气管肺癌：见本章第三节。

8. 肺炎：见本章第一节。

9. 肺脓肿：见本章第三节。

10. 肺栓塞：见本章第三节。

11. 间质性肺疾病：见本章第四节。

12. 肺嗜酸性粒细胞增多症

（1）临床诊断要点：①可无症状或症状很轻，咳嗽、发热、喘鸣、呼吸困难，有时可合并有肌肉疼痛、厌食、荨麻疹。②血象示血嗜酸性粒细胞增高。③胸部 X 线片示肺部一过性游走性阴影。

（2）辅助检查：血常规、红细胞沉降率、血清中 IgE、痰培养、胸部 X 线片检查。

（3）处理：①无症状或症状轻的不需治疗。②症状重的可用糖皮质激素，泼尼松每日口服 20～30mg，1～2 周，待阴影消失后停药。③病因治疗。

13. 外源性过敏性肺泡炎

（1）临床诊断要点：①间接接触抗原出现发作性的发热、寒战、干咳和呼吸困难，持续接触抗原出现渐进性呼吸困难、哮喘、咳嗽等症状。急性起病者如不再接触抗原，48 小时后症状减轻。②双肺可闻及散在的湿啰音，可有发绀。③胸部 X 线片可见双下肺纹理增粗，呈毛玻璃状，可有小结节影或结节融合成片。慢性晚期，肺部呈广泛分布的网织结节状阴影，伴肺体积缩小。常有多发性小囊性透明区，呈蜂窝肺。④肺功能典型改变为限制性通气障碍，一氧化碳弥散量和肺顺应性均减低。⑤血清中查到特异性抗体。⑥支气管肺泡灌洗液中，淋巴细胞比例增高，IgG 和 IgM 的比例也增高。CD4/CD8 比值下降或正常。

（2）辅助检查：血常规、红细胞沉降率、胸部 X 线片检查、肺功能检查、血清学检查沉淀抗体、支气管肺泡灌洗、激发试验。

（3）处理：①脱离抗原。②呼吸困难和发绀显著者应给予氧疗。③急性期患者采用对症治疗和短期大剂量激素治疗，泼尼松 40～60mg/d，口服 2 周后，逐渐减量，总疗程 4～6 个月。④慢性期激素亦可试用，但疗效多不理想。

胸膜疾病

1. 胸膜炎

（1）临床诊断要点：①发热、咳嗽、咳痰，胸痛常较重，与呼吸及咳嗽有关。②胸腔有积液征，积液少时可听到胸膜摩擦音。

（2）辅助检查：血常规、红细胞沉降率、血清免疫学诊断、痰结核菌检查、结核菌素试验、胸腔积液检查、胸部 X 线片/CT 等检查。

（3）处理：①病因治疗。②对症：止咳、止痛等治疗，中等量以上胸腔积液需抽取液体以减轻毒性症状。详见本章第二节。

2. 自发性气胸：见本章第一节。

3. 胸膜间皮瘤

（1）临床诊断要点：①有咳嗽、胸闷、气短、胸痛和消瘦，少数有咯血。②胸腔积液体征。③胸腔积液化验示蛋白质含量高，葡萄糖和 pH 常降低，透明质酸和乳酸脱氢酶（LDH）水平很高。④胸腔镜及胸膜活检有助于诊断。

（2）辅助检查：血常规、红细胞沉降率、胸部 X 线片检查、胸腔积液化验检查、胸腔镜、胸膜活检。

（3）处理：①化疗，局部胸腔化疗及全身化疗，常用阿霉素、丝裂霉素、顺铂等。②放疗。③手术切除。

纵隔疾病

纵隔肿瘤

1. 临床诊断要点：①有干咳、气促、胸痛或声嘶、膈肌麻痹及上腔静脉压迫综合征。②胸片或 CT 检查发现纵隔内病变。③纵隔镜检查可帮助诊断。

2. 辅助检查：胸部 X 线片和胸部 CT 检查、放射性核素检查、颈淋巴结活检、剖胸探查等。

3. 处理：①恶性淋巴瘤以化疗为主，可放疗、化疗相结合（详见第六章第五节）。②其他纵隔肿瘤的治疗主要为手术治疗，恶性变可能者、转移者，辅以化疗、放疗，应转外科、肿瘤科治疗。③胸腺瘤导致的重症肌无力者用溴吡斯的明，成人起始量 60mg 口服，每 4 小时一次，可根据临床表现增加剂量。

心脏疾病

当心脏病发生心力衰竭时，因肺部充血，肺泡及支气管有液体渗出，可引起咳嗽、咳痰，有时可出现咳粉红色泡沫痰及咯血。详见本书第三章第五节。

其　他

1. 慢性咽炎

（1）临床诊断要点：①刺激性干咳，咽部长期异物感。②多有长期吸烟、饮酒或吸入粉尘和有害气体病史。③咽部黏膜暗红、肥厚。

（2）辅助检查：血常规、红细胞沉降率、喉镜检查、胸部 X 线片检查。

（3）处理：①清除病因，如戒烟酒等。②含服含片如华素片、草珊瑚含片、金嗓子喉宝等，也可选用胖大海、金银花、麦冬等代茶饮。③避免习惯性咳嗽。④可用超短波、药物离子导入、红外线、紫外线等理疗方法治疗。

2. 鼻后滴漏综合征

（1）临床诊断要点：①有鼻炎、鼻窦炎或慢性咽喉炎等病史。②发作性或持续性咳嗽，白天以咳嗽为主，入睡后较少因咳嗽而醒来。③鼻后滴漏和（或）咽后壁黏液附着感。④咽后壁有黏液附着、鹅卵石样外观。⑤排除其他引起慢性咳嗽的常见原因。⑥经针对性治疗（根据不同的基础疾病选择不同的治疗方案）后，咳嗽缓解。

（2）辅助检查：鼻窦 X 线片、血常规、红细胞沉降率、血清 IgE 等检查。

（3）处理：①咳嗽可用抗组胺药。②特异治疗取决于鼻后滴漏的原因，如慢性鼻窦炎所致的鼻后滴漏，可用抗嗜血流感杆菌的抗生素；过敏性、非过敏性、感染后或环境刺激性鼻炎，鼻内喷入丙酸倍氯米松治疗有效，同时应避免刺激和过敏原接触。

3. 胃食管反流性咳嗽（GERC）

（1）临床诊断要点：①有胸痛、胃灼热（烧心）、反酸、吞咽困难、腹胀、恶心、嗳气、早饱等症状，也可能由于胃内容物吸入气管或肺内，引起咳嗽（慢性咳嗽）、哮喘。②胃镜示食管炎。③下食管括约肌压力降低。24 小时食管内 pH 监测示食管内 pH＜4，DeMeester 积分≥12.7 和（或）反流与咳嗽症状相关概率（SAP）≥75%。④排除CVA、EB、过敏性鼻炎/鼻窦炎等疾病。⑤抗反流治疗后咳嗽明显减轻或消失。

对于没有食管 pH 监测的单位或经济条件有限的慢性咳嗽患者，对具有如下指征者可考虑进行诊断性治疗。若抗反流治疗后咳嗽消失或显著缓解，可以诊断 GERC。①有明显的与进食相关的咳嗽，如餐后咳嗽、进食咳嗽等；②常伴有胃食管反流症状，如反酸、嗳气、胸骨后烧灼感等；③除外 CVA、EB、过敏性鼻炎/鼻窦炎等疾病，或按这些疾病治疗效果不佳。

（2）辅助检查：胃镜检查、24 小时食管内 pH 监测、食管放射性核素检查、食管内胆盐测定。

（3）处理：①餐后取直立位，调整生活方式，避免过饱饮食和过量脂肪摄入。②抗胃食管反流，西沙必利 10mg，餐前 15 分钟口服。③降低反流物的酸度，奥美拉唑 20mg，每日 1～2 次口服，或雷尼替丁 150mg，每日 2 次口服。④必要时行抗反流手术。

4. 其他尚有精神性咳嗽，受吸烟、环境等刺激或服用血管紧张素转化酶抑制剂如卡托普利等所致的咳嗽。

（刘新民）

第七节　杵　状　指

一、概述

杵状指（趾）又称鼓槌指或希波克拉底指，系由远端指（趾）节呈无痛性杵状膨大而得名。其特征为：指甲和指末端皮肤角度（即甲床角度）大于180°（正常人为160°左右）；远端指的厚度与中间指关节的厚度之比大于1；甲床部软化或呈海绵状。杵状指多发生于呼吸系统疾病、某些心血管疾病及营养障碍性疾病，发生机制不明，一般认为与肢端缺氧、代谢障碍及中毒性损害有关。

二、病因

（一）肺疾患

见于支气管肺癌、支气管扩张、肺脓肿、脓胸、肺气肿、弥漫性泛细支气管炎（DPB）、间质性肺炎等。

（二）心脏病

见于发绀性先天性心脏病、亚急性感染性心内膜炎、心房黏液瘤、肺动静脉瘘等。

（三）消化系统疾病

见于胆汁性肝硬化、克罗恩病、慢性非特异性结肠炎、脂肪泻、结肠肿瘤、多发性结肠息肉等。

（四）其他

见于慢性肾盂肾炎、肥大性骨关节病等。

三、诊断思路

（一）问诊

1. 针对杵状指问诊：杵状指出现时间的长短、严重程度。

2. 相关鉴别问诊

（1）伴慢性干咳：见于间质性肺炎、尘肺、肺癌等。

（2）伴咳痰或咯血：见于支气管扩张、肺脓肿等。

（3）伴贫血、皮肤和黏膜瘀点及周围动脉栓塞现象：见于亚急性感染性心内膜炎。

（4）伴食欲减退、腹痛、腹泻、便血及排便习惯的改变：见于炎症性肠病等。

3. 诊疗经过问诊：患病以来检查和治疗情况可为诊断提供线索。

4. 相关其他病史问诊

（1）呼吸系统慢性阻塞性肺病、支气管扩张、慢性纤维空洞性肺结核、慢性脓胸、慢性肺脓肿、尘肺、肺癌等病史。心血管疾病，尤其是发绀严重和病程较久者更明显，如法洛四联症、艾森曼格综合征、大血管错位等先天性发绀性心脏病，一般均并发杵状指；感染性心内膜炎亦可出现杵状指。消化系统疾病如肝硬化、克罗恩病、慢性非特异性结肠炎、结肠肿瘤都可伴有杵状指。

（2）有家族史，自幼有杵状指，却无任何疾病存在，如先天性杵状指。

（二）仔细全面地体检，重点应注意如下内容

1. 指甲：有无匙状甲、博氏线、条沟甲、甲廓变化、无甲、软甲与脆甲、指甲剥离。

2. 有无发绀、蜘蛛痣、黄疸、肝掌。

3. 有无淋巴结肿大。

4. 胸廓的外形，有无压痛，气管是否居中，注意观察肺部呼吸音及啰音情况。

5. 心脏是否扩大，有无杂音，心率的快慢，心律是否整齐，有无心力衰竭体征。

6. 有无腹部压痛、包块、腹水等。

（三）实验室及有关检查

1. 实验室检查：①血、尿、粪便常规；②红细胞沉降率、C反应蛋白、血培养；③肝功能；④血清免疫学指标：类风湿因子、免疫球蛋白、蛋白电泳、抗核抗体谱、ANCA等；⑤ADA测定、抗结核抗体检查、PPD试验、肿瘤标志物。

2. 特殊检查：①心电图；②影像学检查：胸部X线片、胸部CT、腹部CT；③超声检查：胸、腹部B超，超声心动图；④其他：纤维支气管镜、结肠镜、X线钡剂灌肠、心导管检查等。

杵状指诊断流程图图见图2-7-1。

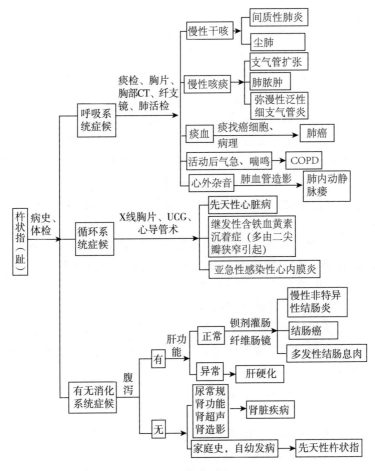

图 2-7-1　杵状指诊断流程图

四、疾病

慢性肺部疾病

1. 支气管扩张：见本章第三节。
2. 支气管肺癌：见本章第三节。

3. 肺结核：见本章第三节。

4. 慢性肺脓肿：见本章第三节。

5. 慢性肺源性心脏病

（1）临床诊断要点

1）有慢性支气管炎、肺气肿、其他胸肺疾病和肺血管疾病病史。

2）有肺动脉高压、右心肥大和右心功能不全的临床表现。

3）胸部 X 线片检查：①肺部基础疾病和感染表现。②肺动脉高压征：右下肺动脉干扩张，横径≥15mm；其横径与气管横径之比≥1.07；肺动脉段明显膨出，高度≥3mm。③右心室肥大征：早期呈垂位心，肺动脉圆锥突出，提示右室流出道增大；右室流入道也增大时，出现心尖上翘；严重时可见右心房扩大。

4）心电图：①电轴右偏，重度顺钟向转位。②$R_{V1}+S_{V5}≥1.05mV$。③肺型 P 波。④右束支传导阻滞及低电压。

5）超声心动图：①右室流出道内径≥30mm。②右心室内径≥20mm。③右心室前壁增厚，肺动脉干内径增大等。

6）肺功能检查：患者有通气和换气功能障碍。

7）血气分析：代偿期可有不同程度的缺氧和二氧化碳潴留，失代偿期出现Ⅱ型呼吸衰竭。

8）血液检查：继发性红细胞增多，血液黏稠度增加，合并感染时白细胞增加。

9）右心导管检查经静脉送入漂浮导管至肺动脉，直接测定肺动脉和右心室压力，可作为肺心病的早期诊断。

（2）辅助检查：血常规、红细胞沉降率、动脉血气分析、电解质、痰检查、胸部 X 线片检查、ECG、UCG、右心导管检查。

（3）处理

1）缓解期治疗：是防止肺心病发展的关键，可采用：①冷水擦身、腹式呼吸、缩唇呼气等耐寒及康复锻炼，可改善肺通气。②镇咳、祛痰、平喘和抗感染等对症治疗（见本章第三节）。③提高机体免疫力的药物如核酸酪素注射液（或过期麻疹减毒疫苗）皮下或肌内注射和（或）雾化吸入，每次 2～4ml，每周 2 次，或核酸酪素口服液每支 10ml，3 次/日，3～6 个月为一个疗程。气管炎菌苗皮下注射，免疫核糖核酸、胎盘脂多糖肌内注射，人参、转移因子、左旋咪唑口服等。④中医中药治疗，中医认为本病主要证候为肺气虚，其主要表现为肺功能不全。治疗上宜扶正固本、活血化淤，以提高机体抵抗力，改善肺循环情况。可选用党参、黄芪、沙参、麦冬、丹参、红花等。对缓解期患者进行康复治疗及开展家庭病床工作能明显降低急性期的发作。

　　2）急性加重期治疗：①控制呼吸道感染：主要是参考痰菌培养及药敏结果决定选用敏感抗生素。在尚无痰培养结果时可考虑采用兼顾革兰氏染色阳性球菌和革兰氏染色阴性杆菌的抗生素或联合用药。②改善呼吸功能，纠正呼吸衰竭：采用解痉、平喘、化痰药物，清除痰液，通畅气道，持续低浓度、低流量给氧（24％～35％），必要时可采用辅助通气，甚至机械通气。③控制心力衰竭：a. 轻度心力衰竭患者在积极抗感染、纠正呼吸衰竭和改善呼吸功能后可自行缓解。b. 利尿剂：主要作用是减少血容量、纠正水钠潴留、减轻右心负荷和消肿，原则是选用作用轻的利尿剂，小剂量给药。c. 正性肌力药：肺心病患者在呼吸功能未得到改善时对洋地黄类强心药耐受性极低，易发生洋地黄中毒。对于利尿剂效果不好的心力衰竭患者、以右心衰竭为主要表现而无明显感染的患者以及出现左心衰竭的患者可给予常规剂量的 1/2 或 1/3。通常采用每天口服地高辛 0.25mg 一次给药法。d. 血管扩张剂的应用：减轻心脏前后负荷，降低心肌耗氧量。但应用于肺心病较用于左心衰竭效果差。酚妥拉明 10～20mg 加入 5％葡萄糖液 250～500ml 中，或再加入肝素 50mg 缓慢静脉滴注，1 次/日。④控制心律失常：积极控制感染，纠正缺氧和水、电解质和酸碱平衡紊乱后，心律失常多可自行恢复。如果持续存在可采用抗心律失常药物，但应避免应用 β 受体拮抗剂。⑤在有效控制感染的情况下，短期大剂量应用肾上腺皮质激素，对抢救早期呼吸衰竭和心力衰竭有一定作用。通常用氢化可的松 100～300mg 或地塞米松 10～20mg 加于 5％葡萄糖溶液 500ml 静脉滴注，每日一次，后者亦可静脉推注，病情好转后 2～3 天停用。

⑥并发症的处理：治疗呼吸衰竭，纠正酸碱平衡和电解质紊乱，注意防止消化道出血，避免出现肺性脑病。⑦加强护理，营养支持，改善一般状况。

6. 肺动静脉瘘

（1）临床诊断要点：①常见症状为低氧症状，如气促、呼吸困难、咯血。②出现发绀、杵状指体征，病灶邻近部位胸壁可闻及连续性血管杂音，部分患者可见皮肤、黏膜毛细血管扩张。③胸部 X 线片表现显示单个或多个肿块状、球状、结节状、斑点状阴影，支气管断层可见病灶与肺门血管相连。④动脉血氧饱和度下降。⑤右心室及肺动脉血管造影为确诊肺动静脉瘘的可靠依据。

（2）辅助检查：血常规、胸部 X 线片、血气分析、血管造影检查。

（3）处理：凡有症状且病变局限的患者，均需手术治疗。即使无明显症状，但因进行性病变，可发生破裂、出血、细菌性心内膜炎、脑脓肿、栓塞等致死性并发症，因此均应手术治疗。除非极小的瘘或弥漫性累及双侧肺者不宜手术，后者可考虑放射介入治疗。手术方式根据范围大小、数量、类型而定。肺切除为最常用方式，有楔形、区域性、肺叶和全肺切除。原则上尽量少切除肺组织，保持肺功能。操作时先结扎动脉，处理粘连时警惕出血。当发现异常血管所致瘘时，结扎异常血管为最简单和有效的方法。在无法切除或结扎异常血管时，可作动脉瘤内缝闭术。

心血管系统疾病

1. 感染性心内膜炎

（1）临床诊断要点：①既往有器质性心脏病，或侵入性检查及心脏手术后，部分患者起病前有口腔手术、呼吸道感染、流产或分娩的病史。②发热最常见，常呈原因不明的持续发热一周以上，伴有乏力、盗汗、进行性贫血、脾大、晚期可有杵状指。③原有杂音基础上出现新的易变性杂音或房室传导阻滞及束支传导阻滞、顽固性心力衰竭者。④栓塞现象及血管病损。⑤血培养阳性或超声心动图发现心瓣膜或心内膜壁有赘生物亦可确诊。

（2）辅助检查：血常规、尿常规、红细胞沉降率、血清学检查、血培养、超声心动图。

（3）处理

1）抗生素的应用：选择抗生素要根据致病菌培养结果或对抗生素的敏感性。应用抗生素的原则：尽早治疗，剂量要大，疗程要够（6～8周），选用杀菌剂。在血培养后即开始试验治疗，根据临床特点及可能的感染途径、致病菌，可选用两种不同抗菌谱的抗生素联合应用。常用下列组合：β-内酰胺类抗生素（青霉素、头孢菌素）和氨基糖苷类抗生素（链霉素、卡那霉素、庆大霉素）联合应用对大多数细菌有杀灭作用，故可首先选用。根据美国内科学会指南，β-内酰胺类抗生素需要联合氨基糖苷类抗生素时都选择庆大霉素，但我国该药耐药率高，且肾毒性大，故多选用阿米卡星替代，剂量为0.4～0.6g/d，分次静脉注射或肌肉注射。先以青霉素 G 1000万～2000万 U 静脉滴注，有效时，可连续应用6周左右。若上述治疗无效时，可改用苯甲异噁唑青霉素每日6～12g，或对甲氧苯青霉素每日6～12g，静脉滴注，亦可用万古霉素每日2～3g，分4～6次静脉注射，或静脉滴注。头孢菌素抗菌范围较广，对青霉素有耐药性者亦可选用此类抗生素。第一代头孢菌素对革兰氏染色阳性球菌作用较强，第二、三代头孢菌素除前述作用外对革兰氏染色阴性杆菌也有较强的抗菌作用。如环乙烯胺头孢菌素（先锋霉素Ⅵ）、复达新（头孢他啶）等每日4～8g，分3～4次静脉注射，头孢呋辛（西力欣）每日1.5～4.5g，分3～4次静脉注射。若血培养阳性，可根据药敏情况调整抗生素的种类和剂量。真菌感染可用两性霉素，首次10mg加入液体中静脉滴注，后每次增加5～10mg/d，直到0.5～1mg/(kg·d)，总剂量达3.0g，共6周。5-氟胞嘧啶、咪康唑或酮康唑均有一定作用，但疗效均不如两性霉素。

2）外科手术治疗。

2. 先天性心脏病及风湿性心脏病：见第三章心血管系统临床表现及疾病。

消化系统疾病

胆汁性肝硬化、克罗恩病、慢性非特异性结肠炎等详见第四章消化系统临床表现及疾病。

其 他

肥大性骨关节病

1. 临床诊断要点：①表现为四肢长骨肿大、杵状指（趾）、骨关节炎，有时伴自主神经功能紊乱。②多有肺胸疾病的存在。③骨 X 线片可见骨膜炎征象。

2. 辅助检查：血常规、红细胞沉降率、抗链"O"、类风湿因子、骨 X 线片、胸部 X 线片、肿瘤标记物等检查。

3. 处理：除治疗基础疾病外无有效的疗法。水杨酸制剂、其他镇痛药及肾上腺皮质激素可用于对症治疗。

（刘新民）

第三章 心血管系统临床表现及相关疾病

第一节 心 悸

一、概述

心悸是患者能够感受到自身心搏的不适感觉，可为心搏增快、减慢，不规则，或心率正常情况下感受到心脏搏动增强。患者常自述心跳或心慌，可伴有心前区的不适，体格检查可发现心率增快、减慢或心律不齐，也可无任何异常发现。患者的心悸主诉可以是某种器质性疾病（包括心脏本身和其他脏器的疾病）所致，也可以是对正常生理情境（如剧烈运动、情绪激动、精神紧张或烟酒过度等）的反应。

二、病因

心悸症状可由心脏搏动频率及节律的改变或心脏搏动增强所致。

（一）心律及心率改变

按照心率的增快和减慢，以及心脏节律的规则与否可分为：

1. 心动过速：如节律规整可能为窦性心动过速，室上性心动过速，心房扑动固定比例下传等。如心动过速伴有节律不规整，常见于心房颤动或频发的室上性或室性早搏。

2. 心动过缓：如节律规整可能为窦性心动过缓，固定比例下传的高度房室传导阻滞或完全性房室传导阻滞；如果节律不规整可能为窦性停搏，不等比例下传的房室传导阻滞或逸搏节律。

（二）心搏增强

心搏增强可导致不适的感觉，在某些患者会引起心悸的主诉。这些因素包括生理或病理的心脏高输出状态如发热、贫血、甲状腺功能亢进症（甲亢）、剧烈运动；以及器质性心脏疾病包括瓣膜反流性疾病，高血压性心脏病等。

某些导致心律或心率改变的因素同时导致心搏增强，如贫血和甲亢可导致窦性心动过速和房性心律失常，同时高循环动力状态也会引起心搏增强。此外有时心律和心率的改变也部分通过导致心搏增强而引起患者心悸感觉，如各种心动过速或早搏导致的代偿间歇之后的一次心搏，由于有更长的心室充盈时间，心搏出量增加，可能导致心搏增强而导致心悸。

三、诊断思路

首先应问清楚心悸症状本身发作的特点，然后根据其特点有针对性地问诊伴随症状及其特点，并进行相应的体格检查，综合患者的年龄、职业以及家族史等因素，形成病因诊断或诊断假设后，以适当的辅助检查助诊并给予相应处理。

（一）仔细询问病史和体格检查

1. 针对心悸特点的问诊

（1）发作诱因：多数患者心悸症状为阵发性发作，也有持续发作阵发性加重者。常见的诱因可包括运动或情绪激动、应激、感染、发热，使用某些食物或酒精、药物，脱水、低血容量，电解质紊乱，也可无任何诱因。

运动或情绪激动诱发或加重的心悸，可见于全身疾病状态如甲亢、贫血以及严重疾病导致的衰竭和虚弱状态，也可见于较严重的心脏器质性疾病。儿茶酚胺敏感性室性期前收缩或室性心动过速，发作与交感神经兴奋有关，在运动或情绪激动、应激时心悸加重。大量饮用兴奋性饮料如浓茶、咖啡、运动功能性饮料以及大量饮酒可能引起心悸。空腹或餐前发作的心悸，尤其是服用降糖药的糖尿病患者，如伴有出汗、饥饿感等症状，应考虑低血糖反应的可能。有些哮喘患者，可由于不适当地应用较大剂量的β受体激动剂、茶碱等使心率明显增快，导致心悸症状。严重呕吐、腹泻、外伤或消化道出血、溶血等均可因导致水、电解质紊乱和贫血造成心悸症状。而各种心律失常特别是不伴有心脏结构病变者如阵发性室上性心动过速以及心脏神经症，患者的心悸可突然发作，无明显诱因。

（2）心悸的性质：应询问患者心悸症状发作时自觉心搏快慢、规则与否，以及持续时间等情况。

阵发性室上性心动过速常表现为典型的"突发突止"的特点，发作时心搏快而匀齐，而窦性心动过速和某些房性心动过速则可能呈心率逐渐增快和逐渐减慢的过程。快而不规则的心律最常见于心房颤动，也可见于心房扑动和房性心动过速的不等比例下传或频发早搏。患者描述的"漏跳"或"间歇感"可以是期前收缩的代偿间歇或缓慢性心律失常。患者对脉搏的描述对诊断有帮助，可以初步判断心动过速、过缓或不齐。但有时患者自述脉搏不快，也不能排除快速性心律失常的可能，如心房颤动情况下脉率低于心率，不能反映心室率（脉短绌）。

多数患者的心悸症状为阵发性，持续性的心悸在全身疾病状态如发热、甲亢、贫血等更多见，在心脏器质性疾病也可发生。心房颤动是最常见的持续性心律失常，心悸症状可以持续不缓解。

（3）缓解方式：有诱因的心悸多在诱因去除后缓解。阵发性室上性心动过速可自发缓解，也有患者通过咳嗽、压眼球、Valsalva动作等物理方法诱发迷走神经张力增高而终止，持续时间一般较短，数分钟至数小时。阵发性心房颤动多能自行终止，持续时间一般可达数小时，但不超过48小时。阵发性心房扑动常难以自行终止，持续时间可达数天甚至更长。

（4）伴随症状：主要了解患者心悸时是否有对血流动力学的严重影响。如发作心悸时有无气短、喘憋，心绞痛发作，黑矇、晕厥、大汗、休克。以及了解有无血栓栓塞的表现，如一过性脑缺血发作以及肢体和脑栓塞的表现。

2. 伴随全身临床表现的问诊和体格检查

（1）全身性疾病或心脏外因素导致的心悸多有较明显的原发病的表现，因此只要能想到不难诊断。如甲亢多伴有高代谢及神经系统兴奋性增高的症状，如多汗、怕热、消瘦、易怒、手抖、腹泻等及甲状腺肿大等体征。贫血患者有皮肤、黏膜苍白的体征以及导致贫血的原发病表现。

（2）心脏原因导致的心悸可发生在有或无器质性心脏病的患者。有器质性心脏病者，可伴有原发病的症状和体征。高血压性心脏病者除高血压病史外，还可在心尖部触及抬举样搏动。风湿性心脏病患者心前区可闻及病理性杂音。肺源性心脏病可有典型的桶状胸、呼气相延长、肺内干、湿性啰音、肺动脉高压体征。心包积液患者有心界扩大、心音遥远感、脉压缩小、奇脉的体征。如伴有活动诱发的胸闷或胸痛，应注意心力衰竭和心绞痛的可能。无器质性心脏病者心悸主要为各种心律失常所致，常无伴随症状，但是如患者同时患有冠心病或存在严重的脑供血动脉硬化狭窄，则可有心绞痛或头晕、黑矇等表现。

心脏神经症患者的症状大多分散而缺乏规律。除心悸外常伴有气短、胸闷、烦躁、疲乏、失眠以及焦虑等。上述症状与体力活动之间的关系无明确的规律，注意力分散时减轻，安静状态下更明显，持续时间长短不等，短者仅数秒钟，长者可达数天至数周不等。患者甚至可以比有器质性疾病的患者更为痛苦、焦虑。体格检查可发现心率偏快，但很少超过 100 次/分。

在通过详细的问诊和体格检查，结合患者的年龄、性别等因素，形成诊断假设以后，还需要进一步通过辅助检查证实，同时还要对导致心悸的原发病以及可能存在的心律失常进行必要的评价，以明确诊断并指导进一步的治疗。

（二）实验室及相关检查

1. 心脏以外和全身因素导致的心悸的辅助检查，如贫血详见第六章第一节，甲亢详见第七章第一节。

2. 对于心脏原发病以及心律失常本身的常用辅助检查包括以下

几项：

（1）心电图和心脏电生理检查：

1）心电图：心悸发作时的心电图最具诊断价值。大多数心律失常，如阵发性室上性心动过速（室上速）、心房颤动和心房扑动、频发期前收缩等，均可通过心电图确诊。心电图还可以发现同时存在的ST段压低等心肌缺血表现。但是心电图检查存在局限性：首先，无法对原发病作出判断；其次，无法了解心律失常发作诱因及终止的情况，也无法了解发作的频率；另外，最重要的是，患者并不总能在心悸发作当时接受心电图检查。因此患者还需要接受其他相关检查。

2）动态心电图（Holter）：24小时记录的动态心电图可以及时捕捉到患者发作时的情况，特别是发作持续时间很短和无症状发作（由于患者不敏感或夜间睡眠中的发作）的情况。同时可以对发作前后的情况进行了解，如是否为早搏或窦性心动过缓引起的心房颤动，心房颤动或心房扑动转复为窦律时是否有长间歇。也可以发现心肌缺血，12导联Holter有助于缺血的定位诊断。虽然连续24小时记录心电图，但仍有可能不能发现有意义的心律失常，但与心电图一样不能对原发病进行判断。

3）食管电生理检查或食管调搏：可测定患者窦房结和房室结的功能，并可对某些心动过速有诱发发作和鉴别价值。对于Holter不能捕捉到的有高度可疑的心律失常的患者比较有意义。但是，检查诱发的心律失常与患者的心悸症状是否有因果关系还要根据临床情况判断。

4）心内电生理检查：可了解窦房结和房室结功能，并可诱发早搏或心动过速，标测异常起源点或折返环路的位置，并进行射频消融治疗。由于是有创检查，通常在反复无创检查不能明确原因，或心悸发作时有晕厥或危及生命的危险，或高危职业的患者，高度怀疑存在心律失常时可安排心内电生理检查。

（2）心脏影像学检查：

1）胸部X线片检查：有助于发现各种原因导致的心脏扩大、心包积液等情况，同时也可提示肺水肿以及肺部疾患的存在。

2）超声心动图：心悸患者应常规行超声心动图检查。可明确心脏是否存在结构改变，如高血压导致的室壁肥厚、心腔扩大，瓣膜病变（风湿性、老年退行性或先天性）及其导致的狭窄及反流，心内分流，各种心肌病导致的室壁非对称性肥厚、室壁变薄、心腔扩大或舒张功能受损。还有助于诊断心包积液以及心包的增厚缩窄。还可以测定左室射血分数，评价心脏收缩和舒张功能，估测肺动脉压。一般经胸超声心动图即可满足诊断的需要，如果需要更好地观察瓣膜病变，或者需要了解有无心房内血栓形成时，则需要经食管超声心动图检查。

3）放射性同位素检查：心血池显像可测定左室射血分数，评价左室收缩功能。平面心肌灌注显像发现"花斑样变"提示心肌炎或心肌病。

4）心脏大血管 CT 或 MRI：有助于对患者冠脉疾病，肺血管疾病，先天性心脏病、心肌炎、心肌病作进一步病因的确认和鉴别。

通过上述过程应明确：①有无心律失常，有心律失常者应明确基础心脏疾病、心律失常的种类、发作诱因、发作频率等特点；②有无器质性全身性疾病或药物等外部因素，如有器质性疾病应明确累及的范围和严重程度；③如对上述两个问题均是否定的回答，则可以考虑心脏神经症的诊断。

心悸诊断流程图见图 3-1-1。

四、疾病

心脏疾病：心律失常

心脏原因导致的心悸最主要的原因是心律失常，各种期前收缩最为常见，其次是心动过速，缓慢性心律失常也可导致心悸，但心悸通常不是缓慢性心律失常最突出的表现。确定心悸是由心律失常导致的以后，需要通过心电图和 Holter 明确心律失常发作的特点，同时应积极寻找心律失常的病因。

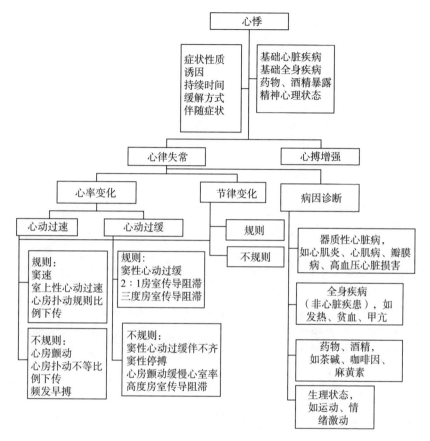

图 3 - 1 - 1　心悸诊断流程图

　　导致心律失常的心脏原因主要包括心肌炎、原发性心肌病、冠心病等。心肌炎多见于年轻患者，多有前驱病毒感染（呼吸道或消化道），心律失常可以是期前收缩或房室传导阻滞的结果，如心肌损伤的血清标志物升高、病毒抗体滴度升高即可诊断。原发性心肌病包括肥厚型心肌病、扩张型心肌病、限制型心肌病和致心律失常性右室发育不良等。以上各种心肌病均有心脏结构或室壁运动的改变，可通过超声心动图诊断。但是应注意先排除其他疾病导致的心肌病，如甲亢、缺血导致的扩张型心肌病，系统性淀粉样变性导致的限制型心肌病等。冠心病有缺血发作时可有室性期前收缩或传导阻滞，有心肌梗死病史者可发生室性期前收缩甚至室性心动过速，可以通过心电图、超声心动图及冠状动脉造影等手段确诊。高血压性心脏病、各种原因导致的二尖瓣疾病等可导致心房负荷增加，易发生房性心律失常（包括房性期前收缩、心房颤动和心房扑动），超声心动图常可发现心房扩大。

1. 临床诊断要点

（1）确定主诉与心律失常有关，并明确心律失常的类型和严重程度。

（2）寻找病因。

2. 辅助检查

（1）明确心律失常类型和严重程度的检查：依病情需要可行心电图、Holter、食管调搏、心内电生理检查。

（2）针对病因的检查：依病情需要，可行超声心动图、甲状腺功能检查、放射性同位素检查、心肌酶、电解质水平、冠状动脉造影等。

3. 心律失常处理

（1）快速性心律失常

1）首先应治疗原发病：有原发病的，对原发病的治疗是基础。详见本章各节。

2）去除诱因：在原发病的基础上，某些诱因可诱发和加重心律失常。常见的诱因包括电解质及酸碱平衡紊乱、缺血、心力衰竭、低氧血症、洋地黄中毒等。应在治疗原发病的同时，进行针对性的治疗，如纠正电解质紊乱、低氧，治疗心肌缺血、心力衰竭，停用致心律失常的药物等。

3）根据情况决定治疗方案：根据有无基础心脏病、基础心脏病的严重程度、心律失常对患者血流动力学的影响、对预后的影响以及治疗反应决定治疗方案。

电复律：影响血流动力学或者导致严重心绞痛发作的心律失常，无论是室性心律失常（心室颤动即室颤，室性心动过速即室速）还是室上性心律失常（室上速、心房颤动、心房扑动），都应首选电复律。不影响血流动力学，也不导致严重心绞痛发作的心动过速，如室速、心房颤动和心房扑动，药物治疗效果不好、持续不能终止时，也可选择电复律。电复律优选双向波复律，能量的选择在心房扑动为 50～100J，心房颤动或室上速为 100～150J，室速为 100～200J，室颤为 200～360J。

药物治疗：药物治疗可应用于各种期前收缩的治疗；终止各种心动过速（不影响血流动力学，也不导致严重心绞痛发作的）；维持窦性心律，防止心动过速复发。一般治疗期前收缩和维持窦律应口服用药物；终止心动过速应静脉用药物。需要注意，在导致心律失常的诱因未能去除时，药物疗效差而且易产生副作用。心功能不全患者应避免使用决奈达隆，心功能不全和活动性心肌缺血患者避免应用Ⅰc类抗心律失常药，急性失代偿性心衰患者避免使用 β 受体拮抗剂。胺碘酮对于心功能不全、心肌缺血的患者较为安全。但使用Ⅲ类抗心律失常药物由于有可能致尖端扭转型室速的严重心律失常，应当注意监测血电解质和 QT 间期。β 受体拮抗剂可用于慢性心功能不全稳定期。应用静脉抗心律失常药物终止心动过速后，静脉药物需要与口服药物重叠一段时间，以获得持续稳定的疗效。

患者无器质性心脏病时，心律失常以各种期前收缩为主，根据心律失常对患者预后以及生活质量的影响决定治疗方案。多数心律失常预后良好，对患者的影响主要在于导致心悸等不适感觉。如患者无任何不适症状，或症状不明显可不予治疗。因此对于各种期前收缩的治疗目的主要是缓解症状，只要患者症状消失或明显减轻即可，而不要求"消除"所有期前收缩。

药物治疗方案：

① 期前收缩：依病情需要及心脏基础状况，可选择下列药物之一进行治疗，使用中应注意各药物的禁忌证。

β 受体拮抗剂：美托洛尔 6.25～50mg，bid，或比索洛尔 2.5～10mg，qd。

Ⅰc 类药物：普罗帕酮 100～200mg，tid，或莫雷西嗪 100～

200mg，tid。

室性早搏可考虑Ⅲ类药物：胺碘酮 0.2g，qod～qd。但长期服用全身不良反应较多。

② 阵发性室上性心动过速

刺激迷走神经方法：如颈动脉窦按摩（注意应规范操作）、Valsalva动作、咳嗽等可终止发作，可先试用。

静脉推注药物：依病情需要及心脏基础状况，可选择下列药物之一进行治疗，使用中应注意各药物的禁忌证。腺苷 5～10mg；或维拉帕米 5mg，必要时 10 分钟后可重复 5mg；或普罗帕酮 1～2mg/kg；或艾司洛尔 50～200μg/（kg·min）；或胺碘酮 75～150mg，必要时 15 分钟后可重复 75mg。

③ 窦性心动过速：主要治疗是去除诱因，必要时可应用β受体拮抗剂美托洛尔 6.25～50mg，bid。

④ 室性心动过速

静脉应用药物：依病情需要及心脏基础状况，可选择下列药物之一进行治疗，使用中应注意各药物的禁忌证。胺碘酮 75～150mg，必要时 15 分钟后可重复 75mg，维持静点 500～1200μg/min；或利多卡因 1～3mg/kg，iv，必要时 1～4mg/min 维持静点；或普罗帕酮 1～2mg/kg，iv（应注意其负性肌力作用和致心律失常作用）。

⑤ 心房颤动和心房扑动

A. 治疗策略选择

a. 转复加维持窦律还是控制心室率加抗凝：阵发性心房颤动或持续性心房颤动有明显的心悸症状，诱因已去除，且患者有转复的愿望，无转复的禁忌证者可考虑转复并维持窦律；持续性心房颤动难以转复或转复后不能维持窦律，或患者不愿转复或有禁忌证者，可采取控制心室率并预防栓塞事件的治疗策略。

b. 转复方法的选择：有血流动力学紊乱、心力衰竭或心绞痛发作的首选电转复，其他情况也可首选药物转复或者在药物转复不成功时考虑电转复；发作时间较短者可先用静脉药物转复，如不成功改用口服药物转复；如发作时间已持续较长，估计短时间内难以转复者，可应用门诊口服药物转复。偶尔发作的患者如在住院时已经安全使用过大剂量普罗帕酮可用一次口服转复（pill-in-the-pocket）。

c. 与心房颤动相关的抗凝问题

● 转复前后的抗凝治疗：持续时间不足 48 小时的发作可不抗凝直接转复，但是如估计 48 小时内不能转复则需要应用低分子肝素抗凝，或者既往有 48 小时内转复导致栓塞的病史则需要规律抗凝 3 周或经食管超声确认无左心房内血栓才可转复。所有持续时间超过 48 小时的心房颤动，均需要正规抗凝 3 周后或经食管超声确认无左心房内血栓才可转复。持续时间不清楚的应按照超过 48 小时对待。心房颤动转复后需要正规抗凝 4 周。

● 长期抗凝治疗：持续或永久性心房颤动或者反复发作的阵发性心房颤动或者需要长期预防血栓栓塞治疗者。非瓣膜性心房颤动根据 $CHADS_2$ 或 $CHADS_2$-Vasc 评分，$>=2$ 分者应用华法林（调整 INR 2.0～3.0）或新型口服抗凝药如达比加群、利伐沙班等，评分 1 分者应用华法林或阿司匹林 75～325mg/d，评分 0 分者不抗凝或使用阿司匹林 75～325mg/d。合并二尖瓣狭窄或人工瓣膜置换术后的心房颤动，也需要应用华法林预防栓塞事件（调整 INR 2.5～3.5）。

d. 特殊情况：某些患者，特别是老年患者，同时存在缓慢性心律失常［窦房结和（或）房室结病变，传导束的病变］和快速性心律失常（心房颤动和心房扑动常见），需要在植入永久起搏器的保护下应用抗心律失常药物治疗快速性心律失常。

B. 转复治疗：依病情需要和心脏基础状况，可选择下列药物之一进行治疗，使用中应注意各药物的禁忌证及不良反应。

一次口服转复：普罗帕酮 450～900mg，一次顿服。

静脉药物转复：普罗帕酮静脉推注 70mg，必要时 10 分钟后重复；或胺碘酮 75～150mg，必要时 15 分钟后可重复 75～150mg，维持静点 1000μg/min，6 小时后减为 500μg/min 维持至 24 小时。或伊布利特 0.01 mg/kg（体重<60kg）或 1mg（体重≥60kg）首剂（静脉注射 10 分钟以上），10 分钟后如心房扑动或心房颤动未转复，体重≥60kg 者可重复一次首剂剂量，应观察至药物使用后 4～6 小时。

口服药物转复：胺碘酮0.2g，tid，7天；继之0.2g，bid，7天；再0.2g，qd，维持。

C. 维持窦律治疗：依病情需要及心脏基础状况，可选择下列药物之一进行治疗，使用中应注意各药物的禁忌证。

普罗帕酮：100～200mg，tid（应注意其负性肌力作用和致心律失常作用）。

莫雷西嗪：100～200mg，tid。

胺碘酮：0.2g，qd，或一周3次。

索他洛尔：80～160mg，bid（应注意监测QT间期，初次使用建议在病房监测）。

D. 避免血栓栓塞治疗

起始用药：低分子肝素皮下注射q12h（如依诺肝素1mg/kg，iH，q12h，或达肝素120U/kg，iH，q12h，或那屈肝素85U/kg，iH，q12h），同时加用华法林3mg/d口服，监测INR，起效后停用低分子肝素，调整华法林用量至INR 2.0～3.0。

维持用药：根据$CHADS_2$或$CHADS_2$-Vasc评分应用阿司匹林75～320mg，或华法林（调整INR 2.0～3.0），或新型口服抗凝药物（无须监测INR）。但临床应用中应时刻警惕出血不良反应。

E. 控制心室率治疗

地高辛：0.125～0.25mg，qd，和（或）美托洛尔6.25～50mg，bid。也可选择地尔硫䓬30mg，tid。

控制目标：静息心室率70～80次/分钟，运动心室率100～120次/分钟。

射频消融：对于药物不能有效防止心动过速发作，或者患者不能耐受药物长期治疗的副作用，或拒绝药物治疗的情况，可选择射频消融治疗。对于阵发性室上性心动过速（包括房室结双径路伴房室结折返性心动过速，房室旁路伴房室折返性心动过速，大折返性房速）以及三尖瓣峡部依赖的心房扑动，束支折返性室速首选治疗是射频消融，心房颤动的射频消融目前的适应证也在逐渐扩展（见相关专业资料）。

（2）缓慢性心律失常：其共同特点是心搏缓慢，主要由窦房结功能低下和房室传导阻滞引起。

1）首先应治疗原发病，例如对于甲状腺功能低下者，需补充甲状腺素。

2）去除诱因，尤其应注意某些可能减慢心率的药物，如洋地黄制剂、β受体拮抗剂、硫氮䓬酮、维拉帕米、胺碘酮等，并纠正电解质紊乱。

3）如窦房结功能低下所致心动过缓由一过性迷走神经张力增高引起，且有症状者，可短期内使用阿托品 0.5mg 口服或静脉使用；如迷走神经张力持续增高，而又有与心动过缓相关的临床症状，则应考虑起搏器治疗。如符合病态窦房结综合征的诊断（严重的窦性心动过缓、窦房阻滞，窦性停搏并伴有临床症状）应起搏治疗。

4）一度房室传导阻滞和无症状的二度Ⅰ型房室传导阻滞，可以随诊观察，必要时可使用阿托品治疗（剂量同上）；二度Ⅰ型经证实为希氏束以下阻滞、二度Ⅱ型、高度以及三度房室传导阻滞者，往往药物治疗无效，应考虑起搏器治疗（见相关专业资料）。

（3）其他：对于猝死的高危患者，应安装植入式心脏转复除颤器（ICD）（见相关专业资料）。

心脏外疾病

全身疾病导致的衰竭状态（如肿瘤晚期恶病质、严重的肝肾衰竭等）患者可有心悸主诉，这些患者可有窦性心动过速或仅仅是窦性心率增快。

其他较特异的心脏外疾病常见的主要有甲亢、贫血、低血糖发作、嗜铬细胞瘤和发热等。这些疾病一般仅导致窦性心动过速，而甲亢则还可导致房性甚至室性心律失常，而以房性心律失常为主。诊断要点见相关章节。

药物也是导致心悸症状的常见原因。所有增快心率的药物均可导致心悸，如治疗哮喘的肾上腺素β受体激动剂和氨茶碱、治疗鼻炎的某些含有麻黄碱的滴鼻剂、阿托品以及钙通道阻滞剂等。一般导致窦性心动过速，某些药物如麻黄碱也可导致房性心律失常如心房颤动。只要注意到这一类因素不难识别。停药后症状多可逐渐缓解。

处理：心脏外因素导致的心悸症状，主要治疗是治疗原发病和去除诱因。症状明显时可加用抗心律失常药，如甲亢时可应用β受体拮抗剂（如普萘洛尔 10mg，tid）减慢心率，缓解症状。

神经精神性疾病

在充分排除器质性疾病和心律失常后，方可考虑神经精神因素。这部分患者大多具有谨小慎微、内向、求全责备、猜忌多疑等人格特征。症状描述多种多样，并且常具有夸张的感情色彩。症状可包括心悸、气短、持续不缓解的胸闷、前胸位置不固定的刺痛或隐痛、腹胀、食欲减退、焦虑、睡眠障碍等，难以用一个疾病解释。仔细询问有些患者在发病前或现阶段有较为明确的社会心理因素诱因，如工作紧张、人际关系紧张以及丧失亲人等。这部分患者症状严重的需要转诊至精神科或心理门诊诊治。

处理：轻症者可根据情况应用抗焦虑药物（如劳拉西泮 1mg，bid 或 tid），或抗抑郁药物（如帕罗西汀 20mg，qd；或氟西汀 20mg，qd 或 bid；或舍曲林 50mg，qd），或镇静催眠剂（地西泮 5mg，qn；艾司唑仑 2mg，qn）以及小剂量的β受体拮抗剂（美托洛尔 12.5mg，bid）。症状严重者必须转诊至专科门诊。

（刘兆平　褚松筠　张宝娓）

第二节　心前区痛

一、概述

心前区痛是常见的临床症状，疼痛范围主要涉及左前胸部和胸骨及胸骨后。引起症状的主要是上述部位的组织器官，有时腹腔脏器疾病也可引起心前区痛。无任何器质性疾病而有心前区痛主诉的情况也不少见。需要注意的是，由于疼痛是一种主观感受，受患者既往经验、痛阈等因素影响，所以疼痛的程度与病情的严重程度并不总是平行的。心前区痛可以由躯体感觉或内脏感觉引起，然而某些情况下疼痛机制难以归入以上两类。

二、病因

病因主要通过躯体感觉和内脏感觉两种机制导致疼痛，还有些情况难以分类或机制不清。

（一）躯体感觉导致的疼痛

包括胸壁的皮肤、神经、肌肉、骨骼以及脏器的包膜（胸膜和心包膜）等均为躯体感觉神经分布的范围，这些组织器官的病变可导致心前区痛。这种疼痛一般位置明确而固定，表浅的病变可有压痛或触痛，多为损伤或炎症（感染或非感染性）病变所致。常见疾病见下文。

（二）内脏感觉导致的疼痛

包括纵隔、食管、肺及心脏等组织器官被牵张、痉挛或缺血所导致的疼痛。相对而言，疼痛定位较为模糊，可以是炎症刺激、化学刺激或缺血刺激所致。内脏感觉的刺激经特定的脊髓节段传入神经上传至中枢，可感受到与脊髓节段对应的体表疼痛，这种情况称为牵涉性痛或放射痛。食管和心脏放射痛的部位类似，常常需要仔细鉴别。

三、诊断思路

（一）仔细询问病史

心前区痛的问诊非常重要，某些疾病通过问诊得到的典型症状基本上就可以诊断。心前区痛问诊的要点包括诱因及缓解方式、部位及放射部位、性质、持续时间以及伴随症状。

1. 诱因及缓解方式：有明确诱因和缓解方式的情况，往往可对病因作出大致的判断。如劳力诱发的心前区痛，停止活动3～5分钟内缓解是心绞痛的特点；与呼吸有关的疼痛，屏息可减轻是胸膜炎、肺炎和气胸的特点；进食后与平卧体位有关的心前区痛，坐起后缓解可能是反流性食管炎或食管裂孔疝所致；外伤后出现，位置固定，按压加重，提示相应部位肌肉骨骼损伤；与上一种情况类似但无外伤诱因，特别是胸骨或肋骨部位的压痛，要注意骨原发或转移瘤的可能。

2. 部位和放射部位：疼痛部位和放射部位对于诊断的提示作用相对较弱，尤其是当患者描述的疼痛部位不固定时。食管原因引起的心前区痛主要在胸骨后，可以向后背放射。胸膜性疼痛以下胸部为著。带状疱疹则沿肋间呈条带状分布。心绞痛或心肌梗死的疼痛部位可以在胸骨后或左胸部，放射部位较为多变，可以向左上肢或双侧上肢、左侧肩背部、左下颌牙龈及左侧头部放射。

3. 性质：患者对于疼痛性质的描述主观性较强，一般躯体感觉导致的疼痛描述较为清晰，而内脏感觉导致的疼痛描述较为模糊。特别是心绞痛，多数时候很难称之为疼痛，而仅仅是一种强烈的不适感觉，如烧灼感、压迫感或紧缩感等，而不是刺痛或锐痛。食管源性疼痛的性质可以和心绞痛非常类似。突发的、剧烈的胸骨后撕裂样痛，可向后背或腹部放射，是主动脉夹层的特点。带状疱疹引起的疼痛呈烧灼样。

4. 持续时间：心绞痛持续时间一般在5分钟以内，最长也不超过15分钟，持续时间超过半个小时要考虑心肌梗死。主动脉夹层及肺栓塞导致的疼痛持续不缓解。

5. 伴随症状：明确的伴随症状对诊断的提示意义较大。心前区痛伴有明确的消化系统症状，如吞咽困难，餐后或空腹发作，伴有反酸、烧心、嗳气、呃逆等，提示消化系统疾病。伴有明确的呼吸系统症状，如咳嗽、咳痰、咯血等，提示呼吸系统疾病。但是急性肺栓塞很少伴有明显的呼吸系统症状，一过性晕厥、胸闷、胸痛、气短、心悸，特别是在体位变化时或行走中突然发作，强烈提示肺栓塞可能。心绞痛如程度不重，多无伴随症状，程度较重或发生心肌梗死时可伴有苍白、大汗、乏力、恶心、呕吐，甚至意识丧失。

（二）仔细地体格检查

在详细的问诊基础上，应进行较为系统的胸腹部体格检查，不同的诊断假设在查体和安排辅助检查时要注意不同的方面，并有所侧重。

1. 考虑胸壁病变引起的疼痛：查体应注意胸壁皮肤颜色，有无红肿、皮疹，沿胸骨、肋骨和肋间走行是否有压痛，特别是在主诉疼痛的部位。

2. 考虑消化系统疾病引起的疼痛：查体应注意腹壁的张力和压痛情况，有无肌紧张、压痛、反跳痛等腹膜炎体征，特别注意肝的大小以及胆囊区有无压痛。

3. 考虑呼吸系统疾病引起的疼痛：听诊胸膜摩擦音提示胸膜炎，管状呼吸音及叩诊实音提示大叶肺炎可能，上肺呼吸音减弱提示气胸。

4. 考虑心脏、心包疾病引起的疼痛：干性心包炎引起的心前区痛听诊可闻及心包摩擦音。心绞痛患者听诊发现胸骨左缘第 2、3 肋间收缩期喷射性杂音，或主动脉瓣听诊区粗糙的收缩期杂音，应注意左室流出道梗阻或主动脉瓣狭窄导致的心绞痛可能，心尖部舒张期递减性杂音提示主动脉瓣反流，需要行超声心动图检查进一步明确。心绞痛发作当时可听到新出现的二尖瓣反流性杂音，严重的产生心功能不全的体征如奔马律和肺底细湿啰音等。主动脉夹层根据累及的范围不同产生不同的体征，累及主动脉瓣者可产生主动脉瓣狭窄和关闭不全的心脏杂音，累及主动脉弓可导致双上肢血压不一致。

（三）辅助检查在心前区痛诊断和鉴别诊断中的意义和选择

1. 胸壁疾病：可照胸部 X 线片了解胸廓骨骼情况。

2. 消化系统疾病：查血象、腹平片、腹部 B 超、上消化道造影、胃镜、食管 24 小时测压和 pH 监测。

3. 呼吸系统疾病：查血象、血气分析、D - 二聚体、痰培养、PPD 试验、胸部 X 线片、胸部 CT 以及纤维支气管镜。

4. 心脏、心包疾病

（1）心电图：所有有心前区痛主诉的患者应常规查心电图。疼痛发作前、发作当时以及发作后的心电图动态观察比较，对于诊断是否由心肌缺血导致的心前区痛意义重大，如发现存在典型的 T 波和（或）ST 段的动态变化，则基本上可以诊断。如动态衍变时间超过 24 小时，且出现冠状 T 波或病理性 Q 波或新出现的左束支传导阻滞，提示心肌梗死。需要注意的是：①T 波和（或）ST 段的动态变化比 T 波和（或）ST 段的持续性变化更具有诊断价值；②发作时心电图无变化不能轻易排除心肌缺血。心电图普遍的 ST 段凹面向上抬高（除 aVR 导联）提示心包炎的存在。新出现的右束支传导阻滞，$S_I Q_{III} T_{III}$、$V_{1\sim3}$导联 T 波改变等右心室负荷重的心电图表现提示肺栓塞的可能。

（2）心肌损伤的血清标志物：包括 CK、CK-MB、Tn-I 等。反映心肌损伤，CK-MB 和 Tn-I 特异性较高，心肌梗死时呈特定的动态变化曲线。心肌炎、心包炎或急性肺栓塞时也会有轻度心肌损伤，CK-MB 和 Tn-I 可轻度升高，但是变化曲线不符合心肌梗死时的特点。

（3）超声心动图：有助于诊断心包炎导致的心前区痛。肺栓塞的患者可发现右心负荷重，估测肺动脉压，有助于诊断严重主动脉瓣狭窄或关闭不全以及左室流出道梗阻导致的心绞痛。如发现节段性室壁运动不良，则提示心肌梗死。超声心动图检查诊断冠心病敏感性较低而特异性较高；诊断肺栓塞仅作为参考，敏感性和特异性均有限，需要结合患者的其他临床表现，还可观察从主动脉根部至胸主动脉的主动脉段以助诊主动脉夹层。

（4）运动负荷试验：包括运动心电图和动静态核素心肌显像。怀疑冠心病的患者适用。如患者心电图存在束支传导阻滞或由于心室肥厚劳损导致 ST 段压低，会干扰运动心电图结果的判断，最好行动静态核素心肌显像检查。如患者最近发作频繁或有静息状态发作等提示冠状动脉病变不稳定的情况，则为运动负荷试验的禁忌。由于体力差或下肢活动障碍等情况无法运动者可考虑行药物负荷试验。

（5）Holter：怀疑冠心病又无法行运动负荷试验者，可行 Holter 检查，最好用 12 导联 Holter。

（6）CT冠状动脉成像：是针对冠状动脉病变的无创影像学检查。随着CT扫描速度和精度的提高，检查的准确性已大大提高。拟进行此检查者需要心律齐而且心率控制在70次/分以下。有一定的假阳性和假阴性率，对于钙化病变严重的血管腔内情况判断困难。

（7）冠状动脉造影：是针对冠状动脉病变的有创的影像学检查；是目前诊断冠状动脉病变的金标准；可了解冠状动脉病变的位置和严重程度，以指导血运重建治疗。对于急性冠状动脉综合征患者，或有证据（发作时心电图或运动负荷试验）证明冠状动脉病变严重的稳定型心绞痛患者，首选冠状动脉造影检查。有助于诊断冠状动脉起源或走行异常以及冠状动脉肌桥导致的心肌缺血。

对于诊断不明确，有多种可能的患者，应首先除外对患者健康威胁最大的诊断，应首先除外影响对其他疾病进行检查的诊断。例如，患者的症状提示可能是冠心病心绞痛，也可能是胃食管反流导致食管痉挛，考虑到冠心病心绞痛对患者生命威胁更大，而且在排除冠心病诊断以前行胃镜或上消化道造影不安全，所以应优先安排诊断冠心病的检查。

心前区痛诊断流程图见图3-2-1。

四、疾病

胸壁疾病

胸壁的组织结构包括皮肤、肌肉、骨骼（肋骨和胸骨）和神经，这些组织的病变均可导致心前区痛，可转相关科室诊治。

1. 皮肤和神经：包括带状疱疹、肋间神经痛以及流行性胸痛等。

2. 肋骨骨折：多有外伤史。需要注意老年人骨质疏松，痛觉减退，可能不能提供明确的外伤史。深呼吸或咳嗽可加重疼痛，局部压痛明显。胸部X线片检查可明确诊断。

3. 肋软骨炎：好发于肋骨和肋软骨交界的部位。为无菌性炎症，多无发热和白细胞升高。患处肿痛，压痛明显。

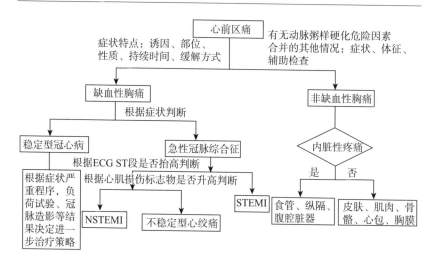

图 3-2-1　心前区痛诊断流程图

循环系统疾病

主要包括心包疾病、主动脉疾病和缺血性心脏病。

1. 急性心包炎

（1）临床诊断要点

1）明确心包炎以及心包积液的存在

症状：早期渗出液较少的阶段会导致比较剧烈的心前区痛，可能与体位和呼吸有关。出现较大量心包积液可有呼吸困难、心悸等症状。

体征：早期心脏听诊可发现心包摩擦音，出现较大量心包积液后有心脏扩大、心音遥远、奇脉以及体循环淤血等体征。

辅助检查：见后述。

2）明确心包炎的病因

急性心包炎的常见病因包括风湿性心包炎、结核性心包炎、化脓性心包炎以及非特异性心包炎。

风湿性心包炎起病前 1~2 周有呼吸道链球菌感染的表现，同时可有风湿病的表现如关节和皮肤受累以及发热等，抗链"O"阳性。

心包积液量一般较少，ADA不高，细胞分类以中性粒细胞为主。

结核性心包炎多有原发结核灶如肺、胸膜、肠或腹膜，有结核中毒症状。皮肤PPD试验强阳性。心包积液量一般较大，ADA≥40U/L，细胞分类以淋巴细胞为主，偶尔可找到抗酸杆菌。

化脓性心包炎常有原发感染灶以及菌血症的表现，一般为高热，血常规白细胞计数明显升高，可有血培养阳性。心包积液为脓性，细胞分类以中性粒细胞为主，可找到脓球。

非特异性心包炎起病前也可有上呼吸道感染，心包积液细胞分类以淋巴细胞为主，不符合上述三类心包炎的临床表现。

（2）辅助检查：由于心外膜下心肌受损，可有心肌酶的轻度升高，心电图可有除aVR导联以外其他所有导联ST段凹面向上抬高。但是心肌酶和心电图的改变不符合心肌梗死的动态变化规律。超声心动图检查可发现心包内的液性暗区。胸部X线片见心影呈烧瓶样向两侧扩大。进一步明确心包炎病因的检查包括血常规、血培养、抗链"O"、PPD试验以及抽取心包积液的检查。

（3）处理

1）针对病因治疗

风湿性心包炎：抗风湿治疗用阿司匹林1.0g，tid。

结核性心包炎：抗结核治疗，见第二章。

化脓性心包炎：根据原发灶以及药物敏感试验选择抗生素治疗。

非特异性心包炎：可应用非甾体类抗炎药（阿司匹林1.0g，tid）和糖皮质激素（泼尼松30mg，qd）治疗。

2）心包穿刺抽液有助于明确诊断、缓解心脏压塞症状，并降低发生心包缩窄的风险。

2. 主动脉夹层

（1）临床诊断要点：起病突然，呈急性病程。患者的疼痛部位主要在胸骨后，可向后背和腹部放射。疼痛的性质为撕裂样，通常非常剧烈，难以忍耐。临床表现由于夹层撕裂的范围不同而多种多样。可以有主动脉瓣反流、心包积液、双上肢血压不对称、肾动脉及肠系膜动脉受累的症状。上述临床表现需要考虑主动脉夹层的可能，确诊需要辅助检查。

（2）辅助检查：胸部 X 线片见上纵隔增宽，超声心动图可发现主动脉前后壁增宽，尤其经食管超声检查可提供更多信息。磁共振成像及 CT 检查可确诊。

（3）处理：首先应在保证重要脏器灌注的基础上严格控制血压，以避免进一步撕裂甚至发生动脉瘤破裂危及生命，可选择硝普钠 5～10μg/min 或乌拉地尔 1μg/(kg·min) 作为起始量，逐渐加量，将血压控制于 90～110mmHg/60～70mmHg；镇痛及镇静治疗有助于缓解患者的紧张焦虑，有助于控制血压，可应用吗啡 5mg 皮下注射，地西泮 10mg 肌内注射；应尽早应用介入或血管外科手段治疗。

3. 心绞痛：心绞痛是由于冠状动脉供血不足，导致心肌急剧的、暂时的缺血缺氧引起的临床综合征。其疼痛特点是阵发性的前胸压榨性疼痛。根据其发作频率、发作诱因等特点可分为稳定型心绞痛和不稳定型心绞痛。

（1）稳定型心绞痛

1）临床诊断要点

① 心绞痛的诊断：根据典型症状即可诊断稳定型心绞痛。诱因：体力活动或情绪激动；部位：胸骨后或心前区；范围：手掌大小；性质：压榨样、紧缩样或烧灼样；缓解方式：停止活动或含服硝酸酯类药物；持续时间：2～5 分钟，最长不超过 15 分钟；放射痛：可向后背、左肩臂、左下颌放射。如上述诱因、疼痛程度、缓解方式以及持续时间均稳定无变化，则可诊断稳定型心绞痛。辅助检查可进一步证实心肌缺血的存在，详见下面"辅助检查"。

② 病因诊断：所有导致心肌血供以及心肌耗氧量平衡丧失的因素均可导致心绞痛，导致稳定型心绞痛的病因主要包括：较大冠状动脉血管的固定狭窄病变，冠状动脉微循环障碍以及主动脉瓣或左室流出道梗阻病变和严重的主动脉瓣反流。存在主动脉瓣病变或左室流出道梗阻的患者心脏听诊可闻及明显的杂音。进一步明确病因需要辅助检查。

2）辅助检查

① 心电图：发作时心电图 ST－T 动态变化提示心肌缺血的存在。同时有助于判断缺血的范围，并发现陈旧性心肌梗死。主动脉瓣狭窄以及左室流出道梗阻的患者可有左室肥厚伴劳损的心电图改变。

② 超声心动图：可明确主动脉瓣病变以及左室流出道梗阻的存在。如有节段性室壁运动不良则提示心肌梗死。

③ 负荷试验：应用各种人为诱发的手段辅以各种检测方法明确心肌缺血的存在及其范围。已发现严重主动脉瓣病变或左室流出道梗阻时，负荷试验有风险，需要慎重。诱发方式包括药物和运动两种，因残疾或年老无能力运动的患者，可选择药物负荷方法。检测心肌缺血的手段包括心电图、超声心动图以及放射性同位素心肌灌注显像。患者存在影响判断 ST 段变化的情况时，应选择负荷超声心动图检查或负荷放射性同位素心肌灌注显像。

④ 动态心电图：如发现节段性分布的 ST－T 动态变化，则考虑心肌缺血的存在。

⑤ CT 冠脉成像：有一定的假阳性和假阴性的比例，解释其结果时需要谨慎。

⑥ 冠状动脉造影：可明确冠状动脉病变的范围和严重程度，指导进一步的治疗。冠状动脉微循环障碍导致心绞痛的情况，冠状动脉造影无严重的大冠脉的狭窄阻塞病变。

3）处理

① 一般治疗：干预动脉粥样硬化的危险因素包括生活方式和饮食因素、高血压、高脂血症、糖代谢紊乱和肥胖。干预生活方式和饮食因素应提倡适量运动，低盐、低脂饮食，戒烟酒，增加蔬菜、水果以及不饱和脂肪酸的摄入。高血压、高脂血症、糖代谢紊乱和肥胖的治疗见相关章节。应告知患者尽量避免诱发心绞痛的活动或情况。

② 发作时的治疗：目的是终止发作。

a. 停止诱因：终止活动，安静休息，平定情绪。

b. 舌下含服硝酸甘油 0.5mg，如 5 分钟后症状不缓解可再含服一次，如再有 5 分钟症状仍不缓解则需要到医院就诊。考虑由于左室流出道梗阻导致的心绞痛，禁用硝酸酯类药物。

③缓解期的治疗：目的是预防发作，并改善预后。

a. 阿司匹林 75～150mg，qd。

b. 硝酸酯类药物：单硝酸异山梨酯 40～60mg，qd，必要时可同时应用短效和长效制剂。若考虑由于左室流出道梗阻导致的心绞痛，应禁用硝酸酯类药物。

c. β 受体拮抗剂：美托洛尔 6.25～50mg，bid 或 tid，比索洛尔 2.5～10mg，qd，在左室流出道梗阻导致的心绞痛患者首选此类药物。缓慢性心律失常、周围血管病用药需谨慎；停用时应逐步减量，避免突然停药，否则可导致心绞痛症状加重甚至发生心肌梗死；支气管哮喘者禁忌。

d. 钙通道阻滞剂：硫氮䓬酮 15～30mg，tid，维拉帕米 80mg，tid。长效二氢吡啶类药物氨氯地平 5～10mg，qd，非洛地平 5mg，qd 等也可用于控制心绞痛。

e. 血运重建治疗

● 无创检查提示大范围心肌缺血，或冠状动脉造影提示大冠状动脉近段严重狭窄病变者需要进行血运重建治疗；药物控制不满意的严重心绞痛也需要进行血运重建治疗。

● 经皮冠状动脉介入治疗还是冠状动脉搭桥手术，需要根据冠状动脉病变的解剖特点决定。

（2）不稳定型心绞痛

1）临床诊断要点：包括恶化性劳力性心绞痛、静息性心绞痛、心肌梗死后心绞痛，目前与非 ST 段抬高的心肌梗死合称为非 ST 段抬高的急性冠状动脉综合征。

① 明确不稳定型心绞痛的存在：症状的性质、部位与稳定型心绞痛相同，但是诱发症状的活动量明显下降或静息状态下发作，程度可以更剧烈，持续时间较长，含服硝酸甘油疗效较差。如有发作时心电图表现 ST-T 的动态变化，则可确定症状为心肌缺血所致。

② 危险分层：不同危险分层的患者处理流程以及预后不同。决定治疗危险分层的因素主要包括症状和体征、发作时心电图改变、心肌损伤的血清标志物水平。影响预后的危险分层因素除上述指标外还

包括年龄、合并的临床情况（既往心力衰竭、糖尿病等）。

症状和体征：是否反复发作、是否有持续时间较长（超过20分钟）的发作、是否有血流动力学不稳定的表现、发作时是否出现心力衰竭或明显的二尖瓣反流性杂音增强。

心电图：有无 ST 段压低，以及 ST 段压低的范围和程度。

心肌损伤的血清标志物：肌钙蛋白 T 或 I 亚单位（Tn - T 或 Tn - I）有无升高。

2）辅助检查

① 心电图：明确缺血的存在以及缺血的范围和严重程度。对于初次心电图检查无改变的患者应及时复查。

② 心肌损伤的血清标志物：肌钙蛋白 T 或 I 亚单位（Tn - T 或 Tn - I）以及 CK、CK - MB 等。

③ 超声心动图：评价心脏功能。

④ 负荷试验：仅适于低危患者，可评价缺血范围。

⑤ 冠状动脉造影：高危患者接受冠脉造影，决定进一步血运重建方案。

3）处理

① 原则：

高危患者：强化抗血小板、抗凝治疗（包括应用血小板 GP Ⅱ b/Ⅲ a 受体拮抗剂），早期介入治疗。

低危患者：负荷试验评估冠状动脉病变严重程度，决定进一步治疗。

中危患者：入院观察，并连续监测心电图和心肌损伤的血清标记物的改变，动态进行危险评估。

② 一般治疗：休息，监护，动态观察血压、心率、心电图以及心肌损伤血清标志物变化。

③ 药物治疗：

阿司匹林：75～150mg，qd。

强化抗血小板、抗凝治疗：应用于高危患者。

氯吡格雷：首剂 300mg 口服，以后 75mg，qd。

低分子肝素：依诺肝素 1mg/kg，iH，q12h，或达肝素 120U/kg，iH，q12h，或那屈肝素 85U/kg，iH，q12h。

血小板 GP Ⅱ b/Ⅲ a 受体拮抗剂：用于 Tn-T 或 Tn-I 升高且准备接受介入治疗的患者。替罗非班：30 分钟负荷剂量 0.4μg/(kg·min)后，维持静脉滴注 0.1μg/(kg·min) 48 小时，滴注速度根据患者体重决定。

静脉应用硝酸酯类药物：硝酸甘油 10μg/min 起始，血压不低于110/60mmHg（对于有脑血管病史者血压不低于 130/70mmHg）。

④ 血运重建治疗：高危患者早期冠状动脉造影血运重建，低危患者应用无创方法评价后决定药物治疗或冠状动脉造影血运重建。

4. 心肌梗死：心肌梗死是在冠状动脉病变的基础上，发生冠状动脉血供急剧减少或中断，相应的心肌严重而持久的急性缺血所致的心肌缺血性坏死。可以根据心电图是否有 ST 段抬高分为 ST 段抬高的心肌梗死和非 ST 段抬高的心肌梗死。

（1）临床诊断要点

1）症状：发作前可无劳力诱因，部位与心绞痛类似，程度较心绞痛剧烈，且可伴有大汗、恶心、呕吐及濒死感，休息或含服硝酸甘油不能缓解症状，持续时间一般超过 30 分钟。

2）心电图改变：心电图衍变时间较长，一般为数小时至数天，而且动态演变的导联呈节段性分布。

① ST 段抬高的心肌梗死心电图衍变：T 波高尖→ST 段弓背向上抬高→抬高的 ST 段与 T 波融合呈单向曲线→R 波降低并出现 Q 波，同时 ST 段逐渐回落，T 波逐渐倒置→ST 段回落至等电位线，冠状 T 波形成，病理性 Q 波形成。

② 非 ST 段抬高的心肌梗死：表现为 ST 段压低和（或）T 波动态改变。

3）血清心肌坏死标记物动态衍变：CK 在 6 小时内升高，24～48 小时达到峰值，48～72 小时恢复；CK-MB 4～6 小时升高，18～24 小时达到峰值；Tn-T 和 Tn-I 敏感性和特异性均高，3 小时内升高，持续1～2 周。

（2）辅助检查

1）心电图：确定是 ST 段抬高的心肌梗死还是非 ST 段抬高的心肌梗死；是超急性期、急性期还是演变期；心肌梗死的范围以及可能的犯罪血管；评价再灌注治疗的效果。

2）血清心肌坏死标记物：明确心肌损伤的存在，血清心肌坏死标记物的峰值与心肌梗死范围大小相关，其达峰时间与犯罪血管是否有早期再灌注有关。

3）超声心动图：是否有节段性室壁运动不良，室壁运动不良的范围和程度，是否同时有瓣膜反流及其程度，是否有其他机械并发症如室间隔穿孔、游离壁破裂以及乳头肌断裂，是否有心包积液。

4）冠状动脉造影：准备进行血运重建治疗的患者需要接受冠状动脉造影；评价溶栓治疗的疗效。

（3）处理

1）一般治疗：监护，吸氧，休息，维持水、电解质平衡，镇痛（吗啡 5mg，iH），镇静（地西泮 5～10mg，qn）。

2）抗血小板、抗凝治疗

阿司匹林：75～150mg，qd。

氯吡格雷：首次 300～600mg 口服，以后 75mg，qd。

低分子肝素：依诺肝素 1mg/kg，iH，q12h，或达肝素 120U/kg，iH，q12h，或那屈肝素 85U/kg，iH，q12h。

血小板 GPⅡb/Ⅲa 受体拮抗剂：用于接受介入治疗的高危患者。

3）抗心绞痛治疗

静脉应用硝酸甘油：10μg/min 起始，注意低血压副作用。

β 受体拮抗剂：口服美托洛尔 6.25～25mg，bid，注意缓慢性心律失常以及加重心力衰竭的副作用。

钙通道阻滞剂：静脉应用硫氮䓬酮 30～40μg/min 起始，可逐渐加量，注意低血压和缓慢性心律失常副作用，可与静脉硝酸酯制剂合用。

4）再灌注治疗和血运重建治疗：ST 段抬高的心肌梗死再灌注治疗的目的在于尽早开通闭塞的冠状动脉，恢复心肌灌注，挽救处于坏死危险中的缺血心肌，缩小心肌梗死范围，保护心功能，降低死亡率。非 ST 段抬高的心肌梗死血运重建治疗的目的在于避免发生血管完全闭塞导致透壁性大面积心肌梗死，降低严重心脏事件的风险。

ST 段抬高的心肌梗死再灌注治疗的方法包括静脉溶栓治疗、介入治疗及紧急冠状动脉搭桥术。适合再灌注治疗的患者，如医疗单位有急诊介入治疗的条件，应首选介入治疗；如医疗单位不具备急诊介入治疗的条件，则发病 3 小时以内就诊而且无溶栓禁忌证的首选溶栓治疗，超过 3 小时但是转运患者可能延误 1～2 小时开通血管也可选择溶栓治疗，否则应转运患者至有急诊介入治疗条件的单位接受介入治疗。

非 ST 段抬高的心肌梗死应尽早进行冠状动脉造影，以决定进一步血运重建的方法。

ST 段抬高的心肌梗死紧急再灌注治疗的指征：发病不超过 12 小时，相邻两个或以上导联 ST 段抬高且回落未超过 50％。

溶栓治疗的禁忌证：活动性出血，出血性卒中病史，创伤性心肺复苏超过 20 分钟，2 周内严重外伤或手术史，6 个月内缺血性卒中病史，出血性糖尿病视网膜病变，严重高血压（180/110mmHg）。

溶栓方案：依患者临床状况综合评价，可选择如下治疗方案，注意各溶栓药物的禁忌证。

尿激酶：静脉点滴 150 万 U，30～60 分钟内入。

或链激酶：静脉点滴 150 万 U，60 分钟内入。

或 rt－PA：15mg 静脉推注。50mg 静脉点滴 30 分钟入，35mg 静脉点滴 60 分钟入。

溶栓成功的指征：溶栓开始 2 小时内 ST 段回落超过 50％；溶栓开始 2 小时后胸痛缓解超过 50％；出现再灌注心律失常；心肌酶峰前移，CK－MB 提前至症状出现后 14 小时以内。

5）并发情况治疗

①心律失常：急性心肌梗死患者发生心律失常多有心肌缺血或电解质紊乱等诱因，应注意寻找并纠正。具体治疗见本章第一节和第七节。

②心力衰竭和休克：见本章第五节和第一章第四节。

③机械并发症：包括室间隔穿孔、游离壁破裂和乳头肌断裂，治疗的关键在于尽早诊断，当患者出现用缺血或容量负荷等常见因素难以解释的血流动力学不稳定或心力衰竭时，需要考虑到此可能。查体及时发现杂音的变化非常重要。超声心动图多可确诊。治疗原则为在尽可能维持血流动力学稳定的基础上，尽快外科干预。出现机械并发症的急性心肌梗死患者死亡率极高。

呼吸系统疾病

包括胸膜炎、肺炎、肺栓塞和肺梗死、气胸以及肺癌等，见第二章。

消化系统疾病

1. 胃食管反流病：疼痛部位在胸骨后，可向肩背部放射。疼痛性质为烧灼样或紧缩样。可伴有反酸、烧心，在空腹或进食后发作。纤维胃镜、食管 24 小时测压和 pH 监测等检查可确诊。

2. 胆囊疾病：包括胆囊炎和胆囊结石。多为右上腹痛，易向右侧肩背部放射，偶向心前区放射。查体有右上腹压痛。腹部 B 超可确诊。

3. 消化性溃疡：疼痛部位位于上腹部，可向后背放射。发作有明显的节律性，与进食关系密切。抑酸药治疗有效。上消化道造影及胃镜检查可确诊。

4. 急性胰腺炎：暴饮暴食后发作，持续性疼痛，向后腰背放射，可伴恶心、呕吐。血、尿淀粉酶检查以及腹部 B 超可诊断。

5. 食管裂孔疝：多于餐后发作，与体位有关，平卧位易诱发。上消化道造影或腹部 CT 可诊断。

上述疾病的详细情况和治疗见第四章。

其　他

1. 急性纵隔炎：为纵隔内器官损伤感染扩散至纵隔所致。主要为胸骨后疼痛，并向颈部放射，可伴有吞咽困难且吞咽时疼痛加重。如有脓肿形成压迫气管则可有高调咳嗽、呼吸困难、心动过速和发绀。有感染的临床表现，如发热、寒战、白细胞增高等。体格检查胸骨有触痛。胸部 X 线片检查见纵隔影增宽，以上纵隔为著。CT 有助于早期发现深部感染并明确局部的解剖关系。治疗主要是针对病因的治疗，应用病原菌敏感的广谱抗生素，有脓肿时需要外科引流。

2. 膈下脓肿：膈下脓肿是腹腔内脓肿的一种，是腹膜炎的严重并发症。可以继发于体内任何部位的感染，但是大部分为腹腔脓性感染的并发症。常见于急性阑尾炎穿孔、胃及十二指肠溃疡穿孔，以及肝胆等的急性炎症，这些炎症常并发右膈下感染。也可于腹部手术后发生。感染症状明显，早期为细菌性毒血症的表现，突然发生间歇或弛张型高热，有时是寒战、高热，食欲减退，脉率快或弱而无力乃至血压下降，白细胞计数升高及中性粒细胞比例增加。疼痛部位在上腹部肋缘下及下胸部，在深呼吸和转动体位时加重，有持续性钝痛向肩背部放散，脓肿大时可有胀痛、气急、咳嗽或呃逆。体格检查可发现膈下和季肋区有叩击痛、压痛，若脓肿表浅时该处皮肤有可凹性水肿。患侧呼吸动度变小，肋间隙变窄。腹部 B 超可明确显示脓腔的大小、部位、深浅度，还可在 B 超引导下做穿刺抽脓或穿刺定位。CT 有助于定性定位诊断。除一般支持治疗外，尽早对脓肿进行引流至关重要，并应选用病原菌敏感的抗生素治疗。

（刘兆平　张宝娓）

第三节　高血压

一、概述

　　血压是血液在血管中流动时对血管壁产生的侧压力。动脉压可分为体循环压力和肺循环压力。心脏收缩期的体循环血压为收缩压，舒张期的体循环压力为舒张压。体循环收缩压和（或）舒张压升高的状态称为高血压。

　　高血压的诊断需要注意以下几个方面：①测量标准化：取仰卧或坐位测量，上臂外展，肘部与心脏水平等高。袖带至少包绕上臂的2/3。②由于正常生理状态下，血压也可受许多因素的影响而波动，包括情绪、体力活动等。因此血压测量需要在平静状态下进行。③不同血压水平频度在人群中呈正态分布，所谓异常升高的血压是基于流行病学资料而人为划定的，随着对血压升高与心脑血管疾病关系认识的深入，这一标准也在不断变化。④目前高血压的诊断标准：一般需非同日测量三次血压值收缩压均≥140mmHg 和（或）舒张压均≥90mmHg 可诊断高血压。患者既往有高血压史，正在使用降压药物，血压虽然正常，也诊断为高血压。据《中国高血压防治指南2010》，当下依据诊室血压水平的分类和定义（主要指原发性高血压）（表3-3-1）。

表 3-3-1　血压水平分类和定义（单位：mmHg）

分类	收缩压		舒张压
正常血压	<120	和	<80
正常高值血压	120~139	和（或）	80~89
高血压	≥140	和（或）	≥90
1级高血压（轻度）	140~159	和（或）	90~99
2级高血压（中度）	160~179	和（或）	100~109
3级高血压（重度）	≥180	和（或）	≥110
单纯收缩期高血压	≥140	和	<90

　　注：当收缩压和舒张压分属于不同分级时，以较高的级别作为标准。以上标准适用于任何年龄的成年男性和女性。

二、病因

根据病因是否清楚分为继发性高血压和原发性高血压，前者占5％，后者占95％。

继发性高血压病因清楚，常见的包括内分泌疾病、肾疾病和血管疾病等（具体内容见疾病部分）。

原发性高血压的发病是遗传因素和环境因素共同作用的结果，在不同的个体导致高血压的遗传背景和环境因素的内容及其所占的比例不尽相同，因此原发性高血压是高度异质性的疾病。这一特点也决定了不同患者对不同药物的治疗反应不同，因此原发性高血压的治疗需要个体化。

无论是继发性还是原发性，无论病因已知还是未知，不同的病因都是通过影响心排血量和血管总外周阻力两个因素导致血压升高的。心排血量主要由静脉回心血量、心肌收缩力以及心率决定。人体调节血压的机制，如交感神经系统、肾素-血管紧张素-醛固酮系统等，均是通过影响心排血量以及总外周阻力这两个因素调节血压，而各种治疗措施也都是通过影响这两个因素达到降低血压的目的。

三、诊断思路

高血压的诊断流程包括：①确认血压升高及升高的程度；②明确有无继发性高血压；③评价患者存在的其他心血管危险因素、靶器官损害情况以及并存的临床情况；④综合上述因素评估整体心血管危险性，依据危险分层，进行治疗。

（一）应确认血压升高及升高的程度（图3-3-1）

因高血压就诊的患者通常包括以下几种情况：①因头痛、头晕等症状自测血压升高就诊；②因头痛、头晕等症状就诊，未自测血压；③无任何自觉症状，偶测血压升高就诊。对于曾多次自测血压升高的患者，可诊断高血压。对于未自测血压的患者，可多次诊室测量血

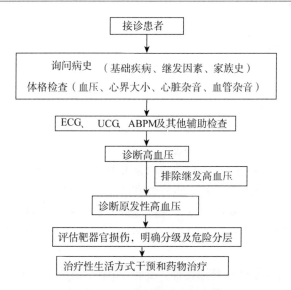

图 3 - 3 - 1　高血压诊断流程图

压，并结合 24 小时动态血压监测（ABPM）和规律的家庭血压监测，以确定是否有高血压。

（二）应明确有无继发性高血压

年轻的患者，特别是无高血压家族史者首先应除外继发因素，但是近年高血压发病趋于年轻化，20～30 岁之间发病而无任何继发因素者并不少见。对于老年患者，特别是近期血压急剧升高或原有药物难以控制时也需要特别注意继发因素。

所有初诊患者均应测量并记录双上肢血压，如血压差异超过 20/10mmHg，应考虑血管因素对血压的影响，需要在查体时注意听诊锁骨下及颈动脉区域有无血管杂音，必要时可查颈动脉及四肢血管彩超。狭窄侧血压偏低，对侧血压升高。在年轻患者病因多为动脉炎或血管先天异常，在老年人多为动脉粥样硬化导致血管狭窄甚至闭塞。

某些继发性高血压具有特点鲜明的症状、体征，通过目的明确的问诊和体格检查可获得重要的诊断线索。嗜铬细胞瘤患者血压波动明显，血压急剧升高时可伴有明显的交感神经兴奋的症状如心悸、大汗、手抖及面色苍白等。皮质醇增多症患者伴有血糖升高，同时有向心性肥胖、多血质面容、毛发重、满月脸、水牛背以及腹部和大腿皮肤紫纹等典型体征。甲状腺功能亢进症患者血压升高为收缩压升高，舒张压下降，脉压增大，高代谢症状、交感神经兴奋症状以及心率快、突眼等体征具有诊断价值。肾实质性高血压涉及的疾病可以是急、慢性肾小球肾炎或慢性肾盂肾炎，肾小球肾炎患者可隐匿起病，也可有腰痛、水肿等临床表现，慢性肾盂肾炎患者有反复发作的泌尿系统感染病史。

对于没有上述典型临床表现的患者也应该进行常规的检查如血、尿常规，生化检查如肾功能、电解质、血糖等，影像学检查如腹部 B 超、肾上腺超声、肾动脉彩超等。有异常发现提示可能有继发因素时安排进一步的检查。

高血压诊断流程图见图 3-3-1。

四、疾病

原发性高血压

原发性高血压须排除继发因素方可诊断。患者多隐匿起病，中年以上发病多见。诊断原发性高血压后还需要明确有无其他心血管危险因素、靶器官损害情况以及并存的临床情况，完成心血管危险的评估。

1. 临床诊断要点

（1）明确血压水平是否达到高血压诊断标准：非同日三次测量诊室收缩压达到或超过 140mmHg 和（或）舒张压达到或超过 90mmHg；也可参考家庭自测血压收缩压≥135mmHg 和（或）舒张压≥85mmHg和 24 小时动态血压收缩压平均值≥130mmHg 和（或）舒张压≥80mmHg，白天收缩压平均值≥135mmHg 和（或）舒张压平均值≥85mmHg，夜间收缩压平均值≥120mmHg 和（或）舒张压平均值≥70mmHg 进一步评估血压状态。

（2）排除继发性高血压：详见下文。

（3）依据《中国高血压防治指南 2010》评价患者存在的其他心脑血管危险因素、靶器官损害情况以及并存的临床情况（见表 3-3-2）。

表 3-3-2　影响高血压患者心血管预后的重要因素

心血管危险因素	靶器官损害	伴随临床疾患
• 高血压（1~3 级） • 年龄＞55（男性）；＞65（女性） • 吸烟 • 糖耐量受损和（或）空腹血糖受损 • 血脂异常 TC≥5.7mmol/L（220mg/dl）或 LDL-C＞3.3mmol/L（130mg/dl）或 HDL-C＜1.0mmol/L（40mg/dl） • 早发心血管病家族史（一级亲属发病年龄男性＜55 岁，女性＜65 岁） • 腹型肥胖（腰围男性≥90cm，女性≥85cm）或肥胖（BMI≥28kg/m²） • 血同型半胱氨酸升高（≥10μmol/L）	• 左心室肥厚 心电图：Sokolow（$S_{V1}+R_{v5}$）＞38mm 或 Cornell（RavL+SV3）＞2440mm·ms；超声心动 LVMI 男性≥125g/m²，女性≥120g/m² • 颈动脉超声 IMT≥0.9mm 或动脉粥样硬化斑块 • 颈股动脉 PWV≥12m/s • ABI＜0.9 • eGFR＜60ml/min·1.73m² 或血肌酐轻度升高115~133μmol/L（1.3~1.5mg/dl，男性）107~124μmol/L（1.2~1.4mg/dl，女性） • 尿微量白蛋白 30~300mg/24h 或白蛋白/肌酐≥30mg/g	• 脑血管病 脑出血，缺血性脑卒中，短暂性脑缺血发作 • 心脏疾病 心肌梗死，心绞痛，冠状动脉血运重建，慢性心力衰竭 • 肾脏疾病 糖尿病肾病，肾功能受损，肌酐≥133μmol/L(1.5mg/dl，男性），≥124μmol/L（1.4mg/dl，女性）尿蛋白≥300mg/24h • 周围血管病 • 视网膜病变出血或渗出，视乳头水肿 • 糖尿病

注：TC，总胆固醇；LDL-C，低密度脂蛋白胆固醇；HDL-C，高密度脂蛋白胆固醇；BMI，体重指数；LVMI，左心室质量指数；IMT，内膜中层厚度；ABI，踝臂指数；PWV，脉搏波传导速度；eGFR，估测的肾小球滤过率。

（4）综合上述因素评估整体心脑血管危险性：患者作为一个整体，其心脑血管事件的风险需要结合各种因素综合评估，并对各种因素进行综合干预，注重各因素间的联系，以达到降低整体风险、改善预后的目的（表3-3-3）。

表3-3-3　高血压患者心血管危险分层标准

其他危险因素和病史	高血压		
	1级	2级	3级
无	低危	中危	高危
1~2个其他危险因素	中危	中危	很高危
≥3个其他危险因素或靶器官损害	高危	高危	很高危
临床并发症或合并糖尿病	很高危	很高危	很高危

2. 辅助检查：

（1）基本项目：血生化［钾、空腹血糖、总胆固醇、三酰甘油（甘油三酯）、高密度脂蛋白胆固醇、低密度脂蛋白胆固醇和尿酸、肌酐］；全血细胞计数、血红蛋白和血细胞比容；尿液分析（蛋白、糖和尿沉渣镜检）；心电图。

（2）推荐项目：24小时动态血压监测、超声心动图（UCG）、颈动脉超声、餐后2h血糖、血同型半胱氨酸、尿白蛋白定量、尿蛋白定量、眼底、胸部X线片检查、脉搏波传导速度以及踝臂指数等。

3. 处理：原发性高血压的治疗目标是最大限度地降低心脑血管病的死亡和病残的危险。在治疗高血压的同时，干预可逆的危险因素，并适当处理并存的临床情况。根据不同的危险分层决定是直接开始药物治疗还是先只进行生活方式干预（图3-3-2）。目前一般主张血压控制目标应＜140/90mmHg。对于老年患者，收缩压控制于150mmHg以下，如果能够耐受可降至140mmHg以下。

无论危险分层高低，所有患者均需要非药物治疗。非药物治疗包括戒烟限酒，坚持适量体育活动，膳食适当限制钠、脂肪摄入量，增加水果、蔬菜摄入，减肥，讲究心理健康等。

目前常用药物包括利尿剂、β受体拮抗剂、钙通道阻滞剂（CCB）、血管紧张素转换酶抑制剂（ACEI）、血管紧张素Ⅱ受体拮抗剂（ARB）5类。如果无特殊的适应证或禁忌证，开始治疗可以应用其中的任何一

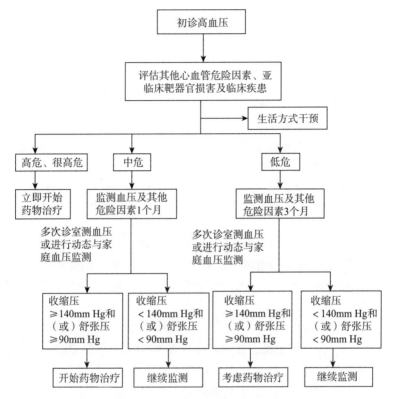

图 3-3-2　原发性高血压处理程序

类。常用药物剂量和用法见表 3-3-4。

表 3-3-4　常用降压药物名称、剂量及用法

药物分类	药物名称	单次剂量	用法（每日）
利尿药	氢氯噻嗪 （hydrochlorothiazide）	12.5mg	1～2 次
	氨苯蝶啶（triamterene）	50mg	1～2 次
	阿米洛利（amiloride）	5～10mg	1 次
	呋塞米（furosemide）	20～40mg	1～2 次
	吲达帕胺（indapamide）	1.25～2.5mg	1 次

（续表）

药物分类	药物名称	单次剂量	用法（每日）
β受体拮抗剂	普萘洛尔（propranolol）	10～20mg	2～3次
	美托洛尔（metoprolol）	25～50mg	2次
	阿替洛尔（atenolol）	50～100mg	1次
	倍他洛尔（betaxolol）	10～20mg	1次
	比索洛尔（bisoprolol）	5～10mg	1次
	卡维地洛（carvedilol）	12.5～25mg	1～2次
	拉贝洛尔（labetalol）	100mg	2～3次
钙通道阻滞剂	硝苯地平（nifedipine）	5～10mg	3次
	硝苯地平控释剂 （nifedipine GITS）	30～60mg	1次
	尼卡地平（nicardipine）	40mg	2次
	尼群地平（nitredipine）	10mg	2次
	非洛地平缓释剂 （felodipine SR）	5～10mg	1次
	氨氯地平（amlodipine）	5～10mg	1次
	左旋氨氯地平 （Levamlodipine）	1.25～5mg	1次
	拉西地平（lacidipine）	4～6mg	1次
	乐卡地平（lercanidipine）	10～20mg	1次
	维拉帕米缓释剂（vera- pamil SR）	240mg	1次
	地尔硫草缓释剂 （diltiazem SR）	90～180mg	1次
血管紧张素转换 酶抑制剂	卡托普利（captopril）	12.5～50mg	2～3次
	依那普利（enalapril）	10～20mg	2次
	贝那普利（benazepril）	10～20mg	1次
	赖诺普利（lisinopril）	10～20mg	1次
	雷米普利（ramipril）	2.5～10mg	1次
	福辛普利（fosinopril）	10～20mg	1次
	西拉普利（cilazapril）	2.5～5mg	1次
	培哚普利（perindopril）	4～8mg	1次

（续表）

药物分类	药物名称	单次剂量	用法（每日）
血管紧张素Ⅱ 受体拮抗剂	氯沙坦（losartan）	50～100mg	1次
	缬沙坦（valsartan）	80～160mg	1次
	厄贝沙坦（irbesartan）	150～300mg	1次
	替米沙坦（telmisartan）	40～80mg	1次
	奥美沙坦（olmesartan）	20～40mg	1次
	坎地沙坦（candesartan）	8～16mg	1次

注：具体使用剂量及注意事项请参照药物使用说明书。

　　患者的情况多种多样，选择药物时需要根据患者的具体情况决定种类和配伍。2级以上的高血压起始治疗即需要两种药物联合应用。依据《中国高血压防治指南2010》，常用药物的适应证和禁忌证见表3-3-5。

表3-3-5　常用降压药物种类的临床选择

分类	适应证	禁忌证	
		绝对禁忌证	相对禁忌证
二氢吡啶 类CCB	老年高血压，周围血管病，单纯高 血压，稳定型心绞痛，颈动脉粥样 硬化，冠状动脉粥样硬化	无	快速型心律 失常，心力 衰竭
非二氢吡 啶类CCB	心绞痛，颈动脉粥样硬化，室上 性快速心律失常	二至三度房 室传导阻滞， 心力衰竭	
ACEI	心力衰竭，冠心病，左室肥厚， 左心室功能不全，心房颤动预防， 颈动脉粥样硬化，非糖尿病肾病， 糖尿病肾病，蛋白尿/微量白蛋白 尿，代谢综合征	妊娠，高血 钾，双侧肾 动脉狭窄	

（续表）

分类	适应证	禁忌证	
		绝对禁忌症	相对禁忌证
ARB	糖尿病肾病，蛋白尿/微量白蛋白尿，冠心病，心力衰竭，左心室肥厚，心房颤动预防，ACEI引起的咳嗽，代谢综合征	妊娠，高血钾，双侧肾动脉狭窄	
噻嗪类利尿剂袢利尿剂	心力衰竭，老年高血压，高龄老年高血压，单纯性收缩期高血压肾功能不全，心力衰竭	痛风	妊娠
醛固酮拮抗剂	心力衰竭，心肌梗死后	肾衰竭，高血钾	
β受体拮抗剂	心绞痛，心肌梗死后，快速性心律失常，慢性心力衰竭	二至三度房室传导阻滞，哮喘	慢性阻塞性肺疾病，周围血管病，糖耐量低减，运动员心力衰竭
α受体拮抗剂	前列腺增生，高血脂	体位性低血压	

常用的药物配伍方法：ACEI/ARB＋二氢吡啶类CCB；ARB/ACEI＋噻嗪类利尿剂；二氢吡啶类CCB＋噻嗪类利尿剂；二氢吡啶类CCB＋β受体拮抗剂。次要推荐使用的联合治疗方案是：利尿剂＋β受体拮抗剂；α受体拮抗剂＋β受体拮抗剂；二氢吡啶类CCB＋保钾利尿剂；噻嗪类利尿剂＋保钾利尿剂。三种降压药联合治疗一般必须包含利尿剂。

4. 高血压急症和亚急症

高血压急症是指原发性或继发性高血压患者，在某些诱因作用下，血压突然和明显升高（一般超过180/120mmHg），伴有进行性心、脑、肾等重要靶器官功能不全的表现。通常需要使用静脉降压药物。高血压亚急症是指血压明显升高但不伴严重临床症状及进行性靶器官损害。及时正确处理高血压急症十分重要，可在短时间内使病情缓解，预防进行性或不可逆性靶器官损害，降低死亡率。高血压急症和亚急症降压治疗的紧迫程度不同，前者需要迅速降低血压，采用静脉途径给药；后者需要在 24～48 小时内降低血压，可使用快速起效的口服降压药。高血压急症时短时间内血压急骤下降，有可能使重要器官的血流灌注明显减少，应采取逐步控制性降压，一般情况下，初始阶段（数分钟到 1 小时内）血压控制的目标为平均动脉压的降低幅度不超过治疗前水平的 25％。在随后的 2～6 小时内将血压降至较安全水平，一般为 160/100mmHg 左右，如果可耐受，临床情况稳定，在随后 24～48 小时逐步降至正常水平。如果降压后发现有重要器官缺血表现，血压降低幅度应更小。在随后的 1～2 周内，再将血压逐步降到正常水平。

通常可以选用舌下含服卡托普利 6.25～12.5mg 来进行快速降压。可供静脉使用的降压药物包括：硝普钠开始以 $10\mu g/min$ 静脉滴注，一般临床常用最大剂量为 $200\mu g/min$。硝酸甘油开始时以 $5\sim 10\mu g/min$ 速率静脉滴注，可用至 $100\sim 200\mu g/min$。尼卡地平开始时从 $0.5\mu g/$（$kg \cdot min$）静脉滴注，可逐步增加剂量到 $10\mu g/$（$kg \cdot min$）。

内分泌系统疾病

引起血压升高的常见内分泌系统疾病包括甲状腺功能亢进症、肾素瘤、原发性醛固酮增多症、嗜铬细胞瘤以及皮质醇增多症。每个疾病详细内容可见第七章的相关部分，下面仅介绍与高血压相关的内容。

1. 甲状腺功能亢进症（简称甲亢）：甲亢可通过增加心排出量、交感神经激活增高血压，由于外周血管阻力下降，甲亢引起的高血压表现为收缩压升高而舒张压降低，脉压增大。收缩压升高多为轻中度。可通过典型的高代谢、交感神经兴奋性升高的症状以及血浆甲状腺素水平升高等确诊。

处理：甲亢引起的高血压多不需要特殊治疗，心悸症状明显的可加用 β 受体拮抗剂对症。主要应根据甲亢的病因进行针对病因的治疗。

2. 肾素瘤和原发性醛固酮增多症：肾素瘤患者血浆肾素水平升高，导致相应的血管紧张素 II 以及醛固酮水平升高，交感神经激活，最终导致循环血容量增加，心排血量增加，血管外周阻力升高，血压升高。原发性醛固酮增多症则主要是因为醛固酮水平升高，导致水钠潴留，循环血容量增加，导致血压升高。升高的醛固酮水平反馈抑制肾素和血管紧张素水平，使其血浆浓度下降，这是肾素瘤和原发性醛固酮增多症鉴别的要点。由于醛固酮的保钠排钾作用，二者均可导致高血压、低血钾。因此高血压患者伴有低血钾时需要考虑这两个诊断。最终确诊需要检测血浆激素水平和影像学证据。

处理：手术切除肿瘤或增生的肾上腺组织可根治或采用醛固酮受体拮抗剂治疗。

3. 嗜铬细胞瘤：嗜铬细胞瘤释放肾上腺素和去甲肾上腺素，导致患者出现交感神经兴奋性增加的症状，伴有明显的血压升高。患者可以是阵发性的血压升高也可以是持续升高伴有阵发性加重。发作时血压急剧升高，同时患者出现头痛、心悸、冷汗、面色苍白等症状。发作终止时上述症状迅速缓解，同时血压水平迅速回落。确诊需要有激素水平升高的证据和肿瘤的影像学证据。发作后留取 4 小时尿 VMA 定性和 24 小时定量，以及测定血、尿儿茶酚胺水平，明显升高可诊断。发作时行酚妥拉明试验，也有诊断意义。嗜铬细胞瘤可存在于肾上腺髓质，也可存在于其他具有交感神经节的部位，如腹主动脉旁。一般腹部 B 超、腹部 CT 检查即可找到肿瘤，必要时也可行同位素检查确定肿瘤位置。

处理：手术切除肿瘤可根治。可疑患者在应用 α 受体拮抗剂之前不能应用 β 受体拮抗剂，以免加重高血压。术前需用 α 受体拮抗剂进行准备。

4. 皮质醇增多症：糖皮质激素可导致水钠潴留，增加循环血容量，导致血压升高。患者可有皮质醇增多导致的典型体征：向心性肥胖、满月脸、水牛背、多血质、四肢细小、多毛、腹部和大腿紫纹等，同时化验检查血糖升高、皮质醇增多。异位 ACTH 增多症患者还会有皮肤摩擦部位色素沉着体征。

处理：根据导致皮质醇增多的病因进行治疗。

血管疾病

各种原因导致的大动脉狭窄均会导致缩窄远端的血压下降，其他部位的血压则由于血流量增加而升高。导致大动脉狭窄的常见原因在不同年龄的患者有所不同。在年轻患者多为先天性或多发性大动脉炎，老年患者则多为动脉粥样硬化所致。累及的血管不同患者的临床表现也有所不同。累及胸主动脉以远的患者（比如主动脉缩窄）上肢血压高于下肢血压，累及一侧锁骨下动脉或肱动脉的患者双上肢血压不对称。狭窄动脉供血的肢体可有无力、疼痛、皮温低，甚至发绀等临床表现。

处理：根据血管受累的范围以及对血液供应影响的严重程度决定是否需要处理狭窄的血管段。先天性和动脉粥样硬化导致的大动脉狭窄可应用经皮腔内血管成形术及支架术扩张狭窄血管段，也可行人工血管置换或血管旁路术。大动脉炎导致的动脉狭窄应首先治疗大动脉炎，在炎症不活动的情况下方可行介入治疗或血管外科手术治疗。老年患者的血压升高大多是原发性高血压和动脉粥样硬化导致的动脉狭窄共同的结果，因此在解决动脉狭窄后往往仍然需要药物治疗。

肾 疾 病

导致继发性高血压的肾疾病可分为肾血管性和肾实质性两大类。前者是由于肾动脉狭窄导致肾血流量减少，进而肾素合成增加，继发性血管紧张素及醛固酮增加导致血压升高。后者则主要是由于各种原因导致肾实质损伤，引起血压的升高。

1. 肾血管性高血压：导致肾动脉狭窄的病因在年轻患者多为多发性大动脉炎、纤维肌性发育不良，在老年患者多为动脉粥样硬化。少数是由于外伤。

（1）临床诊断要点：①需要怀疑存在肾动脉狭窄的临床情况：药物疗效不佳的高血压，原来控制良好的患者血压无明确原因较前升高，反复发作难以解释的肺水肿，老年人原因不明的氮质血症，应用ACEI/ARB类药物后肾功能恶化等。②确诊需要辅助检查。

（2）辅助检查：①肾血管多普勒超声；②同位素肾动态以及卡托普利肾动态；③CT或磁共振血管成像；④肾动脉造影。

（3）处理：经皮肾动脉成形术、肾动脉血管旁路术等。需要注意的是双侧肾动脉狭窄或者孤立肾肾动脉高度狭窄的患者不宜应用ACEI或ARB。老年患者的肾动脉粥样硬化狭窄与高血压往往互为因果，解决肾动脉狭窄有助于血压控制。

2. 肾实质性高血压：所有可导致肾实质病变的疾病均可导致肾实质性高血压。常见病因包括急性和慢性肾小球肾炎、慢性肾盂肾炎、糖尿病肾病等。可通过病史、尿常规检查、肾的影像学检查及肾穿刺活检等诊断。

处理：在治疗原发病的基础上控制血压，因为高血压会加重肾的损害，促进病变进展。在肾功能代偿期应选择ACEI或ARB类降压药，有助于保护肾功能，但是需要定期监测肾功能和血钾。当血肌酐（SCr）≥3mg/dl，是应用ACEI和ARB的禁忌证。详细可见第五章相关内容。

呼吸系统疾病

睡眠呼吸暂停综合征分为阻塞型、中枢型以及混合型三种，可能由于睡眠时低氧及高碳酸血症导致高血压。睡眠呼吸暂停综合征是导致高血压的病因还是与高血压合并存在的疾病尚有争议，但该综合征的存在肯定会加重高血压特别是夜间高血压。对于夜间血压明显增高合并肥胖、打鼾、嗜睡等情况者，应注意采用多导睡眠图监测的方法排除该综合征。

处理：可以采用气道正压通气、外科手术、口内矫治器等方法来治疗。详细可见第二章第五节相关内容。

（刘兆平　马　为　张宝娓）

第四节　低血压

一、概述

低血压是指肱动脉血压异常低的情况。目前并无低血压的诊断标准，一般认为收缩压低于 90mmHg 和（或）舒张压低于 40～50mmHg 时，重要脏器可能出现灌注不足，诊断为低血压状态。值得注意的是在动脉粥样硬化的老年人，由于血管壁僵硬，以 Korokoff 第 5 音声音消失为标准测量的舒张压可能低于实际血管内的压力。另外一个需要鉴别的情况多见于严重肢体动脉粥样硬化的患者，严重的血管狭窄导致远端测量的血压很低，在非狭窄血管或血管内测量的血压可以非常高以保证重要脏器灌注。因此在这类患者需要测定四肢血压，必要时甚至应用有创的直接测压法测定动脉内血压，以了解真实的血压状态。

低血压对患者影响程度以及患者的主诉，除了与低血压的病因以及低血压的程度有关外，还与血压降低的快慢有关。

二、病因

如上节所述，血压由外周阻力和心输出量两方面的因素决定，而心输出量主要受回心血量、心率和心肌收缩力影响。因此任何导致外周阻力下降和（或）心输出量下降的病因都可导致低血压。某些病因可通过影响上述多个环节导致血压下降。

（一）导致外周阻力下降的病因

包括扩张动脉的药物、严重酸中毒、神经调节异常、热休克、严重过敏等。

（二）导致回心血量减少的病因

1. 血容量不足：各种原因导致的失血或脱水，由于血浆渗透压下降导致的循环血容量不足。

2. 心脏充盈受限：缩窄性心包炎、限制型心肌病、心包积液甚至心脏压塞、导致心脏顺应性极度下降的疾病。

3. 循环通路阻塞：急性肺栓塞、左房黏液瘤或者感染性心内膜炎导致的瓣口阻塞、严重的瓣膜狭窄等。

（三）导致心率改变的病因

导致血压下降的心率改变一般是缓慢性心律失常，心室率极快的快速性心律失常特别是室性心律失常也可导致血压下降。特别是合并有心肌收缩力下降的情况时，血压对心率改变的反应更为敏感。

（四）导致心肌收缩力下降的病因

心肌收缩力下降时一般可通过心率增快以维持血压不致太低。但是如果心肌收缩力下降严重超过心率代偿的范围，如大面积心肌梗死，患者仍然可以出现严重的低血压。

（五）综合因素病因

疾病终末期恶病质状态、慢性消耗性疾病、肾上腺皮质功能不全等。

三、诊断思路

患者就诊的原因可能是偶尔发现的低血压，也可能是出现了低血压导致的灌注不足症状，特别是脑灌注不足的症状。接诊时首先应该明确低血压情况的存在，并判断患者是慢性长期低血压还是阵发性发作，随后应寻找低血压的病因。

对于慢性长期低血压的患者，判断低血压的存在并不困难，诊室测量血压或者依据患者提供的既往血压值就可判断。

对于阵发性发作的低血压，如在发作当时就诊的，或者患者能够提供发作时血压的，也容易判断。但是多数患者并不能准确地提供发作时的血压，需要医生根据追溯发作时外周低灌注（特别是脑灌注不足导致的头晕、黑矇、耳鸣，甚至一过性意识丧失）的情况判断，必要时还需要辅以特殊检查。

　　详细的病史采集、全面的体格检查以及针对性的辅助检查对于明确低血压的病因非常重要。

　　1. 采集病史时需要询问发作的诱因、发作的严重程度以及持续时间、伴随症状等情况。体位变化时发生的低血压需要考虑低血容量、血管张力不足或者调节血管张力的机制受损的可能，也可能是肺栓塞、左房黏液瘤等因素阻塞循环所致。长时间直立导致的低血压晕厥可能是血管迷走性晕厥。剧烈运动时出现的低血压晕厥可能是肥厚梗阻型心肌病或者严重的主动脉瓣狭窄或关闭不全。由于其他疾病服用某些药物可能是低血压的原因，如抗心律失常药物、利尿剂、α受体拮抗剂以及氯丙嗪等。伴有心悸症状的低血压可能有快速性或缓慢性心律失常。伴有软弱无力、畏寒、毛发脱落、性欲减退、闭经、阳痿等表现者需要考虑内分泌系统疾病如垂体功能不全、肾上腺或者甲状腺功能减退等情况。伴有神经系统症状，如大小便失禁、手足震颤、步态不稳等，需要考虑神经系统病变导致的低血压。伴有喘憋症状需要考虑心肺疾病。

　　2. 体格检查发现患者一般状况差时，需要考虑慢性消耗性疾病的可能。无力体型的女性发生体质性低血压或者血管迷走性晕厥的可能性大。心脏杂音、心脏扩大等心脏体征提示心脏原因导致的低血压，神经系统疾病也会有相应的体征。下肢水肿、颈静脉怒张、肝大、肝颈静脉回流征阳性以及多浆膜腔积液提示各种原因导致的心脏充盈受限的存在。毛发稀疏、黏液性水肿以及皮肤色素沉着提示内分泌系统疾病。

　　3. 考虑心脏血管系统疾病需要依病情进一步查心电图、超声心动图、24小时动态心电图（Holter）、立卧位血压、直立倾斜试验、肺动脉造影等。

　　考虑内分泌系统疾病需要进一步查相应的激素分泌水平、各种激发/抑制试验以及必要的影像学检查。

　　考虑神经系统疾病需要进一步查脊髓MRI等。

　　低血压诊断流程图见图3-4-1。

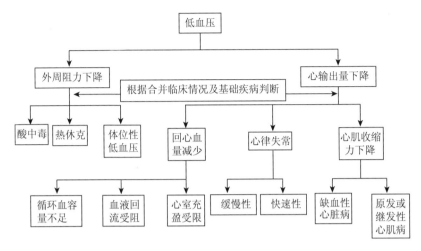

图 3-4-1 低血压诊断流程图

四、疾病

急性低血压（休克）

详见第一章第四节。

心血管系统疾病

1. 心律失常：严重的缓慢性心律失常导致心搏出量下降导致血压降低，而快速心室率的快速性心律失常导致心室充盈减少，同样会导致心搏出量下降，血压降低。患者除明显的脑供血不足的症状外，常有心悸主诉，严重时可发生晕厥、摔伤。一般为阵发性发作，持续时间不长。心室颤动是最严重的情况，可导致猝死。

（1）明确心律失常的存在：心电图、Holter，必要时可行心内电生理检查。

（2）寻找可能的病因或诱因：有无电解质紊乱、甲状腺功能异常、器质性心脏病。

（3）处理

1）治疗原发病。

2）发作期的治疗：①缓慢性心律失常：静推阿托品（0.5～1mg）或肾上腺素（1～3mg），持续静点异丙肾上腺素（0.5μg/min起始），必要时体外起搏或植入临时起搏导管，应用临时起搏器；②快速性心律失常：导致严重低血压的快速性心律失常，无论其来源是房性的还是室性的，都需要立即电转复为窦性心律，根据心律失常的性质决定同步或非同步复律以及所需要的能量。

3）缓解期的治疗：如无可逆因素，缓慢性心律失常需要植入人工永久起搏器。快速性心律失常详细可见本章第一节的相关内容。

2. 急性心肌梗死：急性心肌梗死患者发生低血压的原因有几种可能性：①大范围心肌坏死导致心肌收缩力下降，即心源性休克，见第一章第四节；②发生机械并发症导致室间隔穿孔、严重二尖瓣反流或心脏压塞；③右室梗死；④血容量不足以及药物因素。

心肌梗死患者发病初期可能因出汗、呕吐等原因导致体液流失，而且一般进食水较少，导致入量不足，加之硝酸酯类药物的使用可导致低血压。这类患者可诉口渴、尿量少、尿比重高，无心力衰竭或心源性休克表现。

处理：适量补液，如担心患者入量过多导致心力衰竭，可在中心静脉压监测下补液。详见本章第二节。

3. 梗阻性瓣膜病：梗阻性瓣膜病的病因可能是先天性病变、风湿性心脏瓣膜病或者老年退行性心脏瓣膜病，体格检查心脏可闻及明显的心脏杂音，超声心动图可明确诊断。严重的瓣膜狭窄需要手术治疗。

（1）临床诊断要点：①症状：远端灌注不足的症状，如乏力、少尿、头晕等，近端淤血的症状，如肺水肿，严重者出现肺动脉高压，还可有淤血肝、外周水肿等表现；②体征：近端房室腔扩大的体征，瓣膜狭窄的杂音；③超声心动图：直接显示狭窄瓣膜近端的房室壁肥厚，心腔扩大，瓣膜结构改变，瓣口解剖面积减小，通过瓣膜的血流速度加快，可计算有效瓣口面积和跨瓣压。

（2）辅助检查：①胸部 X 线片：提示房室腔扩大；②ECG：提示心房扩大或左室肥厚，提示心律失常的存在；③超声心动图：了解房室腔大小、瓣膜结构情况以及瓣膜狭窄程度；④心导管检查：测定跨瓣压。

（3）处理：①内科治疗：无症状者随诊；对症治疗；肺水肿时禁用动脉扩张剂，慎用利尿剂。②外科治疗：重度狭窄患者出现症状或心脏进行性增大应及时行人工瓣膜置换术。

4. 缩窄性心包炎、心脏压塞：患者的血流动力学状态相似，均为体循环淤血伴有低血压、外周脏器灌注不足。这类患者需要充分的前负荷以保证心室的充盈，因此患者的血压对于降低前负荷的治疗非常敏感，应用利尿剂或硝酸酯类药物会导致患者血压进一步下降。

缩窄性心包炎大多是急性心包炎的后果，短期大量心包积液会导致心脏压塞。

（1）缩窄性心包炎

1）临床诊断要点：①急性心包炎的病史；②外周灌注不足以及体循环淤血的症状和体征；③提示心包缩窄的体征：心包叩击音；④胸部 X 线片及超声心动图提示心包增厚钙化；⑤心包活检可确诊。

2）辅助检查：①胸部 X 线片：心缘变直，心包钙化；②ECG；③超声心动图；④CT、MRI；⑤右心导管；⑥心包活检。

3）处理：心包剥脱术或心包切除术是唯一有效的治疗方法。

（2）心脏压塞

1）临床诊断要点：①低血压，脉压减小，颈静脉怒张；②奇脉、心界向两侧扩大且随体位变化；③胸部 X 线片：心脏向两侧扩大呈烧瓶样；④超声心动图：心包内液性暗区，右心室压缩萎陷。

2）辅助检查：①胸部 X 线片；②超声心动图。

3）处理：①禁用血管扩张药或降低前负荷的药物，可应用儿茶酚胺类药物［如多巴胺 $5\sim10\mu g/(kg\cdot min)$］维持血压；②心包穿刺抽液是最有效的急救手段，但首次量不宜太大，一般不超过 100ml，以免发生急性肺水肿。

5. 限制型心肌病：限制型心肌病的血流动力学变化以及症状、体征与缩窄性心包炎类似，但是导致血流动力学改变的原因是心内膜的增厚和纤维化，而不是心包缩窄。某些异常蛋白如淀粉样变性蛋白，浸润心肌导致的浸润性心肌病，心脏的顺应性下降，舒张功能极差，其血流动力学改变也与限制型心肌病相似。

（1）临床诊断要点：①以左心受累为主的以左心衰竭和肺动脉高压为主要表现，以右心受累为主的以体循环淤血为主要表现。②超声心动图：提示心脏舒张功能极差，也可有收缩功能下降，浸润性心肌病可有室壁增厚，无心包缩窄的表现。③心内膜心肌活检可确诊，浸润性心肌病有其他部位受累的，如胃肠道、肾和皮肤等，相应部位的活检也有助于确诊。

（2）辅助检查：①超声心动图：心腔大小以及心脏的收缩和舒张功能；②心肌活检。

（3）处理：主要是对症治疗。可手术切除纤维化增厚的心内膜。

6. 急性肺栓塞：急性肺栓塞发作时由于栓子对肺血管床的机械阻塞作用以及肺动脉痉挛的作用，导致肺动脉压力急剧上升，左心的灌注减少，由于右心室负荷增加，右心扩大，推挤室间隔向左心室移位，进一步导致左心充盈受限，心输出量减少，血压下降。血压急剧下降可导致患者一过性意识丧失。患者除血压下降之外，最突出的症状是胸闷，或胸部压迫感，可伴有发绀。患者低氧血症明显，心率增快。详见第二章相关内容，简要介绍如下：

（1）临床诊断要点：①血栓形成的证据：D-二聚体和FDP增高；双下肢水肿不对称，或下肢血管彩超提示深静脉血栓形成。②肺动脉高压及右心负荷过重的证据：体征、心电图改变、超声心动图改变。③低氧血症。④肺栓塞的直接证据：肺动脉造影、肺动脉CT成像、放射性同位素肺通气灌注扫描。

（2）治疗原则：①急性期：a. 一般治疗：吸氧，监护，维持血流动力学稳定；b. 抗凝治疗：避免进一步栓塞，先用低分子肝素（依诺肝素 1mg/kg，iH，q12h；或达肝素 120U/kg，iH，q12h；或那屈肝素 85U/kg，iH，q12h），同时加用华法林，起始剂量 3～

6mg，当 INR 调整至 2.0～3.0 后，停用低分子肝素，抗凝疗程至少 6 个月；c. 溶栓治疗：对于大块肺栓塞或导致血流动力学不稳定的肺栓塞，静脉溶栓、经导管溶栓或切开取栓。②稳定期：查找栓子来源及病因；去除病因；对于找不到病因或病因无法去除的，长期抗凝治疗。

内分泌系统疾病

肾上腺皮质功能不全、甲状腺功能减退以及垂体功能不全患者均可发生低血压，同时患者多伴有腺体功能减退的其他临床表现。如肾上腺皮质功能不全患者多伴有皮肤摩擦部位色素沉着；甲状腺功能减退患者伴有低体温、心率慢以及黏液性水肿等；而垂体功能不全患者则根据情况不同可有性腺、甲状腺或肾上腺功能减退的表现。此类患者临床表现较具特异性，只要注意寻找不难找到，进一步进行激素水平及必要的影像学检查可确诊和进行相应的治疗。详见第七章的相关内容。

慢性消耗性疾病

慢性感染性疾病、严重脏器功能衰竭的终末期、恶性肿瘤终末期的患者也可有低血压。根据患者的病史不难判断。低血压的原因可能与原发疾病、严重疾病导致的入量不足和（或）体液丢失、电解质紊乱、营养不良导致血浆胶体渗透压下降、代谢性酸中毒等因素有关。治疗原则除积极治疗原发病以外，支持治疗改善患者一般情况非常重要。

体质性低血压

这是一种排除性诊断，需要完善的检查排除器质性疾病。多见于瘦弱女性，一般无不适主诉；也有的患者有头晕、心悸等症状，对于症状明显的可中医治疗，预后良好。

体位性低血压

卧位血压正常，突然站起时血压降低，导致视物模糊、眩晕，严重的可出现黑蒙甚至晕厥。主要原因是血管张力调节障碍。瘦长体型的年轻人以及老年人，特别是长期卧床者容易出现。某些药物影响神经调节，最常用的如 α 受体拮抗剂，可能导致体位性低血压发作。某些神经系统疾病以及导致血管僵硬度增加的疾病，如系统性淀粉样变性病，也容易发生体位性低血压。处理除注意去除可能的原因外，主要是避免突然的坐起或站立及对症处理。

（刘兆平　张宝娓）

第五节　心力衰竭

一、概述

心力衰竭是由于原发或继发的各种心脏疾病导致心功能不全的综合征。这一定义包含以下几层含义：①基本病因是心脏疾病，可以原发于心脏，也可以是系统性疾病累及心脏；②心脏功能包括收缩和舒张两个方面，因此心功能不全也就包括收缩功能不全和舒张功能不全两种情况；③所谓"综合征"是指一组有联系的症状的集合，心力衰竭这种综合征的症状包括两个方面：前向泵血能力不足导致的远端循环灌注不足，以及肺循环或体循环淤血表现。

按照左、右心受累的不同可分为左心衰竭和右心衰竭以及左、右心一起受累的全心衰竭。这是心力衰竭最常用的分类方法。按照收缩、舒张功能受累的不同可分为收缩性心力衰竭和舒张性心力衰竭。按照发病的急缓和病程可分为急性心力衰竭和慢性心力衰竭，但是二者是有联系的，临床上常见慢性心力衰竭急性发作以及急性心力衰竭发作后遗留长期慢性心力衰竭的情况。

二、病因

（一）基本病因

几乎所有原发的心血管疾病病程中都有可能出现心力衰竭，而且通常最终表现为心力衰竭。无论是急性还是慢性心力衰竭基本病因都是心肌受损导致舒缩功能不全。除了原发于心血管的疾病可导致心肌受损以外，某些心外疾病也可通过各种机制影响心肌，如甲亢、糖尿病、尿毒症、长期饮酒等。各种原因导致心脏前后负荷增加通常是急性心力衰竭发作的诱因，但是长期的前后负荷过重本身也会导致心肌病变，成为心力衰竭的基本病因。

（二）诱因

在心肌本身病变的基础上，某些诱因会导致心力衰竭症状的突然加重。这些诱因一般分为两类：加重心肌舒缩功能不全的因素和增加心脏前后负荷的因素，某些诱因兼具两方面的作用。

1. 加重心肌舒缩功能不全的常见因素包括：快速性心律失常、心肌缺血、风湿活动、洋地黄中毒、不适当加用负性肌力药物、应用导致心肌损伤的药物等。

2. 加重心脏负荷的常见因素包括：呼吸道感染、各种原因导致的容量负荷过重、贫血、劳累或情绪激动等。

三、诊断思路

心力衰竭的诊断思路包括以下几个环节：①明确患者的症状是由心力衰竭引起并判断心力衰竭的严重程度；②明确心力衰竭的病因；③寻找诱因和可逆因素。

患者常常是因为发生急性左心衰竭或心力衰竭症状加重就诊。根据心衰类型有不同的临床表现，需要与不同的其他临床情况鉴别。以急、慢性右心衰竭为主要表现的症状及其鉴别诊断请见第二章呼吸系统临床表现及其相关疾病。

（一）心力衰竭的诊断

左心衰竭的表现包括体循环灌注不足和肺循环淤血两部分，其中体循环灌注不足的症状主要有乏力、疲倦、心悸等，缺乏特异性。由于肾灌注减少可导致少尿，结合肺淤血症状以及辅助检查，不难与原发肾疾病鉴别。

肺淤血主要表现为程度不同的呼吸困难，最初仅表现为劳力性呼吸困难，随后可发展为夜间阵发性呼吸困难。咳嗽、咳痰也多在夜间卧位时发作，这是由于平卧时回心血量增加，导致肺泡和支气管黏膜淤血。呼吸困难发作时患者常停止活动，可呈强迫坐位、耸肩呼吸貌。肺部听诊根据病情轻重不同可以是双肺底细小湿啰音到双肺满布干、湿啰音。啰音的特点是随症状的缓解可减少、减轻，变化较快，而且与患者体位有关，下垂部位明显。心脏查体一般心率增快，可闻及奔马律，还可有心脏扩大、瓣膜杂音等原发病的表现。急性左心衰竭的临床表现主要是急性肺水肿，起病更急，表现更重，需要紧急处理。

需要与左心衰竭相鉴别的主要是肺部疾患。慢性阻塞性肺疾病以及肺栓塞也可以导致患者活动耐力的逐步下降，但是通过病史、右心负荷重的表现、血气分析以及肺功能等检查不难鉴别。血清脑钠肽仅在心力衰竭患者明显升高，可作为鉴别心源性呼吸困难和肺源性呼吸困难的工具。急性左心衰竭需要与哮喘急性发作鉴别。

辅助检查的目的一方面可进一步明确心力衰竭的诊断，与肺部疾患相鉴别；另一方面也可了解心力衰竭的程度和病因等。

常用的辅助检查包括：①实验室检查：血常规、脑钠肽、甲状腺功能、肌钙蛋白、肾功能和电解质等；②胸部 X 线片：可了解心脏的大小，有无肺水肿，有无肺部感染以及肺气肿、胸腔积液等。心力衰竭患者多有心脏扩大，双肺血管影增多，甚至双肺门增大等肺淤血和肺水肿表现。③超声心动图：可直观测量各个心腔的大小，评价心脏的收缩、舒张功能，并且有助于明确心力衰竭的病因和诱因。④放射性同位素心血池显像：也可测定心脏功能，目前非常规检查。⑤心脏 MRI：可用于明确有无心肌病变以及心功能的评价。⑥有创血流动力学检查：一般对监护室的患者进行漂浮导管检查，可测定腔静脉、右房、右室和肺动脉的压力，以及肺毛细血管楔压，并测定心输出量。有助于心力衰竭的诊断及监测治疗。左心衰竭患者肺毛细血管楔压、肺动脉压以及中心静脉压均增高，而心输出量下降。单纯右心衰竭者，右室舒张末压、右房压以及中心静脉压增高，而肺毛细血管楔压无增高。

　　另一个需要与左心衰竭鉴别的临床情况是冠心病心肌缺血发作。虽然冠心病急性或陈旧性心肌梗死以及缺血性心肌病都可表现为左心衰竭，但是这里提到的需要鉴别的是心肌缺血发作未引起胸痛症状，也不足以导致心肌收缩力下降引起左心衰竭，仅表现为胸闷、气短而需要与心力衰竭鉴别的情况。这种发作除无胸痛及放射痛以外，其他特点如诱因、持续时间、缓解方式等，均与心绞痛发作相同，发作时与发作前后心电图相比显示明显的 ST-T 动态变化。这些患者需要进行冠心病相关的检查评价。详见本章第二节。

　　长期左心衰竭可导致右心衰竭，此时患者为全心衰竭，同时有体循环淤血和肺循环淤血的表现。

　　对心力衰竭严重程度的判断主要应用纽约心脏协会（NYHA）分级：

　　Ⅰ级：患者患有心脏病但活动量不受限制，平素一般活动下不引起疲乏、心悸或呼吸困难。

　　Ⅱ级：心脏病患者体力活动轻度受限，休息时无自觉症状，但是平素一般活动下可出现疲乏、心悸或呼吸困难。

　　Ⅲ级：心脏病患者体力活动明显受限，小于平素一般活动即引起上述症状。

　　Ⅳ级：心脏病患者不能从事任何体力活动。休息状态下也可出现心力衰竭的症状，体力活动后加重。

　　（二）心力衰竭的病因诊断

　　在确立心力衰竭的诊断以后，就需要对基础病因进行诊断，为针对病因的治疗提供可能。病因的诊断首先需要通过详细地问诊和查体形成诊断假设，再安排恰当的检查得到明确。

1. 问诊主要针对病史和伴随症状，有时家族史也提供重要信息。病史经常可为病因诊断提供重要线索。多年高血压病史、糖尿病病史提示高血压心脏病或糖尿病心肌病变可能是心力衰竭的病因。常年大量饮酒者可发生酒精性心肌病。慢性肾衰竭患者可发生尿毒症性心肌病。既往心肌梗死或心绞痛发作者，则冠心病导致心力衰竭的可能性大。

伴随症状能够提供患者整体状况。伴有高代谢症状者需要考虑甲亢性心脏病，发病前有病毒感染者需要考虑病毒性心肌炎。伴有发热以及菌血症表现者，应进一步寻找感染性心内膜炎的证据。但是在风湿性心脏病患者需要除外风湿活动。睡眠时打鼾可能是睡眠呼吸障碍的表现，而后者是最近认识的心力衰竭病因或是重症心力衰竭的表现。有多系统受累表现者需要考虑结缔组织病、淀粉样变性病等系统性疾病的可能。

2. 体格检查可进一步为诊断提供依据。皮肤、黏膜苍白伴窦性心动过速提示贫血的存在。明显的心脏杂音根据不同部位和特点以及患者的年龄可能提示先天性心脏病、风湿性心脏病、肥厚梗阻型心肌病或者老年退行性心脏病。

3. 根据问诊和体格检查形成的诊断假设往往需要客观检查来支持。超声心动图对于心脏方面的病因诊断极为重要，所有心力衰竭患者都应接受此项检查。超声心动图有助于诊断冠心病、高血压性心脏病、风湿性心脏病、先天性心脏病、老年退行性心脏病以及原发性心肌病等。

对于特定的患者需要检查血常规、肾功能、甲状腺功能、血培养、免疫学指标以及与风湿活动相关的指标等。

需要强调的是原发性心肌病是一种排除性诊断，需要排除可能引起相应心脏结构改变的已知病因后才可诊断。

扩张性心肌病可以是任何一种心脏病终末期的表现，除了常见于高血压性心脏病以外，糖尿病心肌病变、甲亢性心脏病等都可表现为心脏扩大、心力衰竭。另外，一些表现为扩张性心肌病的患者虽然既往从未发生过心绞痛，但是也可能是缺血性心脏病。对这一部分患者的检出非常重要，因为通过冠脉血运重建有可能改善其预后，而原发性扩张型心肌病则缺乏有效的针对病因的治疗方法。对于无明显病因的扩张性心肌病患者，特别是冠心病的高危人群，排除冠心病是非常必要的。

引起心肌肥厚的原发病一般是高血压，但是特殊蛋白浸润也可导致心肌肥厚，如淀粉样变性。与肥厚型心肌病不同的是，这些患者通常有多系统受累的表现，如蛋白尿、消化道出血等，确诊需要病理活检。而肥厚型心肌病患者通常有家族史。

（三）寻找诱因和可逆因素

慢性心力衰竭的心脏病理改变大多是不可逆的，但是在某些情况下通过对因治疗可以逆转。另外寻找诱因也非常重要，不仅是因为去除诱因可使心力衰竭症状缓解，而且如果诱因持续存在，也会引起神经内分泌系统的激活，进而对心肌造成持续损害。因此在确定心力衰竭诊断以及寻找心力衰竭病因时，就应积极寻找可逆因素和诱因。常见的可逆因素包括感染、甲亢、贫血、严重冠状动脉病变、心律失常、停用利尿药物、电解质异常、心脏负荷增加、肺栓塞等。但是这些病因需要尽早诊断，否则一旦心肌病变进展到一定阶段，即使去除病因也不可逆了。

心力衰竭诊断治疗流程图见图 3-5-1。

四、疾病

心脏疾病

1. 高血压性心脏病：原发性或继发性高血压患者在漫长的病程中，心脏需要克服增高的后负荷，将发生从向心性肥厚到离心性扩大、从代偿到失代偿的病生理变化。在诊断高血压多年后，特别是平素血压控制不满意的患者，会逐渐出现左心衰竭的症状。在血压突然升高或其他诱因下，可发生急性左心衰竭。

（1）临床诊断要点：①高血压病史；②提示心肌肥厚、心脏扩大

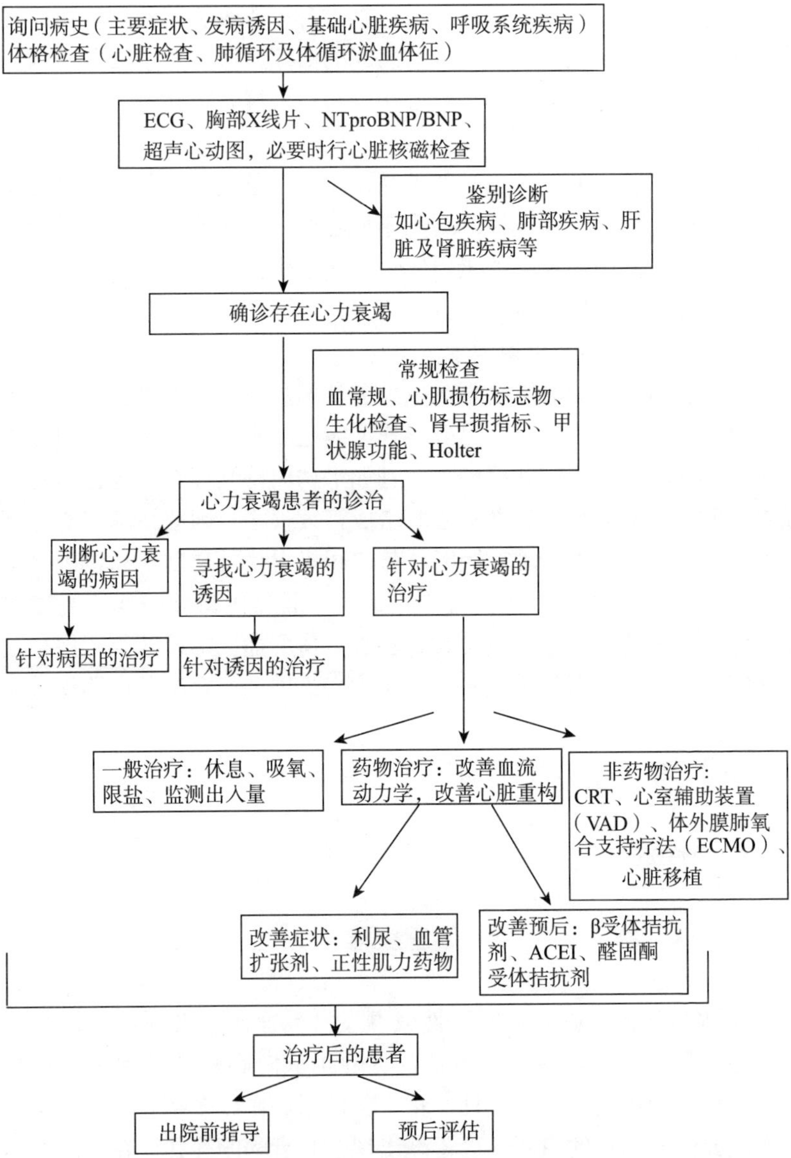

询问病史（主要症状、发病诱因、基础心脏疾病、呼吸系统疾病）
体格检查（心脏检查、肺循环及体循环淤血体征）

↓

ECG、胸部X线片、NTproBNP/BNP、
超声心动图，必要时行心脏核磁检查

鉴别诊断
如心包疾病、肺部疾病、肝脏及肾脏疾病等

确诊存在心力衰竭

常规检查
血常规、心肌损伤标志物、生化检查、肾早损指标、甲状腺功能、Holter

心力衰竭患者的诊治

| 判断心力衰竭的病因 | 寻找心力衰竭的诱因 | 针对心力衰竭的治疗 |

针对病因的治疗　　针对诱因的治疗

一般治疗：休息、吸氧、限盐、监测出入量

药物治疗：改善血流动力学，改善心脏重构

非药物治疗：CRT、心室辅助装置（VAD）、体外膜肺氧合支持疗法（ECMO）、心脏移植

改善症状：利尿、血管扩张剂、正性肌力药物

改善预后：β受体拮抗剂、ACEI、醛固酮受体拮抗剂

治疗后的患者

出院前指导　　预后评估

图3-5-1　心力衰竭诊断治疗流程图

以及心功能不全的体征：心尖部抬举样搏动，心界向左下扩大，第一心音增强，随体位变化的肺部细湿啰音；③提示心肌肥厚、心脏扩大以及心脏舒缩功能减退的辅助检查。

（2）辅助检查：①胸部 X 线片：心脏向左下方扩大、主动脉结突出、肺血增多的表现；②心电图：左心室肥厚伴劳损改变；③超声心动图：左室肥厚，左心房扩大，左心室也可扩大，左室射血分数下降或正常，左心室舒张功能不全。

（3）处理：详见下文。

2. 冠心病：陈旧性心肌梗死或缺血性心肌病，发生急性心肌梗死时，可有急性左心衰竭发作（详见本章第二节）。患者一般有明确的病史，超声心动图可提示心脏扩大，节段性室壁运动不良，甚至有室壁瘤形成，左室射血分数下降。缺血性心肌病超声心动图表现为扩张性心肌病，冠状动脉造影提示广泛而严重的冠脉病变。急性心肌梗死心功能按照 Killip 分级：Ⅰ级：无肺部啰音；Ⅱ级：肺部啰音范围小于 50％肺野；Ⅲ级：肺部啰音范围超过 50％肺野；Ⅳ级：心源性休克。处理详见下文。

3. 原发性心肌病：根据超声心动图表现可分为扩张型心肌病、肥厚型心肌病、限制型心肌病、致心律失常性右室发育不良以及未分型心肌病。如前所述，需要排除可能的病因后才能诊断原发性心肌病。上述分型中以扩张型心肌病最为常见，一般表现为以左心衰竭为主的全心衰竭。限制型心肌病较为少见。肥厚型心肌病由于心肌肥厚，顺应性下降，晚期也会出现心肌收缩力下降，因此也会发生左心衰竭。下文介绍的主要是扩张型心肌病。

（1）临床诊断要点：①临床表现：心力衰竭，心律失常，栓塞；②体征：心脏向两侧扩大，心肌收缩力下降的体征如心尖部搏动弥散，第一心音减低，奔马律；③超声心动图提示特征性的心脏结构改变；④排除其他导致心脏扩大的疾病。

（2）辅助检查：①胸部 X 线片：心脏向两侧扩大；②超声心动图：左心房、左心室扩大，室壁变薄，室壁回声可能增强，心肌收缩力弥漫性减弱。

（3）处理：详见下文。

4. 风湿性心脏病：患者可有风湿热病史，但是不少患者并没有明确的风湿性关节炎病史。发生心力衰竭可以是瓣膜损害［狭窄和（或）关闭不全］的结果，也可以是风湿性心脏炎的结果，也可能是在瓣膜损害的基础上发生了感染性心内膜炎。因此对于风湿性心脏瓣膜病出现心力衰竭加重的，需要寻找可能存在的比较隐匿的因素。

（1）临床诊断要点：①风湿热以及风湿性心脏病病史；②体征：瓣膜狭窄和关闭不全的体征；③超声心动图：瓣膜结构改变（如增厚、粘连、钙化），瓣膜狭窄和反流，心腔扩大；④寻找心力衰竭可能的诱因：感染、心律失常（心房颤动）、风湿活动、感染性心内膜炎。

（2）辅助检查：①血常规：诊断有无感染；②血培养：诊断感染性心内膜炎；③免疫学指标：红细胞沉降率、ASO、CRP、RF，判断是否存在风湿活动；④心电图和 Holter：判断有无快速性心律失常；⑤超声心动图：判断瓣膜病变情况、心腔大小、心功能以及有无心脏内赘生物。

（3）处理：详见下文。

5. 老年退行性心脏病：随着老龄社会的到来，这类心脏病也逐渐增加。瓣膜损害主要表现为瓣膜结构（包括瓣叶、瓣环和腱索）的钙化，进而导致瓣膜狭窄和（或）关闭不全。主动脉瓣受累最为明显。在这种瓣膜病基础上也可以发生感染性心内膜炎。

（1）临床诊断要点：①无风湿热、风湿性心脏病及先天性瓣膜病病史；②主动脉瓣狭窄的症状：呼吸困难、心绞痛和晕厥；③体征：抬举性心尖冲动，主动脉瓣区收缩期杂音明显，向颈部传导；④超声心动图：瓣膜钙化狭窄，以主动脉瓣受累为主，左心室肥厚；⑤寻找心力衰竭可能的诱因：感染、心律失常（心房颤动）、感染性心内膜炎。

（2）辅助检查：①血常规：诊断有无感染；②血培养：诊断感染性心内膜炎；③心电图和 Holter：判断有无快速性心律失常；④超声心动图：判断瓣膜病变情况、心腔大小、心功能以及有无心脏内赘生物。

（3）处理：详见下文。

心脏外疾病

1. 甲亢性心脏病：患者多有明确的甲亢病史，或者甲亢的高代谢症状以及神经系统兴奋性增高的症状。即使无上述表现，对于原因不明的扩张型心肌病患者也应检查甲状腺功能，排除甲亢的诊断。长期甲亢未控制或控制不满意，导致心脏扩大，出现心力衰竭。

2. 尿毒症心肌病：终末期肾病患者，由于高血压、水钠潴留以及尿毒症毒性物质对心肌的损害等因素，出现心脏扩大，心肌顺应性下降，全心衰竭。

五、心力衰竭的治疗原则

1. 治疗原发病：对于原发病早期治疗可预防或延缓心力衰竭的发生，对于某些已出现心力衰竭的患者可能逆转心力衰竭，至少积极地治疗原发病可以阻止或延缓心脏的进一步损害。如缺血性心脏病可行冠状动脉血运重建，风湿性瓣膜病或老年退行性瓣膜病可行瓣膜置换。但是原发疾病作为病因启动心力衰竭发生发展的病生理过程，一旦越过某个临界点，心力衰竭的病生理过程就不再依赖于病因，呈现一种自我维持、自动进展的状态，神经内分泌机制以及心肌细胞损伤修复的分子生物学机制成为维持这种状态的主要原因。在这种情况下仅仅治疗原发病就不够了，需要有效的手段打破自我维持、自动进展的恶性循环，避免心功能进行性下降。

2. 急性心力衰竭或慢性心力衰竭急性加重的治疗

（1）去除诱因：如控制炎症，纠正电解质异常，纠正心律失常，纠正缺氧或贫血，冠脉血运重建等。

（2）吸氧：持续吸氧，必要时可以采用无创或有创机械通气。

（3）吗啡：5～10mg，iH。

（4）氨茶碱：0.125g，缓慢静推（注意药物溶剂配比）。

（5）减轻心脏负荷：①前负荷：体位（坐位，双腿下垂），利尿（袢利尿剂：呋塞米 20～40mg 肌内注射，或布美他尼 1～2mg 肌内注射），静脉持续滴注硝酸酯（硝酸甘油 10μg/min 起始，可逐渐加量）；②减轻后负荷的治疗：扩张动脉药物［乌拉地尔 1μg/（kg·min）起始，或酚妥拉明 0.1mg/min 起始，可逐渐加量］；③硝普钠（10μg/min 起始，可逐渐加量）可同时扩张静脉和动脉，减轻心脏的前、后负荷。奈西立肽（一种重组人 BNP）除可扩张动、静脉外，还有利尿和抑制 RAAS 和交感系统的作用。负荷量 2μg/kg，持续滴注 0.01μg/（kg·min）。

（6）增加心肌收缩力：①洋地黄类药物：应用静脉制剂，毛花苷 C（又称西地兰）0.2～0.4mg，静脉注射；②儿茶酚胺类药物：维持静脉点滴多巴胺 2～10μg/（kg·min），或多巴酚丁胺 1～10μg/（kg·min）；③米力农：同时可以扩张血管，需要注意低血压及心律失常。长期使用增加死亡率，所以目前并不常规使用。④钙增敏剂：左西孟旦可引起低血压，使用时需密切监测。负荷剂量 12～24μg/kg（>10min），0.1μg/（min·kg）维持，酌情减量或加倍；⑤二尖瓣狭窄导致的急性肺水肿应用正性肌力药物无效，洋地黄可用于减慢心房颤动的快速心室率。

（7）其他治疗：对于利尿剂无效者可以考虑持续性肾替代治疗（CRRT）；急性心肌梗死导致心源性休克患者可以考虑主动脉内球囊反搏（IABP）；某些重症患者药物治疗无效时可以考虑采用如体外模式人工肺氧合器（ECMO）、左室辅助装置（LVAD）或双心室辅助装置（BiVAD）等适用于心脏移植前的过渡治疗及终末替代治疗。

3. 慢性心力衰竭的治疗

（1）缓解症状的药物：在缓解期内仍有心力衰竭症状者，或者停用上述药物后出现心力衰竭症状者需要应用缓解症状药物。①洋地黄类：口服制剂，地高辛 0.125～0.25mg，qd 或 qod；②利尿剂：噻嗪类利尿剂如氢氯噻嗪 25～50mg，qd 或 bid，或袢利尿剂如呋塞米 20～40mg，qd 或 bid，或布美他尼 1～2mg，qd 或 bid，和（或）醛固酮受体拮抗剂如螺内酯 20～40mg，qd 或 bid。

（2）改善预后的药物：①ACEI 类药物：需要用至目标剂量或最大耐受剂量（表 3-5-1）；②ARB 类药物：作为不能耐受 ACEI 类药物患者的二线用药，需要用至目标剂量或最大耐受剂量（表 3-5-1）；③β 受体拮抗剂：常用药物包括卡维地洛、美托洛尔、比索洛尔，需要用至目标剂量或最大耐受剂量（表 3-5-2）；④醛固酮受体拮抗剂：螺内酯和依普利酮。

表 3-5-1　心力衰竭治疗中 ACEI 或 ARB 类药物的使用

	开始剂量（mg）	目标剂量（mg）
ACEI		
卡托普利	6.25 tid	50 tid
依那普利	2.5 bid	10～20 bid
雷米普利	2.5 qd	5 bid
福辛普利	5～10 qd	40 qd
培哚普利	2 qd	4～8 qd
贝那普利	2.5 qd	5～10 bid
西拉普利	0.5 qd	1～2.5 qd
赖诺普利	2.5～5.0 qd	20～35 qd
群多普利	0.5 qd	4 qd
ARB		
坎地沙坦	4～8 qd	32 qd
缬沙坦	40 bid	160 bid
氯沙坦	50 qd	150 qd

表 3-5-2　心力衰竭治疗中 β 受体拮抗剂药物的使用

β 受体拮抗剂	开始剂量（mg）	目标剂量（mg）
比索洛尔	1.25 qd	10 qd
卡维地洛	3.125 bid	25～50 bid
琥珀酸美托洛尔缓释片	11.875～23.75 qd	190 qd

（3）一般治疗：低钠限水，量出为入；避免过劳；避免感染。

4. 心力衰竭的非药物治疗

（1）再同步化治疗：CRT 可顺序发放刺激，恢复房室、左右室间和左心室内运动的同步性，改善心功能，缓解症状，降低再住院率及死亡率。对窦性心律有症状的中重度心力衰竭患者，经最佳药物治疗后，NYHA Ⅲ～Ⅳ 级，LVEF 持续降低≤35%，呈左束支传导阻滞图形，QRS 时限≥120ms，预计生存时间在 1 年以上，推荐 CRT 或 CRT‐D 治疗。对窦性心律有症状的轻中度心力衰竭患者，经最佳药物治疗后，NYHA Ⅱ级，LVEF 持续降低≤30%，呈左束支传导阻滞图形，QRS 时限≥130ms，预计生存时间在 1 年以上，推荐 CRT（最好是 CRT‐D）治疗。如 QRS 时限≥150ms，无论 QRS 波形态如何，也可考虑 CRT 或 CRT‐D 治疗。对心房颤动患者，如具有常规起搏适应证，且 NYHA Ⅲ～Ⅳ级，LVEF≤35%，无论 QRS 波宽度如何，也可考虑植入 CRT。

（2）左心室辅助装置：应用于等待心脏移植的终末期心力衰竭患者。

（3）心脏骨髓干细胞移植：主要应用于大面积心肌梗死，而且坏死区无较多的存活心肌的患者。

（4）对于合适的主动脉瓣重度狭窄导致的心力衰竭不能耐受外科手术者可以考虑经皮主动脉瓣置换术；对于合适的二尖瓣重度反流导致心力衰竭或心力衰竭合并重度二尖瓣关闭不全者，可以考虑经皮二尖瓣修复（Mitralclip 术）；对于合适的陈旧心肌梗死合并前壁无运动或反常运动，左室射血分数小于 35% 者，可以考虑行经皮心室重建术，植入左室隔离装置。

（5）心脏移植：应用于终末期心力衰竭患者。

（刘兆平　马　为　张宝娓）

第六节　无　脉　症

一、概述

动脉随着心脏的收缩和舒张而扩张和回缩形成脉搏，某些部位动脉走行表浅可触及，这些部位称为摸脉点。广义的无脉症是由于各种原因导致一个或多个部位不能触及动脉搏动的情况，狭义的无脉症一般指多发性大动脉炎。本文所说的无脉症是广义的。

二、病因

主要病因包括三类：

1. 周围动脉严重狭窄或闭塞（包括栓塞）：如动脉粥样硬化或大动脉炎导致的动脉狭窄或闭塞，心房颤动患者左心房内血栓脱落导致肢体动脉栓塞。

2. 周围动脉痉挛性疾病：如雷诺综合征。

3. 局部因素导致动脉搏动不能传导至体表被触及：如严重水肿、硬皮病等，这类原因导致的无脉，并不是真正的动脉搏动消失，不在本节讨论范围内。

三、诊断思路

无论是动脉狭窄、闭塞或者痉挛，都会导致供血范围组织器官的缺血表现，在皮肤和肢体表现为局部疼痛、皮温降低和皮肤苍白，长期缺血还会导致局部营养不良的表现；在内脏则主要表现为功能障碍，甚至坏死。本节所说的无脉症是指在体表不能触及脉搏的情况，因此患者的临床表现主要为前者，但是某些疾病在累及体表动脉时也会累及深在的给内脏供血的动脉，因此也会出现后者的表现。

患者就诊的原因可以是因为看中医时摸脉或自己无意中摸脉或测量血压时发现"无脉"，也可以是出现了血管阻塞导致的缺血症状，如肢体无力、疼痛等。对无脉症的诊断应首先明确患者的症状是动脉受累所致，进一步根据起病的缓急、持续时间等因素确定动脉病变是缓慢进展的狭窄病变，还是狭窄基础上发生了闭塞，或者是栓塞导致的突然闭塞，还是动脉痉挛所致。在此基础上明确动脉狭窄的范围和病因。

主要需与静脉阻塞性病变鉴别。静脉的阻塞一般导致回流范围的肿胀、疼痛、发绀，如发生坏疽多为湿性坏疽，而动脉阻塞则为干性坏疽，供血范围皮肤苍白、皮温低。

逐渐出现并加重的肢体功能障碍以及局部营养不良提示慢性阻塞病变；症状突然加重，如疼痛症状加重，出现坏疽等，则提示在慢性病变基础上出现了急性血栓形成。如既往无慢性阻塞性疾病的症状，突然出现上述缺血表现，并且患者存在导致栓塞的疾病，如心房颤动、心房黏液瘤、感染性心内膜炎等，则考虑栓塞的可能性大。同样，发作突然，但是可迅速缓解的缺血症状可能是血管痉挛所致。

动脉病变范围可由症状受累范围、体格检查和辅助检查确定。

肢体疼痛、皮肤苍白的范围提示近端血管严重狭窄。体格检查由近端向远端，对比触摸两侧血管的搏动强弱，并听诊相应的血管杂音，也有助于判断病变的范围。辅助检查可明确狭窄范围和程度。常用的检查包括血管多普勒超声、血管磁共振、CT 血管成像以及经皮血管造影。血管多普勒超声无创、价廉、方便，可作为初步的筛查手段。血管磁共振和 CT 血管成像也是无创检查，比超声技术空间分辨率更高，对于血管之间的关系显示得更为清晰。而经皮血管造影是有创检查，但是在必要时可同时进行介入治疗，解除血管狭窄。

根据患者的年龄、危险因素、合并症状、血管病变的性质和范围以及化验检查可确定病因。详见下文。

无脉症诊断流程图见图 3-6-1。

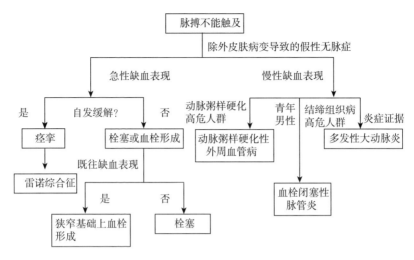

图 3-6-1　无脉症诊断流程图

四、疾病

动脉粥样硬化性疾病

1. 临床诊断要点：①动脉粥样硬化导致的无脉症，临床表现取决于动脉阻塞的部位和范围、进展的快慢、是否有血栓形成以及侧支循环的情况。多见于有多重动脉粥样硬化危险因素（高血压、高脂血症、糖尿病、吸烟、肥胖）以及已有其他部位动脉粥样硬化疾病的老年人。累及下肢动脉的患者会有典型的间歇跛行症状，患者行走一段距离后出现下肢肌肉疼痛，休息后缓解。上肢动脉狭窄也可导致类似间歇跛行的症状，患者患侧上肢用力活动后出现疼痛无力的表现，休息后缓解。肢体血供丰富，动脉缓慢狭窄闭塞的过程中会有丰富的侧支循环形成，即使在狭窄的基础上有急性闭塞性血栓形成也很少导致严重缺血、坏死。查体可发现患侧动脉搏动减弱或消失，皮温低。②血管超声可进一步明确病变的范围和程度。经皮血管造影后对于合适的病变可行经皮支架植入或外科搭桥治疗。

2. 辅助检查：①血脂、血糖：是需要积极干预的动脉粥样硬化危险因素和促进因素；②血管多普勒超声；③必要时经皮血管造影。

3. 处理：①一般治疗：控制危险因素、戒烟、步行锻炼；②抗血小板治疗：西洛他唑 50～100mg，bid；③避免应用导致血管痉挛的药物：如 β 受体拮抗剂，但是有冠心病需要应用 β 受体拮抗剂的患者可用卡维地洛（6.25～25mg，bid），也可考虑应用非二氢吡啶类钙通道阻滞剂如硫氮䓬酮（15～30mg，tid）；④血运重建治疗：有静息痛、组织致残风险或严重影响生活质量者可考虑血运重建治疗，可选择的血运重建方式包括经皮血管成形术（PTA）、支架植入或外科搭桥。

栓塞性疾病

栓塞性疾病一般以血栓栓塞多见，发作突然，可表现为苍白、疼痛、感觉异常、功能障碍和无脉。周围动脉栓塞的栓子大多来源于左心，见于心房颤动、心肌梗死后左心室内附壁血栓形成、感染性心内膜炎，偶见于心房黏液瘤。少数患者存在小的、无症状的房间隔缺损，可以有静脉系统的血栓经缺损的房间隔导致体循环栓塞。血管腔内操作可能导致动脉壁上的粥样斑块破裂，其中的粥样物质可随血流导致远端动脉栓塞。

栓塞易发生于血流量大的器官，因此脑栓塞多见，也可有肾动脉、肠系膜动脉和肢体动脉的栓塞。

1. 临床诊断要点：①存在导致栓塞的基础疾病；②突发的器官功能障碍的表现：如偏身肢体活动障碍、神经系统定位体征、肾功能不全、肢体疼痛、发绀及皮温下降；③动脉栓塞的影像学证据：血管多普勒超声、CT 血管成像、经皮血管造影。

2. 辅助检查：①血管多普勒超声；②CT 血管成像；③经皮血管造影。

3. 处理：①小范围的肢体末端缺血，如程度不重可观察，等待侧支循环建立，症状自发减轻；②严重的大范围缺血需要尽快开通闭塞血管，可选择的手段包括溶栓治疗和介入治疗；③对于考虑粥样斑块破裂导致的栓塞，则应尽量避免抗凝、溶栓以及进一步的包括血管造影在内的血管腔内操作；④对于血栓栓塞性疾病在解决急性缺血症状后，需要持续抗凝治疗避免再次栓塞的发生。

上述具体措施的实施，请参阅相关专业文献或书籍。

多发性大动脉炎

与动脉粥样硬化导致的血管闭塞不同，多发性大动脉炎好发于年轻女性。不同范围血管狭窄导致各种不同的症状：头臂动脉型产生上肢、头、眼缺血的临床表现；胸腹主动脉型主要表现为下肢缺血的症状和体征；肾动脉型则主要表现为严重和难以控制的高血压；肺动脉型主要表现为肺动脉高压或右心室劳损；混合型则同时累及上述两组以上的血管。在炎症活动期还可有全身症状，包括发热、全身不适、食欲减退、出汗、苍白等。导致无脉的主要是前两型和混合型。缩窄部位可闻及血管杂音。

CT血管成像和动脉造影可明确多发血管段受累的情况，结合典型的症状以及炎症活动期ASO、CRP等免疫指标的异常，可作出多发性大动脉炎的诊断。

1. 临床诊断要点：①缺血的临床表现；②炎症活动的临床表现；③提示炎症活动的实验室检查结果；④动脉狭窄的影像学证据。

2. 辅助检查：①血液检查：血常规、红细胞沉降率、免疫学指标如ASO、CRP和RF等；②血管多普勒超声；③CT或磁共振血管成像；④选择性血管造影。

3. 处理

（1）活动期治疗：应用糖皮质激素，泼尼松5～10mg，tid或qid，或地塞米松0.75～1.5mg，tid或qid。激素疗效不佳者可合用免疫抑制剂（如环磷酰胺，具体可查阅相关文献）。

（2）稳定期治疗

1）血管扩张剂：妥拉唑啉（25～50mg，tid），或酚苄明（10～

20mg，bid 或 tid），或卡托普利（12.5～50mg，bid 或 tid），或己酮可可碱（400mg，tid 或 qid）。

2）抗血小板药物：阿司匹林 100mg，qd。

3）血运重建治疗：应在病情稳定半年以上进行。

雷诺综合征

雷诺综合征是指在受凉或情绪激动时诱发的手指或足趾颜色由蓝变白再变红的现象，可伴有疼痛和感觉异常。症状可自发缓解，是血管神经功能紊乱导致肢端小动脉痉挛所致。多见于情绪易紧张的女性。严重者可有肢端营养不良的表现，如皮肤萎缩或增厚、指甲畸形等。冷水激发试验阳性。某些患者有明确的病因，如结缔组织病、阻塞性动脉疾病等。根据动脉病变的情况可分为梗阻型和痉挛型，梗阻型有明显的掌指动脉梗阻，多由免疫性疾病或动脉粥样硬化疾病所致，在常温下即有指动脉压力的降低，而痉挛型仅在温度下降时才会有指动脉压下降。

1. 临床诊断要点：①典型的临床症状：寒冷或情绪诱发、双侧对称、无坏死或仅有轻微的肢端皮肤坏死；②激发试验和指动脉压力测定可进一步明确是梗阻型还是痉挛型；③结合患者是否有其他系统的表现，进一步寻找原发病因。

2. 辅助检查：①冷水激发试验；②指动脉压力测定：如低于肱动脉压超过 40mmHg 提示为梗阻型；③指温恢复时间测定：雷诺综合征患者通常超过 20 分钟；④寻找原发病的检查：如免疫学检查。

3. 处理

（1）药物治疗：主要是各种交感神经阻滞剂和扩血管药物。

1）α受体拮抗剂：妥拉唑啉每次 25mg，4～6 次/日，或酚苄明 10～20mg，bid 或 tid，或哌唑嗪 1～5mg，tid。

2）前列腺素类：米索前列醇 0.2mg，tid 或 qid。

3）钙通道阻滞剂：硝苯地平 10mg，tid，或硫氮䓬酮 30mg，tid。

4）其他：硝酸甘油软膏外用。

（2）肢体负压治疗。

（3）手术治疗：对于病程超过 3 年，症状严重影响工作和生活，足量药物治疗无效且免疫学检查无异常者可选择手术治疗。术式包括交感神经切除术或掌和指动脉周围交感神经切除术。

主动脉夹层

累及锁骨下动脉或头臂动脉的动脉夹层可导致患侧动脉搏动减弱或消失，具体诊治见本章第二节。

血栓闭塞性脉管炎

常见于青壮年男性，主要累及四肢的中小动静脉，可伴有继发性神经改变。临床特征为患肢缺血疼痛，间歇跛行，受累动脉搏动减弱消失，严重时可有肢端溃疡或坏死。

1. 临床诊断依据：①发病多在冬季，有一侧或两侧下肢间歇跛行，有腘动脉或肱动脉以下动脉搏动减弱或消失等肢体动脉慢性缺血的表现；②无高血压、高脂血症、糖尿病或动脉粥样硬化病史；③有血栓性浅静脉炎病史，能够排除闭塞性动脉粥样硬化及多发性大动脉炎；④作肢体抬高试验：抬高肢体（下肢 70°～80°，上肢举过头），持续 60 秒。如存在肢体动脉供血不足，则皮肤变白；下垂肢体后皮肤颜色恢复时间由正常的 10 秒延长至 45 秒以上，且颜色不均匀；⑤血管超声以及动脉造影有助于了解阻塞的部位、范围和程度。

2. 辅助检查：①皮肤温度检查：患侧皮温低；②多普勒血管超声；③经皮动脉造影。

3. 处理

（1）一般治疗：戒烟，肢体运动。

（2）药物治疗

1）低分子右旋糖酐：500ml 静脉滴注，qd 或 bid，10～15 天为一个疗程。

2）血管扩张剂：妥拉唑啉、酚苄明用法见上，己酮可可碱 0.2～0.6g，tid。

3）糖皮质激素：泼尼松 5～10mg，tid 或 qid，或地塞米松 0.75～1.5mg，tid 或 qid。

4）止痛药物：疼痛明显的患者可应用。

（3）手术治疗：根据患者情况可选择交感神经切除术、肾上腺部分切除术、动脉血栓内膜剥脱术以及动脉旁路移植术等。

胸廓出口综合征

由于胸廓出口处异常骨质或韧带对臂丛神经以及锁骨下动静脉的压迫，导致一系列的神经血管受压的临床症状，称为胸廓出口综合征。动脉受压可导致患肢麻木、无力以及动脉搏动减弱或消失。动脉造影有助于诊断。可进一步请骨科会诊。

（刘兆平　张宝娓）

第七节　猝　死

一、概述

猝死是指平素"健康"或疾病稳定情况下突然发生呼吸、循环停止。由症状出现至死亡时间一般在 1 小时内。猝死有逐年增加的趋势。

猝死发生前多数貌似"健康"，无先兆症状，或虽有症状亦未被本人或医务人员重视，患者如常工作及生活，故约半数猝死发生于医院外。发病时表现为突然呼吸、心搏停止，如未及时抢救随时死亡，但如积极抢救，则有较高的复苏成功率。

二、病因

呼吸或循环的突然终止导致猝死。猝死的病因很多，心源性猝死最常见，其中心律失常常是猝死的直接原因，而心室颤动是最常见的心律失常。各种严重心律失常均可导致心脏失去有效的收缩，从而导致循环停止；心脏破裂、心脏压塞、肺栓塞等也可使患者循环突然中止；另外，如气道异物、喉头水肿等可以导致呼吸停止，体内缺氧后循环中止；某些影响呼吸、循环中枢的疾病可直接导致呼吸、循环中止。

三、诊断思路

猝死本身的诊断并不困难，但病因诊断会有一些难度。应先积极进行抢救并尽可能在猝死发生的当时依靠旁观者的描述，结合当时可获得的检查结果，对猝死的原因进行判断，进而进行针对性的治疗。在猝死复苏成功后，如还未作出病因诊断的，需要通过患者的病史、体征、家族史以及一些特殊检查的结果进行诊断，并进一步采取针对性的治疗，避免再次发生猝死。

（一）采集病史时的注意事项

1. 年龄与猝死的可能病因：婴儿猝死原因多为窒息或先天性疾病，青年人猝死可能是由于各种意外或心肌炎，40 岁以上猝死者需要考虑冠心病或脑血管意外。

2. 了解呼吸和心搏停止的先后顺序，对判断病因有一定帮助。呼吸先停，之后心率减慢、停止者常见于脑卒中、大量失血、窒息、触电、溺水等。反之，心搏先停，而后呼吸停止者，见于各种心脏性猝死、电解质紊乱等。

3. 在猝死抢救成功后，采集详细的病史，包括既往有无心脏病（如冠心病、主动脉瓣狭窄、肥厚型心肌病、心律失常等）、呼吸系统疾病（如哮喘等）、消化系统疾病（如消化性溃疡、胰腺炎等）、肾病（如慢性肾衰竭等）、中枢神经系统疾病（如脑出血、脑梗死等）、药物过敏史，家族中有无猝死发生者。同时猝死之前近期有无感染、特殊服药或服毒史，有无溺水、外伤等。如果有目击者最好了解其猝死前的详细情况。

（二）体格检查

重点在于生命征和意识状态、神经反射状态等。猝死复苏成功后，应对心、肺和神经系统进行系统的检查。

（三）实验室及有关检查

最重要的是心电图。心室颤动是猝死时最常见的心律失常，可见于冠心病以及各种心脏病、电解质紊乱等；心脏电-机械分离见于心脏破裂以及心脏泵功能极度衰竭。血气分析、血电解质检查有助于判断患者当时的情况以指导治疗，对病因的判断也有所帮助，但是要注意分辨这些改变是原发的，还是猝死后的继发结果。猝死复苏成功后应进一步检查心血管方面包括心电图、动态心电图、超声心动图，必要时行冠状动脉造影及心内电生理检查；脑血管方面包括头颅CT或MRI/MRA、经颅多普勒（TCD）、脑电图；呼吸系统可以进行肺功能检查；其他还包括电解质测试、血气分析、药物浓度测定等。

猝死诊断流程图见图3-7-1。

四、疾病

心源性疾病

心源性疾病是发生猝死的最常见病因，约占70%～80%，各种心脏血管疾病如心肌、心包、心内膜、冠状动脉、主动脉疾病，先天畸形、炎症、血管硬化、退行性变、心脏激动-传导障碍等病变均可导致猝死。其中最常见的原因是冠心病（中老年人），而年轻人则以心肌炎，尤其是病毒性心肌炎多见。每个疾病的详细内容可见本章其他节，下面仅介绍与猝死相关的内容。

1. 冠心病：多见于中老年男性，常无前驱症状，突然发病。一般是心室颤动所致，及时抢救预后相对较好。冠状动脉粥样硬化及其

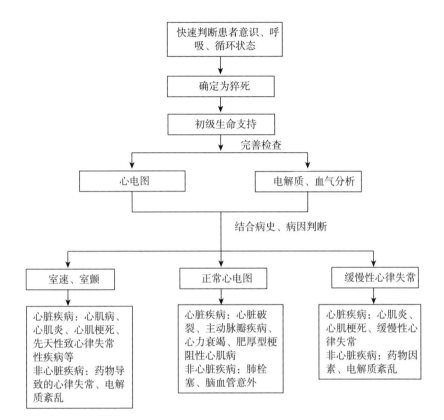

图 3-7-1 猝死诊断流程图

基础上的血栓形成或痉挛，导致心肌缺血、电不稳定，是导致心室颤动猝死的原因。

处理：对于有严重冠脉病变的进行血运重建治疗，是防止再次猝死发作的最重要治疗。药物可选择 β 受体拮抗剂（美托洛尔 6.25～25mg，bid 或 tid，或比索洛尔 2.5～10mg，qd）、Ⅲ类抗心律失常药物（胺碘酮 0.2g，qod 或 qd，或索他洛尔 40～160mg，bid），可降低猝死的发生率。对于高危患者，植入埋藏式心脏除颤器可减少猝死的发生。

2. 急性心肌炎：是年轻人猝死的重要原因。发病前有呼吸道或消化道病毒感染的症状。可有心肌心包炎的表现，如心悸、胸闷、心包摩擦音、奔马律以及心力衰竭等。也可有病态窦房结综合征、传导阻滞以及各种期前收缩等心律失常。严重者可发生猝死。

处理：主要是休息和监护。仍有病毒感染的可予抗病毒治疗。营养心肌治疗（如 1，6 - 二磷酸果糖 5～10g，qd；辅酶 Q_{10} 10～20mg，tid）和免疫治疗（地塞米松 10～30mg/d，应用 3～7 天）可能有助于减少心肌的损伤，但应严格掌握适应证。炎症恢复后仍有缓慢性心律失常的，可考虑植入永久起搏器。

3. 原发性心肌病：肥厚型梗阻性心肌病患者猝死，除心律失常外，还可能与流出道突然严重梗阻有关。通过超声心动图，必要时左心导管检查不难诊断。

处理：室间隔化学消融可减轻流出道梗阻，β 受体拮抗剂（美托洛尔 6.25～25mg，bid 或 tid，或比索洛尔 2.5～10mg，qd）也可减轻流出道梗阻并降低快速性心律失常的发生可能。避免应用增强心肌收缩力或者降低心脏前负荷的药物。

4. 急性肺栓塞：多发生在长期卧床或者存在下肢深静脉血栓的患者。栓子脱落阻塞肺动脉，同时导致肺动脉痉挛，双重因素导致肺动脉压急剧升高，左心灌注急剧减少，心输出量下降，严重者血压降低，进而重要脏器血流灌注中断，患者发生猝死。这类患者可表现为电-机械分离。有明显右心负荷重的临床表现，包括颈静脉怒张，肝大，肺动脉瓣区第二心音亢进，心电图表现典型的 $S_1 Q_{III} T_{III}$，或右束支传导阻滞，或右侧胸前导联 T 波动态变化等，超声心动图可见右侧房室腔扩大，左心室受压，三尖瓣反流跨瓣压升高。

处理：稳定循环，改善氧合，抗凝治疗，必要时解除梗阻，防止复发。详见第二章有关内容。

呼吸骤停

可由各种原因导致的气道梗阻或呼吸中枢受累所致。详见第二章有关内容。

低钾血症和高钾血症

各种原因导致的低钾血症，可造成心肌兴奋性升高，易发生室性心律失常，导致猝死，特别是在原有严重心脏基础疾病的情况下。而高钾血症则会导致缓慢性心律失常，甚至心脏停搏，导致猝死。

1. 低钾血症

（1）临床诊断要点：①存在导致血钾降低的基本病因：摄入不足或丢失过多；②低钾的临床症状：腹胀、肌无力；③低钾的体征：肠鸣音减弱或消失、心音低钝；④心电图改变：ST 段压低、T 波低平、QT 间期延长、出现 U 波；⑤血电解质检查：提示低钾。

（2）辅助检查：①心电图；②血电解质检查。

（3）处理：①针对病因的治疗。②根据心律失常的类型和缓急应用相应的抗心律失常药物，详见本章第一节。③补钾治疗：轻度低钾者口服补钾，缓释氯化钾 3～6g/d；严重缺钾的需要静脉补钾，周围静脉补钾浓度氯化钾不超过 3g/L，需要注意的是静脉补钾时应在每日尿量＞700ml，每小时＞30ml 的情况下进行。如需要补钾量较多而又要限制液体入量时，可将补钾浓度提高到 4.5g/L，但是需要在中心静脉进行。

2. 高钾血症

（1）临床诊断要点：①存在导致血钾升高的基本病因：摄入过多或排出减少；②肌肉无力，心率减慢；③心电图改变：T 波高尖，QT 间期缩短，QRS 波群增宽；④血电解质检查：提示高钾。

（2）辅助检查：①心电图；②血电解质检查。

（3）处理：①针对病因的治疗；②10％葡萄糖酸钙溶液 10～20ml 静脉推注；③5％碳酸氢钠溶液 10～20ml 静脉推注；④5％葡萄糖溶液 500ml，加 50％葡萄糖溶液 40ml，胰岛素 8U 静脉滴注；⑤呋塞米 40mg 或布美他尼 2mg 静脉推注；⑥离子交换树脂 25g，每日 2～3 次，也可导泻治疗；⑦透析或血液滤过；⑧必要时临时起搏治疗缓慢性心律失常。

药物中毒或过敏

奎尼丁、洋地黄等药物中毒多数是发生恶性室性心律失常，进而引起心室颤动、猝死。各种药物过敏，特别是青霉素类抗生素导致的过敏性休克，可使患者在数分钟内死亡。过敏性休克的诊治见第一章第四节。

1. 奎尼丁中毒

（1）临床诊断要点：①应用奎尼丁过程中出现用原发心脏病无法解释的心律失常或猝死。②心电图表现可以是缓慢性心律失常，如窦性停搏或传导阻滞，也可以是快速性心律失常，如室性心动过速或心室颤动。③QT 间期明显延长，R 波落在 T 波上诱发多形性室性心动过速（扭转型室性心动过速）或心室颤动，可反复自发自停伴晕厥现象，与剂量无关，可发生于血药浓度尚在治疗范围内或以下时。④金鸡纳反应：可产生耳鸣、胃肠道障碍、心悸、惊厥、头痛、面红、视力障碍和听力障碍。视力障碍如视物模糊、畏光、复视、色觉障碍、瞳孔散大、暗点及夜盲。其他表现还有发热、荨麻疹、眩晕、震颤、忧虑、兴奋、昏迷等，严重时可导致死亡。一般与剂量有关。⑤特异质反应：头晕、恶心、呕吐、出冷汗、休克、青紫、呼吸抑制或停止，与剂量无关。

（2）辅助检查：①心电图；②血药浓度测定：虽然心脏副作用和特异质反应都与血药浓度是否超出治疗范围无关，但是金鸡纳反应的发生是与剂量相关的。

（3）处理

1）易发生中毒的患者禁用或慎用：禁用的情况包括洋地黄中毒、二至三度房室传导阻滞（除非已有起搏器）、病态窦房结综合征、心源性休克、严重肝或肾功能损害、对奎宁或其衍生物过敏者、血小板减少症（包括有既往史者）。慎用的情况包括：过敏体质、肝或肾功能损害、未经治疗的心力衰竭、一度房室传导阻滞、极度心动过缓、低血压（心律失常所致的不包括在内）、低血钾。

2）出现收缩压＜90mmHg，心率＜60 次/分，QRS 间期延长 25%～50%或 QTc＞0.50s 等情况时应及时停药。

3）心脏不良反应：缓慢性心律失常可静脉滴注异丙肾上腺素（1～3μg/min），仍无效则用心室起搏器，但不易成功，因此时起搏阈值增高。快速性心律失常的治疗是减轻或中止室性心动过速并防止发展成心室颤动，可用普萘洛尔（1～3mg 静脉推注）、利多卡因（75mg 静脉推注），或用电转复室性心动过速及心室颤动。对多形性室性心动过速可用异丙肾上腺素、碳酸氢钠（或乳酸钠）治疗。

4）其他对症治疗与处理，与一般性中毒及过敏反应基本一致。过量者可行血液透析，加速药物清除。体外试验证实药用炭可吸附本品。

2. 洋地黄中毒

（1）临床诊断要点

1）应用洋地黄过程中出现缓慢性心律失常，主要是传导阻滞，以及快速性心律失常，如室性心动过速或心室颤动。

2）可伴有消化系统和神经系统中毒的表现：胃肠道表现包括食欲减退、恶心、呕吐（胃内容物为草绿色）、厌食、流涎、腹痛、腹泻；神经系统表现包括头痛、眩晕、失眠、耳鸣、乏力、嗜睡甚至昏睡、共济失调、关节痛、神经痛、肌痛等，患者可表现激动不安、精神错乱、失语、幻觉、木僵、记忆力减退、定向力丧失、抑郁性妄想，甚至谵妄，最后发生惊厥、虚脱、昏迷等。眼部症状：视物模糊、畏光、眼前闪光、有暗点、视力减退、复视、色觉紊乱，常见者为黄视和绿视。

3）血药浓度检查：如超出治疗范围有助于洋地黄中毒诊断，但是在治疗范围内也不能排除中毒的诊断。

（2）辅助检查：①心电图；②血药浓度；③血电解质水平。

（3）处理

1）临床中毒患者应立即停药，同时停用排钾利尿剂，重者内服不久时立即用温水、浓茶或 1∶2000 高锰酸钾溶液洗胃，用硫酸镁导泻。

2）可内服鞣酸蛋白 3～5g。

3）发生少量期前收缩或短阵二联律时可口服 10％氯化钾液 10～20ml，每日 3～4 次。如中毒较重，出现频发的异位搏动，伴心动过速、室性心律失常时，可静脉滴注氯化钾，成人用 1g 氯化钾加于 5％葡萄糖溶液 250ml 中，在 1～2 小时内由静脉滴入（应采用中心静脉），切忌静脉推注。肾衰竭及重度房室传导阻滞且不伴有低钾者禁用钾盐，窦房阻滞、窦性停搏等也应禁用。

4）缓慢性心律失常如重度房室传导阻滞、窦性心动过缓、窦房阻滞、窦性停搏、室率缓慢的心房颤动及交界性逸搏心律等，可予阿托品 0.5～1mg 皮下注射，每 3～4 小时一次，必要时重复应用。房室传导阻滞所致的缓慢性心律失常经阿托品治疗无效时，可用异丙肾上腺素（1～3μg/min 静脉滴注）治疗。

5）各种快速性心律失常，如伴有房室传导阻滞的房性心动过速和室性期前收缩，苯妥英钠可称为安全有效的药物，可用 250mg 稀释于 20ml 的注射用水或生理盐水中（因为强碱性，不宜用葡萄糖液稀释），于 5～15 分钟内注射完，待转为窦性心律后，用口服维持，0.1g，tid 或 qid。

6）急性快速性室性心律失常，如频繁室性期前收缩、室性心动过速、心室扑动及颤动等，可用利多卡因 50～100mg 缓慢静脉推注，若无效可间隔 20 分钟重复，总量不超过 300mg，心律失常控制后，继以 1～3mg/min 静脉滴注维持。

7）当钾盐、苯妥英钠及利多卡因等药物治疗无效或有禁忌时，可考虑用普鲁卡因胺，但其毒性较大，尤其是静脉给药，必须同时有心电图监护及定时测定血压。单纯性房室传导阻滞而不伴有房性心动过速、严重心力衰竭者禁用。使用方法：静脉滴注：0.5～1g 加于 100ml 5％葡萄糖溶液中于 1 小时内滴完，无效时，1 小时后再给一次，24 小时内总量不超过 2g。静脉注射：1g 溶于 5％葡萄糖溶液 20ml 中，每隔 2 分钟推入 2ml，需密切观察血压和心电图，如见 QRS 波开始增宽，即应停止用药。

8）洋地黄中毒后导致室性心律失常，如频发室性期前收缩呈二联律或多源性室性期前收缩、室性心动过速、心室扑动和颤动等也可用溴苄胺，紧急情况下可静脉给药，每次 3～5mg/kg 缓慢推注 10 分钟，必要时 4～6 小时后重复应用，见效后可改肌内注射维持，每次 5mg/kg，每 6～8 小时一次，若病情不甚危急，开始即可肌内注射，视病情好转，逐渐延长给药间隔时间。注意副作用。

9）对上述各种药物治疗无效的病例，可用美西律，该药对洋地黄中毒引起的各类室性心律失常有显著疗效，优点是口服吸收良好、半衰期长、副作用小等。但窦房结病变及二、三度房室传导阻滞禁用。一般先以 50mg 缓慢静脉注射，必要时 10～15 分钟后再重复一次，然后以 500mg 加于 10％葡萄糖溶液 500ml 内，以每分钟 0.75～1.0mg 速度静脉滴注，以总量 1500～2000mg，维持 24～48 小时。口服每日 600～1000mg，分 3 次给药，首次加倍，即可维持血浆有效浓度。

10）维拉帕米可用于洋地黄中毒所致的室上性心动过速，效果较好，而对房性期前收缩或交界性期前收缩的效果则较差，对房室传导阻滞及心源性休克的患者禁用。一般每次 40～80mg，每日 3 次，静脉注射每次 5mg。

除上述方法外，临时心脏起搏对洋地黄中毒诱发的室上性心动过速和引起的完全性房室传导阻滞且伴有阿-斯综合征者是有效的方法。

麻醉、手术、操作意外

由麻醉、手术、操作意外引起者由外科处理，这里不予介绍。

其　　他

如中枢神经系统疾病，由神经科处理，这里不予介绍。

五、紧急处理

先摇喊患者判断意识，后判断呼吸是否停止、大动脉搏动是否消失，一旦确认患者呼吸、循环停止，立即将患者仰卧于坚固的平面上，基础生命支持程序为 CAB（人工胸外按压、开放气道、人工呼吸），立即进行胸外按压。开放气道用仰头抬颏法或托颌法，并清除患者口中的异物和呕吐物。立即进行两次人工呼吸后继续进行胸外按压，按压频率为 100 次/分，按压/通气比例为 30∶2。同时尽快寻求帮助，尽快连接心电监护仪，尽早发现心室颤动并进行除颤。并开放静脉，采血化验，根据实际情况进行药物治疗，必要时进行气管插管。

获得支持后进行加强的心、肺、脑复苏：

心脏复苏除继续心外按压以外，需要根据心电图情况进行进一步治疗。对于心室颤动或无脉搏室速，立即给予电复律（200～360J，所用能量与除颤器类型有关），如仍持续或虽转复但不能维持的，可予肾上腺素（1mg 静脉推注，每 3 分钟可重复一次）以及抗心律失常药物（胺碘酮 75～150mg 静脉慢推注）后再复律；对于心脏停搏，除纠正可能的病因（如缺氧、电解质紊乱、酸中毒等）以外，可给予肾上腺素（1mg 静脉推注，每 3 分钟可重复一次）和阿托品（1mg静脉推注）治疗，无效的给予体外起搏或体内临时起搏。对于电-机械分离，则主要是针对病因治疗，必要时也可给予肾上腺素和阿托品。

对于呼吸的支持主要是建立人工气道并呼吸机治疗，必要时可予呼吸兴奋剂（尼可刹米 0.18g 静脉推注，继以 1.875g 静脉滴注）。

针对脑复苏，关键在于迅速恢复脑的有效灌注和血液的良好氧合。但是在心肺复苏耗时较长的情况下，脑组织将不可避免地受到损伤。因此有必要及时保护脑组织，避免不可逆损伤。主要措施包括降温、脱水和防治抽搐，有条件时可进行高压氧治疗。

由于心搏、呼吸的中断，组织缺血、缺氧，患者大多会发生呼吸性和代谢性酸中毒，酸中毒除加重组织损伤外，还会导致血管张力不足，血压难以维持，因此需要积极纠正。呼吸性酸中毒的纠正主要依靠建立有效的通气，而代谢性酸中毒的纠正则需要根据血气分析的结果应用碱性药物，常用 5% 碳酸氢钠，可先输注 125ml，再根据情况追加。

同时需要注意监测和保护其他重要脏器的功能。主要是肾和消化道。应避免应用肾毒性药物并维持足够的灌注压，以防止出现急性肾功能不全，对于已发生急性肾功能不全的患者可应用血液透析或血液滤过的方法替代治疗。消化道功能的保护主要在于避免发生应激性溃疡，避免导致消化道出血，可应用抑酸和保护胃黏膜的药物，具体治疗可参考第四章。

（刘兆平　龚艳君　张宝娓）

第四章 消化系统临床表现及相关疾病

第一节 食欲减退

一、概述

食欲减退是指对食物的欲望减退。

二、病因

（一）神经精神因素

（二）消化系统疾病

1. 胃部疾病：胃癌、胃炎、幽门梗阻等。

2. 小肠和大肠疾病：肠梗阻、肠结核、十二指肠壅积症、麦胶性肠病、严重便秘等。

3. 肝胆疾病：肝炎、肝硬化、肝癌、急性胆囊炎、慢性胆囊炎、胆道肿瘤等。

4. 胰腺疾病：急性胰腺炎、慢性胰腺炎、胰腺癌等。

（三）全身性疾病

1. 许多发热性疾病可以引起食欲减退。

2. 水、电解质及酸碱平衡失调。

3. 甲状腺疾病、肾上腺疾病、糖尿病酮症酸中毒、垂体疾病等。

4. 肾功能不全、严重的血液系统疾病、缺乏某些维生素。

（四）服用药物

有些药物的副作用可以引起食欲减退,如洋地黄类药物、茶碱类药物、一些抗生素、化疗药物等。

三、诊断思路

(一)详细询问病史

食欲减退作为患者主诉的一个症状,首先要与拒食和惧食分辨清楚。惧食多见于因为进食后会出现较为严重的不适而使患者不敢进食,而拒食多见于一些精神疾患和绝食者的个别情况。

要全面地询问病史。在问诊中首先询问一般项目,尤其应当注意患者的职业,同时在询问中也可以观察患者的精神状态。其次问主诉和现病史。注意起病的情况与病史的长短、发病的缓急、症状的特点、食欲减退有无明显诱因、症状是间断出现还是连续出现。要注意伴随症状,如发生食欲减退的同时体温有无变化,注意有无恶心、呕吐、呕血、黑便、便秘等消化系统其他症状。症状在什么情况下加重和缓解。同时尽可能了解病因,如有无外伤、中毒、感染等;还要注意诱因,如气候变化、情绪变化、饮食起居变化等。病程中的一般情况对诊断也有帮助,应注意询问体重是否有下降,大便情况,每天进食情况,有无精神因素,有无怕冷。

应该询问患者在本次就诊前是否在他处就诊或者自行服用过什么药物,患者的诊疗经过,药物的具体名称和剂量,对药物的反应如何。

既往史在鉴别诊断中可有重要作用。注意有无肝病、肾病、糖尿病、甲状腺疾病、结核病史,女性患者应该注意有无产后大出血病史。个人史包括社会经历、职业及工作条件、习惯和嗜好、冶游史等,如饮酒史对于酒精性肝病的诊断有重要意义。婚姻生育史对于某些疾病的诊断也很重要,如 Sheehan 综合征。

(二)全面地体格检查

注意全面体检,尤其注意体温、血压、心率、营养状态、皮肤和毛发状况。注意腹部体征,尤其注意腹部外形,有无肠型、蠕动波、肠鸣音、移动性浊音，有无压痛，有无肝、脾大。

（三）实验室及有关检查

1. 血、尿、粪便常规。

2. 电解质、肝功能、肾功能、血糖。

3. 血气分析。

4. 肝炎病毒指标。

5. 腹部 B 型超声检查。

6. 消化道造影检查。

7. 内镜检查。

8. CT 检查。

9. 幽门螺杆菌检查。

食欲减退诊断流程图见图 4 - 1 - 1。

四、疾病

消化系统疾病

1. 慢性胃炎：是由各种病因引起的胃黏膜慢性炎症。

（1）临床诊断要点：包括消化不良的症状如部分患者可以出现上腹疼痛、胃镜结果等，其中胃镜和活组织检查是诊断慢性胃炎的主要方法。

（2）治疗：①饮食：宜进食易消化无刺激的食物。②根除幽门螺杆菌（Hp）治疗。对于以下几种情况应该根除 Hp：有明显异常的慢性胃炎，有胃癌家族史，伴糜烂性十二指肠炎，消化不良症状经常规治疗效果差。根除方案可以采用三联疗法：质子泵抑制剂（PPI）常规剂量的倍量/日或者枸橼酸铋钾（胶体次枸橼酸铋）480mg/d＋两种抗生素，抗生素在克拉霉素 500～1000mg/d、阿莫西林 2000mg/d、甲硝唑 800mg/d 中根据患者情况选择两种，上述剂量分两次服药，疗程 7 天。③针对患者情况对症选药，如多潘立酮，10mg，tid。

2. 幽门梗阻：多由于消化性溃疡、胃的肿瘤或者胃窦部及其邻

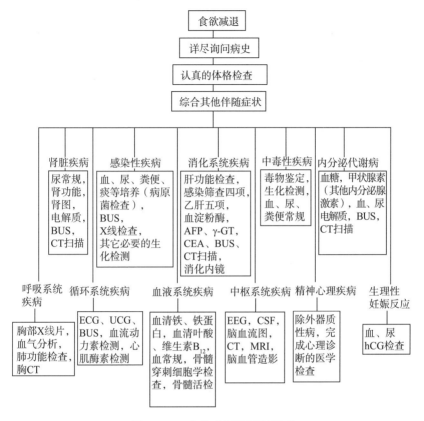

图 4 - 1 - 1 食欲减退诊断流程图

说明：1. 如患者存在多器官功能损害，或伴皮肤骨髓损害者，应做风湿免疫
　　　　病方面检测。

　　　2. BUS，B 型超声；ECG，心电图；UCG，超声心动图；EEG，脑电
　　　　图；CSF，脑脊液；AFP，甲胎蛋白；γ - GT，γ - 谷氨酰转肽酶；
　　　　CEA，癌胚抗原；hCG，人绒毛膜促性腺激素；CT，计算机成像；
　　　　MRI，磁共振。

近器官的肿瘤压迫等导致。可以行胃镜、腹部超声波检查、CT 检查
等明确诊断。保守治疗无效应外科手术解除梗阻。详见本章第八节相
关内容。

3. 麦胶性肠病：通常表现为多种营养物质吸收不良、小肠绒毛萎缩、在饮食中去除谷蛋白后临床症状改善等特征。临床表现有腹泻、腹痛、体重下降、维生素缺乏、电解质紊乱、水肿、发热等。可以进行粪便脂质测定、乳糖耐量试验等小肠功能吸收试验，小肠镜检查、消化道造影等辅助检查。诊断麦胶性肠病首先要与其他肠道器质性疾病、胰腺疾病相鉴别。根据粪脂、胃肠造影检查、小肠吸收试验、醇溶麦胶蛋白抗体测定、内镜检查可以初步作出诊断，然后经过治疗试验说明与麦胶有关才能最后确定诊断。治疗上应该避免含有麦胶的饮食，对症支持，危重病例可使用 ACTH 或者口服泼尼松龙。

4. **慢性胰腺炎（CP）**

（1）临床诊断要点：符合下列任一项可以诊断：①经内镜逆行胰胆管造影（ERCP）显示有胰管改变；②促胰泌素试验阳性；③胰腺钙化；④提示 CP 的超声内镜（EUS）异常；⑤组织学检查显示 CP 特征。

（2）辅助检查：粪便的显微镜检查、胰腺外分泌功能测定、胰腺内分泌功能测定、腹部 X 线平片检查、B 型超声检查、腹部 CT 检查、MRI 检查、ERCP 检查等。

（3）处理：①戒酒和积极治疗胆道疾病；②应用 H_2 受体拮抗剂，如法莫替丁 20mg，bid；③胰酶替代治疗，如胰酶 300mg，tid；④治疗糖尿病，多采用胰岛素治疗，详见第七章第五节；⑤外科治疗。

5. **肠结核**：是由结核分枝杆菌侵犯肠道引起的肠壁组织不同程度渗出、坏死和增殖的慢性特异性肠道感染性疾病。如有下列情况应该考虑本病：中青年患者有肠外结核，临床表现有腹泻、腹痛、右下腹压痛，伴有发热、盗汗等症状，钡餐检查发现回盲部有跳跃征、溃疡、肠管变形和肠腔狭窄等征象，结肠镜检查发现主要位于回盲部的炎症溃疡、炎症息肉或肠腔狭窄，PPD 试验强阳性。对于高度怀疑的病例如果抗结核治疗有效可以作出临床诊断。本病最多见于回盲部。影像检查对肠结核的诊断十分重要，结肠镜既可以观察形态类型，也可以取得组织学诊断的证据。应当采用规范、全程、联合、足量的原则进行抗结核药物的治疗。常用方案有 2SHRZ/4HR、2EHRZ/4HR 等。参见本章第六节。

6. 肝硬化：是一种常见的由不同病因引起的肝慢性进行性弥漫性病变，是以弥漫性肝纤维化、再生结节和假小叶形成为特征的慢性肝病，临床以肝功能减退和门静脉高压为主要表现，晚期常合并消化道出血、肝性脑病、继发感染和肝肾综合征等并发症。主要治疗有：休息；高热量、高维生素、高蛋白质的易消化食物为佳，有腹水时低盐饮食，血氨增高或者肝性脑病时限制蛋白质的摄入，有食管-胃底静脉曲张时避免粗糙食物；支持治疗；应用多种维生素和消化酶制剂；治疗腹水和食管-胃底静脉曲张等。参见本章第九节。

7. 功能性消化不良：见本章第八节。

内分泌腺功能低下疾病

1. 腺垂体功能减退症：本病系因产妇分娩时大出血休克，垂体门脉系统血管痉挛，血液供应骤减，导致妊娠时增生肥大的腺垂体不同程度的坏死和萎缩引起的腺垂体功能低下综合征。应检测垂体靶腺激素、MRI、CT 等检查。各种靶腺激素缺乏时予相应替代治疗，肾上腺皮质激素的补充应当先于甲状腺激素。泼尼松上午 8 时 5mg，下午 4 时 2.5mg；L-T_4 100～150μg/d，根据情况调节。详见第一章第二节相关内容。

2. 甲状腺功能减退症：疑及本病时应检测 T_3、T_4、TSH。一经诊断需要终身替代治疗。治疗前对肾上腺功能进行评价，必要时联合治疗。L-T_4 初始剂量 25～50μg/d，每 2～4 周增加 12.5～25μg/d，成人足量 100～200μg/d，根据实际情况进行调整。详见第七章第一节相关内容。

3. 肾上腺皮质功能减退：本病皮肤与黏膜色素沉着，血皮质醇偏低或正常，血 ACTH 明显增高，ACTH 兴奋试验最具诊断价值。治疗：糖皮质激素的替代治疗，病因治疗。详见第一章第二节相关内容。

恶性肿瘤

1. 胃癌

（1）临床诊断要点：胃癌早期可无症状，随着病情的进展出现上腹痛、食欲减退、恶心、呕吐、呕血、便血等症状。体征包括上腹压痛、腹部肿块、左锁骨上淋巴结肿大、营养不良、贫血等，结合辅助检查可诊断。

（2）辅助检查可有血红蛋白降低，红细胞沉降率增快，粪便隐血试验阳性，胃镜或X线钡餐造影阳性发现。其中胃癌的诊断主要由内镜检查加病理学证实以及钡餐检查决定。因此对于可疑患者应该及时进行胃镜和钡餐检查。

（3）处理：一经证实应该立即请外科会诊，采取早期治疗、手术为主的综合治疗。

2. 小肠肿瘤：诊断小肠肿瘤的方法有X线、小肠镜、血管造影、腹腔镜等。应以外科手术切除为首选。参见本章第三节。

3. 胰腺癌：辅助检查包括血、尿、粪便检查，肿瘤标志物检查，B型超声检查，ERCP检查，CT检查，超声内镜检查，选择性动脉造影检查等。本病早期诊断困难，对于40岁以上出现下列临床现象时应重视：持续性上腹不适，进餐后加重伴有食欲下降；不能解释的进行性消瘦；不能解释的糖尿病突然加重；多发性深静脉血栓或游走性静脉炎；有胰腺癌家族史、大量吸烟、慢性胰腺炎者。及时进行相关辅助检查有助于疾病的早期发现。治疗包括外科手术治疗、内镜治疗、化疗、放疗等。参见本章第十节。

4. 肝癌：诊断标准：AFP$>$400μg/L，能够排除活动性肝病、妊娠、生殖系胚胎源性肿瘤及转移性肝癌等，并能触及明显肿大、坚硬及有结节状肿块的肝或影像学检查有肝癌特征的占位性病变者；AFP$<$400μg/L，能够排除活动性肝病、妊娠、生殖系胚胎源性肿瘤及转移性肝癌等，并有两种影像学检查具有肝癌特征的占位性病变，或有两种肝癌标志物阳性及一种影像学检查有肝癌特征的占位性病变者；

有肝癌的临床表现，并有肯定的远处转移灶，并能排除继发性肝癌者。一经诊断，治疗包括手术治疗、放疗、化疗等。参见本章第十节。

感染发热性疾病

各种病原体包括病毒、细菌、支原体、立克次体、螺旋体、真菌、寄生虫引起的感染，不论急性或慢性、局部或全身性均可引起发热，往往也可有食欲减退症状。参见本章第十节及第一章第一节。

神经性厌食

神经性厌食是一种以厌食、严重的体重下降和闭经为主要表现的无器质性基础的病症。病因不清，可能是精神因素、生理、家庭及社会变化等综合作用的结果。诊断依据典型的临床表现，食欲消失为特征性症状，恶病质的外表与充沛的精力共存是又一特征。胃排空明显延迟是一客观指标，还需排除其他器质性疾病。

1. 临床诊断要点：①患者有明显的体重减轻，较正常平均体重减轻15%以上；②故意减轻体重，至少有下列一项：回避导致发胖的食物，自我诱发呕吐，自我引发排便，过度运动，服用厌食剂或利尿剂等；③常有病理性怕胖；④常有下丘脑-垂体-性腺轴的紊乱；⑤病程至少3个月；⑥可有间歇发作的暴饮暴食。

2. 治疗中促动力剂可能有效，精神障碍的恢复十分重要，抗抑郁剂可能有应用价值，应请精神病学专科诊治。

药物所致的食欲减退

详细询问用药史，尤其注意有无茶碱类、洋地黄、氯霉素、红霉素、阿司匹林等药物。应详细询问用药时间、用药剂量及用药与食欲减退之间的关系。药物引起的食欲减退多可以在停药后逐渐恢复。

其　他

1. 肾功能不全：查血尿素氮（BUN）、SCr 水平，及时进行相应治疗。详见第五章相关内容。

2. 维生素和微量元素缺乏：如维生素 B_1 缺乏、烟酸缺乏、维生素 C 缺乏、锌缺乏等，给予相应的检查和治疗。

（刘彬彬　谢鹏雁）

第二节　恶心与呕吐

一、概述

呕吐是胃或部分小肠内容物经食管、口腔强有力地排出体外的现象。恶心则为上腹部不适，紧迫欲吐的感觉。可伴有迷走神经兴奋的表现，如出汗、流涎、血压降低及心动过缓等，恶心常为呕吐的前奏，多数情况下呕吐过程可由恶心、干呕和呕吐组成，但也可以单独出现。

二、病因

1. 反射性呕吐：①咽部受到刺激；②胃及十二指肠疾病；③肠道疾病；④肝、胆、胰腺疾病；⑤腹膜及肠系膜疾病；⑥全身疾病等。

2. 中枢性呕吐：①颅内感染；②脑血管疾病；③颅脑损伤；④癫痫持续状态；⑤全身疾病；⑥药物兴奋呕吐中枢而导致呕吐；⑦中毒：乙醇、重金属、一氧化碳、有机磷农药中毒等。

3. 神经性呕吐：如胃肠神经官能症、神经性厌食等。

三、诊断思路

（一）首先详细询问病史

询问病史非常重要。要详细询问发病的缓急、持续时间的长短、恶心呕吐症状与饮食和精神情绪的关系。注意呕吐的方式是否为喷射性，呕吐物的量、颜色、气味和性质。呕吐物的量、性质、气味对于诊断有重要意义。呕吐量大，见于幽门梗阻、小肠上端梗阻；呕吐物有粪臭，见于下部小肠梗阻；呕吐物为血性提示消化道出血；呕吐物混有胆汁，说明无幽门梗阻或十二指肠以下部位梗阻；呕吐物有酸味，说明为胃内容物；呕吐物有宿食见于幽门梗阻。伴随有腹痛、腹泻的患者多见于急性胃肠炎或细菌性食物中毒、霍乱和各种原因的急性中毒；伴有右上腹痛及发热或有黄疸的应考虑胆囊炎或胆石病；伴有头痛的可见于颅内高压或青光眼；伴有眩晕、眼球震颤的见于前庭器官疾病；伴有停经的应该注意有无早孕的可能。应该详细询问诊疗经过情况。既往史中有无肝病、肾病、糖尿病、腹部手术病史，详细询问用药史，育龄妇女还应该注意询问月经婚育史。

（二）进行全面系统的体格检查

体检时尤其应该注意腹部体征和神经系统体征。要注意精神及神志状态，有无水肿和脱水的体征，有无黄疸和贫血的体征，心脏检查有无心律失常、心力衰竭的体征，要注意呼吸的次数、节律，是否有深大呼吸，呼出气体的气味。必要时做妇科检查。

（三）实验室及有关检查

一般情况下必须做的检查包括血常规、尿常规、尿酮体检查、粪便常规和粪便隐血试验、呕吐物隐血试验、血电解质检查、血糖检查、肝肾功能。

针对患者情况选做的检查包括呕吐物和血液毒物分析、胸部 X 线检查、腹部 X 线检查、消化道造影、内镜检查、腹部超声波检查、头颅 CT 或 MRI 检查、心电图检查、血气分析、心肌酶检测、脑脊液检查、血或者尿的 hCG 检查、肝炎病毒标志物等。

四、疾病

消化系统疾病

1. 消化性溃疡：腹痛症状为主，除恶心、呕吐外，可伴有反酸、烧心等其他胃肠道症状。内镜和 X 线钡餐检查是确诊的主要手段。治疗包括一般治疗、药物治疗、根除 Hp 治疗等。参见本章第三、四节。

2. 胃黏膜脱垂症：指异常松弛的胃窦黏膜向前通过幽门管脱入十二指肠球部。其发生被认为是胃窦部黏膜皱襞活动度过大和活跃的胃窦蠕动相互作用的结果。

（1）临床诊断要点和辅助检查：症状可以没有，也可以有饭后右侧卧位易于发生上腹痛或者腹痛加重，脱垂的胃黏膜可以引起暂时的幽门梗阻，出现恶心、呕吐，也可以发生出血。体征多无阳性发现。辅助检查血红蛋白可稍低，粪便隐血试验可呈阳性，胃镜可发现胃窦部炎症改变，X 线钡餐典型表现为十二指肠球基底部有凹面的充盈缺损，呈菜花状、覃状或伞状。本病的确诊主要依靠 X 线钡餐检查。

（2）处理：本病的治疗包括少食多餐，戒烟酒，餐后避免右侧卧位，腹痛可以对症给抗胆碱能药物，避免使用促胃肠动力药。抗胆碱能药物可选用阿托品（0.5mg 肌内注射）、颠茄（8～16mg 口服，tid）等，能解除胃痉挛，减少胃的剧烈运动和减少胃酸分泌，从而达到治疗的目的。但是患者合并有反流性食管炎、幽门梗阻、青光眼及尿潴留时禁用。必要时外科手术治疗。

3. 胃癌：由内镜检查及 X 线钡餐造影诊断。治疗多采用手术为主的综合治疗。详见本章第一节相关内容。

4. 急性出血坏死性肠炎：是以小肠广泛出血坏死为特征的肠道急性蜂窝织炎，病变主要累及空肠和回肠，还可以侵犯十二指肠和结肠等。目前认为本病是多因素相互影响共同作用的结果，主要与梭状芽胞杆菌感染有关。另外，营养不良、饮食不当、变态反应、肠道缺血也是较明确的病因。临床表现有不洁饮食史、腹痛、腹泻、便血、恶心、呕吐、发热等。

（1）临床诊断要点：主要依据临床症状，突然出现腹痛、腹泻、便血，特别是呈腥臭味的洗肉水样便而无明显里急后重者，应考虑该病的可能。

（2）处理：包括一般治疗、静脉补液、抗休克，轻症患者抗生素可以选用甲硝唑 0.4g，tid，口服，重症患者可选用喹诺酮类药物，如环丙沙星 200mg 或氧氟沙星 100mg 静脉点滴，每日 2 次，抗生素应用一般不少于 1 周；糖皮质激素可以减轻中毒症状，抑制过敏反应，对纠正休克也有帮助，但有加重肠出血和促发肠穿孔的危险，一般应用不超过 3～5 天，儿童用氢化可的松每天 4～8mg/kg，成人用氢化可的松 200～300mg/d，均由静脉滴入；Welchii 杆菌抗毒血清 42 000～85 000U 静脉滴注有较好疗效。

5. 嗜酸性粒细胞性胃肠炎：以胃肠道的嗜酸性粒细胞浸润、胃肠道水肿增厚为特点。本病缺乏特异性表现，可因胃流出道梗阻急性起病，也可以表现为腹痛、恶心、呕吐、焦虑、肠梗阻、腹水等症状。外周血嗜酸性粒细胞增多；组织学证明胃肠道有嗜酸性粒细胞增多或浸润。治疗：避免过敏食物；糖皮质激素，如泼尼松 15～40mg/d，临床症状和体征改善后逐渐减量；抗过敏药物；必要时手术治疗。详见第六章第四节相关内容。

6. 肠梗阻：肠梗阻指肠内容物在肠道中通过受阻。为常见急腹症，可由多种原因引起。按照梗阻的原因可以分为机械性肠梗阻、动力性肠梗阻、缺血性肠梗阻；按照肠壁血供情况可分为单纯性肠梗阻、绞窄性肠梗阻；按照梗阻发生的部位可以分为小肠梗阻、结肠梗阻；按梗阻的程度分为完全性梗阻和不完全性梗阻；按起病的缓急分为急性肠梗阻和慢性肠梗阻。腹痛、呕吐、腹胀、便秘和停止排气是梗阻的典型症状，但是在各类肠梗阻中轻重不一。

（1）临床诊断要点：有腹痛、腹胀、呕吐、肛门停止排气排便 4 项主要症状，腹部检查可见肠型，腹部压痛，肠鸣音亢进或消失，X 线腹部透视或摄片可见肠腔明显扩张与多个液平面。

（2）处理：包括纠正水、电解质、酸碱平衡紊乱，胃肠减压，控制感染和毒血症，解除梗阻，恢复肠道功能。参见本章第八节。

7. 急性腹膜炎：是由感染、化学性物质（如胃液、胆汁、肠液、胰液等）或损伤引起的腹膜急性炎症性病变。病因主要有腹内脏器急性穿孔与破裂、腹内脏器急性感染的扩散、急性肠梗阻、腹部外科情况、血行播散性感染。

（1）临床诊断要点：症状主要有急性腹痛、恶心与呕吐等；体征可发现典型的腹膜炎三联征——腹部压痛、腹壁肌肉紧张和反跳痛。实验室检查可发现白细胞增高，血电解质紊乱、酸碱失衡，腹水可呈脓性，X线检查可显示膈下的游离气体。

（2）处理的基本原则是控制与清除已经存在的感染，不使其蔓延和扩散，以及纠正因腹膜炎引起的病理生理方面的紊乱。应请外科处理。

8. 腹膜后脓肿：常继发于邻近器官的炎症或损伤穿孔，以肾最常见，其次为结肠。致病菌以大肠埃希菌最常见。

（1）临床诊断要点：本病常见症状有发热、寒战、食欲减退、体重下降、腰背痛等。体检可发现肋脊角和腰部局部饱满伴压痛，可能扪及腹块。血白细胞增多，败血症时血培养阳性，CT检查可发现脓肿。其中CT检查是最可靠的快速诊断方法。

（2）处理：转外科，对于一般情况好，脓肿直径小于3cm的可以单用抗生素治疗，如选用第三代头孢菌素、喹诺酮类药物、抗厌氧菌的药物等；大部分病例可以采用B超或者CT引导下作经皮穿刺插管引流术；部分病例需要手术切开脓肿充分引流，同时应用抗生素治疗并治疗原发病。

9. 腹膜后纤维化：主要病理改变为腹膜后组织慢性非化脓性炎症，伴纤维组织进行性增生。

（1）临床诊断要点和辅助检查：临床症状可有腹痛、尿液引流不畅、发热、食欲减退、恶心、呕吐、便秘、下肢水肿及疼痛等。血液检查可有贫血，红细胞沉降率增加，血白细胞轻度增多，自身抗体阳性等。尿液检查可见脓细胞，尿细菌培养阳性提示有继发尿路感染。

静脉或逆行肾盂造影对本病有诊断价值，表现为单侧或双侧肾盂输尿管积水，输尿管向心性偏移与外源性压迫。肠钡餐 X 线检查可有肠段狭窄，超声波检查和 CT 及 MRI 检查有助于诊断和排除继发因素。剖腹探查和多部位取活检病理检查有确定诊断的价值。

（2）处理：糖皮质激素对部分早期病例有效。有输尿管受压梗阻时及时请泌尿外科处理。停止服用麦角类药物、抗生素、氯化奎宁。对所有的病例长期随访是必要的。

10. 急性胰腺炎：是胰腺的急性炎症过程，在不同程度上波及邻近组织和其他脏器系统。

（1）临床诊断要点：临床表现为急性起病，有上腹疼痛，伴有不同程度的腹膜炎体征，常有呕吐、发热、心率加快、白细胞上升，血、尿、腹水淀粉酶升高。疾病严重度的判断可采用 Ranson 标准、APACHE-Ⅱ计分等。

（2）处理：轻症急性胰腺炎的治疗：①抑制胰腺分泌：禁食和胃肠减压，胆碱能受体拮抗剂，抑制胃酸的药物，生长抑素及类似物。②抑制胰酶活性，减少胰酶合成：抑肽酶、加贝酯、乌司他丁。③镇痛：可以使用哌替啶，一般不用吗啡。④抗生素的应用。重症急性胰腺炎的治疗：应用广谱高效抗生素，应用生长抑素，抗休克，纠正水、电解质、酸碱平衡紊乱，必要时手术治疗。详见本章第三节。

11. 肝硬化：是一种以肝组织弥漫性纤维化、假小叶和再生结节形成为特征的慢性肝病。临床上有多系统受累，以肝功能损害和门静脉高压为主要表现，晚期常出现消化道出血、肝性脑病、继发感染等严重并发症。

（1）临床诊断要点：有病毒性肝炎、长期饮酒等有关病史；有肝功能减退和门静脉高压症的临床表现；肝质地坚硬有结节感；肝功能检查有阳性发现；肝活组织检查见假小叶形成。

（2）治疗：包括一般治疗，如休息、调整饮食、支持治疗；药物可以使用维生素和消化酶；治疗腹水可以采用限制钠、水摄入，利尿，放腹水加输白蛋白，提高血浆胶体渗透压，经颈静脉肝内门体分流术（TIPS）等；门静脉高压可以采用手术治疗；对并发症进行对症治疗；肝移植手术是对晚期肝硬化尤其是肝肾综合征的最佳治疗。参见本章第一节、第九节相关内容。

12. 药物性肝病：是指药物和（或）其代谢产物引起的肝损害。临床表现复杂。最多见的是类似急性黄疸型肝炎或胆汁淤积性肝病的表现。诊断可以根据服药史、临床症状、肝功能、肝活检以及停药后的效应作出综合诊断。药物性肝病治疗最重要的是停用和防止重新给予引起肝损伤的药物。早期清除和排泄体内药物，治疗药物性肝病可以采用抗氧化剂、保护性物质的前体、阻止损伤发生过程的干预剂或膜损伤的修复剂。N-乙酰半胱氨酸对乙酰氨基酚过量的患者有特殊疗效。参见本章第十一节。

13. 急性胆囊炎：由于胆囊管梗阻、化学性刺激和细菌感染所引起的急性胆囊炎症性病变。其临床可有发热、右上腹疼痛和压痛、恶心、呕吐、轻度黄疸和外周血白细胞计数增高等。治疗包括解痉、镇痛、抗感染、利胆治疗（如 50％硫酸镁 10ml，tid，口服），必要时手术治疗。详见本章第三节。

颅脑疾病

神经系统的疾病，包括脑血管病、颅内占位性病变、中枢神经系统的感染、颅脑的损伤，均可能出现恶心、呕吐的症状，患者有相应的病史，除了恶心、呕吐症状外还有一些神经系统的症状和体征，及时对患者进行颅脑的影像学检查（如 CT、MRI）能够及时发现颅脑疾病，必要时行脑脊液的检查。喷射性呕吐多见于颅内占位性病变。一经诊断，应及时请神经科等相关科室协助处理。

耳科疾病

梅尼埃病又称为膜迷路积水，病因不明，可能是内耳淋巴液分泌过多或吸收障碍引起前庭器官功能障碍。典型发作为发作性眩晕、耳鸣、波动性耳聋及耳内胀满感。本病的特点为反复发作，典型发作时先有一侧耳堵塞和胀满感，继而耳鸣、听力下降，并发生剧烈眩晕，伴有恶心、呕吐，不敢睁眼，不能起床，无意识障碍。急性期应卧床休息，必要时输液，给镇静剂，药物治疗选用抗眩晕、镇静及改善内耳微循环的药物，必要时手术治疗。具体应请耳科处理。

其他全身性疾病

1. 急性肾盂肾炎：大都由细菌感染引起，常伴有下尿路炎症。临床可有高热、寒战、腰痛和尿频、尿急、尿痛等膀胱刺激症状，同时可伴有食欲减退、恶心、呕吐等消化系统症状。治疗应鼓励患者多饮水，多排尿，可以服用碳酸氢钠 1g，tid，碱化尿液；进行抗感染治疗，可选用如诺氟沙星 0.2g，tid，或左氧氟沙星 0.2g，bid，可进行尿细菌培养。根据培养结果选用敏感药物。详见第五章相关内容。

2. 肾功能不全：及时进行肾功能检查以便发现肾功能不全患者并给予相应治疗。详见第五章。

3. 肾结石病：指一些晶体物质和有机基质在肾异常聚积。临床表现可有剧烈腰痛、血尿、尿闭、尿路感染症状等。转泌尿外科，治疗包括防止结石的形成和复发以及对结石的处理。

4. 早孕：可以有恶心、呕吐症状，多为晨起呕吐。及时检查血液或者尿液 hCG 水平有助于及时诊断。应请妇产科会诊。

5. 糖尿病酮症酸中毒：患者多有糖尿病病史，及时检查血糖水平和尿酮体检查有利于诊断。同时应查血气分析、电解质水平。治疗应注意补液，胰岛素治疗，补充电解质，严重酸中毒时用碳酸氢钠进行纠正，同时积极治疗诱因及并发症。详见第七章。

6. 甲状腺功能亢进症：及时检测 T_3、T_4、TSH 水平，积极进行治疗。详见第一章第二节和第七章第一节。

7. 甲状旁腺功能亢进症危象：原发性甲状旁腺功能亢进症最多见的原因是甲状旁腺腺瘤。患者可有血钙增高、PTH 增高等。临床表现包括血钙过高的临床表现（精神神经改变、失眠、厌食、食欲减退、肌肉软弱萎缩、软组织钙化和角膜钙化有特征性）、泌尿系结石、骨骼疼痛，少数患者有甲状旁腺肿大，可触及腺瘤。危象表现包括明显衰弱、烦渴厌食、恶心、呕吐、多尿以致失水、神志改变甚至昏迷、心率缓慢或室性心动过速。实验室检查可发现血钙高、血磷低、尿钙高、血碱性磷酸酶升高、尿素氮升高，常有低血钾、PTH升高、心电图高血钙引起的QT间期缩短。治疗应补充大量生理盐水迅速扩充血容量，给予降钙素，静脉滴注氢化可的松，经治疗急性高血钙缓解后改为口服用药。慎用洋地黄，不用噻嗪类利尿剂。高钙危象的紧急处理包括：①大量滴注生理盐水，根据失水情况每天给4～6L。②二膦酸盐，如帕米膦酸钠60mg，静脉滴注一次，或者30mg每天滴注一次，连用2天。应用时以10ml注射用水稀释，加入1000ml液体中静脉滴注，不可用含钙的液体。③呋塞米40～60mg，静脉注射，促使尿钙排出。④降钙素2～8U/(kg·d)皮下或肌内注射。⑤血液透析或腹膜透析降血钙。⑥糖皮质激素静脉滴注或静脉注射。

8. 药物：某些抗生素、化疗药、洋地黄、吗啡等可以由于兴奋呕吐中枢而导致呕吐，故在接诊中应详细询问用药史。

9. 中毒：乙醇、重金属、一氧化碳、有机磷农药中毒等均可引起恶心、呕吐，必要时可作毒物分析。参见本章第六节。

神经精神性呕吐

进食障碍是以进食行为异常为显著特征的一组精神障碍，主要由神经性厌食症和神经性贪食症组成，神经性呕吐也归为此类。

1. 神经性厌食症：是指对于肥胖有病态恐惧，故意节食致体重过轻为特征，好发于女性，可伴有闭经。本病病因未明。有明显的体重减轻，比正常平均体重减轻15%以上，或在青春期前不能达到预期的躯体增长标准，发育延迟或停止。患者故意减轻体重，有病理性怕胖，常有下丘脑-垂体-性腺轴的紊乱，病程至少3个月，可有间歇发作的暴饮暴食。多数需要住院治疗，治疗包括心理治疗和躯体治疗。参见第一章第二节。

2. 神经性贪食症：是指反复发作的、不可抗拒的摄食欲望和行为，冲动性的暴食，食后采用自我呕吐、导泻、利尿、禁食或者剧烈运动的方法避免体重增加为主要特征的一组进食障碍。多见于女性。

3. 神经性呕吐：通常在紧张或不愉快的情绪下发生，以反复发作的不自主呕吐为特征，无其他明显症状。患者一般无明显体重减轻，无控制体重的动机和故意行为。可以采用心理治疗和药物治疗。必要时请精神病专科诊治。

（刘彬彬　谢鹏雁）

第三节　腹　痛

一、概述

腹痛是常见症状，也是促使患者就诊的常见原因。多数由腹部脏器疾病引起，但是腹腔外疾病和全身疾病均可引起。

二、病因

1. 腹腔器官的急、慢性炎症：如急性肠胃炎、急性胰腺炎、急性出血坏死性肠炎、急性阑尾炎、急性胆囊炎、反流性食管炎、慢性胆囊炎和胆道感染、慢性胰腺炎、炎症性肠病等。

2. 空腔脏器的阻塞或扩张：如肠梗阻、肠套叠、胆道结石、胆道蛔虫、泌尿系结石梗阻、慢性假性肠梗阻等。

3. 脏器扭转或破裂：肠扭转、卵巢囊肿扭转、肝破裂、脾破裂、异位妊娠破裂等。

4. 腹膜炎症。

5. 腹腔内血管阻塞：如缺血性肠病、门静脉血栓形成。

6. 腹壁疾病：如腹壁挫伤、脓肿、腹部皮肤带状疱疹。

7. 胸腔器官疾病：肺炎、肺梗死、心肌梗死、急性心包炎、胸膜炎、食管裂孔疝、胸椎结核。

8. 全身疾病导致腹痛：过敏性紫癜、糖尿病酮症酸中毒、尿毒症、铅中毒、血卟啉病等。

9. 胃及十二指肠溃疡。

10. 脏器包膜的牵张：实质性脏器因病变肿胀导致包膜张力增加发生腹痛，如肝淤血、肝炎、肝脓肿、肝肿瘤等。

11. 胃肠神经功能紊乱：如胃肠神经症。

12. 肿瘤压迫和浸润。

三、诊断思路

（一）仔细采集病史

应注意性别与年龄，起病的缓急，腹痛的性质、部位、持续性还是阵发性、有无放射痛及腹痛的严重程度；注意是否有伴随症状；询问用药史和饮食情况；注意患者的精神状态。

1. 性别与年龄：儿童腹痛常见病因有蛔虫感染、肠系膜淋巴结炎与肠套叠等。青壮年多见于溃疡病、胰腺炎等。中老年多见于胆囊炎、胆结石，还需要注意胃肠道肿瘤、肝癌与心肌梗死的可能。肾绞痛多见于男性，卵巢囊肿扭转、黄体破裂则是妇女急腹症的常见病因，育龄妇女注意宫外孕的可能性。

2. 起病情况：起病隐匿的多见于溃疡病、慢性胆囊炎等。起病急骤的多见于胃肠道穿孔、胆道结石、输尿管结石、肠系膜动脉栓塞、卵巢囊肿扭转、肝癌结节破裂、异位妊娠破裂等。发病前饱餐或进食过量脂肪类食物的考虑胆囊炎和胰腺炎的可能。近期有过外伤的考虑脾或其他脏器破裂的可能性。

3. 伴随症状：伴有发热的提示炎症性病变。伴有吐泻的常为食物中毒或者胃肠炎。伴有腹泻的可能为肠道感染。伴有呕吐的可能为胃肠梗阻、胰腺炎。伴有黄疸的提示胆道疾病。伴有便血的可能是肠套叠、肠系膜血栓形成。伴有血尿的多为输尿管结石。伴腹胀的可能是肠梗阻。伴有休克的多为内脏破裂出血、胃肠道穿孔并发腹膜炎。上腹痛伴有发热咳嗽应注意肺炎的可能。上腹痛伴有心律不齐、血压下降则心肌梗死也需要考虑。

4. 诊疗经过问诊，对诊断有帮助。

5. 既往病史：既往史中尤其要询问有无糖尿病肾病史，有无有毒物质接触史，有无蛔虫病史，有无手术和腹部创伤史，既往有无类似发作。胆绞痛与肾绞痛多有以往类似发作史。有腹腔手术史者有肠粘连可能，有心房颤动史的注意肠系膜血管栓塞等。

6. 育龄妇女应注意询问月经婚育史。

（二）要进行全面系统的体格检查

查体时要注意患者的一般状况、生命征和体位。要全面检查心、肺和脊柱。腹部检查视诊应该注意腹部的外形、脐的情况，有无胃肠型、蠕动波，重视腹股沟区的检查，注意有无疝。腹部听诊应注意肠鸣音、血管杂音和摩擦音。腹部叩诊尤其应该注意鼓音区的范围有无扩大或缩小，有无移动性浊音，肝肾区域有无叩击痛。腹部触诊应注意腹肌的紧张度，有无压痛、反跳痛，腹部是否有包块或肿大的脏器。应注意肛门和外生殖器的检查，必要时行妇科检查。

首先应查明是全腹压痛还是局部压痛。全腹压痛表示病变弥散，如弥漫性腹膜炎。局部的压痛往往能提示病变的所在部位，如麦氏点压痛为阑尾炎的体征等。还需要注意有无腹部包块，如触及有压痛和边界模糊的包块，多提示为炎症；无明显压痛、质地较硬、边界较为清晰的肿块提示有肿瘤的可能性。肠套叠、肠扭转、闭袢性肠梗阻亦可扪及病变的肠曲。小儿小肠中的蛔虫团、老年人结肠中的粪便也可以摸到。在腹壁上看到胃肠型是幽门梗阻、肠梗阻的典型体征。肠鸣音消失提示肠麻痹。下腹部和盆腔的病变，常需要做直肠指诊。由于腹外脏器的病变亦可引起腹痛，心肺检查不可忽视。腹股沟区域是疝的好发部位，不可不查。锁骨上淋巴结肿大提示腹腔内肿瘤性疾病转移，应重视。

（三）选择辅助检查

血、尿、便常规，电解质、血糖、血淀粉酶，肝肾功能，必要时查心肌酶。胸部 X 线片、腹部 X 线片、腹部 B 型超声检查，必要时行 CT 和 MRI 检查，必要时还可行诊断性腹腔穿刺、内镜检查、腹腔镜检查、ERCP 检查，怀疑有心脏疾患的行心电图检查。

腹痛的诊断应该注意腹痛是腹腔内疾病、腹腔外疾病，还是全身性疾病，或者有无神经精神性疾病。在诊断中根据发病的缓急，腹痛的部位、性质、影响因素、伴随症状，外伤史和手术史，腹腔穿刺液的性状等进行全面分析。

四、疾病

腹腔内疾病

1. 消化性溃疡：典型表现为慢性周期性节律性上腹痛。以腹痛症状为主，可伴有其他胃肠道症状。内镜和 X 线钡餐检查是确诊的主要手段。治疗包括一般治疗、药物治疗、根除 Hp 治疗等。药物治疗包括：抑酸药，如法莫替丁 20mg，bid，奥美拉唑 20mg，qd 等；胃黏膜保护剂，包括胶体铋，硫糖铝 1.0g，tid，前列腺素（如米索前列醇 $100 \sim 200\mu g$，qid，三餐及睡前各一次口服），替普瑞酮（施维舒 50mg，tid，饭后 30 分钟口服）等；抗幽门螺杆菌应当采用标准方案，多用 PPI 或者铋制剂＋两种抗生素进行治疗。参见本章第四节。

2. 胃癌：胃部疼痛多不剧烈，常为隐痛，腹痛的同时食欲减退明显，亦可有恶心、呕吐。体重下降、贫血多较重。粪便隐血可呈阳性。确诊有赖于内镜和消化道造影检查。一经诊断应当给予手术为主的综合治疗。参见本章第一节。

3. 胃黏膜脱垂症：参见本章第二节。

4. 胃憩室：可有腹痛，多在上腹部，为钝痛或胀痛，饭后可以加重。诊断依靠 X 线钡餐检查和内镜检查，症状明显者经体位引流、少食多餐等内科治疗无改善，又不能除外恶性病变或者发生大出血或穿孔等并发症时需要外科手术治疗。

5. 嗜酸性粒细胞性胃肠炎：以胃肠道的嗜酸性粒细胞浸润、胃肠道水肿增厚为特点。参见本章第二节和第六章第四节。

6. 肠结核：是由结核分枝杆菌侵犯肠道引起的肠壁组织不同程度渗出、坏死和增殖的慢性特异性肠道感染性疾病。本病最多见于回盲部。肠结核的腹痛部位多位于右下腹，也可以在脐周、上腹部和全腹部。疼痛多为隐痛或钝痛，进食可以诱发。呕吐及排便可以缓解腹痛。影像学检查对肠结核的诊断十分重要，结肠镜既可以观察形态类型，也可以取得组织学诊断的证据。应当采用规范、全程、联合、足量的原则进行抗结核药物的治疗。常用方案有 2SHRZ/4HR、2EHRZ/4HR 等。参见本章第六节。

7. 肠梗阻：肠梗阻指肠内容物在肠道中通过受阻。参见本章第二、八节。

8. 急性出血坏死性肠炎：是以小肠广泛出血坏死为特征的肠道急性蜂窝织炎，参见本章第二节。

9. 伪膜性肠炎：是肠道的急性纤维素性坏死性炎症，由难辨梭状芽胞杆菌引起。多见于长期应用广谱抗生素的患者。

（1）临床诊断要点：患者的症状多发生于用抗生素后 7～10 天，患者表现为腹泻，粪便呈水样，可有伪膜，有诊断意义；腹痛，多为绞痛，可轻可重；发热；恶心、呕吐、食欲减退等。体征可有脱水征。结合辅助检查可诊断。

（2）辅助检查：可有血白细胞增高，血液浓缩现象，水、电解质、酸碱平衡失调，粪便中发现伪膜，大便培养可培养出致病菌，难辨梭状芽胞杆菌毒素鉴定，腹部 X 线检查可发现结肠扩张。

（3）处理：治疗包括停用相关的抗生素，纠正水、电解质紊乱，加强支持治疗，调整肠道正常菌群，严重者应用抗生素（甲硝唑 200～400mg，每日 3～4 次，餐后服用，疗程 7～10 天；或者万古霉素 0.8～1.0g，bid，口服，疗程 7～10 天）。

10. 炎症性肠病：包括克罗恩病和溃疡性结肠炎。腹痛为常见症状，轻重不一，间歇发作。参见本章第五、六节。

11. 小肠肿瘤：腹痛多在进食后出现或者加重。肠道出血、腹部触到肿块及腹痛是小肠肿瘤的主要临床表现。治疗原则以手术切除为首选。

12. 腹腔内血管疾病：如肠系膜动脉栓塞和静脉血栓、缺血性结肠炎、腹部主动脉夹层等。应及时请相关科室会诊处理。

13. 结肠直肠肿瘤：早期症状不明显，随着癌肿增大逐渐出现排便习惯改变、便血、腹痛，晚期发生贫血、体重下降。结肠镜检查有重要意义。参见本章第八节。

14. 痢疾：细菌性痢疾、阿米巴痢疾均可发生下腹部绞痛，排便前较重。请传染科会诊处理。

15. 肝疾病引起的腹痛多在右上腹，轻重程度不一。查体可能发现肝触痛、增大，可有黄疸。主要疾病有病毒性肝炎、肝脓肿、肝癌等。及时进行肝炎指标、B超、CT等检查有助于及时诊断，必要时穿刺活检。参见本章第十节。

16. 急性胆囊炎：由于胆囊管梗阻、化学性刺激和细菌感染所引起的急性胆囊炎症性病变。

（1）临床诊断要点：可有发热、腹痛、恶心、呕吐等表现。其腹痛特点为急性发作性腹痛，呈持续性疼痛阵发性加重，疼痛部位在右季肋部或上腹部，可向右肩胛下或后背放射，常由进食油腻食物诱发右上腹痛和压痛，轻度黄疸和外周血白细胞计数增高。腹部超声检查有利于明确诊断。

（2）治疗：包括解痉镇痛（可使用阿托品、硝酸甘油等，如阿托品0.5mg肌内注射），抗感染（应选择在血和胆汁中浓度比较高的抗生素，如氨苄西林、克林霉素、第三代头孢菌素、喹诺酮类等，因常伴有厌氧菌感染故应加入甲硝唑静脉滴注，如左氧氟沙星0.2g静脉点滴，bid），利胆治疗（如50％硫酸镁10ml，tid，口服），必要时手术治疗。

17. 急性化脓性胆管炎：与胆管因各种原因引起的梗阻有关。临床发冷、发热、胆绞痛和黄疸，还可以有神志障碍和休克。请外科会诊处理。

18. 胆道蛔虫症：表现为突然发生的剑突下钻顶样剧痛，疼痛时大汗、辗转不安，发作为间歇性。内科治疗包括解痉止痛、驱虫疗法，同时加强支持治疗；必要时请外科会诊处理。如应用解痉药物阿托品 0.5mg 肌内注射。急性发作期多不主张药物驱虫，在腹痛缓解后应立即用药物驱虫，如阿苯达唑 400mg 顿服一次。

19. 胆囊癌：老年多见。及时进行腹部 B 型超声和 CT 检查有利于诊断。应请外科会诊处理。

20. 急性胰腺炎（AP）

（1）临床诊断要点及严重度判断：表现为急性、持续性腹痛（偶无腹痛），血清淀粉酶活性增高≥正常值上限 3 倍，影像学提示胰腺有或无形态改变，排除其他疾病者。可有或无其他器官功能障碍。少数病例血清淀粉酶活性正常或轻度增高。疾病严重度的判断可采用 Ranson 标准、APACHE-Ⅱ计分等。强调血清淀粉酶测定的临床意义，尿淀粉酶变化仅作参考。血清淀粉酶活性高低与病情不呈相关性。患者是否开放饮食或病情程度的判断不能单纯依赖于血清淀粉酶是否降至正常，应综合判断。推荐使用 C 反应蛋白（CRP），发病 72h 后 CRP＞150mg/L 提示胰腺组织坏死。在发病初期 24～48h 行 B 超检查，可以初步判断胰腺组织形态学变化，同时有助于判断有无胆道疾病，但受 AP 时胃肠道积气的影响，对 AP 不能作出准确判断。推荐 CT 扫描作为诊断 AP 的标准影像学方法。必要时行增强 CT 或动态增强 CT 检查。根据炎症的严重程度分级为 A～E 级。A 级：正常胰腺。B 级：胰腺实质改变，包括局部或弥漫的腺体增大。C 级：胰腺实质及周围炎症改变，胰周轻度渗出。D 级：除 C 级外，胰周渗出显著，胰腺实质内或胰周单发积液区。E 级：广泛的胰腺内、外积液，包括胰腺和脂肪坏死，胰腺脓肿。轻症 AP（MAP）：具备 AP 的临床表现和生化改变，而无器官功能障碍或局部并发症，对液体补充治疗反应良好。Ranson 评分＜3，或 APACHE-Ⅱ评分＜8，或 CT 分级为 A、B、C 级。重症 AP（SAP）：具备 AP 的临床表现和生化改变，且具下列之一者：局部并发症（胰腺坏死、假性囊肿、胰腺脓肿）；器官衰竭；Ranson 评分≥3；APACHE-Ⅱ评分≥8；CT 分级为 D、E 级。

（2）处理

1）轻症急性胰腺炎的治疗

① 抑制胰腺分泌：a. 禁食和胃肠减压；b. 抑制胃酸的药物，如奥美拉唑 40mg 静脉点滴或法莫替丁 20mg 静脉点滴，bid；c. 生长抑素（首剂 100μg 静脉注射，以后每小时 250μg 持续静脉滴注，持续 3～7 天）及类似物。

② 抑制胰酶活性，减少胰酶合成：a. 抑肽酶 20 万～50 万 U/d，分 2 次静脉滴注；b. 加贝酯 100～300mg/d，以每小时 2.5mg/kg 静脉滴注，用 2～3 天。

③ 镇痛：可以使用哌替啶，一般不用吗啡，如哌替啶 50mg 肌内注射。

④ 抗生素的应用。

2）重症急性胰腺炎的治疗：应用广谱高效抗生素，应用生长抑素，抗休克、纠正水、电解质、酸碱平衡紊乱，必要时手术治疗。

21. 慢性胰腺炎：参见本章第一节。

22. 胰腺癌：中上腹或者左、右上腹部持续性钝痛或阵发性剧痛，可以有放射痛，夜间和卧位加重，坐位和前倾位减轻。参见本章第一、十节。

23. 急性阑尾炎：疼痛特点为由上腹部脐周转移至右下腹部的疼痛，查体可发现麦氏点压痛和反跳痛。血象可有白细胞总数和中性粒细胞增多。应请外科会诊处理。

24. 急性腹膜炎：临床表现主要有急性腹痛、恶心与呕吐等；体征可发现典型的腹膜炎三联征——腹部压痛、腹壁肌肉紧张和反跳痛。参见本章第二节。

25. 腹膜后脓肿：常继发于邻近器官的炎症或损伤穿孔，参见本章第二节。

26. 腹膜后纤维化：临床症状可有腹痛、尿液引流不畅、发热、食欲减退、恶心、呕吐、便秘、下肢水肿及疼痛等。肾上腺皮质激素对部分早期病例有效。参见本章第二节。

27. 腹腔脏器的破裂、穿孔可以引起急性腹痛：如胃及十二指肠穿孔、肠穿孔、胆道穿孔、肝破裂、脾破裂、肾损伤、胰腺破裂、异位妊娠破裂、膀胱破裂等。应请外科、妇产科或泌尿科等相应科室会诊处理。

28. 恶性腹膜间皮瘤和腹膜转移瘤：可以引起腹痛、腹水、肠梗阻等。应请外科会诊处理。

29. 泌尿系统疾病也可以引起腹痛：如泌尿系结石、急性肾盂肾炎、急性膀胱炎等。参见第五章第五节。

30. 妇产科疾病：包括异位妊娠破裂、卵巢肿瘤蒂扭转、黄体破裂、慢性盆腔炎等。应该仔细询问患者的月经婚育史，及时进行妇科方面的检查和妇科处理。

31. 肠易激综合征（IBS）：参见本章第六节。

腹腔外疾病

1. 腹壁疾病：如炎症、外伤、带状疱疹均可引起腹痛。请外科和皮肤科会诊处理。

2. 脊柱疾病：如脊柱的结核、恶性肿瘤转移等均可引起腹痛。请骨科会诊处理。

3. 胸部疾病：心脏和肺部的疾病可以表现为腹痛，如急性心肌梗死、大叶性肺炎等。要及时进行相应的检查，如胸部 X 线片、心电图等。参见第二、三章的相关内容。

全身性疾病

内分泌代谢性疾病

1. 甲状腺功能亢进症（甲亢）：患者常有腹泻，但无腹痛，一旦出现腹痛、恶心、呕吐，应高度警惕甲亢危象，有时其腹部体征可酷似急腹症，应注意：①感染、精神创伤等诱因，②高热、大汗、心率快、颤抖等表现，据此作出甲亢危象的诊断。参见第一章第二节和第七章第一节。

2. 甲状腺功能减退症：由于肠蠕动减弱及少食，常表现腹胀，若同时有腹痛、呕吐，应与机械性或麻痹性肠梗阻鉴别。同时伴有的冷漠、怕冷、反应迟钝、心率缓慢等对本病可提供重要的诊断线索。

参见第七章第一节。

3. 甲状旁腺功能亢进症：本病血钙过高时，肌肉神经应激性减弱，可引起腹痛、腹胀、恶心、呕吐。部分患者可因高血钙刺激胃黏膜而致十二指肠溃疡，也可因钙盐沉积阻塞胰管而伴发急性胰腺炎。本病诊断要点为：①消化道症状、骨骼改变、尿路结石三联征；②血钙增高，甲状旁腺激素（PTH）增高。参见本章第二节。

4. 甲状旁腺功能减退症：由于血钙浓度降低，神经肌肉应激性增加，引起平滑肌痉挛产生腹痛，有时伴恶心、呕吐、腹泻。

（1）临床诊断要点：①手足麻木，发作性手足抽搐；②面神经叩击和束臂加压试验阳性；③血钙降低、血磷增高，血清 PTH 降低或测不出。

（2）处理：应补充钙剂（葡萄糖酸钙 6～12g/d，分次口服），饮食中限制含磷多的食物。重症者需要加用维生素 D 制剂（如骨化三醇 0.5～2μg/d，分次口服）。对于伴有低镁血症者应适当补镁。

5. 慢性肾上腺皮质功能不全：部分患者有腹痛，可呈隐痛、绞痛或痉挛性疼痛，有因剧烈腹痛误诊为急腹症而剖腹者。腹痛原因可能与失钠、胃肠浅表溃疡有关。如能注意到患者体重下降、皮肤黏膜色素沉着、血压偏低等，辅以肾上腺皮质功能检查，多可明确诊断。参见第一章第二节。

6. 急性肾上腺皮质功能减退：临床表现可有腹痛、腹胀、恶心、呕吐，可误诊为急腹症或肠道感染。肾上腺动静脉血栓形成引起本病时可突然出现，患侧脐旁肋下约 2cm 处剧烈绞痛。严重败血症所致者可有高热、头痛、休克等。参见第一章第二节。

7. 腺垂体功能减退症：上腹痛、呕吐为本病常见症状，尤其是有感染等应激情况时，可引起垂体危象，腹痛、呕吐有时为本病最早期表现，应予警惕。参见第一章第二节。

8. 嗜铬细胞瘤：本病可因血压突然急剧增高引起高血压危象，导致腹痛，儿茶酚胺可使肠蠕动及张力减弱，也可引起腹痛、腹胀，有时还可引起胃肠壁血管增殖性及闭塞性动脉内膜炎，进而使胃肠道缺血，发生剧烈腹痛。诊断时应注意本病其他特点：①阵发性或持续性高血压；②出汗、苍白、心动过速；③24小时尿VMA含量增高，酚妥拉明降压试验阳性。参见第一章第二节。

9. 糖尿病

（1）糖尿病性神经根病：曾有报道糖尿病患者发生腹痛，最后证明为糖尿病源性神经根病引起。故糖尿病患者出现不明原因腹痛，应想到神经根病变的可能。

（2）酮症酸中毒急腹症：起病急，腹痛、腹壁紧张、压痛、恶心、呕吐等，酷似外科急腹症。腹痛特点为：①先呕吐后腹痛，疼痛逐渐发生；②腹部虽有压痛，但无反跳痛；③糖尿病史，尿糖和血尿酮体阳性，按酮症酸中毒治疗后在数小时后消失；④腹痛原因为酮症毒性产物刺激腹膜或腹腔神经丛及电解质紊乱导致胃肠道功能紊乱。参见第七章第五节。

10. 血卟啉病：腹痛可为本病突出症状，可能由于自主神经受损，以及卟啉前体的作用引起肠痉挛所致。卟啉病临床表现主要有光感性皮肤损害、腹痛及神经精神症状等三大症候。

（1）临床诊断要点：①呈间歇性突然发作的剧烈腹痛，局限于某一部位或全腹，可向膀胱区、外生殖器及背部扩散，每次持续数小时至数日。②腹痛剧烈而体征轻，多无腹肌紧张或反跳痛。③20～40岁女性多见，常有服用磺胺、巴比妥类药物或饮酒等诱因。④多伴有光感性皮肤损害，及精神神经症状。⑤发作时白细胞总数不高，尿呈棕褐色或暴晒于阳光下变为红色，尿中紫胆原阳性。

（2）处理：①去除诱发和加重的因素如感染或药物等；②对症治疗：口服氯丙嗪25mg，tid。

血液病

1. 过敏性紫癜：约半数患者有腹痛，误诊为急腹症而行剖腹探查者有过报道，其发生由于肠壁水肿、渗出及出血所致。腹痛特点：①好发于儿童、青少年，病前常有上呼吸道感染，服药或食鱼虾、蛋糕史；②腹痛多呈脐周或下腹阵发性绞痛，亦可呈持续性剧痛或钝痛，多数伴有便血；③腹痛症状、体征不相平行，无腹肌紧张或反跳痛；④如伴有皮肤紫癜或关节痛，诊断即可确立。参见第六章第七节。

2. **特发性血小板减少性紫癜**：肠道及肠系膜有出血时可引起腹痛、恶心、呕吐，若同时伴有畏寒、高热等，易误诊为外科性急腹症。腹痛特点：①多呈全腹痛，有阵发性加剧；②虽有剧烈腹痛，但无腹肌紧张，压痛亦不固定；③体温正常或稍高，白细胞计数正常，血小板计数明显降低。参见第六章第七节。

3. **溶血性贫血**：由于红细胞大量破坏，其分解产物对机体的毒性反应，急性溶血可引起腹痛。腹痛特点：①有服药、感染、输错配血型血液、摄入鲜蚕豆等病史；②突然发作腹痛，部位多不固定，或呈剧痛或绞痛；③常伴寒战、高热、头痛及腰背痛，随后出现苍白、黄疸；④游离血红蛋白增高及血红蛋白尿；⑤血清间接胆红素增高，尿胆原、粪胆原增高。参见第六章第二节。

4. **原发性血小板增多症和真性红细胞增多症**：患者血液呈高凝、高黏状态，当肠系膜血栓形成时可突然发生腹痛。其特点为：①突然腹痛，伴恶心、呕吐；②好发于中年以上男性；③脾大；④血小板或红细胞数明显增高；⑤有其他部位血栓形成史。参见第六章第六节。

5. **急性白血病**：本病常见胃肠道白血病细胞浸润，引起腹部症状者不多。如累及腹腔脏器和神经可引起急性腹痛，严重者可发生坏死性肠炎、出血及穿孔。参见第六章第三、五节。

6. **淋巴瘤**：淋巴结外淋巴组织发生淋巴瘤者最多见于胃肠道，临床表现有腹痛、腹泻、肠梗阻、出血等。当病变累及腹腔神经丛时可发生剧烈腹痛，并放射至背。其他特点为：①多有周期性或不规则发热，但中性粒细胞不高甚或减低；②病史中有腹痛、腹胀、腹泻、消瘦等症状；③肝、脾大。参见第六章第五节。

结缔组织病

1. **系统性红斑狼疮**：患者有腹痛、恶心、呕吐，可能与腹膜炎、肠炎、肠系膜的血管炎和血管梗塞有关。腹痛特点：①多为脐周隐痛；②好发于中青年妇女；③长期不规则热、特征性皮疹；④伴关节痛、肌痛及多器官受累表现。参见第六章第五节。

2. **结节性多动脉炎**：约半数病例有剧烈腹痛、恶心、呕吐。当肠黏膜发生溃疡或穿孔时可有便血或休克。胆囊、胰腺受累时可表现有相应脏器急性炎症的症状。治疗包括糖皮质激素和细胞毒药物的联合疗法。参见第一章第一节。

3. 贝赫切特病（白塞病）：本病患者的腹痛多因多发性溃疡而出现腹痛症状，重者有肠麻痹、肠出血、肠穿孔等。

（1）临床诊断要点：必要条件：反复口腔溃疡，指每年至少有 3 次肯定的口腔溃疡出现；下述 4 个症状中任何 2 项相继或同时出现：反复外阴溃疡、眼炎、皮肤病变、针刺实验阳性。

（2）处理：①秋水仙碱 0.5mg 口服，tid；②泼尼松 30～40mg/d，一次顿服。

神经精神性疾病

胃肠神经官能症：多由于过度紧张和精神创伤引起。可伴有消化系统其他症状。应该注意与器质性疾病相鉴别。

（刘彬彬　谢鹏雁）

第四节　呕　血

一、概述

呕血是指患者呕吐血液，由于上消化道（Treitz 韧带以上部位，包括食管、胃、十二指肠、胃空肠吻合术后的空肠、胰腺、胆道）急性出血所致，也可见于某些全身性疾病。在确定呕血之前，必须排除口腔、鼻、咽喉等部位的出血以及咯血。呕血可以表现为呕吐肉眼可见的鲜红色或暗红色血液，也可以表现为呕吐咖啡渣样物。呕血是临床常见急症，其处理原则是首先保证患者血流动力学稳定，必要时采取急救复苏措施，之后才是控制出血，包括判断出血量及部位、止血治疗和防止复发。

呕血发生时患者多先有恶心，然后呕血，继而排出黑便。食管或胃出血多有呕血及黑便，而十二指肠出血多无呕血而仅有黑便。呕出血液的性状主要取决于血量及其在胃内的停留时间。如出血量较少而在胃内停留时间较长，由于血红蛋白受胃酸的作用，转化为正铁血红素，呕吐物呈咖啡残渣样棕黑色；但如出血量大而在胃内停留时间短，则呕吐物呈鲜红色或暗红色。上消化道出血失血量不大（少于800~1000ml）时，患者可仅有呕血与黑便、皮肤苍白和厥冷、头晕、乏力、出汗、脉快、心悸等急性失血性贫血症状。如出血量大，除上述症状之外还出现脉搏细弱、呼吸加快、血压下降与休克等急性周围循环功能不全症状。一般认为一次出血量>1000ml或超过循环血量的30%称为大出血，或出血导致休克表现也称为大出血。在成人，一般急性出血量超过800ml就可以出现休克。

二、病因

（一）食管疾病

如食管静脉曲张破裂、食管炎、食管憩室炎、食管癌、食管裂孔疝等。

（二）胃及十二指肠疾病

最常见为消化性溃疡，其次为由服用非甾体类抗炎药或应激所引起的急性胃黏膜病变。胃癌、胃黏膜脱垂症等亦可引起呕血。剧烈呕吐导致的贲门黏膜撕裂综合征（Mallory-Weiss综合征）也可导致呕血。

（三）肝、胆道疾病

肝硬化门静脉高压可引起食管和胃底静脉曲张破裂出血。肝恶性肿瘤（见本章第十节）、肝脓肿或肝动脉瘤亦可发生破裂出血，胆囊、胆管结石、胆管寄生虫（常见为蛔虫）、胆囊癌、胆管癌及壶腹癌（见本章第十节）均可引起出血。

（四）胰腺疾病

急性胰腺炎合并脓肿或囊肿、胰腺癌破裂出血。

（五）血液疾病

血小板减少性紫癜、过敏性紫癜、白血病、血友病、霍奇金淋巴瘤、遗传性出血性毛细血管扩张症、弥散性血管内凝血及抗凝药过量等。

（六）急性传染病

肾综合征出血热（流行性出血热）、钩端螺旋体病、登革热等。

（七）其他

尿毒症、呼吸功能衰竭、肝功能衰竭等。

在呕血的病因分类中，以消化性溃疡、食管-胃底静脉曲张破裂出血、急性胃黏膜病变出血及胃癌为最常见的四大病因。

三、诊断思路

（一）首先确定是否为呕血

呕血的临床表现多先有恶心或腹痛等消化道症状，然后呕血，继而排黑便。呕出血液的颜色取决于胃内酸度及其与血液混合的时间。血液在胃内停留时间长，呕出的血液呈黑色或咖啡渣样；血液在胃内停留时间短，则可为暗红甚至鲜红色。呕血者胃内尚有部分血液进入肠道经肛门排出，故多同时伴有黑便。上消化道出血失血量不大（<1000ml）时，患者仅有呕血和黑便，表现头晕、乏力、脉快、心悸等；若出血量大则可出现血压下降、休克等急性周围循环功能不全症状。

临床上呕血有时需要与咯血鉴别。咯血是指喉部以下的呼吸器官出血，经咳嗽动作从口腔排出。多因肺部或支气管出血。咯血前常有喉部发痒感，血中常混有痰液。区别呕血与咯血对临床诊断有很大意义。

呕血与咯血可以从以下几点加以区别：

1. 病史：呕血患者多有胃、十二指肠溃疡，肿瘤或肝硬化等病史；而咯血患者一般有结核、支气管扩张或心肺疾病等。

2. 出血方式：呕血多随呕吐引起，咯血一般是咳嗽后吐出。

3. 血液颜色：呕血的颜色呈紫红或咖啡色，无泡沫；咯血的则为鲜红色，有泡沫。

4. 内容物：呕血常伴有食物残渣及胃液，咯血则混有痰液。

5. 出血前症状：呕血前常先发生上腹疼痛，饱胀不适；咯血前常有喉痒、咳嗽、胸闷。

6. 血液反应：呕血的血液呈酸性；咯血的血液呈弱碱性。

7. 粪便检查：呕血患者常排柏油（黑色）样便，粪便隐血试验阳性；咯血患者粪便隐血试验常阴性，除非吞下血液，一般粪便正常，但大咯血患者常出现隐血试验阳性。

呕血除了需要与咯血鉴别外，还要与口腔、咽、鼻出血鉴别。口腔与咽部出血易观察到局部出血灶。鼻腔出血多从前鼻孔流出，常在鼻中隔前下方发现出血灶，诊断较易。有时鼻腔后部出血量较多，可被误诊为呕血或咯血，如用鼻咽镜检查见血液从后鼻孔沿咽壁下流，即可确诊。

（二）病史询问和分析

病史询问和分析有助于判断出血量、出血部位及病因。

1. 出血前症状（先驱症状）：溃疡出血者大多有慢性溃疡病史，出血前常有溃疡症状如腹痛、腹胀、恶心、呕吐等加重，出血后部分患者症状可部分缓解。如患者曾因溃疡行手术治疗，需要考虑溃疡复发出血的可能。肝硬化合并食管静脉曲张破裂出血者常有长期大量饮酒史或慢性肝炎病史，但肝硬化患者15%～20%为胃、十二指肠溃疡或黏膜病变导致出血。若呕血前伴反复发作的右上腹绞痛、黄疸、发热时，则可能为胆道出血。通常有上腹隐痛、食欲减退、消瘦、贫血和粪便变黑等症状，然后突发咖啡样呕吐，继以柏油样便，则可能为肿瘤如胃癌出血。曾服用水杨酸盐、吲哚美辛、激素、酗酒等之后出现呕血、黑便者，则多为急性胃黏膜病变出血。如近期有手术、外伤、脑血管意外等病史要考虑应激性溃疡的可能。食管裂孔疝、食管炎、Mallory-Weiss综合征在呕血前可以有较强烈的无血呕吐史。若之前有消化道之外多器官出血病史，则可能存在出凝血功能异常。

2. 出血量及部位：出血部位比较高时，颜色多数鲜红。如食管或贲门病变引起出血时，开始为鲜红色，如部分血液进入胃中，经胃酸作用后再呕出，则多为暗红色或咖啡渣样。但这也与出血量大小有关。胃内大量出血也可以呈鲜红色，并可以混有食物残渣。幽门以下的出血则以柏油样便多见，出血量极大时也可反流入胃经口呕出。患者出血量极大时，呕血可同时排黑便甚至暗红、鲜红色便。以下为不同部位出血的特点：

（1）食管-胃底曲张静脉破裂出血：以呕血为主要表现，色鲜红或暗红，出血量大且急，量大时呕血可呈喷射状，出血量多在 500～1000ml 以上，可同时出现休克表现。常同时伴柏油样便。

（2）消化性溃疡及急性胃黏膜病变所致胃出血：可以表现为呕血和（或）黑便，呕血颜色随出血量而定，多数少于 500ml，多数伴柏油样便。

（3）十二指肠出血：只有在出血量大时才有呕血，且呕吐物多为暗红色或咖啡渣样。

（4）胆道或胰管出血：多数以便血为主，仅在少数情况下出血量大时才出现呕血，且多为暗红色或咖啡渣样，提示出血量较大，多数在 500ml 以上。

3. 呕血时伴随症状：呕血伴随下列症状，有提示诊断的意义：

（1）伴黄疸者，可见于肝硬化、出血性胆管炎、钩端螺旋体病、重型肝炎、壶腹癌等。

（2）伴蜘蛛痣、肝掌、腹壁静脉曲张者提示肝硬化食管-胃底静脉曲张破裂出血。

（3）伴皮肤、黏膜血管瘤或毛细血管扩张者提示可能为上消化道血管瘤或遗传性出血性毛细血管扩张症所致出血。

（4）伴皮肤、黏膜出血者须注意血液病、败血症、钩端螺旋体病、重型肝炎、尿毒症等。

（5）伴左锁骨上窝淋巴结肿大者须考虑胃癌与胰腺癌。

（6）伴寒战、高热者须注意急性胆管炎、钩端螺旋体病、败血症等。

（7）在休克、脑血管意外、大面积烧伤、败血症、颅脑外伤等之后发生呕血，须考虑应激性溃疡。

4. 诊疗经过：就诊前的诊断化验检查结果及治疗效果有助于对出血状况的估计和诊断疾病。

5. 其他相关病史问诊：如既往有无出血病史，有无相关家族史等。

（三）体格检查

1. 生命征及一般情况：无论出血部位和病因如何，生命征是对呕血患者的首要观察指标。这包括卧位和立位血压和心率，以此评价失血后的血流动力学情况。大量出血可以表现为心率快、烦躁、皮肤湿冷苍白、肢体末端皮温低、静脉塌陷、立卧位血压差别大于 15～20mmHg。这些表现均提示患者血流动力学不稳定的状态，需要立即进行静脉补充血容量。如果血容量丢失达 30% 或以上，则可出现低血压、呼吸急促、脉搏细弱、神志淡漠、精神异常等休克表现。这时需要快速补充血容量，在静脉输注浓缩红细胞的基础上，可以同时补充生理盐水和平衡电解质如羟乙基淀粉、林格液等。

2. 全身检查：有无发热、黄疸、瘀斑、出血点，全身浅表淋巴结有无肿大等。除一般贫血、消瘦或恶病质表现外，有时可在上腹部触及肿块、锁骨上淋巴结肿大等，可考虑胃癌。出血伴有皮肤、黏膜毛细血管扩张，可能为遗传性出血性毛细血管扩张症。

3. 腹部检查：腹部检查对于诊断出血部位和病因，及对活动性出血的判断都是必要的。检查时要注意有无腹壁静脉曲张、肝脾大、腹部包块、出血前后腹部包块的变化，有无局部压痛、反跳痛、腹水等。体检时如有腹壁静脉曲张、脾大、蜘蛛痣、肝掌时，提示为门静脉高压并发食管-胃底静脉曲张破裂出血。右上腹压痛、胆囊肿大而伴黄疸时，应疑为肝胆系出血。肠鸣音活跃是活动性出血的表现，因此在病情发展过程中需要随时观察。如果肠鸣音减弱后再度活跃常常提示再发出血。

4. 神经系统检查注意生理反射存在与否，是否有病理性反射及踝阵挛、扑翼样震颤等。

（四）实验室及其他检查

1. 实验室检查：①急性出血时，HCT 和血红蛋白水平都不是反映出血量大小的可靠指标，因为 HCT 水平下降需要在出血 24～48 小时后血浆与细胞外液或静脉输入的液体取得平衡后才表现出来，呕血患者在发病后的数小时甚至 1～2 天内出现的 HCT 和血红蛋白水平的下降并不一定代表还有持续的出血，此时的诊断要结合血流动力学指标如血压和心率来判断。而当呕血控制的 72 小时之后如果 HCT 和血红蛋白仍然持续下降，则高度提示活动性出血。②血小板计数、出凝血功能检测有助于鉴别是否存在血液系统疾病。③呕血患者有约 2/3 合并一过性 BUN 升高。④其他常规检查如肝、肾功能，尿、粪便常规等，有助于出血病因的诊断。

2. 内镜检查或 X 线造影检查：①内镜检查能够直接观察食管、胃及十二指肠的病变及出血部位，同时可能对部分病变进行治疗。通过内镜检查 95% 的患者可以获得诊断。但对于出血量大、生命征不稳定的患者需谨慎进行。②活动性出血停止 1 周后，对于不适宜进行内镜检查的患者可以通过 X 线造影的方式辅助诊断。

3. 血管造影：经内镜检查没能发现上消化道出血部位的患者可以采取血管造影。对于活动性出血的患者（出血量＞30ml/h）诊断的阳性率高。发现肇事血管后选择性注射血管加压素或选择性动脉栓塞可以控制出血。

4. 核素扫描：上述方法没有检测到出血部位的小量活动性出血患者可以采用核素扫描的方式进行诊断，该方法灵敏度高于血管造影，理论上活动出血量＞3ml/h 即可发现。

（五）临床判断活动性出血的表现

1. 胃管内不断吸出新鲜血液。

2. 在补充足够液体的情况下血流动力学障碍无明显改善。

3. 经快速输血补液后中心静脉压仍有波动或稳定后再次降低。

4. 不断呕血或持续肠鸣音亢进。

5. 血红蛋白及 HCT 持续性下降。

6. 辅助检查证实活动性出血。

常见非静脉曲张性上消化道出血诊疗流程图见图 4-4-1。

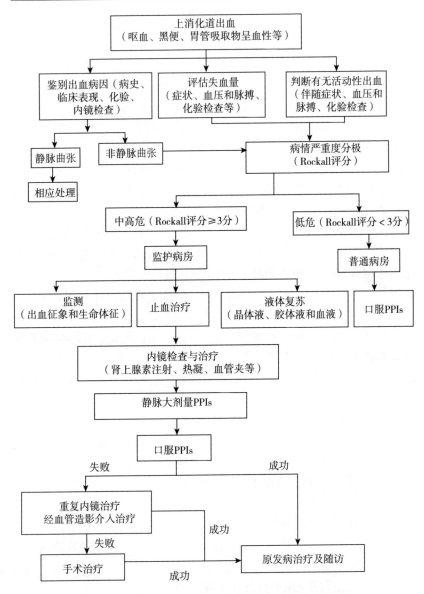

图 4 - 4 - 1   非静脉曲张性上消化道出血诊疗流程图

［摘自：中华内科杂志编委会．中华内科杂志，2005，44（1）：73-76．］

四、疾病

食管疾病

食管疾病导致呕血的常见病因包括食管静脉曲张破裂、食管炎、食管憩室炎、食管癌、食管裂孔疝等。其中以肝硬化所致食管静脉曲张破裂最为常见。

1. 食管静脉曲张破裂

（1）临床诊断要点：①严重的上消化道出血（大量呕血、便血伴血流动力学障碍）；②有慢性肝病和肝硬化病史；③既往有静脉曲张大出血病史，内镜或 X 线造影证实有静脉曲张者；④同时存在黄疸、蜘蛛痣、肝掌、脾大、腹水、脑病、扑翼样震颤等；⑤肝功能异常、凝血功能异常、血小板减少等。

（2）辅助检查：包括血常规、肝功能、腹部 B 型超声、出凝血检查等。确诊需要进行内镜检查。

（3）治疗

1）一般治疗：吸氧，卧床休息，出血量大者应禁食；对体温、血压、脉搏、呼吸、心率、粪便颜色、粪便量及呕血情况等进行严密监护，对于大量呕血患者应去枕平卧，头偏向一侧，防止血液吸入气管发生窒息。

2）对症止血：口服去甲肾上腺素液：常用剂量为 8～10ml 加入生理盐水中，配制成 100ml 的溶液，经胃管或口服，每隔 1～2 小时一次，每次 50ml，出血控制后可改为每 4～6 小时一次。也可采用凝血酶口服，500～2000U，每 4～6 小时应用一次。也可静脉用对症止血药物如巴曲酶 1U，iv，bid。

3）抑制胃酸分泌：可应用质子泵抑制剂如奥美拉唑 40mg 每日两次静脉输注，最大剂量可至 8mg/h 持续静脉滴注。稳定后可以改为口服奥美拉唑 20mg，bid。

4）降低门静脉压力的药物常用的可以分为两类：一类是缩血管

药物如垂体后叶素、特利加压素，以及 β 受体拮抗剂。这些药物能够直接或间接地引起内脏血管收缩，减少门静脉血流，降低门静脉压力，其中最常用的是垂体后叶素，常用剂量是 0.2～0.4U/min，有心血管疾病者禁用，或是应合并使用硝酸甘油（舌下含化或静脉滴注），可减轻其的不良反应；另一类是特异性扩张内脏血管的药物如生长抑素及类似物，临床常用人工合成的八肽生长抑素（奥曲肽），首次剂量 100μg 静脉推注，继之以 25～50μg/h 速度静脉缓注，如能用微量泵匀速给予则效果更佳。一般维持 24～48 小时，多能止血，个别病程稍长者可用至血止后 24 小时。或是十四肽生长抑素（思他宁）250μg 静脉推注后以 250μg/h 的速度 24 小时持续静点，出血停止后维持 1～3 天。

预防再出血：①缩血管药物：以普萘洛尔为代表。非选择性 β 受体拮抗剂引起内脏小动脉收缩，减少门静脉血流，而降低门静脉压力。在肝硬化患者，普萘洛尔可以降低奇静脉血流达 34%，降低门静脉压力 15%～20%。首剂 10mg/d，逐日递增至休息时心率为原来的 75%，而无血压的明显降低，该剂量即为维持剂量。②扩血管药物：有机硝酸盐，常用剂型有短效（硝酸甘油）或长效（5-单硝酸异山梨醇）。后者常用剂量为 10mg，每日 3 次。③联合用药：血管扩张剂与 β 受体拮抗剂联用可以增强对门静脉压力的降低作用。

5）其他方法

① 三腔两囊管压迫止血：由于药物控制出血的效率提高，真正需使用三腔管对胃底和食管下段作气囊填塞的已经不多了。大约 5%～10% 的难治性出血（持续性或短期再出血者），药物不能控制者可用此措施。压迫总时间不宜超过 24h，否则易导致黏膜糜烂。这项暂时止血措施，可为急救治疗赢得时间，也为进一步做内镜治疗创造条件。

② 内镜治疗：内镜选择时机取决于患者的生命征及药物控制出血的效果，一般经过积极抗休克和药物治疗血流动力学稳定者应立即做胃镜。如果仅有食管静脉曲张，还存在活动性出血者，应予以内镜下注射硬化剂止血，止血成功率为 90%；如果在做内镜检查时，食

管中下段曲张的静脉已无活动性出血，可用皮圈进行套扎，但即时内镜治疗的益处还有待证实。

③介入治疗：经颈静脉肝内门体分流术（TIPS）术后门静脉压力下降，止血效果好，但易发生肝性脑病和支架堵塞。因此较适用于准备做肝移植的患者，作为等待供肝时的过渡措施。

④急症手术：上述急症治疗后仍出血不止，患者肝储备功能为Child-Pugh　A级者可行断流术。

2. 食管炎

（1）临床诊断要点：呕血以鲜血或暗红色血液为主，偶可以呕吐咖啡样物。多数呕血症状发生前可有反酸、烧心、胸痛等非特异消化道症状。

（2）辅助检查：内镜检查是确诊手段。内镜下常可见食管下段为主的黏膜糜烂、溃疡、出血等。

（3）治疗：一般对症、止血、抑制胃酸治疗同前。需要注意的是出血中止后的后续治疗过程中常常需要合用抑酸剂（如奥美拉唑20mg，bid）和促动力药物（如多潘立酮10mg，tid），疗程2~3个月，并需复查胃镜。

3. 食管癌

（1）临床诊断要点：呕血量可大可小，以鲜红或暗红血液为主，可伴黑便或粪便隐血阳性。多数患者伴进行性吞咽困难、胸痛、反酸、烧心等症状，可伴食欲差及消瘦，多见于中老年患者。需下列辅助检查确诊。

（2）辅助检查：内镜检查或上消化道造影是诊断手段，确诊需要内镜下取活检进行病理诊断。

（3）治疗：除上述对症、止血、抑酸治疗外，根据肿瘤分期不同可以选择外科手术、放化疗及对症治疗。

胃及十二指肠疾病

最常见为消化性溃疡，常包括胃溃疡及十二指肠溃疡。其次为由服用非甾体类抗炎药或应激所引起的急性胃黏膜病变。胃癌、胃黏膜脱垂症等亦可引起呕血。剧烈呕吐导致的 Mallory‐Weiss 综合征也可导致呕血。

由于门静脉高压导致的食管-胃底静脉曲张破裂在治疗上有其独特之处，因此临床上习惯将上消化道出血粗略分为门静脉高压性和非门静脉高压性两类。前者之前已有阐述，而对于非门静脉高压原因所致的上消化道出血，中华医学会已经有明确的诊治流程指南（见图 4‐4‐1）。

1. 消化性溃疡

（1）临床诊断要点

1）呕血伴上腹痛、恶心、呕吐、黑便，腹痛可具有规律性或无规律性。

2）腹部症状可因进食或服用抗（抑）酸药物缓解，呕血前症状加重且药物治疗效果不佳。

3）有溃疡病史或反复上消化道出血病史。

4）上腹部压痛、存在梗阻或无明显体征。

5）内镜证实。

（2）辅助检查：包括血常规、肝肾功能、凝血酶原时间、腹部 B 型超声等，确诊需要进行胃镜检查。注意在出血急性期不能进行上消化道造影检查。

（3）治疗

1）一般治疗、对症止血及抑制胃酸分泌治疗见食管疾病所致呕血，只是在溃疡病出血时抑酸治疗更为关键，首选质子泵抑制剂，如奥美拉唑 40mg 每日两次静脉输注，最大剂量可至 8mg/h 维持。

2）介入治疗：对于药物控制无效的溃疡病出血可以考虑腹腔动脉造影，发现活动性出血灶时进行动脉栓塞治疗常能控制出血。

3）急症手术：上述急症治疗后仍出血不止，可考虑行胃大部急诊切除手术。

2. 急性胃黏膜病变

（1）临床诊断要点

1）病史：发病前有服药史，特别是阿司匹林或非甾体类抗炎药；

或有手术、心脑血管疾病或严重感染、重大疾病、外伤、烧伤等应激史。

2）发病前可以伴或不伴腹胀、腹痛、反酸、烧心等消化道症状。

3）可以有腹部体征，也可无明显阳性体征。

4）内镜证实。

（2）辅助检查：包括血常规、肝肾功能、PT、腹部 B 型超声等，确诊需要进行胃镜检查。

（3）治疗：同上述消化性溃疡的治疗。

3.胃癌：参见本章第一节。

4.胃黏膜脱垂症：参见本章第二节。

5. Mallory‐Weiss 综合征

（1）临床诊断要点：病史最为重要。发病前有剧烈恶心、呕吐的病史，多见于饮酒或急性胃肠炎的患者，或因其他原因剧烈呕吐时，患者在呕吐胃内容物之后出现呕血，多数为鲜红或暗红色，也有呈咖啡色的，部分有自愈倾向。内镜可确诊。

（2）辅助检查：内镜是主要诊断方法。

（3）治疗：对症止吐。其余同消化性溃疡的治疗，以抑酸治疗为主。

肝胆及胰腺疾病

肝硬化门静脉高压可引起食管-胃底静脉曲张破裂出血。肝恶性肿瘤（见本章第十节）、肝脓肿或肝动脉瘤亦可发生破裂出血，胆囊、胆管结石，胆管寄生虫（常见为蛔虫），胆囊癌，胆管癌及壶腹癌（见本章第十节）均可引起出血。急性胰腺炎（见本章第三节）合并脓肿或囊肿、胰腺癌破裂也可引起出血。

肝硬化门静脉高压所致食管和胃底静脉曲张破裂出血参照食管出血处理。其他肝胆及胰腺疾病发生呕血时除一般治疗、对症止血治疗外，最为关键的是针对病因进行处理。

全身出血性疾病

血小板减少性紫癜、过敏性紫癜、白血病、血友病、霍奇金淋巴瘤、遗传性出血性毛细血管扩张症、弥散性血管内凝血及抗凝药过量等。如血液病有原发病的特征性表现和体征，呕血可能为首发症状或主要表现之一，凝血功能检查、血小板计数和骨髓细胞学检查有助于明确诊断。

治疗方面除一般治疗和对症止血治疗外，最重要的是针对原发病的治疗，如血小板减少性紫癜可以静脉输注血小板，过敏性紫癜可以合并应用抗过敏药物和糖皮质激素等（参见第六章第七节）。

其　他

急性传染病如肾综合征出血热（流行性出血热）、钩端螺旋体病、登革热等，应该考虑感染疾病专科会诊。慢性疾病如尿毒症（参见第五章）、呼吸功能衰竭（参见第二章）、肝衰竭等，这些疾病除了呕血外多数伴有原发病的症状、体征，临床进行鉴别诊断时考虑到这类疾病的可能，方能避免误诊。治疗以常规止血治疗和对因治疗相结合。以下以急性肝衰竭为例：

急性肝衰竭是原来无肝病者肝受损后短时间内发生的严重临床综合征，死亡率高。最常见的病因是病毒性肝炎，另外还有药物、中毒（如毒蕈、四氯化碳）等其他原因。

1. 临床诊断要点

（1）病史：发病前有传染性肝炎患者接触史，或有服用非甾体类抗炎药或毒物接触史的，要详细询问。

（2）临床表现：早期可能只有恶心、呕吐、腹痛和脱水等非特异性表现，容易误诊。随后可出现黄疸、凝血功能障碍、酸中毒或碱中毒、低血糖和昏迷等。精神活动障碍和凝血酶原时间延长是急性肝衰竭的特征。

（3）临床上将肝性脑病分为4期：Ⅰ期表现为精神活动迟钝；Ⅱ期表现为行为失常（精神错乱、欣快）或嗜睡；Ⅲ期表现为昏睡；Ⅳ期表现为昏迷。部分患者可以有上消化道出血，多数以黑便为主要表现形式，也有部分患者出现呕血。

2. 辅助检查：包括血、尿、粪便常规，肝、肾功能，B超，凝血功能，血气分析，相应的病毒学指标等。根据情况可以选择内镜检查。

3. 治疗：除了一般对症、镇静、针对肝性脑病和脑水肿进行治疗外，目前无特效疗法。治疗目的是维持生命机能，期望肝功能恢复或获得供肝者。原位肝移植是目前最有效的治疗方法。生物人工肝支持系统可以作为对症支持。针对上消化道出血的治疗同消化性溃疡，同时应注意补充凝血因子，亦可以根据患者具体情况输注新鲜血浆每次200～400ml、纤维蛋白原静脉滴注每次1g和凝血酶原复合物静脉滴注每次200PE（血浆当量单位）。

（高　文　谢鹏雁）

第五节　便　血

一、概述

便血为消化道出血时，血从肛门排出，色鲜红、暗红或柏油样黑色，或粪便带血。一般认为上消化道出血量在50ml以上即可出现黑便。其中以十二指肠Treitz韧带以下的下消化道出血最为多见。如便血量大者可以出现血流动力学障碍，但较呕血引起者少见。缓慢、长期少量的失血可导致缺铁性贫血。血便的颜色和性质可因肠道病变性质、出血部位、出血速度、出血量及血在肠道停留的时间而异，可以表现为柏油样、果酱样、脓血便或鲜红色血便。下消化道（小肠、结肠、直肠、肛门）出血，粪便常呈鲜红色或暗红色。上消化道（食管、胃、十二指肠）出血，粪便往往呈柏油样。

便血之前患者可以有腹痛、腹泻、里急后重等消化道症状，也可以没有任何不适。

二、病因

（一）上消化道疾病

1. 食管疾病：食管静脉曲张破裂、食管炎、食管憩室炎、食管癌、食管异物、食管裂孔疝、食管外伤等。

2. 胃及十二指肠疾病：消化性溃疡、急性糜烂性胃炎、应激性溃疡、胃癌、胃黏膜脱垂症、胃动脉硬化等。

3. 肝胆疾病：肝硬化食管-胃底静脉曲张破裂、急性出血性胆管炎、壶腹癌等。

4. 胰腺疾病：胰腺癌。

（二）下消化道疾病

1. 肛管疾病：痔、肛裂、肛瘘等。

2. 直肠疾病：如直肠损伤、直肠炎症、直肠息肉、直肠癌等。

3. 结肠疾病：急性细菌性痢疾、阿米巴性痢疾、结肠炎症、结肠癌、结肠息肉、结肠血吸虫病、肠套叠等。

4. 小肠疾病：肠结核、克罗恩病、小肠肿瘤、小肠血管瘤、Meckel 憩室炎或溃疡、急性出血性坏死性肠炎（见本章第二节）等。

（三）其他疾病

1. 急性传染病与寄生虫病：肾综合征出血热（流行性出血热）、重型肝炎、伤寒与副伤寒、钩端螺旋体病、败血症、钩虫病等。

2. 血液病：白血病、血小板减少性紫癜、过敏性紫癜、血友病、遗传性出血性毛细血管扩张症等。

3. 血管疾病：腹腔内血管阻塞性疾病如肠系膜血管栓塞或狭窄、过敏性紫癜、遗传性出血性毛细血管扩张症等。

4. 维生素缺乏症：维生素 C 缺乏症、维生素 K 缺乏症。

三、诊断思路

（一）需要与便血鉴别的情况

一般来说，便血多数提示下消化道特别是结肠和直肠出血。便血同时伴呕血多提示上消化道出血。在诊断便血时，首先要区别以下情况：

1. 口服某些中草药、铁剂、铋剂时，粪便呈黑色。
2. 进食过多的肉类、猪肝、动物血或菠菜时，粪便呈黑色。
3. 口服酚酞制剂后，粪便呈鲜红色。

上述情况易误为便血，但粪便隐血试验多阴性。

（二）仔细询问病史

1. 针对便血情况询问：便血一般分为鲜血便、柏油样便和隐血便，便血的颜色取决于消化道出血部位的高低。上消化道出血时排出的多为暗红色血便，或柏油样黑便。下消化道出血时多为暗红色或鲜红色的血便。然而，二者均可有例外。急性上消化道大出血如伴有肠蠕动加速时，可排出较鲜红的血便而不呈黑便。小肠出血时，如血液在肠内停留时间较长，可呈柏油样黑便；当小肠出血量多、排出较快时，则便血呈暗红色甚至呈较鲜红色的稀便。结肠与直肠出血时，由于血液停留于肠内时间较短，往往排出鲜红色或较鲜红的血便。

（1）鲜血便：一般来自回肠下段、结肠、直肠、肛门，粪便颜色鲜红或暗红，可混有黏液和脓血。常见疾病是：痔、肛裂出血。痔疮便血在排便时喷射状流出或便后滴血；肛裂便血量少，但肛门疼痛较剧烈。结肠或直肠息肉出血，通常便血量不大，血液覆在粪便表面或与粪便相混，有时粪便变细呈条状或有压迹。痢疾便血呈脓血便，便次多，伴左下腹痛及发热等。

（2）柏油样便：即黑便。上消化道出血未呕出，血液在肠道内停留时间较长，血液中的血红蛋白与肠内的硫化物结合成硫化亚铁，硫化亚铁使大便发黑、发亮，似柏油状。出现柏油样便，表明出血量已经达到 50ml 以上，也可同时伴有呕血。

（3）隐血便：凡小量消化道出血不引起粪便颜色改变，仅在化验时粪便隐血试验阳性者，称为隐血便。所有引起消化道出血的疾病都可以发生隐血便，常见溃疡及消化道肿瘤。

2. 相关鉴别诊断问诊

（1）血与粪便相混，有黏液或脓，伴有腹泻、腹痛及腹部下坠感者，多为痢疾、结肠炎或肠结核。

（2）血呈鲜红色与粪便不相混，肛查可见痔核者，为痔疮。

（3）右侧腹部有肿块，有压痛，伴有急性肠梗阻表现的小儿便血，多为肠套叠。

（4）排便后出血，呈鲜红色，肛查可见息肉，多为息肉所致。

（5）腹部可触及肿块，腹泻、便秘交替出现，近期消瘦伴有便血者，多为结肠癌。

（6）常有便秘，便后出血，近期粪便形状改变，肛查可触及肿块者，多为直肠癌。

（7）伴随症状：伴发热者须注意急性传染病、恶性肠肿瘤、急性出血性坏死性肠炎、局限性肠炎等；伴急性腹痛者可见于急性胆管炎、膈疝、急性出血性坏死性肠炎、肠套叠等；伴皮肤、黏膜出血者多注意血液病、败血症、钩端螺旋体病、重型肝炎、尿毒症等；伴慢性上腹痛，但出血后疼痛减轻者见于消化性溃疡，疼痛无减轻者常见于胃癌；伴里急后重者可见于痢疾、直肠炎、直肠癌等；便血量少，血色鲜红，在便后滴下或射出，提示为直肠肛管疾病。

3. 诊疗经过问诊：包括之前的相关检查和治疗措施及对治疗的反应等。

4. 其他相关病史问诊：有无痔疮病史，有无传染病如结核、肝炎接触史，有无癌症或出血性疾病家族史等。

（三）体格检查

1. 生命征及一般情况：与呕血一样，无论出血部位和病因如何，生命征是对便血患者的首要观察指标。包括卧位和立位血压和心率，以此评价失血后的血流动力学情况。

2. 全身检查：有无发热、黄疸、瘀斑、出血点，全身浅表淋巴结有无肿大等。便血伴有皮肤、黏膜毛细血管扩张，要考虑是否存在遗传性出血性毛细血管扩张症。

3. 腹部检查：是否可在腹部触及肿块，是否触及肠管，有无压痛、反跳痛等。白血病可伴肝、脾大。

直肠指诊可能触及低位直肠癌、息肉、痔疮或盆腔肿物。

（四）实验室及其他检查

1. 血、尿、粪便常规检查，肝、肾功能检查等。

2. 内镜检查：胃镜或肠镜可以在直视下观察出血部位和病变，兼具诊断和治疗作用。

3. X 线造影检查：包括上消化道造影、小肠造影和钡灌肠造影检查，对于出血已经停止的患者安全可行。

4. 选择性动脉造影和核素扫描显像：对于活动性便血患者阳性率高，选择性动脉造影可以在诊断同时进行治疗如局部栓塞或其他药物治疗。与呕血时进行上述检查的指征一样，多数应用于内镜诊断不明的便血患者。

四、疾病

肛管疾病

肛管疾病以痔疮最为常见。

1. 临床诊断要点：①便血的特征性临床表现；②肛门视诊见外痔，指诊发现内、外痔；③肛门镜直视可见圆形、暗红色的痔核。

2. 辅助检查：肛门镜检。

3. 处理

（1）一般治疗：防止便秘，保持大便通畅；及时治疗肛门及大肠炎症，如发现有肠炎、痢疾、肛隐窝炎、肛周皮炎等疾病时要及早治疗，避免长期腹泻及炎性分泌物刺激肛门直肠部；不过量食用辛辣刺激性食物；注意休息；在排便后用温水或热水清洗臀部，是很好的预防痔疮发生和发展的方法。出血量多时可以考虑补血或补液、补铁治疗（参见第六章第一节）。

（2）药物治疗：外用药物如痔疮膏每晚清洁肛门后使用，口服药物如消脱止（2片，tid）及中药等。

（3）手术及其他治疗：激光治疗、硬化剂注射、手术切扎、吻合器环形痔切除术等，此时可以请外科或肛肠专科会诊处理。

直肠疾病

直肠疾病有直肠损伤、直肠炎症、直肠息肉、直肠癌等。直肠疾病的主要诊断手段是直肠指诊和内镜检查。二者结合，对直肠病变的诊断准确率可达90％以上。

1.（结）直肠的息肉：根据病理分为增生性息肉、炎性息肉和腺瘤性息肉。其中导致便血的多为炎性息肉或腺瘤性息肉。炎性息肉多数在反复炎症基础上形成，典型疾病是溃疡性直肠（结肠）炎。

（1）临床诊断要点：反复便血病史，结肠（直肠）镜检发现息肉。

（2）辅助检查：粪便常规检查、钡灌肠及结肠镜检查。确诊需要内镜检查并进行病理诊断。

（3）处理：炎性息肉以治疗原发病为主。腺瘤性息肉是直肠（结肠）最为常见的良性肿瘤，包括管状腺瘤、绒毛状腺瘤和绒毛管状腺瘤。因为具有一定癌变可能，因此需要内镜下切除并定期复查。

2. 直肠癌：见本章第八节。

结肠疾病

结肠疾病：急性细菌性痢疾、阿米巴性痢疾、结肠炎症、结肠癌、结肠息肉、结肠血吸虫病、肠套叠等。

1. 结肠息肉：结肠是消化道息肉好发的部位，其处理原则同直肠息肉。

2. 溃疡性结肠炎

（1）临床诊断要点

1）临床表现：有持续或反复发作的腹泻、黏液脓血便，伴腹痛、里急后重和不同程度的全身症状，可有关节、皮肤、眼、口及肝、胆等肠外表现。

2）结肠镜检查：病变多从直肠开始，呈连续性、弥漫性分布，表现为黏膜血管纹理模糊、紊乱，充血、水肿、易脆、出血，病变明显处可见弥漫性多发糜烂或溃疡，慢性病变者可见结肠袋囊变浅、变钝或消失，有假息肉及桥形黏膜等。病理显示活动期固有膜内有弥漫性、慢性炎症细胞及中性粒细胞、嗜酸性粒细胞浸润，形成隐窝脓肿。

3）钡剂灌肠检查：特征性改变为肠管边缘呈锯齿状或毛刺样，肠壁有多发性小充盈缺损，肠管短缩，袋囊消失呈铅管样。

（2）辅助检查：常用辅助检查包括粪便常规、培养，钡灌肠、结肠镜检查等。进行 ANCA、抗小肠杯状细胞抗体检查等有一定辅助诊断意义。

（3）处理

1）一般治疗：包括休息、饮食与营养（需食富有营养而易于消化的食物，严重腹泻时可只进流质饮食。一般患者可不限制饮食种类，可进低渣饮食；重症或病情恶化者应予禁食，给予静脉高价营养疗法）、解痉止痛（中毒性结肠扩张时，禁用解痉剂及镇静剂）、适当输液、补充电解质、对症止血和纠正贫血。如轻症患者可以考虑低渣饮食，腹痛明显时临时肌内注射 654-2 10mg，根据电解质情况补液，必要时静脉补钾（如 15％氯化钾 10ml 加入 500ml 葡萄糖液中静脉滴注），口服云南白药 2 粒，tid，轻微贫血考虑补充铁剂如速立菲 0.1g，tid。

2）柳氮磺胺吡啶（SASP）及水杨酸制剂：SASP 每日 3～4g，分次口服，轻型患者首选，见效多在 2～3 周。或用相当剂量的 5-氨基水杨酸（5-ASA）制剂。病变分布于远段结肠或直肠者可酌情用 SASP 栓剂 0.5～1g，每日 2 次或用相当剂量的 5-ASA 制剂灌肠。亦可用中药保留灌肠治疗。

3）抗生素：应用广谱抗生素，用前应做细菌培养。青霉素类、硝基咪唑（如甲硝唑 0.5g，ivgtt，bid）及喹诺酮类制剂（如左旋氧氟沙星 0.2g，ivgtt，bid）均可酌情选用。为了避免胃肠道症状，抗生素不宜口服。

4）糖皮质激素和促肾上腺皮质激素

① 口服糖皮质激素：病变广泛者，泼尼松每日 40～60mg，分 3～4 次口服。病情控制后逐渐减量至每日 10～15mg，一般维持半年以后停药。为减少停药后的复发，在减量过程中或停药后，给 SASP。如口服糖皮质激素 2～3 周未见疗效，可考虑改用促肾上腺皮质激素（12.5～25U，2 次/周）。

② 局部用药：病变限于直肠、乙状结肠者，用栓剂或灌肠法。可选用含氢化可的松 10mg 的肛门栓剂，每日 2～3 次。琥珀酸氢化可的松 50～100mg 或泼尼松龙 20～40mg 溶于 50～100ml 液体中，每日 1～2 次保留灌肠，亦可同时加用 SASP 及适量的普鲁卡因或中药煎剂中，10～15 天为一个疗程。灌肠后嘱患者采用变化多种体位法，如平卧位或俯卧位，左、右侧卧位等各 15～20 分钟，以利于给药后均匀地分布于黏膜面。

③ 静脉用药：对暴发型、严重活动型及口服无效者可采用。静脉滴注促肾上腺皮质激素或糖皮质激素，促肾上腺皮质激素用量为每日 25～50U。氢化可的松的用量是每日 200～300mg，亦可用琥珀酸钠氢化可的松 200～300mg 或甲泼尼龙 40～60mg。疗程一般为 10～14 天，于病情控制后，改用口服制剂。泼尼松 60mg/d，口服，以后酌情减量。

④ 联合用药：病情较重，病变范围较广者，可采用口服及直肠或静脉及直肠联合给药。

5）免疫抑制剂：如上述治疗无效或疗效不佳，又无手术适应证，可考虑选用。使用硫唑嘌呤、巯嘌呤、环磷酰胺等，以减低类固醇诱导缓解所需剂量。巯嘌呤每日 1.5mg/kg，分次口服，硫唑嘌呤或环磷酰胺每日 1.5～2.5mg/kg，分次口服，疗程约一年。本类药物毒性大、副作用多，特别是对骨髓造血功能有影响，用药过程中应定期检查血象。

6）外科治疗：病情严重、病变范围广泛和出现严重并发症的患者常需要进行外科手术治疗。

3. 结肠癌：见本章第八节。

4. 急性细菌性痢疾：见本章第六节。

小肠疾病

小肠疾病本身诊断困难，如反复便血，前述胃镜及肠镜检查未见明显异常，应考虑小肠出血的可能，此时需要结合病史及其他临床资料进行分析。

1. 急性出血性坏死性肠炎（参见本章第二节），临床以小肠广泛出血、坏死为主要特征，有以下表现时需要考虑：①急性便血伴腹痛、呕吐、腹泻、发热，或出现肠梗阻及休克征象；②腹部 X 线平片见气液平面，或有气腹征；③查体有局限或广泛腹部压痛、反跳痛。治疗以手术切除坏死肠段为主。

2. 肠结核：参见本章第六节。

腹腔内血管阻塞性疾病

腹腔内血管阻塞性疾病有急性肠系膜上动脉栓塞、肠系膜静脉血栓形成、缺血性结肠炎等。此类疾病出现便血表现，多数提示肠黏膜受损，不能除外肠坏死的可能。临床确诊需要血管造影，治疗以扩血管（如罂粟碱 90mg 加入 500ml 葡萄糖液体中缓慢静脉滴注，每日一次）及溶栓治疗为主，必要时手术治疗。

全身出血性及中毒性疾病

全身出血性及中毒性疾病有血液系统疾病及抗凝药物过量及某些药物中毒、急性传染性疾病等。治疗上除了对症外，主要针对原发病治疗。

（高　文　谢鹏雁）

第六节　腹　泻

一、概述

健康人每日排成形便一次，粪便量不超过 200g。腹泻是指排便次数增加（＞3 次/日）、粪便量增加（＞200g/d）、粪质稀薄（含水量＞85％），多数含有异常成分。病程在两个月之内，称为急性腹泻。病程超过两个月的称为慢性腹泻。

引起腹泻的疾病有很多，其发病机制不同，临床表现各异，可从不同角度分类。

（一）按病程长短

1. 急性腹泻：起病急骤，便次及便量多，便质稀薄，带有食物残渣或黏液、脓血，每日排便数次甚至 10 次以上，常伴有发热、腹痛、里急后重、食欲减退、恶心、呕吐。急性腹泻的病程不超过两个月。严重时可引起脱水、电解质紊乱和代谢性酸中毒。

2. 慢性腹泻：起病缓慢或由急性腹泻发展而来，病程超过两个月，排便次数较急性腹泻少，一般每日 3～4 次，便质稀薄，或伴黏液、脓血。慢性腹泻常伴有腹部胀痛，排气、排便后胀痛可减轻。慢性腹泻病程迁延，反复发作，可达数月，甚至数年不愈。

3. 急、慢性腹泻的诊断依据主要是病程，因此对于以急性腹泻表现者需要进行随访以除外慢性腹泻。因为有些急性腹泻可能是慢性腹泻的早期，或者是慢性腹泻的初次发作。

（二）按病理生理特点

1. 渗出性腹泻：是因为在肠腔内有不吸收性溶质的贮积，如水分和盐类停留在肠腔。多因肠道炎症导致渗出增多而引起。可分为感染性和非感染性两大类。

（1）感染性炎症中常见肠道局部感染，如细菌性痢疾、阿米巴痢疾、病毒性肠炎等；全身性感染累及肠道引起渗出增多而发生腹泻，如伤寒、沙门菌感染、败血症、血吸虫病等。

（2）非感染性炎症如溃疡性结肠炎、克罗恩病、结肠憩室炎等可因渗出增多而引起腹泻。胃肠道肿瘤如结肠癌、直肠癌，由于黏膜受累，也可发生腹泻。

2. 分泌性腹泻：各种因素如肠毒素等对小肠黏膜造成刺激，导致其分泌水分和电解质增加而导致腹泻。典型病例是霍乱所致的腹泻。另外致病性大肠埃希菌分泌的毒素也能引起霍乱样腹泻，其发病机制与霍乱相似。血管活性肠肽瘤、胃泌素瘤等引起的腹泻都属于分泌性腹泻。

3. 渗透性腹泻：是由于肠腔内含有大量不被吸收的溶质，肠腔内有效渗透压过高，使肠黏膜对水和电解质的吸收减少所致。

食物消化和分解不完全可以导致渗透性腹泻。当存在先天性酶缺乏（如先天性乳糖不耐受症）、麦胶性肠病（见本章第一节）、胰液分泌不足如慢性胰腺炎（见本章第一节）、胆汁分泌减少或排出受阻时，未完全消化的物质存留于肠腔内成为不能吸收的溶质。为了维持肠腔和黏膜细胞渗透压之间的渗透压梯度，黏膜细胞分泌大量水分进入肠腔，导致腹泻。

4. 吸收不良性腹泻：发病机制有多种。常见的有：

（1）肠吸收面积减少：如肠道切除术后，营养物质的吸收发生障碍，肠腔渗透压增高，可引起腹泻，如短肠综合征（见本章第八节）。

（2）黏膜透过性异常：小肠绒毛或微绒毛的变形、萎缩等使黏膜有效吸收面积及能力下降，从而导致腹泻。

（3）血液循环障碍：门静脉或肝静脉阻塞或右心功能不全时，门静脉内压力增高，影响肠道内营养物质的吸收而发生腹泻。

（4）细菌繁殖过多：肝硬化、小肠浸润性疾病引起的部分性肠梗阻或某段小肠失蠕动（如系统性硬皮病）以及盲袢综合征等，细菌过多繁殖，影响消化、吸收，引起腹泻。

（5）吸收抑制：如先天性氯泻，由于氯的主动吸收不全，回肠和结肠内液体积聚而引起腹泻。

5. 胃肠蠕动加速导致腹泻：胃肠道蠕动增快以致食糜没有足够的时间被消化吸收而致腹泻。这种腹泻常见于胃大部切除术后，幽门、回盲括约肌或肛门括约肌切除术后。精神刺激也可引起胃肠蠕动增强而出现腹泻。此外，甲状腺功能亢进症、类癌综合征及肾上腺危象等疾病导致肠蠕动增强也可以引起腹泻。

二、病因

（一）急性腹泻

1. 肠道疾病：由病毒、细菌、真菌、原虫、蠕虫等感染引起的肠炎、急性肠道缺血等。

2. 全身性感染：如败血症、伤寒、副伤寒等。

3. 急性中毒：服用毒蕈、河豚、鱼胆、砒霜、重金属、有机磷引起的腹泻。

4. 其他：过敏性紫癜、甲状腺危象和肾上腺皮质危象等。

（二）慢性腹泻

1. 消化系统疾病：胃部疾病、肠道感染、肠道肿瘤、胰腺疾病、肝胆疾病等。如肠道感染性疾病包括慢性阿米巴痢疾、慢性细菌性疾病、肠结核、寄生虫病、肠道念珠菌病，肠道非感染性炎症包括炎症性肠病（克罗恩病和溃疡性结肠炎）、放射性肠炎、缺血性结肠炎、憩室炎、肠易激综合征等。

2. 全身性疾病：甲状腺功能亢进症、胃泌素瘤、糖尿病、尿毒症、系统性红斑狼疮，以及利血平、甲状腺素、洋地黄类等药物副作用引起的腹泻。

三、诊断思路

（一）病史询问及分析

1. 起病急缓、病程长短、患者生活旅居和工作环境，查明腹泻的流行状况，是否为集体发病。

2. 排便情况：每日腹泻次数、排便量、性状、气味等。

3. 相关鉴别诊断问诊：伴发热，可见于急性细菌性痢疾、伤寒或副伤寒、肠结核、结肠癌、小肠淋巴瘤、局限性肠炎、急性血吸虫病、败血症、病毒性肠炎、甲状腺危象等，低热多见于肠结核等。注意有无腹痛、恶心、呕吐及排便后上述症状是否有缓解。伴里急后重，可见于急性痢疾、慢性痢疾急性发作、直肠癌等。伴皮疹可见于败血症、伤寒与副伤寒、麻疹、变态反应性肠病、过敏性紫癜、糙皮病等。伴关节痛或关节肿痛，可见于慢性非特异溃疡性结肠炎、结缔组织病、肠结核、Whipple 病等。伴明显体重减轻，可见于消化系统癌症、吸收不良综合征等。

4. 诊疗经过问诊：包括之前的相关检查和治疗措施及对治疗的反应等。

5. 相关其他病史问诊：腹泻前的用药和饮食情况，既往健康状况和医疗诊治史。

（二）体格检查

1. 一般状况：营养状况，是否有脱水征，有无口角炎、舌炎、贫血等。是否存在甲状腺肿大、震颤及杂音，有无淋巴结肿大。

2. 腹部检查及肛门指诊：腹部有无包块、压痛、反跳痛、腹肌紧张、肠鸣音活跃、腹水体征，肛门指诊对于肛门直肠疾病有一定指导意义。

（三）实验室及其他检查

1. 粪便检查：包括粪便常规、培养、球菌与杆菌比例、显微镜检查等。

（1）粪便常规检查

1）外观：①颜色改变：正常大便颜色为棕色。黑色或柏油状见于各种原因引起的上消化道出血。果酱色多为阿米巴痢疾或肠套叠，食用大量咖啡、巧克力后亦可出现果酱色。红色见于下消化道出血如结肠癌、痢疾等。②性状改变：水样便为急性肠炎、食物中毒、胃泌素瘤等；米泔水样便见于霍乱和副霍乱；洗肉水样便见于食物中毒；血水样便见于急性出血性坏死性小肠炎；黏液脓血便见于急、慢性痢疾、溃疡性结肠炎，结肠癌；含不消化食物多为消化、吸收不良。

2）化学检查：粪胆素、隐血试验等。

3）显微镜检查：粪便涂片镜检除可发现寄生虫卵、原虫外，尚可观察不同结构的消化产物。红细胞见于下消化道出血、肠道炎症、肠结核、结肠肿瘤等。白细胞见于肠道炎症，白细胞量多少与炎症轻重有关。常见急性胃肠炎、痢疾。巨噬细胞见于急性细菌性痢疾。上皮细胞由肠道黏膜脱落而来，在溃疡性结肠炎时多见。人体酵母菌在腹泻患者常见。常见寄生虫卵有蛔虫、蛲虫、钩虫及鞭毛虫。原虫类如阿米巴、滴虫及梨形鞭毛虫等。食物残渣如大量脂肪球、肌肉纤维、淀粉颗粒和植物细胞，见于胃肠道消化吸收不良、胰腺疾患等。在阿米巴痢疾或其他过敏性疾病可找到尖棱形结晶。球形菌与杆状菌比例失调见于肠道菌群失调导致的腹泻。

（2）粪便培养：应选择含有黏液、脓液及血液的新鲜粪便，置于消毒容器内，及时送检。同时应注意在发病初期（伤寒患者在发病两周时阳性率高）、未用抗生素之前采集，以提高阳性率。粪便培养对于诊断感染性腹泻及指导治疗具有一定意义。

2. 血常规、生化检查、血糖、甲状腺功能检查等。

3. 结肠镜或 X 线造影、B 型超声检测。

4. 其他相关检查。

急性腹泻诊治流程图见图 4-6-1，慢性腹泻诊断流程图见图 4-6-2。

四、疾病

急性腹泻

急性腹泻临床常见，但除急性中毒性细菌性痢疾、霍乱等传染病和急性中毒外，多为自限。但如腹泻量大或合并其他严重疾病可导致脱水甚至危及生命。

1. 感染性腹泻

（1）急性细菌性痢疾

1）临床诊断要点：多发生于夏秋季，急性起病，发热伴毒血症状，严重者出现高热和休克表现。脓血便伴里急后重，腹痛以左下腹

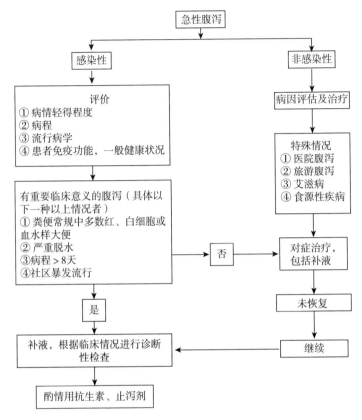

图 4 - 6 - 1　急性腹泻诊治流程图

（摘自：希氏内科学．21 版．第 4 分册：消化系统疾病．110.）

明显。病程迁延可导致慢性化，反复发作。

2）辅助检查：粪便检查见大量红、白细胞，培养可见痢疾杆菌。

3）治疗

①对症，补液，纠正脱水和电解质紊乱。

②止泻药物：a. 吸附剂：如药用炭（2 片，tid）吸收肠道中气体、细菌、病毒和外毒素，阻止它们被肠黏膜吸收或损害肠黏膜。b. 收敛保护剂：如鞣酸蛋白、碱式碳酸铋、复方硅铝酸盐等，常用双八面体蒙脱石（思密达）每次 3g，每日 2～3 次，小檗碱（黄连

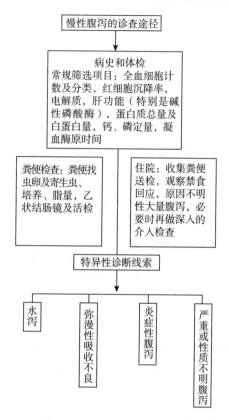

图 4-6-2　慢性腹泻诊断流程图

（摘自：希氏内科学. 21版. 第4分册：消化系统疾病. 111.）

素）每次 0.3g，每日 3 次，能在肠黏膜上形成保护膜，使其免受刺激。避免使用强力止泻药物如洛哌丁胺（又称易蒙停，3mg 顿服）等。

③抗生素在细菌性痢疾患者中首选喹诺酮类（小儿慎用），如左旋氧氟沙星每次 0.2g，每日 2 次。也可以根据细菌培养药物敏感试验的结果选择抗生素。

④微生态制剂：有益的微生物可制约致病细菌的生长和繁殖，减少肠道内源性毒素的生成和吸收，维持肠道正常菌群的平衡；同时也

促进人体对营养物质的吸收。如地衣芽胞杆菌、双歧杆菌、双歧三联活菌、乳酸杆菌等（如培菲康 420mg，tid；整肠生 0.5g，tid）。

（2）霍乱：以急性大量腹泻、呕吐起病，腹泻为无痛性，排便后有轻快感。每日粪便量大于 1000ml，每日 10 余次甚至更多，以水样粪便或米泔样粪便为主，无粪质，可含黏液，重症患者粪便呈洗肉水样。患者可迅速出现脱水表现。粪便检查见少许红、白细胞，涂片可见革兰氏染色阴性稍弯曲的弧菌，新鲜粪便做悬滴或暗视野显微镜检可见运动活泼呈穿梭状的弧菌。如粪便培养霍乱弧菌阳性可以确诊。

治疗以大量补液、防止脱水为主。辅以止泻药物和对症治疗。具体可见感染疾病科疾病相关章节。

2. 中毒性腹泻

（1）生物毒素中毒：见于食用发芽的马铃薯、火麻仁、白果、毒蕈、未熟的扁豆、河豚及鱼胆等。诊断依据明确的毒素接触史，急性腹泻伴不同靶器官受累表现。确诊需要采集患者血、尿、粪便、呕吐物、可疑食物残余、洗胃液等进行毒素分析。治疗除对症、补液、止泻外，可以采用洗胃的方式，严重的患者可以考虑血液滤过疗法。

（2）化学毒物中毒：见于有机磷、锌、砷等中毒。诊断依据化学毒物接触史、腹泻伴特征性靶器官受损表现，如砷中毒可出现恶心、呕吐、腹痛、腹泻、心动过速、呼吸困难、急性肾衰竭等。确诊依赖于毒物分析结果。治疗以补液、对症为主，部分患者可应用血液滤过疗法。

以下以有机磷中毒为例。有机磷是胆碱能神经毒剂，主要是抑制体内胆碱酯酶的活性，致使胆碱酯酶不能水解乙酰胆碱，造成乙酰胆碱大量蓄积，使得被胆碱能神经支配的器官活动过度增高，尤其是副交感神经功能亢进最为突出：

1）临床诊断要点

①有机磷农药或药物接触史。

②症状包括以下：a. 毒蕈碱样症状：主要表现为恶心、呕吐、腹痛、腹泻；瞳孔缩小、大量出汗及流涎、肺水肿；呼吸困难、血压上升等。b. 烟碱样症状：主要表现为肌肉的震颤、抽搐，肌张力减

退，尤其是呼吸肌，严重时可致麻痹。肌肉震颤开始往往以面部小肌肉群为主，大肌群震颤较少发生。c. 中枢神经系统症状：头痛、头晕、烦躁不安、昏睡，严重者陷入昏迷。

2）辅助检查：全血或红细胞胆碱酯酶活性在 70% 以下，伴上述副交感神经功能亢进症状者考虑该诊断。

3）治疗

① 呼吸道吸入者，应立即离开现场，至空气新鲜流通的地方；有条件者可吸入氧气；如系皮肤、黏膜沾染，应立即脱去衣服，并用肥皂或其他碱性溶液充分洗净；如毒物已经消化道进入者，应立即用碱性溶液（小苏打水、淡肥皂水）洗胃、催吐等。

② 应用特效拮抗物：如阿托品（根据中毒轻重首次皮下或静脉给药 2～20mg 不等，轻度中毒 1～2 小时重复，中重度中毒 10～30 分钟重复）。同时使用胆碱酯酶复活剂，如解磷定、氯解磷定、双复磷等（常静脉给解磷定，根据中毒轻重首次 0.5～2.0g，适当重复）。

③ 在使用阿托品及解磷定等针对中毒原因及主要症状的药物外，也不可忽视其他严重紧急症状，如肺水肿、呼吸困难、精神烦躁、水电解质失衡、感染等。

3. 其他

（1）过敏所致胃肠炎：起病急，进特定食物后出现痉挛性腹痛、腹泻；粪便多为水样，或伴黏液脓血；脱离过敏原后症状缓解或自愈，再次接触后症状再发；部分伴皮疹、关节痛等。粪便检查无明显异常。可有外周血嗜酸性粒细胞增高。如胃肠道黏膜出现嗜酸性粒细胞增多则考虑嗜酸性粒细胞性胃肠炎。

治疗除对症外，脱离过敏原，加用抗过敏治疗（如氯苯那敏 8mg，tid），必要时应用糖皮质激素（根据具体情况选择剂型、剂量）。

（2）抗生素相关性腹泻：多发生于应用抗生素后 1～2 周，可以表现为黏液样便或水样便，伴或不伴下腹疼痛。粪便检查见球菌与杆菌比例失调。如出现伪膜性肠炎可出现发热，粪便伴脓血或膜状物，脱水甚至休克，结肠镜见乙状结肠多发灰白色或黄色斑附着及黏膜水肿、充血。粪便培养见艰难梭状芽胞杆菌。

治疗：停用抗生素，单纯菌群失调患者应用益生菌及微生态制剂治疗（如培菲康 420mg，tid，整肠生 0.5g，tid）。伪膜性肠炎患者应用万古霉素。参见本章第三节。

慢性腹泻

1. 消化系统疾病

（1）肠结核：是由结核分枝杆菌侵犯肠道引起的肠壁组织不同程度渗出、坏死和增殖的慢性特异性肠道感染性疾病。多继发于肠外结核，特别是开放性肺结核，且好发于回盲部。其临床表现为腹痛、大便习惯改变、腹部包块，及发热、盗汗、消瘦等结核毒性反应，但缺乏特异的症状和体征。本病患者大多为青壮年，其治疗以抗结核药为主，通过合理、充分用药，一般可获痊愈。

1）临床诊断要点：青壮年患者有肠外结核病史，主要为肺结核；有腹痛、腹泻、便秘或腹泻与便秘交替（溃疡型者以腹泻为主，大便呈糊状，不含黏液或脓血），伴结核毒性症状（如低热、盗汗、食欲下降、贫血、消瘦等）；有下腹肿块，可有肠梗阻；结肠镜并活检发现典型结核病变。本病最多见于回盲部。影像学检查对肠结核的诊断十分重要，结肠镜既可以观察形态类型，也可以取得组织学诊断的证据。

2）治疗原则：充分休息、合理营养、补充维生素；早期用药，坚持联合、足量、规律、全程抗结核药物治疗，宜采用短程化疗，一般为 6~9 个月，应用异烟肼、利福平、链霉素或吡嗪酰胺或乙胺丁醇三药联合（具体剂量和用法详见本章第九节），常用方案有 2SHRZ/4HR、2EHRZ/4HR 等，对症治疗。

（2）炎症性肠病：包括溃疡性结肠炎和克罗恩病。其中以溃疡性结肠炎较为常见。溃疡性结肠炎是一种原因不明的慢性结肠炎，病变主要限于结肠的黏膜，以溃疡为主，多累及直肠和远端结肠，但可向近端扩展，以至遍及整个结肠。

1）溃疡性结肠炎的临床诊断要点

① 消化系统表现：a. 腹泻：腹泻的程度轻重不一，轻者每日 3～4 次；重者每日排便次数可多至 30 余次。粪质多呈糊状及稀水状，混有黏液、脓血。b. 腹痛：轻型及病变缓解期可无腹痛，或呈轻度至中度隐痛，少数绞痛。疼痛局限于左下腹或下腹部。疼痛伴便意，排便后疼痛可暂时缓解。c. 其他症状：严重病例可有食欲减退、上腹饱胀不适、嗳气、恶心、呕吐。

② 全身表现：急性期或急性发作期常有低度或中度发热，重者可有高热及心动过速，病程发展中可出现消瘦、衰弱、贫血、水与电解质平衡失调及营养不良等表现。

③ 肠外表现：常有结节性红斑、关节炎、眼色素葡萄膜炎、口腔黏膜溃疡、慢性活动性肝炎、溶血性贫血等免疫状态异常改变。

④ 临床类型：按本病起病缓急与病情轻重，一般可分三种类型。a. 轻型：临床最多见。起病缓慢，症状轻微，除有腹泻与便秘交替、黏液血便外，无全身症状，病变局限在直肠及乙状结肠。b. 重型：较少见。急性起病，症状重，有全身症状及肠道外表现，结肠病变呈进行性加重，累及全结肠，并发症也较多见。c. 暴发型：最少见。

⑤ 体征：除全身有发热、脉速和失水的表现外，左下腹部甚或全腹部常有压痛，伴有肠鸣音亢进，常可触及硬管状的降结肠或乙状结肠，可有腹胀、压痛、反跳痛及腹肌紧张。有时可有相应的肠外表现。

2）辅助检查：除了常规检查外，免疫学检查 IgG、IgM 可稍有增加，抗结肠黏膜抗体阳性，X 线钡灌肠检查或结肠镜检查可以确诊。

3）治疗：详见本章第五节相关内容。

（3）肠易激综合征（IBS）

1）临床诊断要点（罗马Ⅱ标准）：首先排除器质性疾病对腹泻的影响。

① 过去 12 个月至少累计有 12 周（不必是连续的）腹部不适或腹痛，并伴有如下 3 项症状中的 2 项：a. 腹部不适或腹痛在排便后缓解；b. 腹部不适或腹痛发生并伴有排便次数的改变（腹泻型次数

增多）；c. 腹部不适或腹痛发生并伴有粪便性状的改变（排便不成形、水样等）。

② 下述症状越多越支持诊断：a. 排便频率异常（每天排便大于 3 次或每周排便小于 3 次）；b. 粪便性状异常（硬便或水样便）；c. 粪便排出过程异常（费力、急迫感、排便不净感）；d. 黏液便、胃肠胀气或腹部膨胀感。

2）治疗：治疗目的是消除患者顾虑，改善症状，提高生活质量。治疗原则是在建立良好医患关系的基础上，根据主要症状类型进行对症治疗和根据症状严重程度进行分级治疗。注意治疗措施的个体化和综合运用。

① 一般治疗：教育以解除患者顾虑和提高对治疗的信心。通过详细病史询问，了解患者求医原因（如恐癌心理），进行有针对性的解释；力求发现诱发因素（如饮食因素、某些应激事件等）并设法予以去除。提供膳食和生活方式调整的指导建议可能有助于缓解症状。对失眠、焦虑者适当予以镇静剂。在整个诊治过程中建立良好的医患关系，取得患者信任是 IBS 治疗的基础，轻症患者可能因此而不需要更多的进一步治疗。

② 药物治疗：a. 止泻药：可选用洛哌丁胺（又称易蒙停 3mg，顿服）或复方地芬诺酯，但注意便秘、腹胀的不良反应。轻症者可选用吸附剂，如双八面体蒙脱石（又称思密达，3g，tid）等。b. 解痉剂：伴腹痛可使用抗胆碱能药如阿托品（少用）、普鲁苯辛（少用）、莨菪碱（又称 654 - 2，10mg 肌内注射）等，也可使用相对特异性肠道平滑肌钙通道阻滞剂如匹维溴铵，每次 50~100mg，每日 3 次，或曲美布汀（0.2g，tid）等。c. 肠道动力感觉调节药：如新近报道 5 - HT_4 受体部分激动剂替加色罗（又称泽马可，6mg，bid）对改善便秘、腹痛、腹胀有效，适用于便秘型 IBS 患者。d. 抗抑郁药：对腹痛症状重而上述治疗无效，特别是伴有较明显精神症状者可试用百忧解（20mg，qd）、多塞平（25mg，tid）等。e. 心理行为治疗：症状严重而顽固，经一般治疗和药物治疗无效者应考虑予心理行为治疗。这些疗法包括心理治疗、认知疗法、催眠疗法、生物反馈等。f. 其

他：微生态制剂在 IBS 的应用最近受到了重视，常用的是促生素（probiotics），又称益生菌、原生素，临床应用大多为活菌制剂，如蜡状芽胞杆菌制剂（促菌生、乐腹康，2 片，tid）、双歧杆菌制剂（丽珠肠乐 220mg，tid）、粪肠球菌制剂（乳酶生）、地衣芽胞杆菌制剂（整肠生，0.5g，tid）、双歧三联活菌制剂（培菲康，420mg，tid）以及酵母菌制剂（亿活）等，一般疗程为 6～52 周，均可改善 IBS 的症状，其作用机制可能与增强肠黏膜屏障和改善免疫功能有关。临床研究表明，将多种益生菌联用，或与其他相关药物并用效果更佳。g. 中医中药（略）。

（4）胃泌素瘤

1）临床诊断要点：①多数患者在病程中发生胃溃疡，溃疡特点为病情重、持续时间长、内科及外科治疗效果都差；②腹泻多为吸收不良所致，表现为与进食无关的大量水样泻，排便量大，每天可达 3000ml 以上，禁食无法缓解腹泻；③胃酸分泌明显增高，血清胃泌素水平>200pg/ml，胃泌素刺激试验阳性。

2）辅助检查：内镜检查和胃泌素水平测定。B 型超声或 CT 影像学检查发现具有内分泌功能的肿瘤，多数位于胰腺。

3）治疗：寻找原发病灶，手术治疗为主。如确未发现肿瘤，可在应用 PPI 制剂的基础上对症治疗，如奥美拉唑 20mg，每日 2 次，并密切随访。

（5）药物所致腹泻：可以导致腹泻的药物包括利血平、氟尿嘧啶、胍乙啶、新斯的明、奎尼丁、洋地黄等，诊断主要根据病史。

2. 全身性疾病：主要是甲状腺功能亢进症（详见第七章相关内容）。

（1）诊断：一般多发生于 20～45 岁中青年女性患者，甲状腺肿大，伴特殊眼征、基础代谢率增加和自主神经系统失常等特征性临床表现和体征，部分患者伴慢性腹泻表现。查体时可见甲状腺呈弥漫性肿大，两侧对称，质软，表面光滑，吞咽时上下移动，可触及震颤并可闻及血管杂音。辅助检查可帮助确诊。

（2）辅助检查：基础代谢率增高，常在＋15％以上；甲状腺摄[131]I

率增高，摄碘高峰前移；血清总甲状腺素 T_4、游离 T_4、总 T_3 及游离 T_3 均增高；血清促甲状腺激素（TSH）水平降低且对促甲状腺激素释放激素（TRH）兴奋试验无反应；免疫学检查甲状腺自身抗体阳性，如抗甲状腺球蛋白抗体、抗微粒体抗体及免疫球蛋白异常；甲状腺扫描可发现功能自主性甲状腺热结节，或冷、热结节交错，异位甲状腺肿。

（3）治疗：①一般治疗和对症治疗：加强营养支持疗法，补充足够热量和营养。必要时可给予地西泮、利眠安、阿普唑仑等镇静药物辅助治疗。对于腹泻明显者应用止泻药物治疗（见本节）。②内科抗甲亢药物治疗：丙硫氧嘧啶或甲巯咪唑。甲巯咪唑治疗完全，疗效确切，疗程长，维持量需服 1～2 年。③外科手术治疗。④同位素[131]I 治疗。

（高　文　谢鹏雁）

第七节　便　秘

一、概述

便秘主要是指粪便干结、排便困难或不尽感以及排便次数减少等。部分人习惯间隔 1～2 日排便一次并无异常表现，所以不能以每日排便一次作为正常排便的标准，而应以个人的排便习惯来确定是否便秘。便秘是由多种病因引起的常见病症，如胃肠道疾病、累及消化道的系统性疾病，不少药物也可引起便秘。罗马 Ⅱ 标准中功能性胃肠疾病和慢性便秘有关的病症包括功能性便秘、盆底排便障碍及便秘型肠易激综合征。其中，功能性便秘需除外器质性病因以及药物因素；而盆底排便障碍除符合功能性便秘的诊断标准外，需具备盆底排便障碍的客观依据。便秘型肠易激综合征的便秘和腹痛或腹胀相关。和胃肠动力障碍相关的便秘有巨结肠病（Ogilvie 综合征）、先天性巨结肠、慢传输型便秘（M/N 病变）、肛门括约肌失弛缓症等。

（一）便秘症状表现

慢性便秘的 4 种常见表现为：

1. 便意少，便次也少。在结肠型便秘中，如慢传输型便秘，表现为缺乏便意，便次少，多数每周少于 3 次。

2. 排便艰难、费力。直肠肛门型便秘，如功能性出口梗阻型便秘，表现为便意频繁，却难以排出。

3. 排便不畅。

4. 便秘伴有腹痛或腹部不适。慢性顽固性便秘患者，可出现腹胀、腹痛以及精神症状，如焦虑、烦躁、失眠、抑郁，乃至性格改变。

（二）便秘分类

一般分为两类：器质性便秘和功能性便秘。

临床上为指导治疗而常用的分类如下：

1. 直肠肛管出口梗阻型便秘：是由于各种原因导致盆底肌功能不良的顽固性便秘，多见于女性，表现为排便困难、排便不尽，服泻药常无效；重者，骶尾部坠胀。女性可伴有阴道或子宫脱垂，常需患者用手挤压阴道或手抠出存在于直肠末端的干粪便。直肠指诊，可感知肛管内压力增高，直肠黏膜松弛、堆积，有的直肠前壁向阴道膨出。排粪造影和直肠压力测定可确定诊断，显示盆底肌功能不良，而结肠传输试验正常。此型便秘又分几种情况：①直肠前突；②直肠内套叠；③耻骨直肠肌综合征；④会阴下降综合征。

2. 结肠慢传输型便秘：结肠传输缓慢，盆底肌肉功能正常，临床上表现无便意、便次少、腹胀；轻者口服胃肠动力药有效，重者可行结肠次全切除，回肠、乙状结肠或直肠吻合术。但需要排除肠易激综合征。

3. 混合型。

二、病因

（一）急性便秘

当大便习惯改变导致排便次数减少或难以排出坚硬的大便时，可发生急性便秘。突然变化常表明有器质性病变：患者主诉便秘仅几小时或几天应考虑机械性肠梗阻、无力性肠梗阻常伴有急性腹腔内疾病（如局限性腹膜炎、憩室炎），可并发各种创伤情况（头部损伤、脊柱骨折）或发生于全身麻痹之后。在所有这些情况下均应避免使用强泻剂。急性发作性便秘亦较常见于长期卧床的患者（尤其是老年人）。由于便秘可能由许多药物引起，因此应详细了解患者的用药史，这些药物包括在肠腔内起作用的药物（氢氧化铝、铋剂、铁盐、考来烯胺）、抗胆碱能药、阿片制剂、神经节阻滞剂及许多安定药和镇静剂等。

（二）慢性便秘

相对急性而言，慢性便秘临床上更为常见。其病因较为复杂，主要包括以下几个方面：

1. 结肠肛门疾病：①先天性疾病，如先天性巨结肠；②肠腔狭窄，如炎症性肠病、外伤后期及肠吻合术后的狭窄、肿瘤及其转移所致肠狭窄；③出口性梗阻，如盆底失弛缓症、直肠内套叠、会阴下降、直肠前突等；④肛管及肛周疾病，如肛裂、痔等；⑤其他，如肠易激综合征。

2. 肠道外疾病：①神经与精神疾病，如脑梗死、脑萎缩、截瘫、抑郁症、厌食症等；②内分泌与代谢病，甲状腺功能低下、糖尿病、铝中毒、维生素 B_1 缺乏；③盆腔病，如子宫内膜异位症等；④药源性疾病，如刺激性泻药（酚酞、大黄、番泻叶）长期大量服用引起继发性便秘，麻醉药（吗啡类）、抗胆碱药、钙通道阻断剂、抗抑郁药等可引起肠应激性下降；⑤肌病，如皮肌炎、硬皮病等。

3. 不良生活习惯：①食量过少，食物精细，食物热量高，蔬菜、水果少，饮水少，对肠道刺激不足；②运动少、久坐、卧床，使肠动力缺乏；③由不良的排便习惯引起。

4. 社会与心理因素：①工作紧张、久坐、运动不足；②人际关系紧张、家庭不睦、心情长期处于压抑状态，都可使自主神经功能紊乱，引起肠蠕动抑制或亢进；③生活规律改变，如外出旅游、住院、突发事件影响，都可导致排便规律的改变。

三、诊断思路

（一）病史询问

1. 针对便秘问诊：便秘的严重程度可分为轻、中、重三度。轻度指症状较轻，不影响生活，经一般处理能好转，无须用药或少用药。重度是指便秘症状持续，患者异常痛苦，严重影响生活，不能停药或治疗无效。中度则介于两者之间。所谓的难治性便秘常是重度便秘，可见于出口梗阻型便秘、结肠无力以及重度便秘型肠易激综合征等。

2. 相关鉴别诊断问诊

（1）便秘伴腹痛，有时和腹泻交替出现者，应多考虑为慢性结肠炎、结肠过敏、肠结核、结肠肿瘤等。

（2）便秘伴消瘦、贫血、腹部包块，粪便扁小呈带状，表面带血丝或鲜血便者，应考虑结肠癌或直肠癌等。

（3）便秘伴偏食，活动过少或无定时排便习惯等，应考虑习惯性便秘。

（4）便秘伴急性腹痛、腹胀、呕吐或腹部肿块，须考虑肠梗阻的可能。

（5）便秘伴有粪便表面带鲜血者应考虑痔疮、直肠肿瘤等。

3. 诊疗经过问诊：就诊前的诊断化验检查结果及治疗效果有助于对便秘状况的估计和诊断疾病。

4. 相关其他病史问诊：包括既往排便习惯、胃肠外伴随症状、体重等。

（二）体格检查

腹部查体和肛门指诊在便秘患者中是必需的。

（三）实验室及其他检查

1. 粪便常规及隐血试验。

2. 结肠镜或 X 线造影：有助于对肿瘤、溃疡等器质性病因的诊断。

3. 排粪造影：模拟排粪过程，研究肛门、直肠、盆底在排粪时动静态变化的影像，用于出口梗阻型便秘的诊断。

4. 结肠传输试验：利用不透 X 线的标志物，口服后定时拍腹部 X 线平片，追踪观察标志物在结肠内运行的时间、部位，判断结肠内容物运行的速度及受阻部位，用于慢传输型便秘的诊断。

5. 肛管直肠压力测定：利用压力测定装置置入直肠内，令肛门收缩与放松，检查内外括约肌、盆底、直肠功能与协调情况，对分辨出口梗阻型便秘的类型提供帮助。

6. 肛门肌电图检查：应用电生理技术检查盆底肌中耻骨直肠肌、外括约肌的功能。

具体诊治流程图见图 4 - 7 - 1。

四、疾病

功能性便秘（肠易激综合征）

指经过临床检查没有发现器质性病变的便秘，多为损伤、药物，以及不良生活、排便习惯所致。肠易激综合征（IBS）是常见的肠道运动障碍性疾病，根据临床症状，IBS 可分为腹泻为主型、便秘为主型和腹泻便秘交替型。

1. IBS 诊断要点（罗马Ⅱ标准）：详见本章第六节相关内容。

2. 功能性便秘治疗

（1）一般治疗：包括饮食、锻炼、改变不良习惯等方面。对于没有器质性病变的一般人来说，食疗是首选的，即在饮食中增加纤维食物，如麸糠、水果、蔬菜等；运动锻炼对于正常人的排便很有帮助；纠正生活中的紧张情绪，减缓工作节奏及纠正长期忍便等不良习惯，对某些便秘者也是至关重要的。

（2）药物治疗

1）导泻药：尽管施用上述方法，但许多便秘者还需要用泻药来辅助排便。对一般便秘者偶用泻药是不会造成不良后果的，但长期使

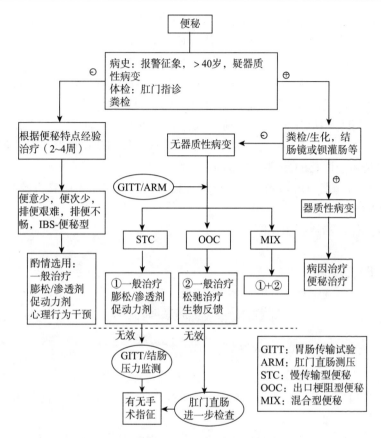

图 4-7-1　慢性便秘诊治流程图

［摘自：中华医学会消化病学分会．中华消化杂志，2004，24（1）：39-40.］

用泻药，有引起依赖的可能。泻药一般分为刺激性泻剂（如大黄、番泻叶、酚酞、蓖麻油）、盐性泻剂（如硫酸镁）、渗透性泻剂（如甘露醇、乳果糖、聚乙二醇）、膨胀性泻剂（如用麸皮、魔芋粉、琼脂做的充肠剂）、润滑性泻剂（如液状石蜡）。

导泻药中值得一提的是渗透性泻剂聚乙二醇，目前临床上常用聚乙二醇-2000 和聚乙二醇-4000。有研究表明功能性便秘患者口服聚乙二醇（20g/d）后排便次数逐日增加，治疗 1 周后可接近每天规律排便 1 次；治疗 2 周和 4 周后，多数患者大便性状恢复正常。由于长期使用疗效稳定、患者耐受性好、安全，且不影响脂溶性维生素的吸收，目前临床应用日益广泛。

根据便秘的轻重有针对性地选择泻剂十分重要。慢性便秘以膨胀性或渗透性泻剂为宜（如聚乙二醇-4000 10g，tid；或乳果糖 10～15ml，bid），仅在必要时选择刺激性泻剂（例如果导 2 片，qn；或番泻叶代茶饮），刺激性泻剂不可长期服用。急性便秘可选择盐性泻剂、刺激性泻剂和润滑性泻剂（如消毒液状石蜡 5～10ml，顿服），但时间不要超过 1 周。对长期慢性便秘，特别是引起粪便嵌塞者，可使用灌肠的方法，灌肠液分盐水和肥皂水两种，而盐水较肥皂水刺激性小。

2）促动力药：如莫沙必利每次 5mg，每日 3 次，可加强肠的运动并促进小肠和大肠的运转。替加色罗对改善便秘、腹痛、腹胀有效，每次 6mg，每日两次。

3）中药和益生菌治疗：如双歧杆菌（如丽珠肠乐 2 粒，bid）等。

（3）粪便嵌塞的治疗：通常灌肠、口服泻药以及开塞露塞肛等方法往往无效。可采用手法挤压肛周，女性可用手指压迫阴道后壁。临床常用的方法是将示指（戴手套）插入肛门内，将干粪团分割成小块，抠出或加用开塞露刺激排出，无效时应在局麻下将粪团挖出。

器质性便秘

1. 结肠疾病

（1）由于结肠梗阻，其中包括管内性的和管外性的。管外性的主要是由于卵巢囊肿、腹腔内肿瘤或腹水以及疝气等压迫肠道，使粪便排出不畅。管内性的主要是由于肿瘤和狭窄，如肠套叠、肠扭转、肠寄生虫、肠粘连、肠道良性或恶性肿瘤、肠系膜血管栓塞或血栓形成、性病性肉芽肿等。

如结肠癌所致的便秘，主要表现为一段时间内排便习惯和粪便性状发生改变，同时可以伴食欲减退、消瘦、腹痛等非特异症状，通过辅助检查粪便隐血阳性，通过结肠镜取活检最终获得病理诊断。治疗以外科治疗辅以化疗。

（2）由于结肠黏膜的异常。如溃疡性结肠炎、肠结核、克罗恩病、结肠憩室炎以及肠炎、痢疾等疾病的恢复期，因肠黏膜的应激性减退而发生便秘。

（3）结肠传输异常如先天性巨结肠、结肠无力等。另外，肠麻痹引起的肠蠕动减弱或完全麻痹也可致便秘发生。

治疗上除了对症通便外，主要是针对原发病的治疗。参见本章各节。

2. 直肠肛门疾病：直肠炎、痔疮、肛裂、肛周脓肿和溃疡、肿瘤、瘢痕性狭窄等。通过直肠指诊及内镜检查即可以明确诊断，治疗针对原发病。对于盆底功能障碍所致的肛管、直肠解剖和动力异常可以通过结肠通过时间、肛门直肠测压、盆底肌电图、排便造影的手段进行诊断。一般情况下应转外科处理。

3. 内分泌或代谢性疾病：甲状腺功能减退和腺垂体功能减退时结肠动力减弱；甲状旁腺功能亢进时，肠肌松弛、张力减低；尿崩症伴失水、糖尿病并发神经病变、硬皮病等，均可出现便秘。因此在除外上述结肠、直肠局部因素后，对于可疑患者应进行甲状腺功能、血糖、甲状旁腺激素水平及肌酶等的测定，可参见第七章。

4. 其他

（1）药物和化学品：吗啡和阿片制剂、抗胆碱能药、神经节阻断药及抗抑郁药、碱式碳酸铋、地芬诺酯以及氢氧化铝等均可引起便秘。

（2）神经系统疾病：截瘫、多发性神经根炎等累及支配肠的神经肌力减退。

（3）另外如肠壁平滑肌、肛提肌、膈肌和（或）腹壁肌无力、老年、慢性肺气肿、严重营养不良、多次妊娠、全身衰竭、肠麻痹等，由于肌力减退均可导致便秘。部分患者需长期口服导泻药物治疗，可以考虑选用渗透性泻药如聚乙二醇- 4000，10g，bid，或乳果糖 10～15ml，bid。

（高　文　谢鹏雁）

第八节　腹　胀

一、概述

腹胀可以是一种主观上的感觉，感到腹部的一部分或全腹部胀满；也可以是一种客观上的检查所见，发现腹部一部分或全腹部膨隆。腹胀是一种常见的消化系统症状，引起腹胀的原因主要见于胃肠道胀气、各种原因所致的腹水、巨大卵巢囊肿或其他腹腔巨大肿块。

正常人胃肠道内可有少量气体，约 150ml，每日自大肠排出的气体 400～1000ml。当咽入胃内空气过多或因消化、吸收功能不良时，胃肠道内产气过多，而肠道内的气体又不能从肛门排出体外，则可导致腹胀。

二、病因

（一）胃肠道胀气

1. 咽下气体过多：咀嚼、进食、饮水时，一定量的空气可随吞咽进入胃肠道。如进食过急、过快，或进含气较多的食物，如豆腐、摊鸡蛋等，可引起腹胀。

2. 肺排出二氧化碳障碍：如慢性支气管炎、肺气肿、呼吸功能衰竭等疾病，二氧化碳排出受阻，使血管内二氧化碳分压明显增高，肠血管内气体向肠腔内弥散过多也可产生腹胀。

3. 胃肠道产气过多：见于消化不良和各种原因引起的短肠综合征。

4. 气体排空障碍：各种原因引起的胃肠道梗阻或肠麻痹造成气体排出障碍，可造成腹胀。

（1）幽门梗阻：常见于十二指肠溃疡、肿瘤或胃癌引起。

（2）小肠梗阻：小肠套叠、扭转、肿瘤、结核、蛔虫成团等均可引起小肠梗阻，出现腹痛、腹胀、肠鸣及气过水声，病重者排气、排便困难。可见到腹部膨隆，或可摸到可移动的肠袢。

（3）结肠梗阻：严重便秘、结肠癌可引起结肠梗阻和排便、排气量减少，甚至完全停止排气、排便。

（4）肠麻痹：低血钾或甲状腺功能低下，均可引起肠麻痹。这时肠蠕动减弱或消失，肠内气体积存，出现腹胀。

5. 急性胃扩张：胃和十二指肠的急性扩张，常见于腹部手术后、糖尿病、营养不良、尿毒症及暴饮暴食后。

（二）腹水

各种原因引起的腹水均可造成腹胀，引起腹水的常见原因有：

1. 血浆胶体渗透压降低，如营养不良、肾病综合征。

2. 门静脉压力升高，如肝硬化、心力衰竭、Budd - Chiari 综合征、缩窄性心包炎。

3. 淋巴回流受阻，如腹腔肿瘤压迫、阻塞胸导管和乳糜池。

4. 毛细血管通透性增加，如急、慢性腹膜炎。

5. 肝、脾破裂，发生血腹。

（三）腹腔肿物

腹腔内脏器因炎症、肿瘤等原因致体积增大或挤压胃肠道可引起腹胀，如各种胃肠道肿瘤或胰腺假囊肿及卵巢囊肿等。

（四）气腹

空腔脏器穿孔，气体进入腹膜腔内。如消化性溃疡穿孔、肠伤寒所致鼓肠与肠穿孔；纤维结肠镜检查术中偶可发生结肠穿孔。

三、诊断思路

（一）对有腹胀症状的患者应首先明确造成腹胀的原因是胀气、腹水还是腹腔肿物

全腹叩诊明显鼓音且腹部膨隆时，为气腹或胃肠胀气；移动性浊音阳性多为腹水，但应注意在过度肥胖、胃扩张、幽门梗阻或肠麻痹时造成的假象；当正常鼓音区域的位置发生明显的变化，且在正常叩诊鼓音部位出现浊音或实音时，要注意触诊有无肿物存在。

在体检不能作出明确诊断时，采用 X 线腹平片、B 超、CT 等影像学方法加以确定。

（二）进一步明确腹胀的原因

1. 仔细询问病史，寻找原发病的线索

（1）针对腹胀进行问诊：包括腹胀起病的缓急、病程的长短，及病情进展情况如何。发病急者，见于胃肠道穿孔、肠梗阻、急性胃扩张。发病缓者，见于幽门不全梗阻、慢性胃炎、慢性胰腺炎、吸收不良综合征；腹胀的部位：中上腹胀常见于胃部疾患，如胃炎、胃癌、幽门梗阻、功能性消化不良等；右上腹胀常见于肝胆系统病变或结肠肝曲病变；左上腹胀常见于各种原因造成的脾大或结肠脾曲病变；右下腹胀常见于肠结核、克罗恩病、阑尾周围病变或右侧卵巢病变；左下腹胀常见于溃疡性结肠炎、乙状结肠病变或左侧卵巢病变；双侧腰部腹胀多见于肾病变。

（2）根据不同伴随症状的鉴别问诊：有发热、腹痛者见于炎症；伴有腹泻，见于各种原因引起的吸收、消化不良，肠道感染；恶心、呕吐剧烈或有排气、排便减少者多见于梗阻性病变；有腹部包块可见于肿瘤或增大膨胀的腹腔器官；明显的体重下降、食欲减退往往提示肿瘤性疾病。

（3）诊疗经过问诊：包括之前的相关检查和治疗措施及对治疗的反应等。

（4）相关其他病史问诊：既往有心脏、肝、肾病史的患者往往可以解释腹水引起的腹胀。

2. 详细认真的体格检查可为诊断提供依据

（1）评价精神、神志状况和营养状态是区分良、恶性疾病最直观的手段。

（2）皮肤及四肢：黄疸多见于肝疾患；苍白可由于消化道溃疡、肿瘤失血造成；水肿提示心力衰竭、各种原因引起的低蛋白血症等。

（3）淋巴结触诊：左锁骨上淋巴结肿大提示胃肠道肿瘤；弥漫性淋巴结肿大伴脾大应注意淋巴瘤等血液系统疾病。

（4）腹部查体：腹部有无胃肠型、蠕动波等梗阻表现；有无压痛、反跳痛等炎症表现；有无肝、脾大；注意浊音分布情况。

3. 实验室及其他检查

（1）X线检查：腹部X线平片可发现穿孔时的膈下游离气体、胃扩张时的扩大胃泡和气液平面，肠梗阻可见阶梯状液平面，大量腹水或腹腔占位时则提示肠内气体减少，腹部密度增加；钡餐造影对许多胃肠疾病诊断有较大意义，但在疑为消化道梗阻时视为禁忌。

（2）B超和CT检查：对腹腔内占位性病变及腹水的诊断有较高的价值。

（3）腹腔镜检查：可在直视下观察到腹膜腔和大部分腹腔器官，故对腹水和腹腔肿物的诊断有较大价值。

（4）腹水分析：通过对腹水的常规、生化、酶学、细胞学等可以区别渗出液和漏出液，结合病史、症状和体征以及其他辅助检查多可找出病因。

腹胀诊断流程图见图4-8-1。

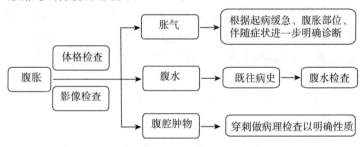

图4-8-1 腹胀诊断流程图

四、疾病

气体排出障碍性疾病

1. 幽门梗阻

（1）临床诊断要点：①多有周期性发作的上腹痛病史；②上腹胀满不适，疼痛于餐后加重；常伴恶心、呕吐，呕吐后症状可缓解，呕吐物含发酵酸性宿食；③腹部常可见蠕动波；④清晨空腹检查胃内有振水声，插胃管抽液量大于 200ml，应考虑本症存在。

（2）辅助检查：胃镜或 X 线检查可确诊，胃镜检查还可协助诊断病因。

（3）处理：①禁食、水，下胃管用生理盐水洗胃；②补液，对症支持治疗；③明确病因，治疗原发病。如为十二指肠溃疡炎症水肿引起的一过性梗阻，可予奥美拉唑 40mg 入 100ml 生理盐水中静脉滴注，每日 1～2 次；如为肿瘤引起的机械性梗阻，考虑手术或支架置入解除梗阻。

2. 小肠梗阻：由于各种原因使胃肠道内容物通过发生障碍，按原因可分为机械性肠梗阻、麻痹性肠梗阻和血管性肠梗阻。

（1）临床诊断要点：①机械性肠梗阻有阵发性肠绞痛，有间歇期，腹痛发作时伴有肠鸣音亢进或高调的气过水音；②呕吐，开始时为胃内容物，后则为肠内容物；③腹胀在近端梗阻轻，远端梗阻重；④排气、排便停止；⑤机械性肠梗阻腹部可出现肠型、肠蠕动波、高调肠鸣音等。

（2）辅助检查：①血常规有血液浓缩现象，血白细胞增高，表明有肠坏死的可能；②查血电解质以确定有无电解质紊乱和酸碱平衡失调；③血磷、肌酸激酶在肠壁坏死时增高；④X 线检查：立位腹平片出现液平面，充气及积液的直径在 3cm 左右；⑤B 超表现为梗阻上端肠管扩张，管径增宽，因肠腔内有液体和气体积存，肠管流动及反流活跃，并可形成多囊样改变；⑥如有腹水征，腹腔穿刺抽出血性腹水，提示肠壁坏死。

（3）处理：①禁食，持续胃肠减压；②纠正水、电解质及酸碱平衡失调；③应用抗生素抑制肠道细菌繁殖，甲硝唑（佳尔纳 0.915g，入 100ml 生理盐水静脉点滴，每日 2 次）和喹诺酮类（左旋氧氟沙星，0.2g 静脉点滴，每日 2 次）在临床上较常使用，第二、三代头孢菌素等也可以选用；④外科手术治疗。

3. 结肠直肠癌

（1）临床诊断要点：①最常见的症状为排便习惯的改变、便血及腹痛，有梗阻时可伴腹胀；②晚期出现贫血、进行性消瘦、发热和恶病质；③有时腹部可触及包块；④肝大、腹水、颈部或锁骨上淋巴结肿大提示肿瘤晚期并发生转移。

（2）辅助检查：①持续、反复粪便隐血阳性应警惕升结肠肿瘤；②内镜检查可直接观察病变并可取活检明确诊断，对早期癌的发现更有意义；③影像学检查：钡灌肠检查可显示钡剂充盈缺损、肠腔狭窄、黏膜破坏等征象；④血清癌胚抗原（CEA）检测可作为筛查的一种方法。

（3）处理：治疗关键在于早期发现、早期诊断和外科手术根治。

产气过多的疾病

短肠综合征：是指由于手术或疾病使小肠吸收面积严重减少，引起营养物质吸收不良的一系列表现。

1. 临床诊断要点：①有广泛小肠切除史；②主要临床表现是腹泻、脂肪泻、水电解质紊乱、酸碱失衡和严重的营养不良，可因肠内产气过多而腹胀；③根据不同营养物质缺乏而出现相应的症状；④查体发现患者消瘦、营养状态差。

2. 辅助检查：①X线胃肠钡剂造影可了解残余肠管的长度；②出现营养不良性贫血，血浆白蛋白、胆固醇也可降低；③粪脂测定和脂肪吸收试验异常：正常人每日食入脂肪 $50\sim100mg$ 时粪脂量应 $<5mg/d$，脂肪吸收率 $>95\%$。

3. 处理：①急性期应注意维持水、电解质平衡；②营养支持治疗，根据病程和腹胀、腹泻的情况，从肠外营养逐渐过渡到肠内营养到口服进食，注意补充缺乏的营养物质；③对症治疗：如腹泻严重时可给予地芬诺酯 $2\sim5mg$，每日3次，或洛哌丁胺 $4mg$，每日3次治疗；④经严格内科治疗仍不能控制腹泻，营养不良极为严重者，可考虑手术治疗。

产生腹水的疾病

参见本章第九节腹水。

全身性疾病

1. 呼吸衰竭

（1）临床诊断要点：①多有呼吸系统基础疾病；②出现呼吸频率增加，呼吸困难，发绀，球结膜水肿等，严重者出现神志障碍；③血气分析示在海平面，静息状态、呼吸室内空气和无异常分流的情况下，$PaO_2 < 60mmHg$，伴或不伴 $PaCO_2 > 50mmHg$。

（2）辅助检查：①血常规往往显示白细胞增高；②血气分析；③胸部 X 线片检查和胸部 CT 有助于明确基础病因。

（3）处理：①积极控制感染，及时送检痰培养和药物敏感试验，以选择敏感抗生素。②充分引流痰液：降低痰黏度，可用沐舒坦30mg，每日 3 次；解除气道痉挛，氨茶碱 0.25g 入 5%葡萄糖溶液或生理盐水 100ml 静脉滴注。③进行氧疗。④重症患者可考虑上呼吸机机械通气。⑤纠正水、电解质和酸碱平衡紊乱。可参见第二章。

2. 心力衰竭：心力衰竭的患者发生腹胀主要由于循环压力增高引起腹水或胃肠道淤血造成。疾病特点和处理详见本章第九节腹水。

其　　他

1. 急性胃扩张：是指胃及十二指肠很快因有大量内容物不能排出而发生极度膨胀而言，可分为机械性梗阻和胃及肠壁神经肌肉麻痹。

（1）临床诊断要点：①上腹胀满并持续性胀痛；②呕吐逐渐加重，但腹胀不减；③腹部高度膨胀，有时可见到扩大的胃型，并有轻度压痛；④有明显的振水音；⑤肠鸣音多减弱或消失。

（2）辅助检查：①血常规检查发现血液因脱水而浓缩；②可出现低钾、低钠及低氯，二氧化碳结合力升高，严重者可有尿素氮升高；③X 线检查：立位腹平片可见大的胃泡，服小量钡剂后可发现巨大的胃轮廓。

（3）处理：①禁食、禁水、持续胃肠减压；②纠正水、电解质紊乱；③经常变换体位，避免十二指肠水平部受压；④在内科治疗无效，胃内存留大量食物无法吸出，怀疑有胃壁坏死、腹腔感染、胃穿孔时应考虑手术治疗。

2. 功能性消化不良

（1）临床诊断要点：①有上腹痛、上腹胀、早饱、嗳气、恶心、呕吐等上腹不适症状，诊断之前 6 个月开始出现症状、近 3 个月符合诊断标准（罗马Ⅲ）；②内镜检查未发现胃及十二指肠溃疡、糜烂、肿瘤等器质病变，未发现食管炎，也无上述疾病病史；③实验室、腹部 B 超、X 线检查排除肝、胆、胰疾病；④无糖尿病、肾病、结缔组织病及精神病；⑤无腹部手术史。

（2）处理：①避免多食，少食脂肪等易使胃排空延缓的食物；②促动力治疗：可采用多潘立酮 10mg，每日 3 次，或莫沙比利 5～10mg，每日 3 次；③对反流样消化不良和溃疡样消化不良可配合服用抑酸剂，如法莫替丁 20mg，每日 2 次，或奥美拉唑 20mg，每日 1～2 次。

（迟　雁　谢鹏雁）

第九节　腹　水

一、概述

腹水是指腹腔内的液体过量积聚。正常人腹腔内有少量的游离液体，起润滑作用，一般不超过 200ml，这些液体处于正常代谢的动态平衡中。因种种原因动态平衡失调，腹腔内液体积聚过多，便形成腹水。其多为游离性液体，有时也可由于炎性包裹而被限制在腹腔的某一部位，称为非游离性腹水。腹水作为一种特殊形式的水肿，它既可以是局部组织器官病变所致，也可以是全身疾病的局部表现。它既可单独存在，也可伴有全身或体表某些部位的水肿而共存。

二、病因

腹水是因各种原因使腹腔内液体产生和吸收之间失去平衡，导致液体积聚过多而形成的，腹水的病因和发生机制不是单一的，而是多因素的，主要有以下几种形成机制和病因。

（一）液体静水压增高

肝静脉、肝静脉小分支阻塞，或肝静脉流出道受阻；肝窦后压增高时，流入量大于流出量，可引起腹水积聚。

1. 弥漫性肝病所致的门静脉高压：如各种原因所致的肝硬化、原发性胆汁性肝硬化等。

2. 门静脉阻塞：如伴或不伴肝病时门静脉血栓形成，肿瘤压迫或侵蚀及淋巴结的病变。

3. 肝静脉或其水平以上下腔静脉阻塞：肝静脉阻塞（Budd - Chiari综合征）、下腔静脉血栓形成、肿瘤压迫等。

4. 心脏疾患伴有慢性体循环高压：如各种原因所致的慢性右心衰竭、缩窄性心包炎。

（二）血浆胶体渗透压降低

血浆胶体渗透压的高低取决于血浆白蛋白浓度，白蛋白浓度低于30g/L或同时伴有门静脉高压时，液体容易从毛细血管漏入腹腔和组织间隙。

1. 肾病综合征。

2. 营养不良：如恶病质、蛋白丢失性胃肠病。

（三）毛细血管通透性增加

1. 急、慢性炎症：如急性腹膜炎、结核性腹膜炎、出血坏死性胰腺炎、化脓性胆道疾病等。

2. 继发于空腔器官的穿孔：如消化性溃疡穿孔、阑尾穿孔、胆囊穿孔、憩室破裂等。

（四）淋巴回流受阻

由于肝窦和淋巴管阻塞，肝淋巴液可从肝表面漏出，形成腹水。

因为肝窦内皮不是连续性的，所以肝淋巴液的漏出可以在没有明显低蛋白血症的情况下出现。

1. 感染：如结核病、丝虫病。

2. 肿瘤或创伤：如淋巴瘤、癌瘤淋巴转移、腹腔内淋巴管破裂。

3. 淋巴管压力增高：如肝硬化、心力衰竭、缩窄性心包炎。

（五）肾水钠代谢异常

晚期肝硬化、心力衰竭和缩窄性心包炎产生大量腹水，导致腹压增加，刺激肾素-血管紧张素-醛固酮系统，形成因果循环。肝硬化患者近端和远端肾小管对钠的重吸收均增加，后者主要是由于血浆肾素活性增高和继发性醛固酮增多所致。肝硬化和右心衰竭对利钠因子的敏感性降低，使近曲小管对钠的重吸收增加，近年来认为肾的近曲小管钠重吸收机制比醛固酮作用于远曲小管更为重要。

（六）内脏或血管破裂所致血腹

1. 肝、脾破裂，宫外孕破裂。

2. 腹主动脉夹层破裂等。

三、诊断思路

（一）首先应确定腹水的存在

1. 症状：少量腹水不一定会有明显的症状和体征，当腹水超过1000ml时才会出现较明显的症状和体征。症状出现的早晚、轻重与个体差异有关。腹水可突然发生，也可在数月中隐匿发生。腹胀是患者的主要主诉。

2. 体格检查：体格检查是确定腹水简单有效的方法。腹水在1000ml以上才能叩出移动性浊音，少量腹水（120ml以上）可用肘膝位叩诊法。大量腹水可有液波震颤现象，甚至有脐疝。如果腹腔有粘连，腹水可包裹分隔，影响流动，这时移动性浊音可不明显。腹水观察到腹部膨隆时应注意和肥胖、胃肠积气、妊娠、腹腔巨大囊肿（卵巢、胰腺）、巨大肾盂积水等进行鉴别。参见表4-9-1和表4-9-2。

表4-9-1 腹水与肥胖的体格检查鉴别要点

	腹 水	肥 胖
腹型	膨隆呈蛙状腹	球形膨隆,松弛者也可呈蛙腹
脐型	多凸起,也可平坦,但小	深大且凹陷
移动性浊音	有	无,但腹壁厚者需反复检查
液波震颤	有,肥胖伴小量腹水可无	无

表4-9-2 腹水与巨大卵巢囊肿鉴别要点

	腹 水	巨大卵巢囊肿
平卧位腹型	多呈蛙腹,个别可呈球状	高度膨隆呈球状
腹部叩诊	前上腹或前腹呈鼓音	前腹呈浊音,腰腹部鼓音
脐孔位置	无变化	上移
最大腹围位置	经脐孔处	多在脐孔下
尺压搏动试验	无	多有
X线检查	腹部呈均匀性透明度降低,小肠漂浮,如有粘连时则不均匀	胃肠移位,正位时推向双侧腰腹,侧位时推向脊柱
B超	无包囊	多可见包囊,但过大并伴少量漏出时则不易超出包囊

3. 特殊检查:当腹水量较少时,物理诊断常检查不出,可用腹部B超或CT来帮助确定,一般认为腹腔内有 200ml 液体便可探出。亦可由诊断性腹腔穿刺来确定。

(二)确定腹水的性质

1. 根据腹水外观及常规化验将腹水分为漏出液、渗出液、血性及乳糜样腹水。其各自特点如下,渗出液与漏出液的区别见表4-9-3。

表 4-9-3 传统渗出液与漏出液的区别

腹水	渗出液	漏出液
颜色与性状	黄色浆液性、血性、脓性、乳糜性	淡黄、透明，偶为假乳糜性
细胞数	多数，$>500\times10^6/L$	少数，$<100\times10^6/L$
比重	>1.018	<1.018
腹水静置后	易凝固	不易凝固
李氏反应	阳性	阴性
蛋白质定量	$>30g/L$	$<25g/L$
细菌学检查	阳性或阴性	阴性
腹水 LDH 与血清 LDH 比	常>0.6	常<0.6
疾病	炎症、恶性肿瘤、结缔组织病等	肝硬化、心力衰竭、肾疾病等

（1）渗出液：色较深，常混浊，有时脓血性、乳糜性，总蛋白质$>30g/L$，细胞数$>500\times10^6/L$，李氏反应阳性，比重>1.018，乳酸脱氢酶（LDH）$>200U/dl$，腹水/血清 LDH 比值>0.6，腹水/血清蛋白比值>0.5。见于急性化脓性腹膜炎（胃肠穿孔）；慢性炎症，以结核性腹膜炎、原发性腹膜炎最为多见；真菌性、寄生虫性及胰胆疾病所致的腹膜炎；恶性肿瘤，如淋巴瘤、腹膜间皮瘤等。

（2）漏出液：淡黄色，透明，比重<1.018，蛋白质定量$<25g/L$，细胞数$<100\times10^6/L$，主要是内皮细胞和淋巴细胞，李氏反应阴性。常见于肝硬化；蛋白丢失性疾病（慢性肾炎、蛋白丢失性胃肠病、溃疡、克罗恩病等）；中心静脉压升高引起的腹水，多见于充血性心力衰竭、三尖瓣关闭不全、缩窄性心包炎；下腔静脉、肝静脉阻塞（Budd-Chiari 综合征）所致的腹水。

（3）血性腹水：红细胞$>50\times10^9/L$，多系结核性、癌性腹水；$>100\times10^9/L$ 为癌性腹水，可能找到癌细胞，发现异常染色体。良性病变见于腹部损伤、内脏破裂、宫外孕、结核性腹膜炎、出血性胰腺炎、系统性红斑狼疮及腹内血管病变。

（4）乳糜性腹水：腹水呈乳糜状，高三酰甘油（400～4000mg/dl），可有高蛋白。假性乳糜性腹水无三酰甘油增高，系类脂质或蛋白增高。原因不明占一半，慢性肿瘤为多，炎症约占 1/5（如结核、胰腺炎、肠梗阻、腹腔粘连等）。肾病时脂蛋白增多，可产生乳糜性腹水。肝硬化，因肠淋巴管扩张破裂，淋巴液外漏也可引起乳糜性腹水。

2. 血清腹水白蛋白梯度（SAAG）：1978 年 Hoefs 提出了 SAAG 的概念，认为该指标能够较真实地反映门静脉压力，提高鉴别诊断腹水的准确性。SAAG 是血清白蛋白与同日内测得的腹水白蛋白之间的差值（SAAG＝血清白蛋白－腹水白蛋白）。SAAG 大于或等于 11g/L 的腹水提示为门静脉高压所致（包括肝硬化、慢性心功能不全、缩窄性心包炎、巨大的肝转移瘤及 Budd‐Chiari 综合征等）；SAAG 小于 11g/L 则为非门静脉高压性腹水（包括腹腔恶性肿瘤、腹腔结核、胰源性腹水及肾病综合征等）。

（三）从病史、症状、体征入手，结合实验室检查，进一步明确腹水病因

1. 常见的腹水病因的相应特征描述

（1）肝硬化、门静脉高压所致的腹水患者常有呕血、黑便、肝掌、蜘蛛痣、黄疸、侧支循环、脾大、全血细胞减少、低蛋白血症和酶学异常；病史中多有乙肝、丙肝及酗酒史，但有少许患者无明确病史，首发即以腹水或上消化道出血就医，有少数患者侧支循环不明显，伴大出血的患者在出血后脾可能触不到，但若仔细体检往往可见到某些慢性肝病的体征，或实验室某些项目的异常，如肝掌、蜘蛛痣、黄疸、腹壁静脉曲张等及肝炎标志物阳性，或低蛋白血症，或血小板减少等。此时结合患者高 SAAG 的腹水特征可帮助诊断。腹部 B 超等影像学检查可有门静脉高压的提示。

（2）伴低热等所谓"结核中毒症状"的腹水，查体有腹壁触诊的"揉面感"，常见于结核性腹膜炎。结核性腹膜炎患者往往压痛不甚剧烈，反跳痛不明显，可发现肺结核或其他部位的结核；个别患者可无明显的感染征象，但红细胞沉降率快、PPD 阳性，有助结核的诊断。腹水中白细胞增高，以单核细胞为优势，且呈低 SAAG 是典型的结

核性腹膜炎特征。对于女性患者要注意是否伴有盆腔肿块，因为此时鉴别腹水是肿瘤还是结核病引起，难度较大，多需借助 CT、B 超，甚至针吸穿刺活组织检查，个别患者需抗结核试验治疗，甚至剖腹探查方能确立诊断。年龄也是要考虑的因素，结核性腹膜炎常见于青少年或儿童，而肿瘤转移则多见于中老年患者。

（3）自发性腹膜炎多伴发于肝硬化腹水患者，通常以发热、腹痛、肠麻痹及早期出现肝性脑病为特征。但有些患者症状不明显，反跳痛少见，此时腹水化验的蛋白质变化、白细胞数增加可获得更多的信息。离心腹水标本可行革兰氏染色找细菌，多数患者为革兰氏染色阴性杆菌，少数可为厌氧菌和肺炎链球菌。

（4）继发性腹膜炎者，急性腹痛、感染表现、明显的"压痛、反跳痛、腹肌紧张"三联征及多有空腔脏器穿孔的征象，均是明显的证据。立位 X 线腹平片在穿孔者多可见膈下游离气体，某些穿孔小、溢出少，又被完全包裹者，如消化性溃疡、阑尾炎等，全腹膜炎的征象也可能不明显。此时病史更显得重要。

（5）肿瘤性腹水系肿瘤腹膜转移或淋巴管压迫，年龄以中老年多见，胃肠道及胰腺是原发肿瘤的常见器官。性别也必须予以考虑，妇女怀疑结核性腹膜炎者，如果闭经注意排除来自卵巢的肿瘤。另外血性或乳糜性腹水要首先除外肿瘤；假性乳糜性腹水多见于结核性腹膜炎、肾病综合征等。

（6）肝静脉阻塞或肝静脉出肝处以上的下腔静脉阻塞，可由于血管内阻塞，如血栓形成、瘤栓引起，也可由于血管外的压迫等所致。这种患者临床极易误诊为肝硬化，但患者的肝增大多可与肝硬化鉴别，如有腹壁静脉曲张，多为靠近腰腹或腰背部静脉充盈或怒张，少许患者可无体表静脉充盈或怒张，若行超声或彩色多普勒检查可发现腔静脉的阻塞及异常血流。选择性血管造影是确立诊断和选择手术治疗最可靠的方法。

（7）缩窄性心包炎往往无明确病征，但此时患者除门静脉高压征象外，尚存在体循环的淤血，测定肘静脉压，查体时注意脉压、脉短绌、奇脉，颈静脉怒张及肝颈静脉回流征阳性则不难与肝静脉阻塞综合征相鉴别。进一步行 X 线、超声心动图及心导管检查，往往可以明确诊断。心力衰竭所致的腹水，常有心力衰竭的证据；肝硬化时则肝不大，甚至缩小，且多有肝炎病史可询或体检有慢性肝病征象。病史和仔细体检则有助于鉴别。

（8）左腰腹部所看到的 Grey‐Turner 征及脐周及下腹部的出血征象（Cullen 征），可见于宫外孕破裂或出血坏死性胰腺炎。在内脏出血时，血腹与进行性加重贫血是临床的主要征象，但腹腔内出血体征出现的速度与破裂血管的大小及凝血机制正常与否密切相关。出血坏死性胰腺炎所致的腹水行腹水中的淀粉酶检测对诊断帮助很大。如无外伤、宫外孕破裂及出血坏死性胰腺炎时，则血性腹水的最常见病因是原发性肝癌。

2. 有关腹水的特殊化验

（1）腹水细菌培养：对诊断腹水感染有较大参考价值。腹水中找结核分枝杆菌对结核性腹膜炎有诊断价值，但阳性率较低。

（2）腹水细胞学检查：是确诊肿瘤性腹水的迅速、可靠的方法，但常需反复多次腹水找瘤细胞。近年来流式细胞仪的应用有助于提高诊断的准确性。

（3）ADA：ADA 是嘌呤碱分解酶，其活性在 T 淋巴细胞中较强。ADA 值升高与 T 细胞对结核分枝杆菌抗原的细胞免疫反应有关。对诊断结核性腹膜炎有重要意义。

（4）淀粉酶：在胰性腹水中可显著升高。

（5）肿瘤标记物：AFP、CEA、CA19‐9、CA12‐5 在恶性腹水中升高。

（6）腹水葡萄糖含量：当腹水葡萄糖含量低于空腹血糖含量时说明有腹腔细菌感染。

3. 影像学检查

（1）超声波检查：B 型超声是目前诊断腹水的简单而敏感的手段，除可发现腹水外，通过 B 超还可以了解腹腔内其他脏器有无病变，是否伴有淋巴结肿大，门脾静脉的宽度，门脉系统有无血栓。近年来临床应用的多普勒彩色超声可以测得大血管中的血流状况，对确定肝静脉阻塞或下腔静脉阻塞性病变所致的腹水有极大的参考价值。

对少量腹水患者或包裹性积液患者，B型超声下定位穿刺抽取腹水是个很实用的方法。对腹水伴有腹腔内占位或实质脏器有病变者，尚可在超声监测和引导下，行细针穿刺细胞学检查、粗针组织学检查等介入性超声诊断学方法，以帮助腹水的诊断。

（2）计算机X线体层扫描：计算机X线体层扫描（CT）诊断腹水的敏感性与B型超声相似，因此，临床并不把确定腹水有无的手段定位在CT检查上。但CT在确定腹水的密度和均度，以区别液体的情况上较B超更特异。此项检查价格昂贵，不是腹水检查中首选或常规的检查，只有在怀疑腹腔内有占位，脏器有病变，或腹膜后纤维化后占位时，或腹水的病因诊断有困难时才考虑应用。

4. 其他

（1）腹膜活检在腹腔疾病中具有重要意义，腹腔积液包括渗出液和漏出液，腹膜活检对渗出液的病因诊断意义大，通过腹膜活检不仅可以作出疾病的诊断，而且对肿瘤病变可能获得组织分型，为治疗及预后提供重要的依据。

（2）腹腔镜检查在不明原因的腹水诊断中亦具有一定的意义。

（3）试验性治疗：没有明确证据的结核性腹膜炎经试验性抗结核治疗后往往可帮助明确诊断。

腹水诊断流程图见图4-9-1。

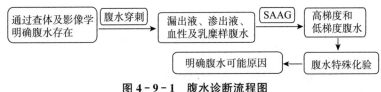

图4-9-1 腹水诊断流程图

四、疾病

全身性疾病

1. 肝硬化

（1）临床诊断要点：①有病毒性肝炎、长期酗酒、血吸虫病等病史；②有肝功能减退和门静脉高压的临床表现；③肝质地坚硬，有结节感；④肝功能试验常有异常发现；⑤影像学 B 超与 CT 检查有肝硬化表现；⑥肝活组织检查见假小叶形成；⑦腹水一般为漏出性，也可为乳糜或血性；SAAG>11g/L。

（2）辅助检查：①血常规失代偿期可见血细胞三系减少；②肝功能检查；③腹水检查呈漏出液，合并其他如自发性腹膜炎时可呈渗出液；④影像学检查：B 超和 CT 等，除进行肝形态学的观察，还可了解门静脉系的血流；⑤肝穿刺可进行组织学检查；⑥腹腔镜检查可见肝表面呈结节状改变。

（3）处理：①休息，高热量、高蛋白质和维生素丰富的饮食。②无特效药，平时可用维生素和消化酶，水飞蓟素有保护肝细胞膜作用，每次 2 片，每日 3 次；秋水仙碱有抗炎症和抗纤维化作用，对代偿期肝硬化有一定疗效，1mg/d，分 2 次服，每周服药 5 天。③腹水的治疗：限钠（氯化钠 1.2～2.0g），有低钠血症的患者应限水；按 100mg∶40mg 的比例逐渐加大螺内酯和呋塞米的剂量；放腹水加输白蛋白，如放腹水量超过 5L，可按 6～8g/L 给予白蛋白；难治性腹水可采用浓缩回输、颈静脉肝内门体静脉分流术（TIPS）等方法。④积极治疗消化道出血、自发性腹膜炎、肝性脑病、肝肾综合征等并发症，详见本章第四节及其他相关章节。

2. 心源性腹水：心源性腹水以心脏病史、下垂部位水肿、漏出性腹水、肝淤血征为特点。

（1）慢性充血性右心衰竭

1）临床诊断要点：①有心脏病史；②有腹胀、少尿、水肿的表现；③颈静脉充盈或怒张，肝大，肝颈静脉回流征阳性；④腹水以漏出液为主，常伴有全身性的重力性水肿，以及双侧胸腔积液。

2）处理：①减轻心脏负担：休息，低盐饮食。②利尿剂：氢氯噻嗪 25～50mg，每日 2～3 次；症状明显、水肿重的患者可用呋塞米 20～40mg，每日 2～3 次；血钾低的患者可采用螺内酯 20mg，每日 3 次。③静脉用血管扩张剂：如硝酸甘油 10～200μg/min，症状重或合并有高血压的患者可用硝普钠 10～100μg/min，参见第三章第五节。

（2）慢性缩窄性心包炎

1）临床诊断要点：①主要症状为不同程度的呼吸困难、腹胀、乏力、肝区疼痛；②体征有肝大、颈静脉怒张、腹水、下肢凹陷性水肿、奇脉；③心脏体征包括心尖不易触及、心浊音界正常、心音低，或听到心包叩击音；④腹水为漏出液，程度与全身水肿不平衡，出现较早而较明显，参见第三章第四节。

2）处理：唯一有效的治疗是确诊后尽早手术。

（3）限制型心肌病：限制型心肌病是以心内膜及心内膜下心肌纤维化、增生、附壁血栓形成、心腔缩小或闭塞、心室充盈障碍及顺应性下降、心脏舒张功能严重受损而收缩功能保持正常或轻度受损为特征的心肌病。

1）临床诊断要点：限制型心肌病起病缓慢，在疾病早期（代偿期）可以无症状或症状很轻，失代偿期表现为舒张性心力衰竭，以具有右心衰竭的症状和体征、射血分数正常或轻度减低、舒张功能减低为主。常见症状为活动后呼吸困难、发绀，体检有颈静脉怒张、下肢水肿、肝大及腹水等。心电图可有心房肥大、ST-T改变、传导阻滞及房性早搏、心房扑动、心房颤动。多普勒超声对测量左室舒张功能有一定意义。

2）处理：目前针对舒张功能衰竭的治疗仍是对症及凭经验，原则是改善心室的顺应性，增加心室的充盈，从而改善舒张功能。治疗多采用利尿剂（如氢氯噻嗪25～50mg，每日1～2次）、β受体拮抗剂（如美托洛尔，根据血压和心率调节剂量）、ACEI（如洛丁新、蒙诺等，根据血压调节剂量）。用阿司匹林150mg，每日1次；或双嘧达莫25mg，每日3次以预防栓塞发生，参见第三章第五节。

3. 肾源性腹水：参见第一章第三节及第五章第一节和第二节的相关内容。

4. 营养不良性腹水：各种原因的营养障碍均可由于低蛋白血症引起全身性水肿，严重时出现腹水。腹水为漏出液，营养改善后症状迅速消失，可参见第一章第三节的营养不良性水肿。

5. 黏液性水肿：黏液性水肿常见于甲状腺功能亢进症手术治疗

或放射性同位素[131]I治疗后，由于过量服用抗甲状腺药物导致甲状腺功能减退、慢性甲状腺炎、垂体功能减退症或下丘脑损伤。产生腹水的确切机制不明，可能与毛细血管通透性增高引起大量蛋白渗出有关。

黏液性水肿的特点是颜面和下肢非凹陷性水肿，严重者可出现腹水、胸腔积液和心包积液。腹水常呈黄色黏稠状，蛋白质含量较高，多>40g/L，补充甲状腺素制剂治疗有效。详见第一章第三节和第七章第一节的相关内容。

腹腔疾病

1. 自发性细菌性腹膜炎：是指腹腔内没有明确的感染源，在腹水的基础上发生的腹腔感染。腹水的细菌感染多系肠道细菌经门静脉、肝窦、肝淋巴液，或直接穿过肠壁进入腹腔，99％为革兰氏染色阴性肠道杆菌。

（1）临床诊断要点：临床1/3患者无感染征象，当肝硬化患者出现腹泻、腹痛、高热、腹部压痛、恶心、呕吐、肾功能不全、肝性脑病时应警惕此病。

（2）辅助检查：腹水检测为细胞数增多，多形核白细胞≥250×10^6/L，蛋白含量增高，葡萄糖浓度下降，腹水细菌培养可阳性。

（3）处理：治疗原发病，改善肝功能，可应用保肝药如强力宁60～120ml溶于葡萄糖溶液中静脉点滴，还原型谷胱甘肽1.2g溶于葡萄糖溶液中静脉点滴，每日1～2次；支持疗法，应用广谱抗生素，如左旋氧氟沙星0.2g静脉点滴，每日2次或头孢噻肟2g溶于生理盐水或葡萄糖溶液静脉点滴，每日2次；不必腹腔内注射抗生素，因静脉给药可很快进入腹腔。

2. 结核性腹膜炎：青壮年腹水以结核性腹膜炎多见（女性较多），多继发于其他部位的结核病，如肠或肠系膜淋巴结结核、盆腔结核蔓延感染至腹膜，也可由播散性肺结核血行感染所致。腹水形成的主要机制是腹膜结核病灶的炎症性渗出。

（1）临床诊断要点：①有肺结核或腹膜外结核病史；②有发热、盗汗、红细胞沉降率加快和 PPD 试验阳性等活动性结核表现；③有腹痛、腹胀、腹水征、腹部柔韧感和粘连性包块等典型的腹部症状、体征；④X 线钡餐、腹部 B 超或 CT 检查出现钙化点或有粘连、分隔样改变；⑤腹腔诊断性穿刺：腹水为渗出液，淋巴细胞占优势，ADA 值明显升高，抗酸杆菌阳性；⑥腹腔镜腹膜活检发现干酪性肉芽肿、腹膜组织结核分枝杆菌检测阳性；⑦短期（2～3 周）内抗结核试验治疗有效。

（2）辅助检查：①贫血，红细胞沉降率增快；②PPD 试验阳性；③腹水检查：渗出液，低 SAAG，ADA 值明显升高，抗酸杆菌阳性；④胃肠 X 线可发现肠粘连、肠梗阻、肠外肿块及腹水等征象；⑤腹腔镜检查：可见腹膜充血、水肿，有黄白或灰白色粟粒性结节，慢性病变呈腹膜增厚、腹腔内条索状或幕状粘连等。

（3）处理：①抗结核治疗应遵循早期、联合（三联或四联）、规则、足量和全程的原则，疗程 6 个月到 1 年；常用的抗结核药包括：异烟肼 0.3g，每日 1 次；利福平 0.45g，每日 1 次；利福喷汀 0.6g，每周 2 次；乙胺丁醇 0.75g，每日 1 次；链霉素皮试（-），予链霉素 0.75g 肌内注射，每日 1 次等。②对有高热、中毒症状重和腹水的病例，适当应用糖皮质激素，在抗结核药物覆盖下试予泼尼松可防止纤维化和粘连的发生。③手术治疗指征包括：并发完全性急性肠梗阻（或不完全性慢性肠梗阻）经内科治疗如禁食、胃肠减压、胃肠外高营养和抗结核治疗等无效者；肠穿孔引起急性腹膜炎，或局限性化脓性腹膜炎经抗生素治疗无效者；肠瘘经加强营养和抗结核治疗而未能闭合者；诊断困难，与腹腔内肿瘤或某些原因引起的急腹症无法鉴别而需剖腹探查者。

3. 恶性腹水：肿瘤性腹水以恶性肿瘤引起的腹膜转移为主，妇科和消化系肿瘤是常见原因。恶性肿瘤产生腹水的主要机制是瘤转移种植于腹膜或腹腔，渗出增多，癌组织浸润引起糜烂出血。也有癌肿组织压迫门静脉或下腔静脉引起的腹水。此外，肿瘤患者的低蛋白血症可加重腹水形成。

（1）临床诊断要点：①中年以上发病；②腹水进行性增多；③腹水性质为渗出性，腹水特殊检测倾向于恶性腹水；④腹水中找到癌细胞；⑤有原发癌的证据；⑥必要时行腹腔镜病理检查可确诊。

（2）处理：治疗原发病，支持疗法；可将抗癌药物，如塞替派、氟尿嘧啶等，做腹腔内注射，同时加用地塞米松，对抑制腹水的生长有一定的作用。

其 他

1. Budd - Chiari 综合征：又称为肝静脉阻塞综合征，是指由肝静脉和（或）邻近下腔静脉部分或完全阻塞引起的以肝排血障碍为主要表现的一种综合征。

（1）临床诊断要点：①心、肺功能障碍；②肝静脉回流障碍（肝大、脾大、食管静脉曲张、浅静脉曲张、腹水等）；③下腔静脉回流障碍（下肢肿胀、下肢色素沉着、下肢溃疡）；④超声和 CT 检查见肝静脉或下腔静脉血栓；⑤下腔静脉或选择性肝静脉造影以及 MRI 可判断阻塞部位与范围。

（2）辅助检查：①肝功能类似肝硬化变化；②腹水为漏出液；③超声：B 超可发现血栓、狭窄或闭塞部位及肝外侧支循环；多普勒超声可判断有无血流信号及血流方向；④肝静脉和下腔静脉造影；⑤CT、MRI、腹腔镜等对诊断都有意义。

（3）处理：①有明确诱因者应予去除；②可试用抗凝及溶栓疗法，局部导管给药或全身用药。链激酶 150 万 U 溶于生理盐水 100ml 中，静脉滴入，60 分钟滴完，同时应用地塞米松，以防过敏反应。尿激酶 96～150 万 U 溶于生理盐水 100ml 中，半小时内静脉滴入。溶栓后给肝素，7.5～15U/min，静脉滴注，使凝血时间在 20～30 分钟之间，持续 48 小时；③对症支持，如大量腹水时可放腹水治疗；④经皮血管成形术（PTA）；⑤手术疗法：常用门脉分流术、原位肝移植。

2. 胰源性腹水：胰源性腹水通常是由于主胰管破裂，在胰管和腹腔间形成内瘘或假性囊肿渗漏所致。患者有血清淀粉酶和腹水白蛋白增高（>30g/L），腹水淀粉酶显著增高。胰管破裂和假性囊肿渗漏所致的真性胰源性腹水淀粉酶通常>20 000U/L。腹水淀粉酶轻度增高见于急性胰腺炎（详见本章第二节），约15%的假性囊肿患者可出现胰源性腹水。

（1）临床诊断要点：①大多数患者有酗酒、胆结石病史；②持续上腹痛；③血、尿淀粉酶升高；④腹水为渗出性，腹水淀粉酶明显升高；⑤腹部B超、CT有急性胰腺炎表现。

（2）辅助检查：①血清淀粉酶升高；②腹水中淀粉酶和脂肪酶升高，腹水白蛋白浓度增高，常大于30g/L；③其他检查：腹部B超、CT、ERCP等。

（3）处理：①禁食、持续胃管吸引。②静脉输液及补充白蛋白。③善宁（醋酸奥曲肽）先予0.1mg的冲击量，继之25～50μg/h维持静点，奥美拉唑40mg溶于生理盐水100ml静点，每日1～2次，以减少胰液分泌。④腹腔穿刺抽腹水。⑤手术治疗：可行胰管泄漏处Roux-en-Y式引流或远端胰切除术。

（迟　雁　谢鹏雁）

第十节　黄　疸

一、概述

黄疸是由于血液中胆红素浓度增高，致使皮肤、巩膜、黏膜及某些体液出现发黄的症状。正常血液总胆红素浓度为2～17.1μmol/L（0.1～1.0mg/dl），当其超过34.2μmol/L（2.0mg/dl）时，临床上出现黄疸。若血清胆红素大于17.1μmol/L，但小于34.2μmol/L，肉眼不能察觉时，称为隐性黄疸。

正常人每日生成胆红素约250～350mg，其中80%以上来自血液循环中衰老的红细胞。红细胞平均寿命120天，每日约有1%的衰老红细胞在网状内皮系统被破坏，释放出血红蛋白。血红蛋白中血红素经血红素氧化酶作用转变为胆绿素，胆绿素再由胆绿素还原酶催化成胆红素。从网状内皮系统释放出来的胆红素，大部分以胆红素-白蛋白复合物形式在血中运行，此种胆红素尚未与肝的葡萄糖醛酸结合，故称非结合胆红素，凡登白试验呈间接阳性反应，故又称间接胆红素。非结合胆红素在肝血窦处脱去白蛋白，经葡萄糖醛酸转移酶作用与葡萄糖醛酸结合成胆红素，这种胆红素凡登白试验直接阳性，称为结合胆红素或直接胆红素。结合胆红素随同胆汁排到肠道，经肠内细菌作用成为尿胆原，大部分由粪便排出，一部分经肝又形成结合胆红素再次排到肠道，称为胆红素的肝肠循环。胆红素正常代谢紊乱，引起血中胆红素升高，出现黄疸。

二、病因

（一）胆红素生成过多（如溶血）

由于溶血红细胞大量破坏，血中非结合胆红素增多，超过肝的代谢能力，导致血中非结合胆红素潴留，若肝清除胆红素功能正常，则肝处理非结合胆红素可较正常提高 6 倍，故血清胆红素一般不超过 $85\mu mol/L$，即使是严重溶血，血清胆红素浓度也在 $153.9\mu mol/L$ 之内，尿胆原则可明显增高；后期随着溶血加重，血红蛋白减少，缺氧而导致肝细胞功能损害，发生肝细胞性黄疸，而形成混合性黄疸。

溶血性黄疸的病因：凡能引起红细胞大量破坏而产生溶血现象的疾病，都能发生溶血性黄疸。先天性溶血性贫血，如遗传性球形细胞增多症、遗传性葡萄糖-6-磷酸脱氢酶缺乏症、血红蛋白病等。后天性获得性溶血性贫血，如自身免疫性溶血性贫血、异型输血后溶血、新生儿溶血性贫血、恶性疟疾、药物及蛇毒引起的溶血等。

（二）肝细胞代谢障碍

肝细胞摄取、结合、转运和排泄胆红素障碍，可导致血中结合胆红素和非结合胆红素浓度均增高而出现黄疸。

肝细胞性黄疸的病因：各种原因引起的肝细胞破坏，均可因肝细胞摄取、结合和排泄胆红素的能力障碍，血中的结合胆红素与非结合胆红素浓度升高而发生黄疸。常见的病因有急性和慢性病毒性肝炎、肝硬化、肝癌，急性传染病如钩端螺旋体病、伤寒、败血症，化学试剂和药物中毒如乙醇、异烟肼、利福平、巯嘌呤中毒等。

（三）胆红素排泄障碍，即胆汁淤积

胆汁淤积是指肝细胞对胆汁的排泌障碍或肝内外胆管通道梗阻，使胆汁流入十二指肠量减少，以致胆汁成分反流入血液的一大类综合征。在临床上可将胆汁淤积分为三类：

1. 肝外胆管梗阻引起的胆汁淤积：见于肝外胆管炎症、结石、肿瘤、寄生虫、外伤、先天性畸形及 Vater 壶腹病变等。

2. 肝内胆管机械性梗阻引起的胆汁淤积：见于肝内胆道结石、肝实质和（或）胆管炎症、肝肿瘤、胆管闭锁或发育不全等。

3. 肝内胆汁淤积：指非梗阻病变所引起的胆汁淤积，系由于肝细胞对胆酸、胆红素摄取、转运和分泌过程的障碍所致。

（四）先天性非溶血性黄疸

先天性非溶血性黄疸是因肝细胞对胆红素的摄取、结合及排泄有先天性缺陷所致的黄疸。临床上较少见，可发生于出生至成年期，以青年多见。

三、诊断思路

（一）首先应确定有无黄疸

1. 黄疸症状，患者多由于发现皮肤、黏膜黄染就诊，胆汁淤积重的患者有瘙痒症状。

2. 黄疸的识别要在充分的自然光线下进行，首先应和假性黄疸鉴别。假性黄疸见于过量进食含胡萝卜素食物或服用某些药物如米帕林、新霉素等，此时只见皮肤黄染，尤其是手掌足底，而巩膜正常。老年人球结膜有微黄色脂肪蓄积，巩膜黄染不均匀，以内眦明显，此时称睑裂斑，皮肤无黄染。

3. 可疑病例行血清胆红素检查即可确诊。所有假性黄疸者，血清胆红素浓度均正常。

（二）明确黄疸的类型

确定黄疸以后，应进一步明确黄疸的类型并探讨其病因。分清黄疸的基本类型是黄疸鉴别诊断的首要步骤。三者在实验室的鉴别参见表 4 - 10 - 1。

表 4 - 10 - 1　三种类型黄疸的鉴别

检测指标	溶血性黄疸	肝细胞性黄疸	胆汁淤积性黄疸
UCB	增加	增加	正常或稍增加
CB	正常	增加	增加
CB/TB	<15％～20％	>30％～40％	>50％～60％
尿胆红素	阴性	增加	明显增加
尿胆原	增加	轻度增加	减少或消失
ALT、AST	正常	明显增加	可增加
ALP	正常	增加	明显增加
GGT	正常	增加	明显增加
PT	正常	延长	延长
对维生素 K 反应	无	差	好
胆固醇	正常	轻度增加或降低	明显增加
血浆蛋白	正常	白蛋白降低，球蛋白增加	正常

注：UCB，间接胆红素；CB，直接胆红素；TB，总胆红素；ALT，谷丙转氨酶；AST，谷草转氨酶；ALP，碱性磷酸酶；GGT，谷氨酰转肽酶；PT，凝血酶原时间。

（三）进一步明确黄疸的病因

1. 病史是诊断黄疸疾病的主要依据之一，要注意黄疸的发生、发展及转化过程，注意大小便变化特点以及黄疸伴随的特殊症状（如发热、腹痛和腹部包块）与黄疸的关系，同时还应注意患者年龄、性别、手术史等，详细的病史采集可为体检和辅助检查的选择提供线索。应主要针对以下几点问诊：

（1）年龄与性别：婴儿期黄疸常见有新生儿生理性黄疸、先天性胆管闭塞、先天性溶血性和非溶血性黄疸、新生儿肝炎等。儿童期至青春期黄疸要考虑病毒性肝炎、先天性溶血性及非溶血性黄疸。中年患者胆囊疾病的发病率较高。40 岁以上应警惕癌性梗阻性胆汁淤积的可能。胆囊疾病和原发性胆汁性肝硬化好发于女性，胰腺癌、原发性肝癌以男性为多。如系孕妇，还应分析妊娠与黄疸之间的可能关系。

（2）病程：①黄疸的发生：急骤出现的黄疸常见于急性肝炎、胆囊炎、胆石病和大量溶血；黄疸缓慢或较隐匿发生时，多为癌性黄疸或溶血性黄疸和先天性非溶血性黄疸。②黄疸的发展：急性病毒性肝炎的黄疸一般在 1～2 周达高峰，1～2 个月内消退；胆石病的黄疸往往呈间歇发作，黄疸呈波动性；原发性胆汁性肝硬化、继发性胆汁性肝硬化及遗传性高胆红素血症的黄疸可持续数月至数年；慢性溶血性黄疸在急性溶血危象时可迅速出现深度黄疸。癌性黄疸则多呈进行性加深，但部分壶腹癌或胆总管癌可因癌肿组织坏死、出血而有暂时黄疸减轻现象。

（3）伴随的症状：①发热：肝胆系统有急性化脓性感染时常有高热、寒战，而且常发生在上腹部剧烈绞痛之后。病毒性肝炎在黄疸出现前常有低热，少数患者可发生高热，但持续时间一般不超过 2 周。癌组织坏死或继发感染也可引起发热。溶血性黄疸多先有高热，随即出现黄疸。②腹痛及消化道症状：隐痛多见于病毒性肝炎；胀痛且进行性加重常见于肝癌；右上腹阵发性绞痛多见于胆结石或胆道蛔虫；上腹及腰背痛提示胰头癌。病毒性肝炎常在黄疸出现前不久出现厌食、饱胀等消化不良表现，而肿瘤患者在黄疸出现前多有较长时间消化不良。③皮肤瘙痒：胆汁淤积性黄疸常有明显皮肤瘙痒，且持续时间较长；肝细胞性黄疸可有皮肤瘙痒；溶血性黄疸一般无皮肤瘙痒。皮肤瘙痒的原因仍不清楚，可能与胆汁酸或胆盐刺激皮肤神经末梢有关。④尿和粪便颜色的改变：急性血管内溶血时有酱油色尿，粪便颜色加深；肝细胞性黄疸时尿色加深，粪便颜色浅黄；胆汁淤积性黄疸时尿如浓茶，粪便为浅灰或陶土色。

（4）诊疗经过问诊，有助于诊断。

（5）既往史：有胆绞痛史者应考虑胆结石及胆道蛔虫症。曾做过胆道手术者，应考虑是否有结石再发、术后胆道狭窄等。对有手术及输血史者应警惕病毒性肝炎。此外，还要注意有无血吸虫、钩端螺旋体病流行地区居住史与疫水接触史。起病前有服药史，特别是安眠镇静药、止痛药、抗甲状腺药、抗结核药、避孕药等则应考虑肝内胆汁淤积。

（6）个人史：要注意肝炎接触史、服药史、饮酒史。

（7）妊娠史：妊娠期常合并肝胆系统疾病，需了解与妊娠有关的黄疸：①妊娠期原发性黄疸（妊娠肝内胆汁淤积），常在妊娠晚期出现，表现为胆汁淤积性黄疸，分娩后黄疸消失，患者自觉良好；②妊娠急性脂肪肝，常发生于妊娠晚期，多见于初产妇及妊娠高血压综合征（妊高征）者，可发生肝肾功能不全及 DIC，死亡率高；③妊高征，黄疸常在病情危重时出现，妊娠结束后黄疸迅速消失；④妊娠呕吐，严重失水、长期饥饿，引起的代谢性酸中毒对肝、肾功能损害；⑤药物性肝损害；⑥妊娠合并病毒性肝炎，孕妇肝炎发生率为非孕妇的 6 倍，这主要是由于妊娠期间肝负担加重，容易感染肝炎病毒或促使原来存在的肝病恶化。

（8）家族史：多人同时或相继出现急性黄疸时，应考虑病毒性肝炎及钩端螺旋体病。如出现慢性黄疸，亦需除外先天性溶血性黄疸和肝遗传性缺陷病，另外还需考虑慢性肝炎及肝硬化。

2. 详细的体格检查往往可以帮助明确黄疸的病因

（1）皮肤改变：由溶血引起的黄疸皮肤呈柠檬色，伴有睑结膜苍白；肝细胞损害所致黄疸呈浅黄色或金黄色，慢性肝病可见肝病面容、肝掌、蜘蛛痣等；胆汁淤积性黄疸呈暗黄、黄绿和绿褐色，有时可见眼睑黄瘤。

（2）肝、脾大：病毒性肝炎、肝癌、早期肝硬化均可有肝大，肝硬化进一步发展时肝可缩小，伴有脾大。溶血性黄疸也可出现脾大。

（3）胆囊肿大：伴有胆囊肿大者的黄疸均属肝外梗阻，如胆总管结石，一旦引起梗阻，胆囊可肿大；胰头癌、壶腹周围癌、胆总管癌引起肝外胆汁淤积时胆囊肿大，有表面光滑、可移动与无压痛等特点，即所谓 Courvoisier 征。

3. 实验室及其他检查

（1）肝功能检查

1）胆红素代谢试验：肝细胞性黄疸时，尿内可出现胆红素，尿胆原也可增加；胆汁淤积性黄疸时，由于胆汁排泄障碍，尿胆原形成减少，因此，尿胆原减少或缺如，尿中胆红素呈阳性反应。溶血性黄疸时，非结合胆红素增高，因此，尿胆原可增加，而尿胆红素仍为阴性。

2）血清酶学检查

① ALT 和 AST：ALT 和 AST 正常时血清内含量很低，当肝细胞受损后，血清酶活性迅速增加，因此为肝细胞损伤最敏感的指标。急性黄疸性肝炎时，ALT、AST 活力明显增高，其他原因肝病时，ALT、AST 也可升高。胆汁淤积性黄疸时，二酶多数正常，在重症肝炎时，转氨酶可升高，但往往随着黄疸的加深，二酶的活力反而下降，甚至正常，这就是所谓的"胆酶分离现象"，预后险恶。

② ALP：ALP 和转氨酶同时测定，有助于黄疸的鉴别：a. 80% 的胆汁淤积性黄疸患者，ALP 明显升高，而转氨酶仅轻度升高；b. 肝细胞性黄疸的转氨酶活性很高，ALP 正常或稍高；c. 肝内局限性胆道阻塞（常见于肝癌）时 ALP 明显升高，ALT 无明显升高，血清胆红素不高。

③ γ-谷氨酰转移酶（γ-GT）：γ-GT 在肝主要分布于肝细胞毛细胆管一侧和整个胆管系统，因此在胆汁淤积、肝内合成亢进（如慢性肝炎）时，特异性 γ-GT 同工酶生成增加，肝癌、酒精性肝损害等情况时血清 γ-GT 含量升高，急性肝炎也可有轻中度升高。

④ 乳酸脱氢酶（LDH）：大多数急性肝炎患者 LDH 增高，如 LDH 显著增高，应考虑癌肿阻塞引起的黄疸，单纯良性胆汁淤积时，LDH 一般仅轻度升高。

（2）血液学检查：主要用于协助诊断溶血性黄疸。如先天性溶血性黄疸时，有贫血，外周血中出现中晚幼红细胞和网织红细胞显著增多，骨髓红系细胞明显增生活跃。遗传性球形细胞增多症时，红细胞脆性增加；海洋性贫血时，红细胞脆性降低。抗人球蛋白试验

（Coombs 试验）在自身免疫性溶血性贫血及新生儿溶血性贫血时呈阳性反应。

（3）影像学检查：影像学检查可以确定是否有肝内和肝外的胆管扩张、结石、占位性病变以及胰腺病变，对于诊断胆汁淤积性黄疸有重要价值。

1）超声检查：腹部 B 超为鉴别肝内或肝外胆汁淤积性黄疸的首选检查方法。正常人胆总管直径≤6mm，多以直径 8mm 为上限；肝内胆管正常内径＜2mm，或小于伴行门静脉的 1/3，大于 3mm 提示肝内胆管扩张。B 超检测如在胆囊内发现结石的光团和声影，胆总管内出现曲线或环形焦点的高密度回声影像，可说明胆汁淤积性黄疸的病因为继发性胆总管结石。如在管腔内出现不正常的回声、分叶状腔内肿物要考虑肿瘤。胆总管扩张提示其远端梗阻；胆囊与胆总管扩张提示梗阻部位在二者汇合部以下；肝外胆管不显示而肝内胆管扩张说明梗阻部位在肝门；胆总管和胰管双扩张可能为 Vater 壶腹水平阻塞。但在肝内肝汁淤积性黄疸中，因肝内小胆管狭窄或闭锁，不易检查出Ⅲ级胆管，仅可显示出左、右肝管。普通超声检查的缺点是易受到肠道内气体的干扰，对胆总管下端病变的检出率只有 50％左右。

2）腹部 CT：胆汁淤积性黄疸的患者经 CT 检查可判断：①梗阻水平：以 CT 显示胆管环分 4 个解剖平面，肝内平面（无环）、胰上段（1～2 环）、胰段（3～6 环）、壶腹段（7～8 环）；②梗阻病因：扩张胆管逐渐同心性变细的距离大于 2cm，呈逐渐尖削型，几乎100％为良性阻塞。慢性胰腺炎末端胆管光滑且逐渐变细。胆管腔内可见结石影。恶性肿瘤胆管环突然中断、不规则、环内呈结节或乳头样突出，可发现癌块，胆管壁可增厚达 5mm，肝有转移灶。CT 可显示肿瘤是否侵及血管、内脏，还可显示胰腺病变、肝硬化、腹水等。

3）腹部磁共振（MRI）和磁共振胰胆管成像（MRCP）：可显示胆管扩张，T1 加权像扩张的胆管呈圆形（横断面）或条形（各种不同方向断面）暗影，T2 加权像呈亮影。胆石表现为低或无 MR 信号的圆形或不规则阴影。胆管癌早期细小且腔内生长不易发现，有一定体积时即可表现为局部中度 MR 信号块影，还可见受累的淋巴结肿大或脏器内肿块形成。MRI对胆汁淤积性黄疸阻塞定位、定性均不如B超和CT。MRCP是国外近年来快速发展起来的一种非介入性胆胰管成像技术，MRCP操作简单，不必应用造影剂，安全无并发症，不需要进行术前准备，特别适用于B超或CT有阳性发现但不能明确诊断的、一般情况较差的患者；可显示胆道树结构及胆管被侵犯的范围。

4）经皮肝穿刺胆道造影（PTC）和经内镜逆行胰胆管造影（ERCP）：B超和CT检查对大多数胆汁淤积性黄疸已能作出定位及定性诊断，一般可满足临床上的需要，但对诊断未明或为确定胆管癌侵袭的范围时，可选择性地进行胆道直接造影检查。PTC检查能清楚显示胆管分支、胆道扩张程度和梗阻末端的影像，可判断梗阻平面和梗阻的病因，如结石、狭窄或癌肿，对鉴别恶性梗阻的诊断有重要意义。ERCP可直视十二指肠乳头部、胰头部病变，并能做活检。但PTC和ERCP均属侵入性检查，有一定并发症，存在给患者带来严重后果的风险。因此，需慎重选择。

黄疸诊断流程图见图4-10-1。

四、疾病

肝细胞性黄疸

1.病毒性肝炎：常见的病毒性肝炎为甲、乙、丙、丁、戊五型。

（1）临床诊断要点

1）甲型病毒性肝炎：①发病最高年龄组是学龄儿童；②常见发热，但很少超过39℃，伴有全身乏力、畏寒、肌肉酸痛、食欲下降、厌油腻、恶心、呕吐、腹痛，有半数以上胃肠道症状为主要表现；③发热减退后尿色逐渐加深似浓茶样，继之皮肤逐渐变黄，短期粪便颜色变浅，可伴皮肤瘙痒、心动过缓等胆汁淤积的表现；④65％的患者有肝大（弥漫性）；⑤血清中检出抗HAV-IgM或从粪便中检出或分离出HAV者，均可确诊。

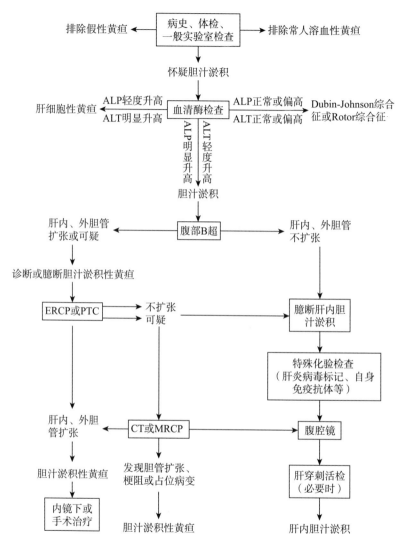

图 4-10-1 黄疸诊断流程图

[摘自：王家骢．梗阻性黄疸的诊断程序．中国实用内科杂志，1999，（7）：4.]

2）乙型病毒性肝炎：①多见于儿童及青少年，潜伏期长。②急性期与甲型病毒性肝炎相同；慢性肝炎指急性肝炎迁延半年以上，症状反复发作；在黄疸前期大多数发病缓慢，黄疸出现后，乏力及胃肠道症状有好转，关节痛、肌肉痛有改善，黄疸出现之前一至数日，尿呈棕色，可观察到眼巩膜和口腔黏膜黄染，并持续数日至数周。③急性与亚急性重症肝炎，症状重，肝缩小，有出血、肝性脑病、腹水。④慢性重型肝炎与肝硬化失代偿期，患者有慢性肝炎病史与上述重型肝炎表现，常有腹水、肝掌、蜘蛛痣、上消化道出血。⑤血清乙肝表面抗原（HBsAg）、乙肝核心抗原（HBeAg）、HBV-DNA、HBV-DNAP，或抗 HBc-IgM 中有一项阳性时，可确诊。

3）丙型病毒性肝炎：①多有输血史，吸毒者共用注射器也可造成传染；②有与乙型病毒性肝炎相似的症状、体征；③血清抗 HCV-IgM 和（或）HCV-RNA 阳性时，可诊断。

4）丁型病毒性肝炎：①多有性乱交史；②症状、体征同乙型病毒性肝炎；③血清 HBsAg 阳性，而同时血清 HDAg、抗 HDV-IgM 或抗 HDV-IgG 其中一项阳性，或肝活检免疫组化法检出 HDAg 时，可确诊。

5）戊型病毒性肝炎：①青壮年多见；②症状、体征与甲型病毒性肝炎相似；③血清抗 HEV-IgM、抗 HEV-IgG 阳性，或从粪便中检出 HEV 颗粒者，可诊断。

（2）辅助检查：①不同程度的肝功能异常，严重的患者出现凝血功能异常；②血清病毒抗体阳性；③影像学检查发现肝有弥漫性病变。

（3）处理：①早期卧床休息，清淡饮食，应住院治疗，注意隔离、消毒，防止交叉感染。②选用保肝药物，甘利欣 30ml（或强力宁 60ml）加入 10%葡萄糖溶液 250ml 中静脉滴注，2～4 周为一个疗程；病情较重者可用促肝细胞生长素 80～120mg 加入 10%的葡萄糖溶液静脉滴注，疗程视病情而定，一般为 4～6 周。③黄疸重者可用茵栀黄 40～60ml 加入葡萄糖溶液中静点，疗程视病情而定。④中医中药根据辨证论治原则，以清热利湿、疏肝和胃为主，如茵陈蒿汤、逍遥散等加减。⑤抗病毒治疗根据肝炎类型而定，甲型、戊型肝炎不需抗病毒治疗，急性乙肝也不需抗病毒治疗，最近有学者建议急性期丙肝积极治疗 3 个月不愈者，可应用抗病毒治疗；慢性肝炎应根据情况选用抗病毒治疗。常用药物如干扰素，在慢性乙肝可 500 万 U 皮下注射，每日 1 次，或 1000 万 U，每周 3 次，连续 6 个月；在慢性丙肝可 300 万 U，每周 3 次，疗程 12 个月，联合利巴韦林可提高疗效，后者连续服用 3～6 个月，口服 1000mg/d；拉米夫定也作为常用的慢性乙肝的抗病毒药物，100mg/d，长期口服，但应用 1 年左右可有约 20% 的患者出现病毒变异而耐药。⑥重症肝炎应加强护理，采取支持及对症处理，应用抗病毒治疗（如上所述）等综合措施，预防治疗各种并发症以阻断病情发展。

2. 原发性肝癌

（1）临床诊断要点：①常有慢性肝炎或肝硬化病史；②有慢性肝病表现：乏力、腹胀、食欲减退；③肝区持续性钝痛，伴进行性消瘦、出血倾向；④出现原因不明发热，1/3 患者出现黄疸且呈进行性加重；⑤肝大，表面有结节，质硬，有触痛；⑥AFP 阳性。

（2）处理：①请外科手术治疗，适于位置局限、较小的肝癌。②冷冻治疗，用液氮使癌组织局部的温度迅速下降，使其产生不可逆的凝固性坏死。③激光治疗，用激光光束使癌组织局部迅速升温，将癌组织烧伤达到治疗目的。④肝动脉栓塞治疗，正常肝组织的灌注血源主要来自门静脉，而肝癌组织的血源 90% 来自肝动脉，故阻断肝动脉，可引起肝癌组织坏死，而对正常肝组织影响不大。⑤住院化疗，通过动脉灌注疗法或全身化疗，常用的药物包括氟尿嘧啶（5-FU）、阿霉素（ADM）、丝裂霉素（MHC）、替加氟（FT-207）、卡莫氟（HCFU）、环磷酰胺（CTX）、甲氨蝶呤（MTX）、长春新碱（VCR）、巯嘌呤（6-MP）等，可单一用药，也可几种药联合使用，联合应用效果较好。⑥免疫治疗可以作为辅助治疗，包括干扰素（IFN）、肿瘤坏死因子（TNF）等。

3. 肝硬化

（1）临床诊断要点：①成人多见，男性多于女性；②有病毒性肝炎、血吸虫、大量长期饮酒等病史；③黄疸伴乏力、恶心、腹胀；④常有出血倾向：如牙龈出血等；⑤肝病面容，有蜘蛛痣、肝掌；⑥脾大，大部分肝缩小，腹水征阳性。

（2）辅助检查：①肝功能；②腹部 B 超、CT 检查；③肝穿刺活检可确诊。

（3）处理：①失代偿期要休息，高蛋白质、低脂肪饮食，严格忌酒，服用多种维生素，忌用损肝药物。②有转氨酶升高或黄疸者，用以下药物：强力宁 80～120ml 加入 10％的葡萄糖液静点；葡醛内酯（肝泰乐）0.1～0.2g，口服每日 3 次，静点每日 1～2 次。③腹水的治疗：参见本章第九节。④脾功能亢进的治疗：除用一些治疗贫血和白细胞降低的药物外，脾切除效果较好。⑤肝性脑病的治疗：消除感染、消化道出血等诱因，避免快速、大量应用排钾利尿剂和放腹水；开始数日禁食蛋白质，神志清楚后，逐渐加大蛋白质的量，但应控制于 40g/d 以下，以植物蛋白为佳；口服乳果糖每次 30～50ml，每日 3 次；应用支链氨基酸 250ml，每日 1～2 次；应用谷氨酸盐（常用谷氨酸钾 40ml 溶于葡萄糖液中滴注，低钾患者更适用）、精氨酸（静脉滴注，一次 20～40ml，以 5％葡萄糖液 500ml 稀释，滴速宜慢）等降血氨药物。⑥食管静脉曲张破裂出血的治疗参见本章第四节呕血。

胆汁淤积性黄疸

1. 肝管梗阻

（1）胆道结石

1）临床诊断要点：①中年以上，肥胖女性多见，有消化不良或类似发作史；②阵发性上腹绞痛，痛后可出现黄疸、尿黄；③结石阻塞并发感染时可出现典型的 Charcot 三联征（上腹痛、发热及寒战、黄疸）；④体检发现肝大伴压痛或胆囊区有触痛。

2）辅助检查：①血胆红素升高，以结合胆红素升高为主；②血清 ALP、GGT、ALT、AST 升高，以 ALP、GGT 升高为主；③尿胆红素阳性，粪便呈间歇性灰白色；④可通过腹部 B 超、X 线平片、CT 检查等确诊。

3）处理：①没有急性发作过的胆囊结石可随访，胆固醇结石可使用熊去氧胆酸 8～10mg/kg，每日分 3 次服用；有急性发作史的胆结石应考虑手术治疗。②胆总管结石的治疗原则是外科切开胆总管，取出结石。③肝内胆管结石治疗较困难，结石少、无明显症状者不一定要手术治疗。结石多、症状重应手术治疗。

（2）胆道感染

1）临床诊断要点：①青壮年多见，常有胆石病、胆道蛔虫等病史；②急起发热，重者呈弛张热伴寒战，热后出现黄疸；③右上腹阵发性剧痛或绞痛伴恶心、呕吐；④急性梗阻性化脓性胆管炎易合并 DIC、休克；⑤右上腹有腹肌紧张和压痛，反跳痛明显，Murphy 征阳性，有时可扪及肿大有压痛的胆囊。

2）辅助检查：①血胆红素以结合胆红素升高为主，伴 ALP、GGT、ALT 升高；②外周血白细胞明显升高，重者可达（40～50）$\times 10^9$/L；③腹部 B 超可见胆囊肿大扩张，胆囊壁水肿，胆管扩张，还可显示结石病变，腹部 CT 可显示肝、胆囊、胆管病变。

3）处理：①禁食，输液，纠正水、电解质、酸碱平衡失调。②止痛常用的药物有阿托品 0.5mg 肌内注射，哌替啶 25～50mg 肌内注射，但止痛后可掩盖穿孔等临床表现，应注意。③应用抗生素，应选用抗革兰氏染色阴性杆菌为主的抗生素。④外科手术的指征包括：内科治疗 24～48 小时无效；疑有胆囊壁坏死、发生胆囊穿孔或有先兆穿孔；伴有胆囊、胆管结石者；伴有急性胰腺炎者；有严重的症状、体征，血白细胞超过 20×10^9/L；应注意发病超过 72 小时，因胆囊周围发生严重水肿、充血，会给手术带来一定困难，一般待炎症消退后手术。⑤对于化脓性胆管炎外科手术的治疗目的为解除胆管梗阻、降低胆管压力、引流化脓的胆汁；针对出现的并发症，如休克、ARDS、DIC 等治疗。

（3）壶腹周围癌

1）临床诊断要点：①黄疸、腹痛（约有半数患者呈无痛性黄疸）；②食后饱胀，呕吐宿食；③消瘦、贫血；⑤胆囊肿大、光滑、无压痛。

2）辅助检查：①血清胆红素以结合胆红素升高为主，伴 ALP、GGT、胆固醇升高明显，ALT 轻度升高；②十二指肠引流液中有较多红细胞；③十二指肠低张造影可见十二指肠肠曲扩大或受压变形、充盈缺损、部分梗阻或呈反"3"字形等；④十二指肠镜与活检对可窥见的病变有确诊价值，B 超引导下穿刺对胰头癌为首选，CT 及 MRI 可清楚显示胰头部、胆总管下端及壶腹乳头部肿瘤。

3）处理：一旦确诊，手术治疗为首选方法。

2. 肝内胆汁淤积

（1）原发性胆汁淤积性肝硬化

1）临床诊断要点：①中年女性多见；②起病隐匿，瘙痒常为首发症状；③黄疸逐渐加深，粪便色浅；④常伴黄色瘤和皮肤色素沉着；⑤有脂肪和脂溶性维生素吸收障碍症；⑥肝中度至显著增大。

2）辅助检查：①ALP、GGT、胆固醇升高；②血 IgM 明显升高，血清线粒体抗体阳性；③腹部 B 超、PTC、ERCP 具有辅助诊断意义；④确诊有赖于肝穿刺活检、组织病理检查。

3）处理：①适当休息，低脂肪、高蛋白质饮食，补充脂溶性维生素；②熊去氧胆酸 10～13mg/（kg·d）可改善血生化指标；③在适合的患者可用泼尼松 20～30mg/d 口服，具有一定的消退黄疸的作用；④考来烯胺每次 4g，每日 3～4 次，对止痒有一定效果。

（2）原发性硬化性胆管炎

1）临床诊断要点：①起病年龄以 25～45 岁常见；②起病隐匿，呈慢性间歇性黄疸，尤其为溃疡性结肠炎时出现非典型黄疸伴 ALP 增高；③瘙痒伴或不伴黄疸；④黄疸伴持续性右上腹钝痛且有反复发作的胆管炎出现。

2）辅助检查：①一部分患者 ANCA 阳性；②直接胆道造影（PTC、ERCP、术中胆道造影）显示肝内外胆管弥漫性不规则细小、管腔呈管状、串珠状狭窄或闭塞，没有近端胆管扩张现象；③肝活检可见胆管多处活检呈弥漫性炎症和纤维化。

3）处理：①首选药物治疗：熊去氧胆酸 10mg/（kg·d）被认为是有效的；②经皮或经十二指肠乳头的内镜手术（引流或放置支架、

气囊扩张）能治疗远端的胆管狭窄；③肝移植是晚期疾病最根本的治疗方式。

溶血性黄疸

溶血性黄疸：相关疾病见第六章血液系统临床表现及相关疾病中的第一节和第二节。

先天性非溶血性黄疸

1. Gilbert 综合征：多发生于青年男性，系由肝细胞对胆红素的摄取障碍或肝细胞内葡萄糖醛酸转移酶的活力降低所致。

（1）临床诊断要点：①血中非结合胆红素增高。②慢性间歇性轻度黄疸，可有家族史，全身情况好。③肝功能基本正常，胆囊显影良好。④肝活组织检查无异常。⑤苯巴比妥试验：苯巴比妥 30～60mg，每日 3 次，为期 2 周，多数患者血清间接胆红素明显下降，甚至达正常。此药为酶诱导剂，用时需监测肝功能。

（2）处理：本病对健康无影响，不需进行治疗。

2. Dubin-Johnson 综合征：由于肝细胞对结合胆红素的排泄障碍所致。

（1）临床诊断要点：①多发生于青少年，可有家族史；②血中以结合胆红素增高为主；③胆囊造影不显影；④腹腔镜检查肝外观呈黑绿色，肝活组织检查可见肝细胞内有特异的棕褐色颗粒，有确诊价值。

（2）处理：不需特殊治疗，避免引起黄疸的诱因。

3. Roter 综合征：系由于肝细胞摄取非结合胆红素和排泄结合胆红素先天性缺陷所致。

（1）临床诊断要点：①血中结合胆红素增高；②胆囊显影良好，少数不显影；③肝组织无异常色素沉着，小叶结构基本正常。

（2）处理：不需特殊治疗。

4. Crigler‐Najjar 综合征：病因是肝组织缺乏葡萄糖醛酸转移酶，不能形成结合胆红素。血中非结合胆红素大量增高，常引起新生儿核黄疸，预后很差，较少存活至成年。如葡萄糖醛酸转移酶缺如，称为 Crigler‐Najjar Ⅰ型；如葡萄糖醛酸转移酶不足，称为 Crigler‐Najjar Ⅱ型。

处理：无特殊治疗。在 Crigler‐Najjar Ⅰ型，试用苯巴比妥药物治疗（口服，每次 30～60mg，每日 3 次，但因对肝有轻微的损害，对肝功能损害较重的肝炎须慎用）、血浆置换、考来烯胺（开始量每日 6～10g，维持量每日 3g，均分 3 次）、光疗等皆无明显作用。肝移植效果较好。

（迟　雁　谢鹏雁）

第十一节　肝　大

一、概述

肝大是临床上十分常见的异常体征，往往成为发现和诊断疾病的重要线索。

肝是否增大可由叩诊和触诊来确定。右侧锁骨中线上叩诊肝肺的交界（相对浊音界）为肝上界，通常在第 5 肋间，通过触诊或结合叩诊可决定肝下缘，正常成人如肝上界正常，肝下缘一般触不到，在腹壁较松或体型瘦长者，有时深吸气时，可在肋弓下触及肝下缘，但在 1cm 以内，剑突下正中线可触及肝下缘，多在 3cm 以内，或不超过剑突下与脐连线的上 1/3 和中 1/3 交界处。右锁骨中线的肝上界和触诊所得的肝下缘之间距，正常为 9～12cm，此值的大小与身高及体型有一定的关系，身材高的人肝上下径也长，反之则上下径短，如肝上下径明显超过此值，则提示为肝大。

二、病因

引起肝大的原因有：①肝内网状内皮系统增生，如急性血吸虫病、传染性单核细胞增多症、疟疾、败血症等。②肝细胞变性坏死，肝内炎性细胞浸润，如病毒性肝病、药源性肝病、中毒性肝病（酒精中毒、砷剂中毒）等。③肝内或肝外胆汁淤积，如淤胆型病毒性肝炎、原发性胆汁性肝硬化、胰头癌、胆总管结石等。④肝纤维化与硬化，如慢性肝炎纤维化可见肝大，肝硬化的早期肝可增大，晚期则缩小。⑤阻性充血，如充血性心力衰竭，大量心包积液、缩窄性心包炎等可因静脉回流受阻，肝淤血而见肝大。⑥囊肿或肿瘤细胞浸润，如包虫病、先天性多囊肝、后天性肝囊肿、肝癌等。

根据病因可将肝大分为感染性肝大和非感染性肝大两大类。

（一）感染性肝大

1. 细菌性与病毒性感染：如病毒性肝炎、细菌性肝脓肿、肝结核、慢性胆囊或胆管炎、急性梗阻性化脓性胆管炎、钩端螺旋体病、回归热、伤寒、败血症、传染性单核细胞增多症等。

2. 寄生虫感染：血吸虫病、阿米巴肝病、疟疾、肝棘球蚴病等。

（二）非感染性肝大

1. 淤血性肝大：心包炎、右心衰竭、肝静脉或下腔静脉阻塞综合征等。

2. 胆汁淤积性肝大：各种原因引起的肝内淤胆或肝外胆管结石、炎症、肿瘤引起胆汁排泄障碍。

3. 中毒性肝大：如乙醇、利福平、异烟肼等，可引起中毒性肝炎。除病原体直接侵犯肝外，通过毒血症、营养不良、高热、缺氧等因素亦可引起肝大。

4. 代谢性肝病：如肝豆状核变性、血色病、脂肪肝、肝淀粉样变性、肝糖原累积病。

5. 肝硬化：酒精性、心源性和原发性胆汁性肝硬化等。

6. 血液病：多发性骨髓瘤、白血病、淋巴瘤及真性红细胞增多症等。

7. 结缔组织病：系统性红斑狼疮、结节性多动脉炎等。

8. 肝囊肿与肝肿瘤：先天性多囊肝、肝海绵状血管瘤、原发性和继发性肝癌等。

三、诊断思路

（一）首先确定患者有无病理性肝大的存在

患者由于右上腹胀满感或自己触及右上腹包块而就诊，往往伴有原发疾病的一些症状，体检时通过叩诊或与触诊相结合可发现肝大，可通过腹部B超进一步明确。

临床上对已发现的肝大是否为病理性作诊断时，应同时了解其质地，表面与边缘情况，有无触痛、压痛及叩击痛，以及某些特殊表现如波动感、搏动、震颤等，被触及的正常肝表面平滑而柔软，边缘较锐，无触痛，肝区也无叩击痛。

（二）进一步明确肝大的原因

1. 详细的病史询问

（1）年龄因素：于年轻人，应多考虑为感染；于老年人，则应多考虑到肿瘤。

（2）既往史和个人史的询问：如有长期大量饮酒史者，可能为酒精性肝硬化；有输液、输血和输入血制品史及与乙型肝炎患者密切接触史者，可能感染乙型肝炎；在血吸虫病流行地区，感染血吸虫的机会较多；在牧区则应考虑有无感染包虫的可能；有长期心脏病史者，应考虑有心力衰竭所致的肝淤血。此外，是否有服用和接触损伤肝的药物和毒物史，均应考虑。

（3）肝区疼痛的鉴别：肝区隐痛时，多揭示为病毒性肝炎引起。若是肝区剧烈而持续性的疼痛，随体位改变或咳嗽而加剧时，多考虑是肝脓肿、肝癌。右上腹或中上腹的阵发疼痛，并放射至背部或肩部，伴有辗转不安、发热、黄疸、呕吐等症状时，多疑为胆囊炎、胆管炎。而蛔虫性肝脓肿常先出现剑突下骤发的钻顶样绞痛，继而出现肝区的持续性疼痛。肝硬化和营养代谢障碍患者一般不出现疼痛。

（4）其他伴随症状：①发热常是肝大时的伴随症状。短暂低度的发热，继而出现黄疸，最可能的疾病是病毒性肝炎；如果为持续性高热，伴寒战和明显毒血症时，可考虑为细菌性肝脓肿、全身感染累及肝；原发性肝癌多数不伴发热或只出现低热，少数情况时出现持续性高热或周期性发热；肝硬化者偶可出现低热，伴其他并发症时（如感染、肝癌），也常出现高热。②黄疸：是黄疸型病毒性肝炎的典型表现，黄疸于发热、乏力和厌食、厌油腻、呕吐等症状数天之后出现，须与药物性肝炎相区别（回忆有无服药史）；肝肿瘤的黄疸常于疾病后期出现，呈进行性加深，其起病缓慢，并伴有皮肤瘙痒、消瘦、乏力及白陶土色粪便。③其他常见症状，如食欲缺乏、恶心、呕吐、消瘦、乏力等在严重病毒性肝炎、肝脓肿、肝癌和肝硬化晚期最显著。

2. 细致的体格检查

（1）一般情况：急性感染病例常呈急性病容而消瘦不明显；癌肿和肝硬化晚期，往往消瘦明显。

（2）肝触诊：肝质地软而表面光滑的，炎症可能性大；质地硬而表面呈小结节状的，可能是肝硬化；硬而伴有大结节的，要考虑到肝癌。

（3）其他伴随体征：蜘蛛痣、肝掌、腹壁静脉曲张、皮肤黏膜出血倾向等，均可提示为肝硬化；有颈静脉怒张、心脏增大、全身性水肿等充血性心力衰竭体征者，提示为肝淤血。

3. 相关的辅助检查

（1）临床化学、病毒学和血清学检查：肝功能检查，如 ALT、γ-GT、胆碱酯酶和 γ 球蛋白，结合病毒学和血清学检查以利于鉴别诊断；白细胞升高的，提示为感染性疾病，降低的，则提示为肝硬化、脾功能亢进；转氨酶升高的，提示为肝炎；甲胎蛋白升高的可能是肝癌等；经 B 型超声检查证实充满液体的空腔，可通过穿刺后经细菌学和寄生虫检查以确定病因（棘球蚴、阿米巴和细菌性肝脓肿等）。

（2）影像学检查

1）腹部 B 超：B 超对于诊断的意义在于：触诊的肝大予以进一

步证实；判断肝内结构呈均质或非均质；非均质改变时，了解是否存在局限性结节、囊肿；当触诊不能确定是否肝大时，超声检查可以排除是否为某些肝外疾病所致，如大的胆囊、胰腺肿瘤或肾癌等。

2）其他影像学检查：B型超声检查不能确定的囊肿和血管性病变，大多数先用CT检查，在怀疑或证实为富血管病变时，可行血管造影检查，也可用磁共振检查。

（3）腹腔镜：腹腔镜检查结合目的性肝穿刺活检，对于明确肝大的病因具有重要的价值，尤其是局限性肝大如肝癌等，可明显提高确诊率；腹腔镜检查也可同时判断有无门静脉高压的征象或有无并发的腹膜病变。

（4）肝活检：经B型超声检查，结合临床化学、病毒学和血清学检查，不能确诊时均可行肝活检，对于肝均质性改变可行盲目肝穿刺，当超声证实肝组织内有结节病灶时，可在超声或腹腔镜引导下做目的性穿刺。

（5）囊肿和脓肿的穿刺：当确定为囊肿而除外富血管病变（血管瘤、血管内皮瘤）时，可在目的性穿刺时抽吸其内容物进一步检查。注意当疑有肝棘球蚴囊虫病时，不宜做肝穿刺。

肝大诊断流程图见图4-11-1。

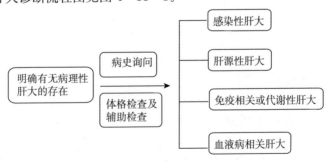

图4-11-1　肝大诊断流程图

四、疾病

感染性肝大

1. 传染性单核细胞增多症

（1）临床诊断要点：①易发生于青少年；②长期发热，体温38.5～40℃不等，热型不定，可呈弛张热、不规则热或稽留热，热程自数日至数周，也有长达2～4个月者；③可有淋巴结肿大、咽痛、肝脾大、皮疹等临床特征；④部分患者发生心肌炎等，临床症状复杂多变；⑤白细胞总数和淋巴细胞绝对值增多，伴有异型淋巴细胞；⑥嗜异性凝集试验阳性。

（2）辅助检查：①血象中出现各种单个核细胞增多，异型淋巴细胞可达10％～30％；②血清嗜异性抗体滴度在1∶64以上；③EB病毒特异性IgM抗体阳性。

（3）处理：①急性期卧床休息；②继发感染可予抗生素；③咽峡炎可予甲硝唑0.2～0.3g，每日3次；④肝损害：按肝炎处理，参见第六章第五节。

2. 细菌性肝脓肿

（1）临床诊断要点：①寒战，高热，稽留或弛张热型，多汗；②肝区痛，呈持续性，与深呼吸咳嗽有关，可有轻度的黄疸；③肝大，触痛和叩击痛明显，右上腹肌肉紧张；④严重者可发生休克；⑤白细胞增高伴核左移；⑥腹部B型超声检查肝内出现液性暗区。

（2）辅助检查：①白细胞计数增高伴核左移；②肝功能检查可有ALT升高但多不显著；③X线检查示右膈肌升高，活动差；④腹部B型超声检查可见肝内出现液性暗区；⑤穿刺抽脓做涂片、培养可找到致病菌；⑥腹部CT和磁共振检查。

（3）处理：①针对致病菌选用抗生素，在细菌培养结果出来之前，选用广谱抗生素和针对革兰氏染色阴性菌抗生素，常用第三代头孢菌素和甲硝唑。原则是剂量大、疗程长，若配合抽脓则效果好。②支持疗法，必要时输全血或血浆。③纠正水、电解质及酸碱平衡失调。④脓腔较大可在 B 超的引导下进行抽脓。⑤脓肿较大、内科治疗无效者考虑手术。

3. 病毒性肝炎：参见本章第十节黄疸。

4. 阿米巴性肝脓肿

（1）临床诊断要点：①凡长期原因不明盗汗、消瘦、肝大、肝区胀痛或两上腹部疼痛，应考虑本病；②如能追溯到腹泻病史，提高了诊断的可能性；③胸部 X 线片示右肺底上移及 B 超液性暗区；④肝穿刺抽脓做病原学检查；⑤试用甲硝唑做诊断性治疗。

（2）辅助检查：①白细胞可有中度升高，红细胞沉降率明显增快；②粪便检查可能发现阿米巴滋养体；③脓液检查：阿米巴性肝脓肿的脓液呈巧克力色；④免疫学检查：血清补体结合试验对阿米巴肝脓肿诊断意义较大；⑤腹部 B 型超声、CT 及磁共振检查。

（3）处理：①甲硝唑为首选药物，1g，每日 1 次，静脉滴入，连用 10 天左右；②氯喹 0.25g，每日 4 次，连服 7 天后改为 0.25g，每日 2 次，再用 28 天，原有心脏病患者慎用或禁用；③依米丁，对心脏副作用大，少用；④穿刺抽脓；⑤脓肿大，内科治疗效果不好，或有混合感染，穿刺抽脓疗效不佳，考虑手术治疗。

非感染性肝大

1. 原发性胆汁淤积性肝硬化：详见本章第十节黄疸。

2. 药物性肝内胆汁淤积

（1）临床诊断要点：①有服用可疑药物史；②肝大伴皮肤瘙痒、皮疹及嗜酸性粒细胞增多；③肝生化指标异常符合肝内胆汁淤积；④肝组织活检证实肝内毛细胆管内胆栓形成。

（2）辅助检查：①血清多为直接胆红素增加，尿胆红素阳性；②可有血嗜酸性粒细胞增加，严重肝损害时凝血酶原时间延长，血氨升高；③腹部 B 超检查。

（3）处理：①立即停用对肝有损害的药物；②低脂饮食；③给予

多种维生素；④葡醛内酯（肝泰乐）400mg，静脉滴注，每日 2 次；
⑤强力宁 80～160ml，溶于 5％～10％葡萄糖溶液 500ml 中静脉滴
注，每日 1 次；⑥可用泼尼松 10mg，每日 3 次。

3. 脂肪肝

（1）临床诊断要点：①长期大量饮酒，慢性肝炎休养期体重明显
增加，或长期营养不良史；②体型多肥胖，腹壁脂肪厚，轻至中度肝
大；③肝功能试验血清胆固醇明显增高，转氨酶活性轻至中度升高；
④肝穿刺活检或 CT 扫描可确诊。

（2）辅助检查：①肝功能检查示转氨酶升高，胆固醇增加，凝血
酶原时间可以延长；②影像学检查：B 超检查见前方球形密集，后方
衰减，肝内管腔结构不清，CT 示肝密度减低；③肝组织活检可
确诊。

（3）处理：①去除病因，如避免饮酒，停用某些药物，糖尿病者
控制血糖等；②控制饮食中脂肪和糖的含量；③去脂药物，胆碱 0.5～
1.0g，每日 3 次；或蛋氨酸，每日 3 次，每次 0.5～1.0g；④维生
素：维生素 B_{12} 常与叶酸合用，维生素 C 可促进胆固醇羟化为胆汁
酸，故能加强肝去除胆固醇的作用。

4. 肝豆状核变性

（1）临床诊断要点：①小儿至青少年起病，表现为不明原因的肝
病、椎体外系或其他神经症状；②裂隙灯检查发现角膜 K-F 环；③血
清铜蓝蛋白水平和血清铜氧化酶活性减低；④肝活检铜定量测定有助
于确诊。

（2）辅助检查：①尿铜排泄量增加，大于 $1.6\mu mol/24h$（$100\mu g/$
24h），正常值为 $0.24～0.48\mu mol/24h$；②血清铜蓝蛋白降低，多低
于 200mg/L（正常值为 150～600mg/L）；③血清总铜量降低，仅为
正常人的一半；④头颅 CT 可发现脑萎缩，双侧豆状核可发现低密度
灶；⑤腹部 B 超可发现肝硬化征象。

（3）处理：①低铜饮食，避免含铜较高的食物，如干果类、贝
类、虾、蟹等；②硫酸锌，每次 100～200mg，每日 3 次，饭前服用；
③硫化钾，每次 40mg，每日 3 次；④右旋青霉胺为治疗本病的有效

药物，每日 1～1.5g，分 3 次服用，应从小剂量开始，6～8 周为一个疗程，隔 2 周可再重复使用，使用前需做青霉素皮试；⑤二巯丙醇，1.25～2.5mg/kg，肌内注射，每日 2 次，10 日为一个疗程，可重复 1～2 个疗程。

5. 血液病：多发性骨髓瘤、白血病、淋巴瘤及真性红细胞增多症等血液系统疾病均可引起肝大，详见第六章血液系统临床表现及相关疾病。

6. 原发性肝癌：详见本章第十节黄疸。

（迟　雁　谢鹏雁）

第五章 泌尿生殖系统临床表现及相关疾病

第一节 蛋 白 尿

一、概述

健康成人尿排出蛋白总量<150mg/d，应用一般临床检验方法为阴性。尿蛋白在常规定性方法检测阳性时，称为蛋白尿（proteinuria）。正常情况下经过肾小球滤过的原尿蛋白组成：分子量2万～4万的蛋白质如溶菌酶、β_2微球蛋白等，而白蛋白（分子量6.9万）及分子量更大的免疫球蛋白含量较少。经过肾小管原尿蛋白质的95％被近曲小管重吸收，故正常人尿蛋白含量少，其中一半来自远曲小管和髓袢升支分泌蛋白（Tamm-Horsfall蛋白）和尿路分泌的少量免疫球蛋白（如分泌型IgA）进入尿液。疾病情况下尿蛋白的量和组成成分发生变化，除较多白蛋白外，有更大分子的血浆蛋白，如免疫球蛋白、补体C3和α巨球蛋白等。多种病因导致尿蛋白排泄增加。尿蛋白常来自肾源性（肾小球、肾小管、肾组织病变），也可是非肾性原因（溢出性）。临床表现为持续性尿蛋白多为病理性，一过性常为生理性。

二、病因

（一）蛋白尿发生的病理生理原因

1. 肾小球性蛋白尿：由于肾小球滤过膜损伤，通透性增加（负电荷丧失及孔径屏障受损），造成血浆蛋白滤过过多，超过了肾小管的回吸收而形成蛋白尿。主要成分以白蛋白为主，若滤过膜损伤严重，则球蛋白及其他大分子蛋白漏出也增加。见于各种原发、继发及遗传性肾小球疾病。

2. 肾小管性蛋白尿：正常经肾小球滤出的小分子蛋白，几乎被肾小管完全吸收，当发生肾小管疾病时，肾小管回吸收功能障碍而小分子蛋白从尿中排出，称为肾小管性蛋白尿。主要成分包括 β_2 微球蛋白及溶菌酶等，分子量 2 万～4 万，能正常地通过肾小球滤过膜，见于各种病因的肾小管-间质疾病。

3. 肾组织性蛋白尿：肾小球滤过及肾小管回吸收功能都正常，系肾组织分泌的蛋白进入尿中而形成蛋白尿，如远端肾小管分泌的 Tamm-Horsfall 蛋白，尿路上皮分泌的 IgA 球蛋白，故又称肾分泌性蛋白尿，是病态时释入尿中的肾和尿路组织结构的各种酶及蛋白。在肾病综合征、肾移植术后及尿路结石时，肾组织性蛋白尿排泄均增多。

4. 溢出性蛋白尿：体内产生和血浆中大量蓄积了某种小分子蛋白，如本周蛋白、血红蛋白、肌红蛋白等，它们从正常或异常肾小球滤出，超过肾小管回吸收阈值，从尿中排出形成蛋白尿，又称为体液性蛋白尿。见于多发性骨髓瘤（本周蛋白）、血管内溶血（血红蛋白尿）、横纹肌溶解（肌红蛋白尿）等。

（二）蛋白尿临床分型

1. 持续性蛋白尿常为病理性

2. 一过性蛋白尿多为生理性

（1）体位性（直立性）蛋白尿：见于瘦长型青少年，多发生在直立时脊柱前凸体位出现蛋白尿，卧位时蛋白尿消失。发生机制可能由于站立时血流动力学改变，影响肾血流量，使蛋白滤过增加，产生蛋白尿。尿蛋白＜1g/d，以白蛋白为主。患者无水肿、高血压及肾功能变化。大部分患者几年后尿蛋白消失，称胡桃夹现象。

（2）功能性蛋白尿：因环境高温、剧烈运动、高热和受寒等出现一过性蛋白尿，尿蛋白量少（常＜0.5g/d），以白蛋白为主，尿沉渣镜检阴性。可能因肾小球毛细血管跨膜静水压的改变而影响肾小球滤过，引起暂时性蛋白尿，诱因去除后尿蛋白消失。

三、诊断思路

（一）首先确定有蛋白尿：明确诊断

1. 蛋白尿的临床症状：当尿蛋白以白蛋白为主且为持续性时，尿有泡沫，泡沫多少常与尿蛋白量成正比。当尿排出大量白蛋白致低白蛋白血症时，临床四肢皮肤可出现可凹性水肿，严重时出现胸腔积液、腹水。

2. 尿蛋白定量：尿蛋白定量测定，借此初步了解病情轻重，肾病综合征时可有大量尿蛋白，尿蛋白量$>3.5g/d$，只有肾小球的病变时尿蛋白可能为大量，肾小管性蛋白尿的尿蛋白量常$<1.0g/d$。

（二）进一步明确蛋白尿原因：是制订治疗方案的关键依据

1. 询问病史及发病过程：为病因诊断提供初步依据或为进一步检查提供线索

（1）健康查体发现有蛋白尿（无明确时间、诱因及伴随症状）提示蛋白尿是检查提示的。

询问以前病史、家族史及其他相关情况，常无阳性回答，见于临床轻型慢性肾病。

（2）近期发现蛋白尿伴高热、高度水肿、肾功能损害，提示发病急，病情严重。询问近期身体变化、伴随症状及诊疗过程。常见于重症肾脏疾病。

2. 患者性别、发病年龄、临床、化验特点

（1）青年女性蛋白尿应做相关皮肤、黏膜、关节、淋巴结检查，及相应的多系统检查、自身免疫学-ANA谱检查，除外系统性红斑狼疮性肾病变。

（2）年轻男性蛋白尿伴尿少、肾功能进行性下降及咯血者，除常规检查外，应查抗肾小球基底膜（GBM）抗体，除外抗GBM肾病。

（3）老年男性伴蛋白尿和（或）伴少尿、肾功能进行性下降除常规检查外，应查ANCA、相关血清免疫球蛋白、尿本周蛋白，考虑老年性继发性蛋白尿。

（三）明确肾源性蛋白尿的肾脏病变

肾穿刺活体组织检查行光镜、免疫荧光、电镜检查，明确病理诊断，指导蛋白尿治疗。

蛋白尿诊断流程图见图 5-1-1。

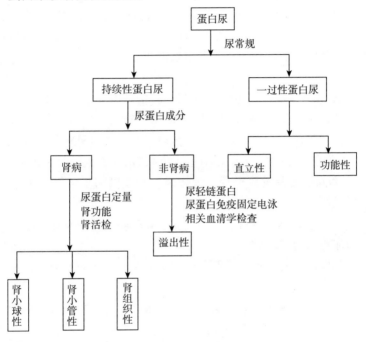

图 5-1-1 蛋白尿诊断流程图

四、疾病

原发性肾小球疾病

1. 急性链球菌感染后肾小球肾炎（见本章第二节）

2. 急进性肾小球肾炎（见本章第四节）

3. 慢性肾小球肾炎

（1）临床诊断要点：①尿检有轻到中度蛋白尿，不同程度的血尿及管型尿，可伴肾功能减退；②轻到中度下肢水肿和（或）程度不等高血压；③为慢性进行性肾小球疾病，病情迁延，起病无诱因，常在健康查体时发现尿异常。感染、劳累时病情加重；④病理类型多种多样。

（2）辅助检查：①血常规、尿常规、尿红细胞位相、尿蛋白定量；②肾功能；③B超检查双肾大小、结构及形态；④诊断困难时肾活检可以确诊：系膜增生性肾炎（包括 IgA 肾病）、系膜毛细血管性肾炎、膜性肾病、局灶节段性肾小球硬化。肾活检时还可以除外 Alport 综合征早期，薄基底膜肾病及其他原发、继发性肾小球病早期或恢复期；⑤临床应与慢性间质性肾炎鉴别。

（3）处理：①控制高血压，限盐。降压药用氢氯噻嗪 12.5～25mg，每日 1～2 次（容量依赖性）；ACEI 类如贝那普利 10～40mg/d，或 ARB 类如缬沙坦（代文）80～160mg/d（肾素依赖性），以上治疗，肾功能不全患者应慎用。其次可选用 β 受体拮抗剂如阿替洛尔 12.5～25mg，每日 2 次，此外还常用钙通道阻滞剂如氨氯地平 5mg/d 及血管扩张剂。顽固高血压可选用不同类型降压药联合应用。②保护肾功能（对肾功能不全应限制蛋白质及磷摄入）。③避免加重肾病损害的因素如劳累、感染、妊娠、应用肾毒性药物等。④近期大量蛋白尿（尿蛋白＞3.5g/d），伴肾功能损害，应住院制订治疗方案。

4. **肾病综合征**

（1）临床诊断要点：①尿蛋白≥3.5g/d；②血浆白蛋白≤30g/L；③水肿（常为高度水肿，甚至胸腔积液、腹水）；④高脂血症。四条中前两条为诊断必备。需除外继发性肾病综合征，才能诊断为原发性肾病综合征。

（2）辅助检查：①血常规，尿常规、尿红细胞位相、尿蛋白定量，肾功能测定；②血生化检测；③B超检测肾的大小、结构；④继发病因致肾病综合征相关检查，包括 ANA 谱、ANCA、免疫球蛋白、血清补体 C3，血、尿轻链蛋白，细菌、病毒感染类型；⑤诊断、治疗困难应肾活检，明确病理变化：微小病变型肾病、系膜增生性肾炎（包括 IgA 肾病）、系膜毛细血管性肾炎、膜性肾病及局灶节段性肾小球硬化。

（3）处理

1）水肿：水肿少尿者应休息、限钠饮食，钠一般2～3g/d，限制水入量。轻度水肿可口服氢氯噻嗪25mg/d；低钾时并用保钾利尿药螺内酯20mg/d或氨苯蝶啶50mg/d；中度及严重水肿用呋塞米40～240mg/d（口服或静脉）。严重低蛋白血症（血浆白蛋白低于20g/L）水肿者输注血浆200ml或白蛋白10～20g/d后，接着静脉滴注呋塞米40～240mg（5％葡萄糖溶液100～250ml缓慢滴注0.5～1小时），1～2次/周。低蛋白血症不严重者用渗透性利尿剂：不含钠的低分子右旋糖酐每次250ml，2～3次/周，当尿量＜400ml/d时禁用低分子右旋糖酐。利尿消肿时体重应下降0.5～1.0kg/d。全身严重水肿影响心肺功能，超滤能迅速减少机体水分。

2）减少尿蛋白：ACEI类如贝那普利从10mg/d开始，逐渐加量到40mg/d，大剂量比低剂量更有效；肾功能不全用药时，注意防止高血钾；服用ACEI后可有SCr升高：SCr升高幅度＜50％，1～2周内自行恢复。ARB类如缬沙坦80～160mg/d，也可减少尿蛋白。

3）治疗原发性肾病的方案：泼尼松40～60mg/d［或1mg/(kg·d)］6～8周：开始足量，减量要慢，每2～3周减原来用量5％～10％，维持量5～10mg/d，一般不超过半年。禁用泼尼松的情况包括：感染、活动性消化性溃疡、未控制的糖尿病及重度高血压、严重骨质疏松、精神病患者。泼尼松的副作用：近期有感染、水钠潴留、高血压、消化性溃疡、精神症状；远期可出现类固醇性糖尿病、骨质疏松、股骨头坏死、白内障等。用糖皮质激素时要预防骨质疏松的发生，补充钙制剂碳酸钙750mg，bid或tid。

细胞毒类药物或免疫抑制药：复发性、难治性肾病综合征，有激素治疗禁忌证者，可联合或单独用细胞毒类药物或免疫抑制药。常用环磷酰胺，还可用硫唑嘌呤、环孢素A、吗替麦考酚酯、莱氟米特等。环磷酰胺口服50mg，bid，或静脉滴注200mg，qod，总量6～8g。注意肝损害、骨髓抑制等副作用。

4）对肾病综合征并发症的防治包括：感染、血栓栓塞并发症、高脂血症、特发性急性肾衰竭的治疗。

继发性肾小球疾病

1. 狼疮性肾炎（见本章第二节）

2. 过敏性紫癜性肾炎（见本章第二节）

3. 糖尿病肾病（2型糖尿病）

（1）临床诊断要点：①糖尿病病史约5年后，尿白蛋白排除率增高，达$20\sim200\mu g/min$，称早期糖尿病肾病；②出现大量白蛋白尿，尿白蛋白排除率$>200\mu g/min$，称临床糖尿病肾病，严重者大量蛋白尿呈现肾病综合征（患病5～10年左右）；③晚期糖尿病肾病，约患病10年后，肾功能进行性减退，渐进展至尿毒症期。

（2）辅助检查：①血糖、血脂及眼底微血管；②尿常规、尿白蛋白排除率、尿蛋白定量；③肾功能；④B超检查双肾；⑤必要时肾穿刺除外其他肾病（糖尿病肾小球硬化症的病理类型有结节性及弥漫性两种，并常伴渗出病变，以结节性较特异）。

（3）处理：①一般门诊治疗，贝那普利10mg/d，可逐渐增至40mg/d，减少尿蛋白，保护肾功能；②呈现肾病综合征高度水肿，尿少时应急诊或住院扩容利尿，参考肾病综合征水肿处理；③尿毒症期行透析替代治疗；④病因治疗，降血糖药物根据血糖及肾功能选择胰岛素和（或）口服降糖药。

4. 淀粉样变性肾病

（1）临床诊断要点：①中老年出现蛋白尿，较快进入肾病综合征，血压常不高；而且肾功能呈进行性减退，最终进入尿毒症；②B超示双肾增大（乃至肾衰竭时肾仍大为其特点）；③心脏、消化道、舌、皮肤、甲状腺及神经侵犯常见于原发性淀粉样变；④继发性淀粉样变常继发于慢性炎症，如结核、脓肿、支气管扩张症或肿瘤，除累及肾外，还常侵犯肝、脾。

（2）辅助检查：①血、尿轻链蛋白；②尿常规、尿蛋白定量；③肾功能；④B超检查双肾、肝、脾、甲状腺；⑤必要时做肾活检或其他组织（直肠、舌、肝及皮肤等）活检，病理检查对诊断意义大（光镜见刚果红染色阳性，偏振光显微镜呈绿色双折光表现，电镜见特异性细纤维状结构）。

（3）处理：①一般门诊治疗，减少尿蛋白，保护肾功能，推荐AL型肾淀粉样变治疗方法，即美法仑（苯丙氨酸氮芥）和泼尼松治疗方案（MP方案）：美法仑6~12mg/d×4d（6周循环）＋泼尼松60mg/d×4d（6周循环），总时间1~2年，现临床常用硼替左米代替美法仑，疗效更好。或秋水仙碱0.5~1.0mg，每日2次，共2年。②呈现肾病综合征高度水肿，尿少时应急诊或住院扩容利尿，参考肾病综合征水肿处理。③尿毒症期行透析替代治疗。④原发性淀粉样变性治疗，近来有报道，骨髓移植或自体干细胞移植为治疗原发性淀粉样变性提供了有价值的前景。

肾小管间质疾病

1. 急性肾小管坏死（见本章第四节）

2. 急性过敏性间质性肾炎（见本章第四节）

3. 尿酸肾病

（1）临床诊断要点：①急性高尿酸肾病表现为少尿型急性肾衰竭（血尿酸急剧升高，从肾排出时堵塞及损害肾小管）；②慢性高尿酸肾病即痛风肾（尿酸结晶沉积于肾间质）早期表现为轻度蛋白尿持续性或间歇性，并可伴镜下血尿及管型尿，以后出现肾小管功能损伤（浓缩功能受损最早），最后肾小球功能亦受损并逐渐进入尿毒症；③肾及尿路出现尿酸结石；④尿酸肾病肾外常出现关节红、肿、热、痛，常首先侵犯第一跖趾关节，皮下痛风石（多出现在耳郭及关节周围）。

（2）辅助检查：①血尿酸、尿尿酸定量，尿常规、尿蛋白定量；②肾功能（包括肾小管功能）；③B超检查双肾及尿路尿酸结石；④同位素肾图；⑤必要时肾活检。典型病例无须肾活检。病理主要表现为肾小管间质病变，并可发现尿酸盐结晶。

（3）处理：①一般门诊治疗，多喝水，多排尿（排尿 $2\sim3L/d$ 以上）。②枸橼酸钾或枸橼酸合剂 20ml，每日 3 次，逐渐加量使尿液碱化至 pH 为 6.5 左右；清晨首次中段尿仍为酸性，可在睡前加用乙酰唑胺 250mg。③急性痛风关节炎时用秋水仙碱 0.5mg，每 6 小时一次，4 天总量小于 6mg。④尿尿酸＞1000mg/d 用别嘌醇 0.1g，每日 $2\sim3$ 次。尿酸下降，逐渐减到维持量 0.1g/d。

4. 干燥综合征肾损害

（1）临床诊断要点：①少量蛋白尿（肾间质及肾小管损害）；②低渗尿乃至肾性尿崩症、Ⅰ型肾小管酸中毒常见（远端肾小管浓缩、酸化功能损害）；③范可尼综合征可见（近端肾小管回吸收功能障碍）；④肾外干燥综合征表现口干、眼干；⑤继发性干燥综合征有原发病（类风湿关节炎、系统性红斑狼疮、系统性硬化）表现。

（2）辅助检查：①血常规及红细胞沉降率，尿常规、尿红细胞位相、尿蛋白定量；②肾功能测定（包括近端、远端小管功能）；③口干症查唾液流率、腮腺造影及唇腺活检；眼干症查滤纸试验、泪膜破碎时间、角膜染色。④免疫相关检查，包括 ANA 谱特别是抗 SSA、抗 SSB 抗体及 RF、高球蛋白血症。⑤必要时应肾活检，病理检查主要见肾小管间质病变。

（3）处理：①一般门诊治疗，Ⅰ型肾小管酸中毒，枸橼酸钠或枸橼酸钠-枸橼酸合剂 $20\sim30$ml，每日 3 次或碳酸氢钠 $4\sim10$g/d，分次口服，重症静脉给药，以纠正酸中毒；纠正低血钾用枸橼酸钾 $20\sim30$ml，每日 3 次，重症静脉滴注钾。②肾性尿崩症，保证液体量，防止脱水。用氢氯噻嗪 25mg，3 次/天，同时限钠、限蛋白质，减少尿量。③肾活检病理见肾小管间质活动病变用小量糖皮质激素 $30\sim40$mg/d，$3\sim4$ 周减量，后逐渐停用，即短期用药。有时也联用环磷酰胺。④对症治疗原发病口干症（溴己新 $8\sim16$mg，每天 3 次）、眼干症（人工泪液滴眼）。

第二节　血　尿

一、概述

血尿（hematuria）指尿中红细胞异常增多。一般认为离心尿（10ml 尿以 1500 转/分速度离心 5 分钟）沉渣涂片镜检每高倍视野红细胞超过 3 个，或每小时尿红细胞计数超过 20 万个，每 12 小时尿红细胞计数超过 50 万个即为血尿。血尿以肉眼视觉是否可见分为镜下血尿和肉眼血尿，当 1L 尿液含 1ml 血液时即呈肉眼血尿。血尿以来源分类：肾小球源性、非肾小球源性、混合性血尿。

1. 肾小球源性血尿：来自肾小球；其尿红细胞变形，大小不等，可伴蛋白尿、红细胞管型尿；排尿时不痛，为全程不凝的血尿。

2. 非肾小球源性血尿：来自肾盂、输尿管、膀胱、尿道；尿红细胞形态、大小均匀一致，不伴蛋白尿、红细胞管型尿；排尿时可伴疼痛，非全程，血尿可有凝块。

3. 混合性血尿：肾小球源性与非肾小球源性血尿并存。

二、病因

（一）肾小球源性血尿

1. 肾小球疾病

（1）原发性肾小球疾病：主要见于病理以增生或局灶节段硬化为特征的肾炎，包括急性肾炎、IgA 肾病、急进性肾炎、部分慢性肾炎。

（2）继发性肾小球疾病：常见于狼疮性肾炎、过敏性紫癜性肾炎及小血管相关肾炎等。

（3）遗传性肾小球疾病：如奥尔波特综合征（Alport Syndrome, AS）及薄基底膜肾病等。

2. 肾小管-间质疾病：如急性过敏性间质性肾炎、急性肾盂肾炎及急性肾小管坏死等。

3. 肾血管疾病：如肾动脉闭塞，肾小动脉胆固醇结晶栓塞、肾皮质坏死、恶性高血压性小动脉性肾硬化、血栓性微血管病致肾损害（血栓性血小板减少性紫癜-溶血性尿毒症综合征）、肾静脉血栓形成等。

（二）非肾小球源性血尿

1. 泌尿系统本身的疾病：包括泌尿系统结石、肿瘤、炎症、结核、畸形及机械性损伤等。

2. 泌尿系统邻近器官的疾病：盆腔内的泌尿系外器官炎症、肿瘤侵犯尿路时亦可引起血尿。

三、诊断思路

首先确定是否真为血尿，然后确定血尿的发生部位及血尿性质，再明确血尿的病因。

（一）确定是否真为血尿

以下情况尿液呈红色，易被误认为血尿。

1. 药物或食物所致红色尿：某些药物（如酚红、利福平等）及食物（如甜菜）可引起红色尿。此时镜检无红细胞，尿隐血阴性。

2. 卟啉尿：尿液放置或晒太阳后变成红色。此尿镜检亦无红细胞，尿隐血阴性，而尿卟啉试验阳性。

3. 尿酸盐尿：新鲜尿液冷却后析出红色沉淀，结晶分析证实为尿酸盐。患者尿中亦无红细胞，尿隐血阴性。

4. 血红蛋白尿：尿呈樱桃红色，酸性尿呈酱油色，尿隐血阳性，但尿沉渣镜检无红细胞。尿含铁血黄素试验（Rous 试验）可阳性。

5. 肌红蛋白尿：呈均匀暗红至酱油色，尿隐血阳性，但尿沉渣镜检无红细胞。

6. 假性血尿：由子宫、阴道或内痔出血污染尿液造成，小心避免污染再留尿化验即呈阴性。

（二）确定血尿部位

常用三杯尿试验。初段血尿为前尿道病变；终末血尿为后尿道或膀胱颈、三角区病变，精囊或前列腺疾病；全程血尿提示膀胱、输尿管或肾病变。

（三）确定血尿性质

血尿中混有血块提示属外科性血尿，血尿伴随大量蛋白尿（>3.5g/d）和（或）红细胞管型尿提示为内科性血尿。另外，尚有下面两项试验能帮助区分肾小球源性（内科性）及非肾小球源性（外科性）血尿。

1. 相差显微镜观察尿红细胞形态：均一红细胞血尿（尿中红细胞大小一致，形态相似，细胞内血红蛋白分布均匀）提示为非肾小球源性血尿；变形红细胞血尿（尿中红细胞大小不一，形态多样，部分细胞内血红蛋白丢失）提示为肾小球源性血尿。若均一红细胞与变形红细胞并存，称为混合性血尿，提示两种来源血尿并存。

2. 尿红细胞容积分布曲线：利用微粒容积自动分析仪检查。肾小球源性血尿呈非对称性曲线，其峰值上的红细胞容积小于静脉红细胞容积分布曲线峰值上的容积；非肾小球源性血尿呈对称性曲线，其峰值上的红细胞容积略大于静脉红细胞容积分布曲线峰值上的容积；混合性血尿呈双峰型曲线。

（四）确定血尿病因

1. 肾小球源性血尿：需做尿常规、尿蛋白定量、血液生化、免疫学、肾小球及肾小管功能检查，必要时做影像学检查。往往肾活检病理检查对确诊病因意义最大。

2. 非肾小球源性血尿：疑炎症或结核时应做尿细菌学检查，疑肿瘤时应做尿脱落细胞检查。但是影像学检查（B 超、腹部 X 线平片、泌尿系造影、CT 及磁共振等）及内镜检查（膀胱镜检查及活检等）在确诊病因上往往最重要。

血尿诊断流程图见图 5-2-1。

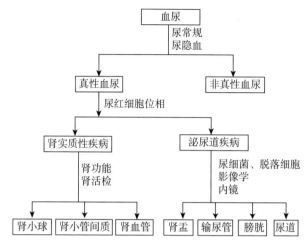

图 5 - 2 - 1　血尿诊断流程图

四、疾病

原发性肾小球疾病

1. 急性感染后肾小球肾炎

（1）临床诊断要点：以急性链球菌感染后肾炎最为常见，诊断要点：①起病较急，多发于上呼吸道感染后 1～3 周，小儿多见，肉眼血尿常为第一症状；②典型病例呈急性肾炎综合征（血尿、蛋白尿、水肿、高血压及一过性氮质血症），少数表现肾病综合征；③起病头 8 周内血清补体 C3 下降，抗链"O"升高；④可出现严重并发症：心力衰竭、脑病、急性肾衰竭。

（2）辅助检查：①血常规、尿常规、尿红细胞位相、尿蛋白定量；②肾功能；③血补体 C3，抗链"O"；④肾活检（少尿 1 周或进行性尿少伴肾功能恶化，重症＞2 个月）：病理呈毛细血管内增生性肾炎。

（3）处理：①一般门诊治疗：急性期卧床休息，不用糖皮质激素及免疫抑制药；②对症：利尿（氢氯噻嗪 25mg/d；中度及严重水肿用呋塞米 20～40mg/d，口服、肌内注射或静脉滴注）、降压（参考第一节，慢性肾炎高血压处理）、抗感染（青霉素 40～80 万 U 肌内注射，每天 2 次，10～14 天），不用对肾有害的药物，利尿参考第一节肾病综合征水肿处理；③饮食：水肿、血压高时限盐每天 3g 以下，尿少时限制入量，肾功能下降时限制蛋白质摄入；④严重者住院：急性心力衰竭、重症急性肾衰竭、重症高钾血症需临时透析治疗。

2. IgA 肾病

（1）临床诊断要点：①上呼吸道或肠道感染后数小时至 3 天即出现血尿（甚至肉眼血尿），血尿呈肾小球源性或以肾小球源性为主的混合性，多数患者无水肿、高血压及肾功能减退；②患者也常因查体诊为肾炎（无血尿，尿蛋白小于 1.0g/d）；③患者可呈急性肾炎综合征、肾病综合征，甚至急进性肾炎综合征表现；④少数患者以急性肾衰竭或慢性肾功能不全为首发表现。

（2）辅助检查：①血常规、尿常规、尿红细胞位相、尿蛋白定量；②肾功能；③血清 IgA；④肾活检免疫病理确诊：免疫病理见 IgA 为主的免疫球蛋白及补体 C3 呈颗粒或团块状于系膜区（和毛细血管壁）沉积。光镜有多种病变，以系膜增生性病变为主。电镜：系膜区团块状电子致密物沉积。

（3）处理：①病因防治，预防感染，扁桃体切除；②IgA 肾病控制血压的治疗原则，应用 ACEI（贝那普利 10～40mg/d）和（或）ARB（缬沙坦 80～160mg/d）；③慢性肾炎参考第一节慢性肾炎处理；④根据病理，肾小球纤维素样坏死、较多的新鲜新月体病重者，肾病变轻微但临床有大量蛋白尿者的治疗方案为治疗要个体化，临床与病理相结合。治疗目的是减少尿蛋白，保护肾功能。注意糖皮质激素和细胞毒药物用法。呈急进性肾炎表现的处理见本章第四节急进性肾小球肾炎，呈肾病综合征者的处理见本章第一节肾病综合征。

继发性肾小球疾病

1. 过敏性紫癜性肾炎

（1）临床诊断要点：①过敏性紫癜典型四联征，即皮肤紫癜、关节炎、腹痛及血尿，青少年发病多见；②皮肤紫癜发生 1～4 周后出现血尿及其他肾病表现；③肾病变的临床及病理表现与 IgA 肾病极相似，肉眼血尿亦常见；④皮肤紫癜在鉴别此病与 IgA 肾病上具有重要意义。

（2）辅助检查：①血常规、尿常规、尿红细胞位相、尿蛋白定量；②肾功能；③血清 IgA；④肾活检免疫病理，见 IgA 为主的免疫球蛋白及补体 C3 呈颗粒状或团块状于系膜区（和毛细血管壁）沉积。光镜有多种病变，以系膜增生性病变为主。电镜：系膜区团块状电子致密物沉积。

（3）处理：①避免接触诱因及过敏原；②皮肤紫癜、关节肿痛、胃肠道症状严重，血尿者用糖皮质激素 0.5～1.0mg/（kg·d），4 周后逐渐减量；③肾损害用糖皮质激素、免疫抑制剂，治疗原则同 IgA 肾病。

2. 狼疮性肾炎

（1）临床诊断要点：①系统性红斑狼疮诊断确立（美国风湿病学会 1997 年诊断标准）；②有肾病改变（包括肾病理）；③除外其他系统疾病所致肾损害。

（2）辅助检查：①血常规及红细胞沉降率，尿常规、尿红细胞位相及白细胞分类、尿蛋白定量；②肾功能测定；③受累器官相应检查；④免疫学相关检查：包括 ANA 谱（抗 ds-DNA 抗体特异性较高，抗 Sm 特异性极高），血清免疫球蛋白，类风湿因子，血清补体 C3、C4；⑤肾活检，光镜下病理变化轻重不一、多样化，免疫病理呈"满堂亮"。电镜下电子致密物多处沉积。

（3）处理：①治疗活动性系统性红斑狼疮；②临床结合病理个体化治疗；③临床表现肾病综合征多主张用糖皮质激素加细胞毒药物。

泼尼松 40～60mg/d［或 1～1.5mg/(kg・d)］，4～6 周病情缓解后减量。4～6 个月减量为 7.5～10mg/d 作为维持量。感染、活动性消化性溃疡、未控制的糖尿病及重度高血压、严重骨质疏松及精神病患者禁用泼尼松。细胞毒类药物或免疫抑制药：常用环磷酰胺口服 50mg，2 次/日［或 2mg/(kg・d)］；或静脉 750～1000mg/m²，1 次/月，6 个月后每 3 个月一次，2 年后停药。用药时注意肝损害、骨髓抑制等副作用。

遗传性肾小球疾病（Alport 综合征）

1. 临床诊断要点：①阳性家族史，绝大多数为 X 连锁显性遗传；②临床出现血尿及慢性进行性肾损害，合并或不合并耳病变（高频性感音神经性耳聋）、眼病变（前圆锥形晶状体病）；③肾组织电镜检查示 GBM 广泛薄厚不均、断裂、分层并存；④免疫荧光检查示 GBM 及皮肤基底膜（EBM）Ⅳ型胶原 α 链的表达缺陷。具备上述条件中 3 项即能诊断 Alport 综合征。

2. 辅助检查：①肾组织电镜检查示 GBM 广泛薄厚不均、断裂、分层并存；②免疫荧光检查示 GBM 及 EBM 的Ⅳ型胶原 α 链的表达缺陷。

3. 处理：①无特效治疗方法；②早期诊断利于积极主动采取措施以避免加速疾病进展的因素；③已发生终末肾衰竭可行透析或肾移植；④眼部病变可行晶状体移植术。

非肾小球源性疾病

1. 肾结石

(1) 临床诊断要点：①有肾绞痛伴血尿等典型临床表现；②血尿多为镜下血尿，属非肾小球源性；③影像学检查确诊。

(2) 辅助检查：①腹部 B 超检查；②腹部 X 线平片（仅能查出含钙的阳性结石）；③泌尿系造影（不含钙的阴性结石也能发现）；④必要时做腹部 CT 等检查。

（3）处理：①药物对症止痛（哌替啶 50mg 肌内注射）；②药物排石；③泌尿外科碎石或手术取石。

2. 肾结核

（1）临床诊断要点：①早期出现尿频，而后出现膀胱刺激征（尿频、尿急、尿痛）；②伴潮热及盗汗；③脓尿及血尿；④尿中找到结核分枝杆菌。

（2）辅助检查：①血常规及红细胞沉降率；②尿常规、尿白细胞分类及尿红细胞位相；③静脉尿路造影；④尿细菌培养，尿液中找结核分枝杆菌。

（3）处理：①抗结核治疗（异烟肼 0.3g/d，乙胺丁醇 750mg/d，利福平 450mg/d）；②泌尿外科手术清除病灶。

3. 肾癌

（1）临床诊断要点：①无痛性间歇性全程肉眼血尿（非肾小球源性）；②腰痛、腰腹部肿块伴发热为特征；③确诊需影像学检查和肾癌组织活检。

（2）辅助检查：①血常规及红细胞沉降率；②尿常规及尿红细胞位相；③腹部 B 超检查、肾动脉造影、CT 及磁共振；④经皮肾穿刺针吸活检。

（3）处理：①手术；②药物化疗。

第三节　多　尿

一、概述

多尿系指 24 小时尿量多于 2500ml（或＞2ml/min）。肾小球滤过液每日约 180L，24 小时平均尿量 1.6L，99％以上的滤液在肾小管被重吸收，因此，肾小管重吸收水分减少是导致多尿的主要原因。影响尿量的因素有激素、血流动力学、神经性因素等。

二、病因

（一）水利尿

水利尿是由于垂体抗利尿激素（ADH）分泌减少，或肾对 ADH 缺乏反应而引起，呈现低渗尿。

1. ADH 分泌减少

（1）过多摄入低渗性液体：最常见于精神因素所致强迫性的多饮（精神性多饮）。此时由于血容量增加而反馈性抑制了 ADH 分泌。

（2）中枢性尿崩症（完全性及不完全性）：垂体后叶疾病致使 ADH 合成、分泌障碍。

2. 肾小管对 ADH 无反应（肾性尿崩症）

（1）可为先天遗传疾病（如遗传性抗垂体后叶加压素尿崩症）。

（2）亦可为后天获得性疾病，如电解质紊乱（低钾血症、高钙血症）；慢性肾小管-间质疾病如干燥综合征；药物如碳酸锂、两性霉素 B 引起。

（3）急性肾小管坏死恢复期等引起。

（二）溶质利尿

溶质利尿是由于尿中某种溶质排泄过多而引起的利尿，呈现等渗或高渗尿。

1. 非电解质排泄过多利尿

（1）糖尿病或大量输注葡萄糖所致糖尿。

（2）高蛋白质饮食或鼻饲、高分解代谢导致尿素排泄增多。

（3）静脉点滴甘露醇。

（4）静脉点滴小分子、低分子右旋糖酐，都可引起溶质利尿。

2. 电解质排泄过多

（1）常见于梗阻后利尿。

（2）急性肾小管坏死多尿期。

（3）肾移植后利尿时，由于肾小球滤过功能恢复，体内蓄积的大量代谢废物及电解质排出导致溶质利尿，加之肾小管重吸收功能尚未完全恢复，故出现多尿。

（4）阵发性室上性心动过速导致心房压增高，心房肽释放，尿钠、氯排泄增加，亦可引起溶质利尿，甚至出现多尿。

（5）药物：利尿剂。

（三）混合性利尿（水利尿和溶质利尿）

（1）精神性多饮。

（2）口渴中枢病变。

（3）高肾素血症。

三、诊断思路

确定为多尿后，应首先区分其为低渗尿或高渗尿，然后再做进一步检查明确疾病。

（一）检测尿比重及尿渗透压

中枢性尿崩症、肾性尿崩症及精神性烦渴症等水利尿疾病呈低渗尿；糖尿病等溶质利尿疾病常呈高渗或等渗尿。

（二）低渗尿者应选做下列检查明确疾病

1. 禁水试验：禁水 8～12 小时，禁水期间每两小时测一次尿量、尿比重及渗透压。正常人禁水后尿量明显下降，尿比重升高＞1.020，尿渗透压升高＞800mmol/L，不出现严重脱水。

2. 禁水-抗利尿激素试验：禁水至尿渗透压达到高峰水平，且血渗透压呈高渗，然后皮下注射抗利尿激素 5U，注射 1 小时和 2 小时测尿渗透压。正常人注射抗利尿激素后尿渗透压不再升高，或升高不超过 5%。

3. 高渗盐水试验：用于尿崩症诊断和鉴别诊断，主要与精神性烦渴症鉴别，目前临床诊断已少用。

（三）其他

高渗尿者应测血糖及尿糖、血及尿电解质，并结合病史及临床表现明确疾病。

多尿诊断流程图见图 5-3-1。

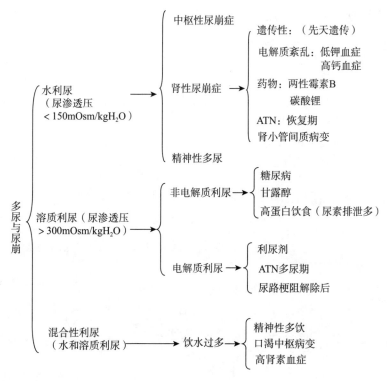

图 5-3-1　多尿诊断流程图

四、疾病

中枢性尿崩症

1. 临床诊断要点：①尿量增加先于饮水增加；②多饮多尿重且持续，尿量 5 000～10 000ml/d；③抗利尿激素试验，尿量减少，尿比重增加。

2. 辅助检查：①禁水试验，尿量、尿比重无反应；②高渗盐水试验，尿量、尿比重无反应；③抗利尿激素试验，尿量、尿比重有反应。

3. 处理：①激素替代治疗用抗利尿激素（5～20μg，滴鼻 12 小时一次）。②其他抗利尿药物如氢氯噻嗪 25mg，每日 2～3 次。长期用药防止低钾。③氯磺丙脲 0.2g，每日 1 次，使尿渗透压增高，尿量减少。

肾性尿崩症

1. 临床诊断要点：①尿量增加先于饮水增加，多饮多尿相对轻，尿量 3000～6000ml/d。②禁水试验，尿比重不升。③高渗盐水试验，尿比重无反应。④抗利尿激素试验，尿量、尿比重无反应。

2. 辅助检查：禁水试验、高渗盐水试验、抗利尿激素试验。

3. 处理：①先天性肾性尿崩症口服氯磺丙脲（0.2g，每日 1 次）或甲苯磺丁脲是浓缩尿的有效药物；氢氯噻嗪 25mg，每日 3 次，吲哚美辛 25mg，每日 2～3 次，也使尿量减少。②获得性尿崩症需治疗尿崩症诱发原因，如慢性肾小管-间质肾病、高钙血症、低钾血症等。

精神性烦渴症

1. 临床诊断要点：①饮水增加先于尿量增加；②多饮、多尿轻，呈间歇性、波动大，尿量 3000～6000ml/d；③精神因素引起烦渴、多饮、多尿。

2. 辅助检查：①禁水试验，尿量减少，尿比重增高。②高渗盐水试验，尿量减少，尿比重增高。③抗利尿激素试验，尿量、比重无变化（一般不需做此试验）。

3. 处理：精神因素心理治疗。

中枢性尿崩症、肾性尿崩症及精神性烦渴症这三个疾病的临床表现及检查特点见表 5-3-1。

表 5-3-1　中枢性尿崩症、肾性尿崩症及精神性烦渴症的特点

	中枢性尿崩症	肾性尿崩症	精神性烦渴症
临床表现	尿量增加先于饮水增加，多饮多尿重且持续，尿量5000～10 000ml/d	尿量增加先于饮水增加，多饮、多尿相对轻，尿量3000～6000ml/d	饮水增加先于尿量增加，多饮、多尿轻，呈间歇性、波动大，尿量3000～6000ml/d
禁水试验			
尿量	无反应	无反应	下降
尿比重	无反应	无反应	升高
高渗盐水试验			
尿量	无反应	无反应	下降
尿比重	无反应	无反应	升高
ADH 试验			
尿量	下降	无反应	无反应
尿比重	升高	无反应	无反应

糖 尿 病

1. 临床诊断要点：①临床表现为多饮、多尿、多食及体重下降；②病史长者常继发眼底、肾及神经病变；③患者尿比重及渗透压增高；④尿糖阳性及空腹血糖升高有助于确诊。

2. 辅助检查：①血糖、尿糖；②尿量、尿常规、尿蛋白定量，肾功能。

3. 处理：①治疗糖尿病，控制血糖，消除尿糖；②饮水与尿量维持水平衡，防止电解质紊乱。

详细可见第七章第五节的相关内容。

第四节 少尿和无尿

一、概述

少尿是指 24 小时尿量少于 400ml，或每小时尿量少于 17ml；24 小时尿量少于 100ml 为无尿。由于尿量减少，体内大量代谢产物不能排出，患者常伴血尿素氮及肌酐升高，水、电解质及酸碱平衡紊乱。

二、病因

（一）肾前性少尿

常由低血压、败血症休克或过敏性休克、脱水、严重低蛋白血症、心力衰竭引起。此时血管内容量不足或原发性肾灌注减少，导致肾小球滤过率下降，继发醛固酮及抗利尿激素分泌增加和交感神经兴奋更使少尿加重。肾前性少尿是一种功能性少尿，极少出现无尿，病因去除后尿量可迅速恢复，但病因若持续存在，肾前性少尿也可发展至肾性少尿（急性肾小管坏死）。

（二）肾性少尿

由肾实质器质性病变引起，包括肾小球疾病（如急进性肾小球肾炎）、肾小管疾病（如急性肾小管坏死）、肾间质疾病（如急性过敏性间质性肾炎）及肾血管疾病（如恶性小动脉性肾硬化症）所致急性肾衰竭。这些疾病都常导致少尿，甚或无尿。肾性少尿还可见于肾皮质坏死及肾乳头坏死。

（三）肾后性少尿

由尿路梗阻引起，包括双侧输尿管结石或血块梗阻、输尿管外肿瘤压迫、特发性腹膜后纤维化、盆腔肿瘤及前列腺肥大等。梗阻若能及时解除，肾后性少尿可以逆转，但梗阻持续过久，严重肾盂积水压迫肾实质，使之缺血、退变，即使梗阻解除，肾功能亦难以完全恢复。

三、诊断思路

在确定出现少尿后，根据下列思路进行检查。

（一）首先除外肾后性少尿

患者由原来正常的尿量突然或较快地出现无尿应首先考虑此病，寻找尿路梗阻因素。下尿路梗阻常可发现膀胱尿潴留，上尿路梗阻常可发现梗阻上段输尿管扩张及肾盂积水。但在某些急性输尿管梗阻，由于肾盂内压力迅速升高致肾小球滤过压迅速下降亦可不出现肾盂积水，不过此时仍可见肾实质水肿、增厚及肾增大。除仔细询问有无肾绞痛病史，检查有无增大的肾、膨胀的膀胱、腹部肿块及前列腺肥大外，影像学检查最重要，常从B超检查、腹部X线平片及泌尿系造影开始，必要时做CT或磁共振检查。诊断困难时亦可做膀胱镜等检查。

（二）鉴别肾前性少尿及急性肾小管坏死

若有明显休克、脱水等诱因导致少尿时，应进行尿常规、尿比重和渗透压、血和尿钠，及血和尿肌酐化验（必须在用呋塞米及甘露醇前留血及尿标本，以免干扰结果），并根据尿诊断指数，对肾前性少尿与急性肾小管坏死进行鉴别（表5-4-1）。

表5-4-1　肾前性少尿与急性肾小管坏死的鉴别诊断

尿诊断指数	肾前性少尿	急性肾小管坏死
尿比重	>1.020	<1.010
尿渗透压（$mOsm/kgH_2O$）	>500	<350
尿钠（$mmol/L$）	<20	>40
尿肌酐/血肌酐	>40	<20
肾衰指数（RFI）	<1	>1
钠排泄分数（FE_{Na}）	$<1\%$	$>1\%$
尿蛋白质	无或轻微	$+\sim++$
尿沉渣	一般正常	颗粒管型，上皮细胞，少量白细胞、红细胞、肾衰管型

$$肾衰指数 = \frac{尿钠 \times 血肌酐}{尿肌酐}$$

$$钠排泄分数 = \frac{尿钠 \times 血肌酐 \times 100}{血钠 \times 尿肌酐}\%$$

若上述尿诊断指数尚难鉴别时，还可做下列试验帮助鉴别诊断：

1. 补液试验（1 小时内静脉点滴 5％葡萄糖溶液 1000ml）。

2. 甘露醇试验（5～15 分钟内静脉注入 20％甘露醇 100～125ml）。

3. 呋塞米试验（静脉注射呋塞米 200mg）。

注药完毕观察 2 小时，若尿量增加达 40ml/h，则提示肾前性少尿，无明显增加时为急性肾小管坏死。

（三）若为肾性少尿需进一步明确病因

除详细询问病史，进行体检及化验（尿常规、尿蛋白定量、血液生化、免疫学及肾功能检验）外，肾活检病理检查对确诊及鉴别诊断意义最大。

少尿与无尿诊断流程图见图 5 - 4 - 1。

四、疾病

急性肾小管坏死

1. 临床诊断要点：①有致病原因如肾缺血、肾毒物损害、肾小管堵塞；②尿量突然减少，肾功能急剧恶化，血肌酐每天升高≥44.2μmol/L；③典型临床过程可出现起始期、维持期（少尿期）、恢复期；④除疑难病例外，急性肾小管坏死确诊有时不需肾活检。

2. 辅助检查：①尿量、尿常规、尿比重、尿渗透压（mOsm/kgH$_2$O）；②尿钠（mmol/L）、钠排泄分数；③肾衰指数；④尿肌酐/血肌酐；⑤影像学检查，常行肾 B 超检查、腹部 X 线平片；⑥必要时做肾穿刺活检，除外肾小球、间质小管、血管病变。

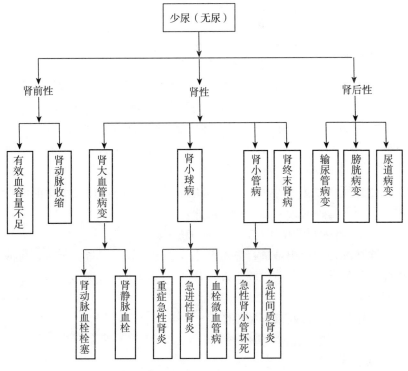

图 5 - 4 - 1　少尿与无尿诊断流程图

3. 处理

（1）维持期（少尿期）治疗：①预防及治疗基础病因，如纠正休克、失血或脱水。②能量 30～45kcal/d，蛋白质每天 0.6g/kg，高分解代谢或透析时蛋白质每天 1.0～1.2g/kg。③控制水、钠摄入，按照量出为入的原则。④血钾＞6mmol/L，用聚磺苯乙烯（降钾树脂）15～20g，每日 3 次；血钾＞6.5mmol/L，用 10％葡萄糖酸钙液 10～20ml 稀释静脉推注，或 5％碳酸氢钠液 100～200ml 静脉滴注。⑤代谢性酸中毒时二氧化碳结合力＜16mmol/L，静脉滴注 5％碳酸氢钠液 100～200ml。⑥透析指征，血肌酐＞442μmmol/L；高分解代谢状态，每天血肌酐升高＞176.8μmmol/L；血钾＞6.5mmol/L；二氧化碳结合力低于 13mmol/L；无尿 2 天以上或少尿 4 天以上。

（2）恢复多尿期：多尿时维持水、电解质、酸碱平衡，控制氮质血症，治疗原发病和防治各种并发症。恢复后还应追踪肾功能，避免使用肾毒性药物。

急进性肾小球肾炎

急进性肾小球肾炎可分为继发性（如继发于系统性红斑狼疮）及原发性。

1. 临床诊断要点：①急性肾炎综合征伴肾功能急剧恶化，早期出现少尿或无尿。②确诊靠病理。光镜为新月体肾炎，50％或更多的肾小球具有大新月体；免疫病理分Ⅰ、Ⅱ、Ⅲ型。Ⅰ型，抗 GBM 肾炎，血抗 GBM 抗体阳性；Ⅱ型，免疫复合物性肾炎；Ⅲ型，无明显免疫球蛋白及补体沉积，血 ANCA 可阳性。③除外继发性新月体肾炎如狼疮肾、紫癜肾、小血管炎相关肾炎，诊断为原发性新月体肾炎。

2. 辅助检查：①血常规、红细胞沉降率，CRP，尿常规、尿蛋白定量；②肾功能；③免疫学检查：ANA 谱，ANCA，抗 GBM 抗体，血清补体 C_3、C_4；④肾 B 超检查；⑤肾穿刺活检经光镜、免疫荧光、电镜检查。

3. 处理：①强化治疗包括：血浆置换；甲泼尼龙冲击治疗，每次 0.5～1.0g，溶于 5％葡萄糖溶液 250～500ml 静脉滴注，每日 1 次，3 次为一个疗程，疗程间隔 7～10 天，严重者可用 2～3 个疗程，随后口服泼尼松 40～60mg/d ［或 1mg/(kg·d)］正规治疗。②联合环磷酰胺，口服 50mg，2 次/日 ［或 2mg/(kg·d)］，总量 6～8g。③急性肾衰竭已达透析指征应透析治疗（见本节急性肾小管坏死）。

急性过敏性间质性肾炎

1. 临床诊断要点：①近期用药物史：常见 β-内酰胺类、磺胺、非类固醇类消炎药、利尿药及利福平等；②全身过敏表现：可呈过敏

"三联征"，即发热、药疹、关节痛，血及尿中嗜酸性粒细胞增多；③尿化验异常；④肾功能损害：急性肾衰竭，并伴明显的近端及远端肾小管功能损伤；⑤可疑病例应做肾活检病理检查确诊。

2. 辅助检查：①血常规、红细胞沉降率，尿常规、尿蛋白定量；②检查血、尿嗜酸性粒细胞；③肾小管及肾小球功能；④肾 B 超检查；⑤肾穿刺活检。

3. 处理：①停用可疑药物；②过敏表现及伴急性肾衰竭用泼尼松 30～40mg/d，3～4 周减药，短期用药（2～3 个月）；③严重急性肾衰竭需透析（见本节急性肾小管坏死）。

恶性小动脉性肾硬化症

1. 临床诊断要点：①血压在原有基础上突然急剧升高，舒张压持续在 130mmHg 及以上；②视乳头水肿、视网膜出血及渗出（Ⅲ～Ⅳ级），常伴视力障碍、中枢神经及心脏异常；③蛋白尿（可呈大量蛋白尿）、血尿（可呈肉眼血尿）、少尿性急性肾衰竭；④肾小动脉呈纤维素样坏死性改变或呈洋葱皮样增厚致管腔狭窄及闭塞。

2. 辅助检查：①血常规，尿常规、尿蛋白定量，肾功能；②查眼底，中枢神经系统检查，心脏检查；③肾 B 超；④肾穿刺活检，只有诊断困难的病例才考虑（包括开放肾活检），因为患者血压高，危险性大。

3. 处理：①恶性高血压先静脉用药如硝普钠开始 $10\mu g/(kg \cdot min)$，5～10 分钟后逐渐加量达到降压目的，一般不超过 3 天。血压不宜下降得过快或过低，一般 2～6 小时舒张压降到 100～110mmHg，24～48 小时使血压降缓慢降到正常。②用口服降压药维持治疗：钙通道阻滞剂硝苯地平控释片 30～60mg，每日一次；ACEI 类卡托普利 25～50mg，每日 2～3 次；β 受体拮抗剂美托洛尔 25mg，每日 2 次，可联合用 α_1 受体拮抗剂哌唑嗪及利尿剂呋塞米降压。③严重急性肾衰竭应透析治疗（见本节急性肾小管坏死）。④原发病的治疗。

第五节　尿频、尿急及尿痛

一、概述

尿频是指排尿次数增多（正常人白天排尿 3～5 次，夜间排尿 0～1 次，每次尿量 200～400ml），尿频时次数增多，但也有因饮水量、气候和个人饮水习惯等而发生变化。尿急是指患者突然有强烈尿意，不能控制需立即排尿。尿痛是指排尿时膀胱区及尿道疼痛或烧灼感。尿频、尿急及尿痛合称尿路刺激征。

二、病因

（一）尿频原因

1. 排尿次数增多而每次尿量正常，因而全天总尿量增加，见于糖尿病、尿崩症、急性肾衰竭恢复期的多尿表现等。

2. 排尿次数增多而每次尿量减少，或仅有尿意并无尿液排出，见于：①膀胱、尿道受刺激：膀胱、后尿道炎症或结石，膀胱结核尿频持续时间长。②膀胱容量减少：膀胱内占位性病变（如肿瘤、结石或异物）；膀胱受外压（如妊娠时子宫及盆腔肿物压迫）；膀胱挛缩（常由结核引起）等。③下尿路梗阻：前列腺增生症、尿道狭窄。④神经源性膀胱。⑤精神紧张如焦虑或恐惧，寒冷刺激，但尿痛常不明显。

（二）尿急原因

尿急常伴尿频、尿痛。

1. 尿道炎、膀胱炎、前列腺炎。

2. 输尿管下段结石。

3. 膀胱癌。

4. 神经源性膀胱。

5. 少数与精神因素有关。

（三）尿痛原因

尿痛性质为灼痛或刺痛。

1. 炎症：尿道炎、膀胱炎、前列腺炎、膀胱结核。尿道炎多在排尿开始痛；膀胱炎常在排尿终了时疼痛加重。

2. 膀胱结石。

3. 晚期膀胱癌。

三、诊断思路

出现尿路刺激征应考虑与感染的关系。

（一）尿路刺激征——与感染相关

1. 首先鉴别上、下尿路刺激征

（1）上尿路——急性肾盂肾炎伴尿路刺激征：除尿路刺激征表现外，临床常有寒战、高热、患侧腰痛及叩击痛。血白细胞升高。

（2）下尿路——急性膀胱炎致尿路刺激征：只有尿路刺激征，而无全身表现，无血白细胞升高。

2. 再进一步检查感染相关尿路刺激征的病原体

（1）确定病原体性质：留冲洗后中段尿，必要时做耻骨上膀胱穿刺留尿，进行尿普通细菌培养、菌落计数及药物敏感试验。若阴性可再做厌氧菌培养。必要时应进一步检查尿结核分枝杆菌（涂片及培养找结核分枝杆菌）。若上述检查均阴性时，还应做真菌及衣原体检查。

（2）区分上、下尿路病原体感染方法：①一般化验检查：尿常规检查及尿管型（白细胞管型意义大）；或尿白细胞排泄率；肾功能，尤其近、远端肾小管功能检查。②其他方法：尿抗体包裹细菌试验（因特异性和敏感性并不理想，在临床鉴别上、下尿路感染，只有一定价值）；尿渗透压、尿 β_2 微球蛋白（对定位诊断有一定帮助）。

（二）非感染性尿路刺激征（检查方法）

（1）尿中白细胞不多已可初步除外泌尿系感染，如进一步做上述病原体检查亦阴性，则泌尿系感染性尿路刺激征可除外。

（2）辅助检查：影像学检查如腹部 X 线平片、B 超、尿路造影，必要时做 CT 及磁共振检查；内窥镜（膀胱镜）检查等；疑膀胱肿瘤者亦可做尿肿瘤细胞学检查。进一步除外感染性尿路刺激征。

尿频、尿急及尿痛诊断流程图见图 5-5-1。

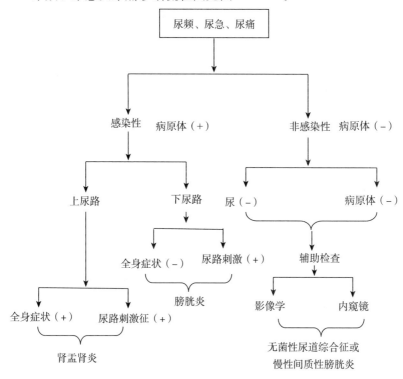

图 5-5-1　尿频、尿急及尿痛诊断流程图

四、疾病

急性膀胱炎

1. 临床诊断要点：①急性膀胱炎有典型尿路刺激征，常有白细胞尿，30％有血尿（偶可有肉眼血尿）；②致病菌多为大肠埃希菌等革兰氏染色阴性杆菌；③全身症状轻，无寒战、高热，无明显腰痛及肾区叩击痛；④好发于成年女性，月经后、性生活后、妇科术后，及老年外阴瘙痒者；⑤7～10 天约 30％自愈。

2. 辅助检查：①标本：中段新鲜尿（1 小时内），尿 pH＜6.8，比重＞1.010，尿常规化验较多白细胞（≥5 个/HP），尿蛋白无或少量。红细胞正常或稍多，部分有镜下血尿，肉眼血尿＜5％。②尿普通细菌培养阳性，多为大肠埃希菌等革兰氏染色阴性杆菌。75％为大肠埃希菌，已婚妇女 15％为葡萄球菌（凝固酶阴性）。

3. 处理：用敏感抗菌药行一次大剂量或 3 日常规剂量治疗即可治愈。

（1）短疗程：单剂量（首次）氧氟沙星服一次 0.6g。

（2）3 天疗程（多数）：氧氟沙星 0.2g，每天 2 次。

（3）疗程完毕 1 周复查尿细菌计数进行追踪。

急性肾盂肾炎

1. 临床诊断要点：①女性多于男性，急性肾盂肾炎患者可有尿路刺激征；②常有畏寒、高热、患侧腰痛及肾区叩击痛；③血白细胞升高，红细胞沉降率快，血培养可能阳性；④致病菌大多为大肠埃希菌，其他较常见的为变形杆菌、克雷伯杆菌、产气肠杆菌，仅约 5％为粪链球菌。

2. 辅助检查：①尿常规与急性膀胱炎相似，但有时可见白细胞管型。血常规示白细胞增多及核左移，红细胞沉降率快；②尿普通细菌培养阳性，亦常为大肠埃希菌等革兰氏染色阴性杆菌感染；③其他化验：肾小管浓缩功能可能暂时下降，肾小球功能正常。

3. 处理：重症急性肾盂肾炎：寒战、高热、血白细胞高，在未获得致病菌药物敏感试验前，可选用半合成广谱青霉素或第三代头孢菌素类如哌拉西林 3g，每 6 小时静脉滴注一次，等待致病菌药物敏感试验结果。病情缓解后宜口服有效抗菌药，用药疗程 14 天。去除复发诱因。疗程完成后 7 天追踪复查尿常规及尿细菌。

慢性肾盂肾炎

1. 临床诊断要点：①病程经过隐蔽；②尿路感染症状表现不明显：间歇症状、菌尿；③慢性间质性肾炎表现：肾小管损害症状先出现，肾小管＞肾小球；④诊断依据：静脉肾盂造影（IVP）、病理。

2. 辅助检查：①尿常规示尿 WBC 不多，偶有白细胞管型，急性发作同急性尿路感染；②尿蛋白可稍多，但一般＜2g/d；③尿细菌学检查；④其他化验：血常规、肾小管及肾小球功能；⑤其他检查：肾 B 超、X 线腹平片、IVP、逆行造影，同位素-肾图、肾动态；⑥必要时肾穿刺活检。

3. 处理：①急性发作处理同急性肾盂肾炎；②有菌者抗菌药治疗 6 周后尿菌持续阳性，可考虑用长程低剂量抗菌药如呋喃妥因或诺氟沙星等 2～3 种，每晚一次，一次一片，轮换抑菌疗法直到细菌阴性，3～6 个月或更长；③提高机体抵抗力。

肾 结 核

见本章第二节。

无菌性尿道综合征

1. 临床诊断要点：好发于女性。患者有尿频、尿急症状，有时有尿痛及排尿不适。

2. 辅助检查：反复尿常规化验及尿病原学检查均阴性，膀胱镜检查及影像学检查均无器质性病变。

3. 处理：抗菌药治疗无效，病因未明可能是焦虑性精神状态，对症处理。

方法：地西泮 2.5mg，每日 3 次，谷维素 20mg，每日 3 次，小苏打 1.0g，每日 3 次，碱化尿液。发作期多饮水，多排尿，避免刺激性食物。

慢性间质性膀胱炎

1. 临床诊断要点：多见于成年女性。患者具有尿路刺激征，但膀胱充盈时疼痛加剧、排尿后症状减轻为本病特征。反复尿化验很少见白细胞，细菌培养阴性，后期膀胱容积缩小。

2. 辅助检查：①尿常规、尿培养；②必要时膀胱镜检查。

3. 处理：抗菌药治疗无效。对症处理。

方法：避免进食过辣、过酸或其他刺激性过强的食物。应大量饮水。抗组胺药曲吡那敏50mg，每日4次。疼痛加剧时可用止痛药哌替啶50mg肌内注射。

（刘玉春）

第六章　血液系统临床表现及相关疾病

第一节　贫　血

一、概述

贫血是多种原因通过不同途径引起的同一病理情况，凡是循环血液单位体积中血细胞比容（HCT，指静脉血离心后下沉的红细胞与全血的比值）、血红蛋白（Hb）浓度和红细胞计数低于正常值，即称贫血。临床上常以 Hb 为标准确定贫血的有无，若成年男性 Hb<120g/L、女性 Hb<110g/L、孕妇 Hb<100g/L，可以确定有贫血。从出生 3 个月起至 15 岁以下的儿童，其正常值一般比成人低 10%～20%，且男女差别不大。

成熟红细胞的寿命 120 天。机体在正常情况下，一方面由造血器官（骨髓）每日制造和输送一定数量的红细胞到循环血液中，另一方面又有一定数量的衰老红细胞在单核巨噬细胞系统（脾等）中被破坏，两者之间维持着动态平衡，使红细胞和 Hb 量保持在相对稳定的水平，一旦因红细胞生成减少或破坏丢失过多使这种平衡被破坏，就会发生贫血。

二、病因

（一）红细胞生成减少

1. 造血原料不足或利用障碍

（1）缺乏组成 Hb 的必要成分铁质：慢性失血、摄入不足、吸收不良和需要量增加（婴幼儿，妇女妊娠、哺乳期）等，引起缺铁性贫血。

（2）叶酸和维生素 B_{12} 缺乏：阻碍 DNA 的合成，引起巨幼细胞贫血。

（3）铁利用障碍：由于铁利用障碍而影响 Hb 的合成，引起铁粒幼细胞性贫血。

2. 骨髓造血功能障碍

（1）再生障碍性贫血：有的原因未明，有的可因化学物质、放射线、病毒感染等引起造血干细胞异常而致贫血。

（2）骨髓病态造血：即无效造血，见于骨髓增生异常综合征（MDS），多数原因未明。

（3）骨髓被异常组织侵害和排挤：如白血病、多发性骨髓瘤和骨髓转移癌等，引起骨髓病性贫血。

（4）某些疾病：如感染、炎症、肿瘤、肾衰竭、胃肠道疾病、内分泌疾病等会分别引起慢性病性贫血、肾性贫血及其他继发性贫血。

（5）骨髓基质细胞受损：如骨髓坏死、骨髓纤维化等。

（二）红细胞损失过多

1. 失血过多：如由于急性大量出血（如外伤性大出血、大呕血、大咯血、分娩大出血等）引起的急性失血性贫血和慢性小量出血（如消化道肿瘤和消化性溃疡出血、钩虫病、痔出血和月经过多等）引起的慢性失血性贫血，后者由于铁缓慢丢失亦称缺铁性贫血。

2. 红细胞破坏过多：即溶血性贫血。常由于：

（1）红细胞自身异常

1）遗传性：①红细胞膜缺陷，如遗传性球形细胞增多症、遗传性椭圆形细胞增多症；②红细胞酶缺乏，包括葡萄糖-6-磷酸脱氢酶（G-6-PD）缺乏症（如蚕豆病等）和丙酮酸激酶（PK）缺乏症；③Hb 中珠蛋白肽链异常，如地中海贫血和 Hb 病等。

2）获得性红细胞膜异常：如阵发性睡眠性血红蛋白尿（PNH），原因未明。

（2）红细胞外部异常

1）免疫性：①自身免疫性，如温抗体和冷抗体引起的自身免疫性溶血性贫血；②同种免疫性，如新生儿溶血病和血型不合的输血；③药物诱发的溶血性贫血。

2）血管（机械）性：①微血管病性溶血：如血栓性血小板减少性紫癜/溶血性尿毒症综合征（TTP/HUS）、DIC；②心脏瓣膜病：如钙化性主动脉瓣狭窄及人工心脏瓣膜；③血管壁受到反复挤压：行军性血红蛋白尿。

3）化学、物理和生物因素：如苯、蛇毒、烧伤和疟疾、溶血性链球菌感染等。

4）脾大引起的脾功能亢进：可把大量红细胞扣留在脾内并破坏。

三、诊断思路

（一）首先应确定患者有无贫血，这一般不难，可寻找以下证据

1. 贫血症状：如头晕、乏力、耳鸣、眼花、记忆力下降、食欲减退、心悸气短等。当然贫血症状的轻重可有很大差异，主要与贫血的程度、发生贫血的速度及机体的代偿功能等有关，一般说贫血越重、发生得越快和机体代偿功能越差如老年人，则症状越重。

2. 贫血的体征：如皮肤、黏膜苍白，以指甲床、睑结膜和口唇处最易发现，因受皮肤厚薄和色素等影响，面色不太可靠，患者还有脉速和心率加快等。

3. 可疑病例只要做 Hb 测定即可肯定有无贫血。

（二）当确定有贫血后，最重要的是应明确贫血的原因，这是贫血患者治疗的关键

1. 应仔细询问病史，为病因诊断提供依据或为进一步检查提供线索

（1）针对贫血问诊：贫血发生的速度：若在数天内发生明显的贫血，常提示急性出血或溶血，而由制造减少引起的贫血，由于红细胞寿命为 120 天，一般不会在数天内发生明显的贫血。除急性白血病和急性重型再生障碍性贫血发生较快外，其他因制造减少引起的贫血一

般均较缓慢。

（2）相关鉴别问诊

1）饮食、营养和吸收情况：偏食、胃大部切除术后、慢性胃病等易引起铁和叶酸及维生素 B_{12} 等造血原料不足。

2）是否妊娠和授乳，是否处于迅速生长发育年龄，这些情况均增加造血原料的需求。

3）工作和生活环境中有无影响造血的有害物质如铅、苯、放射性物质等，有无应用氯霉素、磺胺药、解热镇痛药等可诱发或加重贫血的药物。

4）有无急慢性出血，应具体了解出血部位和出血量。

5）尿的颜色：尿色发黄提示溶血性贫血，酱油色尿提示血管内溶血。

（3）诊疗经过问诊：患病以来检查和治疗情况如何可为诊断提供线索。

（4）其他相关病史问诊

1）全身性疾病史：特别是慢性感染性疾病如结核病、亚急性感染性心内膜炎，炎症性疾病如溃疡性结肠炎、克罗恩病，还有结缔组织病、肝病、恶性肿瘤，某些内分泌系统疾病如甲状腺、肾上腺皮质、腺垂体或睾丸等功能减退时，都可伴有贫血。

2）家族史：应了解家族中有无与患者相似的贫血患者，对诊断遗传性溶血性贫血及其他与遗传有关的贫血有重要意义。

2. 仔细全面地体检，重点应注意如下内容

（1）黄疸：较轻的黄疸仅表现为巩膜黄染，这是溶血性贫血的重要体征，也可见于巨幼细胞贫血，严重时皮肤亦呈黄色，常出现在急性溶血期和新生儿溶血病等。

（2）皮肤和黏膜：有无出血点、紫癜和瘀斑等，常见于伴血小板减少的贫血如再生障碍性贫血、急性白血病、骨髓增生异常综合征（MDS）和 Evans 综合征（自身免疫性血小板减少伴自身免疫性溶血性贫血）等。

（3）淋巴结肿大：应检查大小、部位、质地及压痛，一般贫血无

淋巴结肿大，若无痛性肿大时应考虑淋巴瘤、淋巴细胞性白血病等引起的贫血。

（4）舌和指甲：舌乳头萎缩呈镜面舌，见于巨幼细胞贫血，指甲变成扁平或凹陷（反甲或匙状指）常为严重缺铁性贫血的特性。

（5）脾大：应检查脾的大小和质地，溶血性贫血特别是反复发作的血管外溶血，脾会增大，急性白血病、淋巴瘤等引起的贫血也常有脾大，巨脾伴贫血一般仅见于慢性粒细胞性白血病和骨髓纤维化。

（6）骨压痛及叩击痛：胸骨压痛为白血病的重要体征之一，多处骨压痛及叩击痛特别是扁骨部位为多发性骨髓瘤的特征。

（7）神经系统：维生素 B_{12} 缺乏引起的巨幼细胞贫血可引起下肢痛觉、触觉，特别是位置觉的减退或消失，对诊断有意义。

3. 实验室及有关检查

（1）血象是很重要的实验室检查，简便易行，主要包括：

1）Hb、红细胞和 HCT 测定：HCT 是测定患者红细胞含量较精确的指标，与 Hb 和红细胞数同时测定便可计算出平均红细胞容积（MCV）、平均红细胞血红蛋白量（MCH）和平均红细胞血红蛋白浓度（MCHC），现在化验室已有仪器可直接报出以上数值，对临床诊断很有帮助（表 6-1-1）。

若在基层医疗单位或门诊部不能测定 HCT，亦应同时测定 Hb 和红细胞数，据此除可确定有无贫血外，常可粗略估计红细胞大小，正常红细胞每 $1.0 \times 10^{12}/L$ 一般含有 Hb 30g/L，若比例有变化如红细胞数相对多则为小红细胞性贫血，而 Hb 量相对多则为大红细胞性贫血。

2）白细胞计数、分类和血小板计数：贫血若伴有白细胞和血小板减少，常见于巨幼细胞贫血、脾功能亢进、PNH、再生障碍性贫血、急性白血病和 MDS 等。一般缺铁性贫血和溶血性贫血常不伴有白细胞和血小板异常，偶有血小板轻度增高。

表 6-1-1　血象与临床疾病

类　型	MCV（fL）	MCH（pg）	MCHC（g/dl）	临床疾病
大红细胞性贫血	＞100	＞32	31～35	巨幼细胞贫血
正常红细胞性贫血	80～100	26～32	32～35	急性失血、溶血、再生障碍性贫血、骨髓病性贫血
单纯小红细胞性贫血	＜80	＜26	32～35	慢性病性贫血
小红细胞低色素性贫血	＜80	＜26	＜32	缺铁性贫血、海洋性贫血、铁粒幼细胞性贫血

3）网织红细胞计数：是判断骨髓造血最有价值的指标，但因受贫血因素的影响，网织红细胞的百分数（正常值 1%～1.5%）表示法不可靠，最好采用绝对数，正常值为（24～84）×10^9/L，即网织红细胞的百分数乘以红细胞数，如患者网织红细胞为 5%时百分数已很高，而因患者红细胞数为 1.0×10^{12}/L，结果绝对数仅 50×10^9/L。骨髓造血功能障碍性贫血的网织红细胞常减低，而溶血性贫血和造血原料缺乏治疗后则升高。

4）血涂片检查：观察红细胞大小和形态对诊断有指导意义，如红细胞呈小球形则提示为遗传性球形细胞增多症可能大，若中心浅染区扩大常提示缺铁，出现破碎及畸形红细胞常提示微血管病性溶血。

（2）尿和粪便检查：尿隐血或尿含铁血黄素试验（Rous 试验）阳性提示血管内溶血，尿常规异常伴贫血多提示肾性贫血，尿胆红素阴性而尿胆原强阳性提示溶血性贫血；粪便隐血和虫卵检查对由消化道出血和某些寄生虫病如钩虫病等引起的贫血有诊断价值。

（3）骨髓检查：这是了解骨髓造血功能必不可少的检查方法。各种白血病引起的贫血只有靠骨髓检查才能确诊。再生障碍性贫血和巨幼细胞贫血的骨髓特点对诊断有重要价值。骨髓穿刺检查安全实用，方法简便，患者痛苦不大，可普遍采用，但有时因穿刺技术不熟练或患者骨髓纤维化等原因，取材可能不满意。近年来常加用骨髓活检做病理检查，对骨髓纤维化和 MDS 等均有重要诊断价值。骨髓涂片还可做铁染色，通过骨髓细胞内外铁的检查，了解体内铁的多少及其应用情况，骨髓细胞外铁同铁蛋白一样，基本上与体内贮存铁的多寡呈正相关，细胞内铁与血清铁呈正相关，环状铁粒幼细胞的出现是铁粒幼细胞性贫血和 MDS 的特点。

（4）其他有关检查：血清铁蛋白（SF）、血清铁（SI）和总铁结合力（TIBC）测定用于铁代谢紊乱疾病的诊断，血清叶酸和维生素 B_{12} 测定有助于巨幼细胞贫血的诊断。其他疾病继发的贫血可对原发病进行相应的检查。

贫血的诊断流程图见图 6-1-1。

四、疾病

造血原料缺乏所致贫血

1. 缺铁性贫血

（1）临床诊断要点：①有引起缺铁的原因，中年以上男性尤应注意消化道肿瘤；②起病及贫血进展均较缓慢，有的可有反甲；③血象呈低色素小细胞性贫血，白细胞和血小板及网织红细胞一般正常，少数血小板可增高；④骨髓细胞外铁阴性，$SF < 14\mu g/L$，骨髓细胞内铁减少即铁粒幼细胞阳性率 $< 20\%$，而且大部分为 Ⅰ 型，$SI < 10.7\mu mol/L$，$TIBC > 64.44\mu mol/L$；⑤铁剂治疗有效。

（2）辅助检查：①血常规和网织红细胞计数；②粪便隐血；③SF、SI、TIBC 测定；④诊断困难时骨髓检查及骨髓铁染色；⑤针对病因的相关检查。

（3）处理：①若病因为消化道肿瘤等情况，应住院治疗；②若 $Hb < 60g/L$，贫血症状明显时应急诊输浓缩红细胞 200～400ml（每

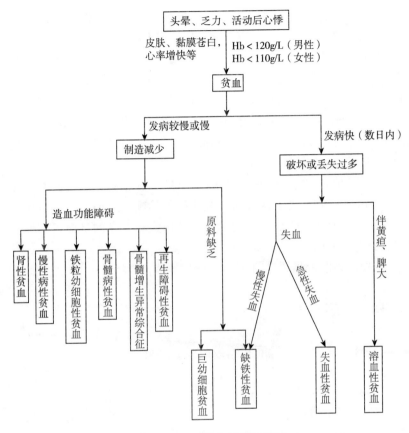

图 6-1-1 贫血诊断流程图

输 200ml 可升高 Hb 10g/L）；③速力菲（琥珀酸亚铁）0.1g 口服，每日 3 次，④病因治疗。

2. 巨幼细胞贫血

（1）临床诊断要点：①有引起叶酸和（或）维生素 B_{12} 缺乏的原因；②患者常有食欲减退、恶心、腹泻等消化道症状，若维生素 B_{12} 缺乏时可有四肢麻木和共济失调等，体检发现镜面舌、位置觉减低或消失等；③血象呈大细胞性贫血，常伴白细胞和血小板减少，网织红细胞一般正常；④骨髓象显示红系巨幼样变，粒系有分叶过多及出现巨晚幼和巨杆状核粒细胞等；⑤血清叶酸和（或）维生素 B_{12} 减低；⑥用叶酸和（或）维生素 B_{12} 治疗有效。

（2）辅助检查：①血常规和网织红细胞计数；②骨髓检查，同时作骨髓铁染色，以确定有无合并铁缺乏；③血清叶酸和维生素 B_{12} 测定。

（3）处理：①一般均门诊治疗，若 Hb<60g/L，老年人贫血症状明显时应急诊输浓缩红细胞；②叶酸 10mg 口服，每日 3 次，维生素 B_{12} 500μg 肌内注射，每周 2 次；③病因治疗。

骨髓造血功能障碍所致贫血

1. 再生障碍性贫血（再障）

（1）临床诊断要点：①有进行性贫血、出血和反复感染发热，一般无肝、脾和淋巴结肿大；②血象呈全血细胞减少，网织红细胞减低，白细胞分类中见淋巴细胞比例增高；③骨髓象显示增生低下，重型者呈重度低下，非造血细胞增多，巨核细胞减少或消失；④一般抗贫血药物治疗无效及除外其他引起全血细胞减少的疾病；⑤重型再障的实验室诊断标准：网织红细胞绝对值<15×10^9/L，中性粒细胞绝对值<0.5×10^9/L，血小板<20×10^9/L（3 项中满足 2 项即可），骨髓增生重度低下。

（2）辅助检查：①血常规和网织红细胞计数；②骨髓检查；③必要时骨髓活检和骨髓造血干细胞培养。

（3）处理：①重型再障均应住院治疗。②慢性再障一般门诊治疗，疗效不满意者亦可住院治疗。③门诊处方：司坦唑醇（康力龙）2mg 口服，每日 3 次，至少连用 3 个月以上，但应注意肝肾功能；有出血者可口服泼尼松 20mg，每日 1 次；有感染发热者可根据感染给予抗生素治疗；Hb<60g/L 的老年人贫血症状明显时，应急诊输注浓缩红细胞 200～400ml；血小板<20×10^9/L，有明显出血时，或血小板<10×10^9/L 时，应急诊输浓缩血小板 1 个单位。④慢性再障可请中医科会诊，辨证施治。

2. 骨髓增生异常综合征（MDS）

（1）临床诊断要点：①临床表现以贫血症状为主，可兼有发热或出血；②血象呈全血细胞减少或任一、两系细胞减少，网织红细胞正常或减低，可有巨大红细胞、巨大血小板、有核红细胞等病态造血表现；③骨髓象显示有三系或两系或任一系血细胞的病态造血，即红系呈巨幼样变，粒系细胞颗粒过多、过少或无，原始粒细胞增多，有小巨核细胞等；④除外其他伴有病态造血的疾病；⑤临床根据血象和骨髓象的原始细胞数等进行分型，见表6-1-2。

表 6-1-2　MDS 的 FAB 分型

分型	RA	RAS	RAEB	RAEB-T	CMML
血液原始细胞（%）	<1	<1	<5	≥5	<5
骨髓原始细胞（%）	<5	<5	5～20	>20～30	5～20
其他特点		环状铁粒幼细胞占全骨髓有核细胞>15%		可有 Auer 小体	血象中单核细胞增多（>1×10^9/L）

注：RA，难治性贫血；RAS，伴有环状铁粒幼细胞的难治性贫血；RAEB，伴原始细胞增多的难治性贫血；RAEB-T，转变中的伴原始细胞增多的难治性贫血；CMML，慢性粒-单核细胞白血病。

近年来 WHO 对 MDS 的分型进行了修改，在分型中增加了难治性中性粒细胞减少（RN）、难治性血小板减少（RT）、难治性血细胞减少伴有多系列病态造血（RCMD）、5q$^-$综合征和不能分型的 MDS，取消了 RAEB-T，指出骨髓中原始细胞>20%则为急性白血病，将 CMML 改为 MDS/MPN，但临床尚未普遍采用。

（2）辅助检查：①血常规和网织红细胞计数；②骨髓检查（包括流式细胞仪检查）；③血清叶酸、维生素 B$_{12}$、SF、SI 和 TIBC 测定；④有条件的做染色体检查；⑤必要时行骨髓活检和骨髓干细胞培养。

（3）处理：①RAEB、RAEB-T 和 CMML 型一般应住院治疗。血小板<20×10⁹/L 伴明显出血者，或血小板<10×10⁹/L 时，应急诊输浓缩血小板 1 个单位；Hb<60g/L 的老年人贫血症状明显者可急诊输浓缩红细胞 200～400ml。②RA 和 RAS 一般可门诊治疗。③RA 的门诊处方：司坦唑醇 2mg 口服，每日 3 次，至少连用 3 个月以上，但应注意肝肾功能，或皮下注射促红细胞生成素（EPO，如利血宝、济脉欣、益比奥等任选一种）10 000U，每周 3 次；α-$D_3$0.5μg 口服，每日 2 次；维 A 酸 20mg 口服，每日 1～2 次；有出血者可口服泼尼松 20mg，每日 1 次。④RAS 除同 RA 外，可加用维生素 B_6 50mg 口服，每日 3 次。

3. 骨髓病性贫血

（1）临床诊断要点：该贫血是由骨髓肿瘤性疾病（如白血病、多发性骨髓瘤、淋巴瘤等）、骨髓纤维化和骨髓转移瘤引起，骨髓涂片或骨髓活检见到瘤细胞或其他异常细胞为本贫血诊断的主要依据。

（2）辅助检查：①血常规和网织红细胞计数；②骨髓检查；③必要时骨髓活检；④若为骨髓转移瘤时，应做全身相应检查以发现原发肿瘤。

（3）处理：见相关原发肿瘤的治疗。

4. 慢性病性贫血

（1）临床诊断要点：①有慢性感染（如结核和亚急性感染性心内膜炎等）、炎症（如类风湿关节炎、溃疡性结肠炎、克罗恩病等）和肿瘤（如乳腺癌、肺癌、淋巴瘤等）病史；②低色素小细胞性贫血，SF 和骨髓细胞外铁增高，SI 和骨髓细胞内铁减低；③贫血程度与原发疾病轻重相关，随原发疾病治愈而恢复正常；④除外其他原因引起的小细胞低色素性贫血。

（2）辅助检查：①血常规和网织红细胞计数；②SF、SI 测定；③骨髓检查及骨髓铁染色；④各原发疾病的相应检查。

（3）处理：①积极治疗原发病，详见各原发病的治疗部分；②原发病不能治愈而贫血难以纠正者可皮下注射促红细胞生成素（如利血宝、济脉欣、益比奥等任选一种）3000U，每周 3 次，可连用 9～12 周，具体视病情而定。

5. 铁粒幼细胞性贫血

（1）临床诊断要点：①除原发性外，其他可有遗传家族史或有应用某些药物史（如异烟肼和左旋多巴等）、接触毒物史（如铅等）及患有某些疾病史（如结核病、类风湿关节炎、MDS 等）；②贫血多呈小细胞性，网织红细胞正常或稍高，而白细胞和血小板一般正常或少数轻度减少；③骨髓红系增生明显，骨髓细胞内外铁均增高，环状铁粒幼细胞达 15％以上；④SF、SI 增高，TIBC 降低；⑤铁剂治疗无效，而部分患者维生素 B_6 治疗有效。

（2）辅助检查：①血常规和网织红细胞计数；②骨髓检查及骨髓铁染色；③SF、SI、TIBC 测定；④若继发于某些疾病，应进行相应的检查。

（3）处理：①若 Hb<60g/L，贫血症状明显时应急诊输浓缩红细胞 200～400ml，但原则上是最好不输血或尽量少输血，以免加重铁负荷。②病因治疗，包括停用可疑药物、积极治疗原发病等。③特殊治疗：口服维生素 B_6 50mg，每日 3 次，连用 3 个月，无效时停用；司坦唑醇 2mg 口服，每日 3 次，注意肝肾功能；去铁胺 0.5～1g 肌内注射或静脉点滴，每日 1 次，去除体内过多的铁，根据 SF 决定应用时间。

6. 肾性贫血：见泌尿生殖系统临床表现及相关疾病。

溶血性贫血

1. 临床诊断要点

（1）临床表现：急性溶血可有高热、寒战，严重者可发生休克和急性肾衰竭，慢性溶血主要是贫血、轻度黄疸和脾大。

（2）有红细胞破坏过多的证据：①血红蛋白下降；②血清间接胆红素增高和结合珠蛋白减低或消失；③尿胆原强阳性，尿胆红素阴性；④血管内溶血可有血浆游离血红蛋白增高及血红蛋白尿和尿 Rous 试验阳性；⑤红细胞寿命缩短是最可靠的依据。

（3）有红细胞代偿增生的证据：①网织红细胞增高；②骨髓检查

显示红系增生明显活跃。

（4）确诊溶血性贫血后，还应进一步检查确定是哪一种类型的溶血（见下面有关鉴别各种溶血性贫血的检查）。

2. 辅助检查

（1）有关确定溶血性贫血的检查：①血常规和网织红细胞计数；②骨髓检查；③血清胆红素测定；④尿三胆；⑤尿隐血和尿 Rous 试验；⑥诊断困难和有条件者可测定红细胞寿命。

（2）有关鉴别各种溶血性贫血的检查

1）红细胞膜缺陷：①红细胞脆性试验：脆性增加常提示遗传性球形细胞增多症；②糖水试验、酸溶血试验和尿 Rous 试验阳性见于 PNH。

2）红细胞酶缺乏：①高铁 Hb 还原试验的还原率＜75％支持 G6PD 缺乏症；②自身溶血试验葡萄糖不能纠正（Dacie Ⅱ 型）和 PK 荧光点试验阳性提示 PK 缺乏症。

3）Hb 异常：Hb 电泳、抗碱 Hb 测定和异丙醇沉淀试验等有助于鉴别各种 Hb 异常，目前对遗传病的基因诊断方法正推广中。

4）免疫性溶血：抗人球蛋白试验（Coombs 试验）阳性、冷凝集素效价增高等有助于各种自身免疫性溶血性贫血的诊断。

3. 处理：一般病情重者均需要住院治疗，急性血管内溶血应急诊处理，有关血管内溶血疾病的处理详见酱油色尿一节。下面介绍有关血管外溶血疾病的处理。

（1）遗传性球形细胞增多症：住院行脾切除，注意切除副脾，合并胆石症者应同时治疗。

（2）地中海贫血：轻型一般不需要治疗，重型者的治疗是：①输浓缩红细胞，小儿应使 Hb 达到 120g/L 左右，成人维持无明显贫血症状即可；②对巨脾或有脾功能亢进者行脾切除手术；③基因活化疗法用于重型 β 地中海贫血：羟基脲 25～50mg/(kg·d)，连用 5～7 天为一个疗程；④维生素 E 50mg 口服，每日 1 次，可长期服用；⑤上述治疗无效而又有条件者可行异基因造血干细胞移植。

（3）温抗体型自身免疫性溶血性贫血：①治疗原发病；②泼尼松

1～1.5mg/kg 口服，每日 1 次，待血红蛋白正常及稳定后逐渐减量；③上述疗效不满意者可加用：达那唑 0.2g 口服，每日 2～3 次，或环磷酰胺 50～100mg 口服，每日 1 次；④上述治疗无效或泼尼松维持量＞10mg/d 者，可考虑切脾治疗；⑤难治性病例应考虑住院，还可静脉给予利妥昔单抗（又称美罗华）每周 1 次，每次 375mg/m²，连用 4 周。

（4）药物相关性免疫性溶血性贫血：①立即停用一切可疑药物；②对自身抗体型可应用泼尼松，方法同温抗体型自身免疫性溶血性贫血。

失血性贫血

1. 急性失血性贫血：①急诊输全血，量出为入；②积极治疗原发病，并针对原发病出血机制行止血治疗。

2. 慢性失血性贫血：除积极治疗原发病引起的慢性出血外，其余治疗同缺铁性贫血。

第二节　酱油色尿

一、概述

酱油色尿是血管内溶血的典型症状。血管内溶血时致血红蛋白血症，血红蛋白首先与体内的结合珠蛋白结合被肝摄取，未被结合的血红蛋白可自肾排出，自肾排出的血红蛋白可被氧化成高铁血红蛋白呈褐色，因此血红蛋白尿发生时，其颜色可呈酱油色，称为酱油色尿。但由于血红蛋白尿浓度不一，所以临床上尿的颜色可呈酱油色、葡萄酒色或棕色等不同的颜色，颜色虽然不同，但其临床意义是相同的，都属于血红蛋白尿。

在临床上由于血尿和紫质尿常与血红蛋白尿的颜色相近，因此容易混淆，一定要进行鉴别：①血尿与血红蛋白尿鉴别：血尿为洗肉水样色，混浊而不透明，当离心沉淀后则上清液会变得清亮，而底层会见到多数红细胞，但当血红蛋白尿离心沉淀后则不会有明显变化，底层无红细胞或仅偶见红细胞；②紫质尿与血红蛋白尿鉴别：紫质尿多见于血红蛋白合成受障碍或色素代谢紊乱时，可产生大量紫质，使尿呈葡萄酒色，但尿隐血试验阴性，尿紫胆原试验阳性，而血红蛋白尿的尿隐血试验呈强阳性，尿紫胆原试验阴性。

二、病因

酱油色尿发生的最常见病因是血管内溶血，个别可见于低比重尿内含有的红细胞被溶解，如大量血尿后被溶解，少数肾实质发生梗死致实质溶血出现血红蛋白尿。现介绍血管内溶血的常见病因。

（一）红细胞自身异常

1. 遗传性红细胞内 G6PD 缺乏所致的溶血性贫血：呈伴性不完全显性遗传，常因进食蚕豆和蚕豆制品、服用某些氧化性药物（如抗疟药、镇痛退热药、磺胺类药物等）或感染（如细菌、病毒）等诱发血管内溶血。

2. 获得性红细胞膜异常：阵发性睡眠性血红蛋白尿（PNH）。

（二）红细胞外部异常

1. 免疫因素：见于血型不合的溶血性输血反应、慢性冷凝集素综合征、阵发性寒冷性血红蛋白尿（PCH）等，也可见于少数严重的温抗体（IgG）型自身免疫性溶血性贫血（AIHA）和某些药物（如奎宁、奎尼丁等）引起的血管内溶血。

2. 血管（机械）因素：见于：①微血管病性溶血性贫血：如血栓性血小板减少性紫癜/溶血性尿毒症综合征（TTP/HUS）、弥散性血管内凝血（DIC）；②心脏瓣膜病：如钙化性主动脉瓣狭窄及人工心脏瓣膜；③血管壁受到反复挤压：行军性血红蛋白尿。

3. 生物因素：见于疟疾、毒蛇咬伤、毒蕈中毒等。

4. 理化因素：重度烧伤、苯中毒等。

三、诊断思路

（一）病史采集

1. 针对酱油色尿的问诊：注意尿的性状如尿的颜色和透亮度，若为血红蛋白尿应为均匀透亮，颜色深者为酱油色，其次为葡萄酒色，浅者可为棕色，放置后无沉淀，这与血尿不同，应通过问诊区分。还应询问尿量，若为大量酱油色尿或极少量均表示病情重。

2. 相关鉴别或伴随表现问诊

（1）病因或诱因：进食蚕豆或蚕豆制品、服用氧化性药物（如抗疟药、镇痛退热药、磺胺类药物等）后发病者应考虑 G6PD 缺乏症；服用奎尼丁等药物后致病时应考虑药物免疫性溶血性贫血；遇冷后发病者多考虑慢性冷凝集素综合征、阵发性寒冷性血红蛋白尿；血管（机械）因素、生物因素或理化因素引起者均有相应病因或诱因可寻。

（2）是否与睡眠有关：睡眠后发生或加重的酱油色尿常是阵发性睡眠性血红蛋白尿的特征。

（3）伴随表现：酱油色尿一般无尿路刺激症状。下列伴随表现对诊断和鉴别诊断会有帮助：①输血过程中突然出现高热、寒战和腰痛，提示血型不合的溶血性输血反应。②伴贫血和出血者多见于微血管病性溶血性贫血，其中凝血功能障碍明显者多考虑 DIC；有神经精神异常者多考虑血栓性血小板减少性紫癜；肾功能障碍明显者多考虑溶血性尿毒症综合征。

3. 诊疗经过问诊：患病以来的检查和治疗情况可为诊断提供线索。

4. 相关其他病史问诊

（1）既往史：注意询问药物过敏史、既往心脏病手术史等。

（2）家族史：应了解家族中有无与患者相似的贫血患者，对诊断与遗传有关的贫血有重要意义。

（二）仔细、全面地体检，重点应注意如下内容

1. 生命征：包括体温、脉搏、呼吸和血压，特别是对重症的血

管内溶血患者。

2. 黄疸：较轻的黄疸仅表现为巩膜黄染，这是溶血性贫血的重要体征，严重时皮肤亦呈黄染，可见于急性溶血期，但较少见。

3. 皮肤和黏膜有无出血点、紫癜和瘀斑等：常见于 DIC 和血栓性血小板减少性紫癜等。

4. 心脏：有人工瓣膜置换者会有相应的体征。

5. 脾大：应检查脾的大小和质地，由于有溶血，脾常增大，特别是慢性溶血者。

（三）实验室及有关检查

1. 尿液检查是很重要的实验室检查，简便易行，主要包括：

（1）尿常规：这是鉴别酱油色尿与血尿的最简便易行的检查方法，酱油色尿的尿红细胞阴性，即使在尿离心后的沉渣中也没有或偶见红细胞，而尿上清液仍为酱油色或葡萄酒色。

（2）尿隐血和尿 Rous 试验（尿含铁血黄素试验）：这是酱油色尿的直接依据，尿液特别是离心后的上清液行隐血或 Rous 试验呈阳性。

（3）尿胆红素阴性而尿胆原强阳性提示溶血性贫血。

2. 血象：Hb 降低和网织红细胞升高提示溶血性贫血，而白细胞和血小板一般正常。若血小板减少伴破碎红细胞增多，常提示微血管病性溶血。

3. 骨髓检查：骨髓增生明显活跃，以红细胞系列为主，粒红比例下降或倒置。

4. 其他检查：血清胆红素（总、直接）测定和血浆结合珠蛋白测定有助于溶血性贫血的诊断，有助于鉴别溶血性贫血类型的检查包括高铁血红蛋白还原试验、蔗糖水试验、酸溶血试验、流式细胞术测血细胞 CD55 和 CD59 阴性率、冷热溶血试验、Coombs 试验等。

酱油色尿诊断流程图见图 6-2-1。

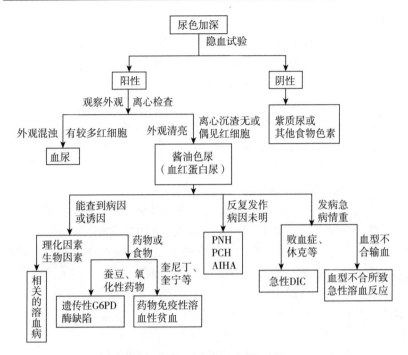

图 6 - 2 - 1　酱油色尿诊断流程图

四、疾病

红细胞 G6PD 缺乏症

1. 临床诊断要点：①可有遗传性家族史，呈伴性不完全显性遗传；②临床表现呈慢性溶血或有明显原因（蚕豆特别是生食蚕豆、服用氧化性药物或感染等）致急性溶血；③实验室检查有溶血的证据，并证实红细胞内有 G6PD 缺陷。

2. 辅助检查：①血常规和网织红细胞计数；②尿常规和尿隐血试验；③血清胆红素和血浆结合珠蛋白测定；④高铁血红蛋白还原试验；⑤急性重症溶血患者检查肾功能、电解质和血气分析等。

3. 处理：因为本病有自限性，只要度过急性溶血阶段，患者就能转危为安。①病因治疗：立即停用一切可疑药物和避免使用氧化性药物，停食蚕豆，特别是新鲜生蚕豆，积极控制感染（根据不同感染选用相应抗生素）；②输血：血红蛋白＜60g/L 伴有明显症状的急性溶血者均应输血，首次给浓缩红细胞 400ml 左右，可升高血红蛋白 20g/L 左右，以后视情况而定；③若血红蛋白快速下降至 30～60g/L 以下，或有急性肾衰竭及水、电解质紊乱者，均应迅速入院治疗。

阵发性睡眠性血红蛋白尿

1. 临床诊断要点

（1）有溶血的临床表现：包括有血红蛋白尿发作（少数不发作组可无血红蛋白尿发作）和贫血表现，有的可有白细胞减少的感染和血小板减少的出血表现。少数患者有血栓形成倾向，常发生于肝静脉（即 Budd-Chiari 综合征），其次为肠系膜、脑静脉和下肢深静脉等，并引起相应临床表现。

（2）实验室检查：除有溶血的一般特点外，还有下列 4 项检查中的 2 项阳性：①尿 Rous 试验阳性或尿隐血试验阳性，而尿红细胞阴性；②蔗糖水试验阳性；③酸溶血试验（Ham 试验）阳性；④蛇毒因子溶血试验阳性。

（3）有流式细胞术条件者可检查血细胞（包括红细胞和各种白细胞）的 CD55 和 CD59 的阴性率，大于 10％时有诊断价值。

（4）除外其他溶血性贫血。

2. 辅助检查：①血常规和网织红细胞计数；②尿常规及尿隐血试验和尿 Rous 试验；③骨髓检查和骨髓铁染色；④有重要诊断价值的血清学检查：蔗糖水试验、酸溶血试验、蛇毒因子溶血试验；⑤其他检查：溶血检查（血清胆红素和血浆结合珠蛋白测定）、血清铁和铁蛋白测定（结果应减低）、中性粒细胞碱性磷酸酶积分和阳性率（结果应减少）、流式细胞术测 CD55 和 CD59 阴性率等。

3. 处理：目前尚无特效治疗方法，唯有骨髓移植可能治愈本病，但应评价其利弊。本病一般治疗如下：

（1）血红蛋白尿发作时应住院或在急诊室治疗：①去除诱因如感染（根据不同感染选用相应抗生素）；②静脉输注低分子右旋糖酐500～1000ml/d，可通过稳定细胞膜的作用减轻溶血；③静脉输注 5％碳酸氢钠 250～500ml/d，以改变血清 pH 值减轻溶血；④输注经生理盐水洗涤过的浓缩红细胞，以使血红蛋白达到 60g/L 以上；⑤适当多饮水或静脉补液，以使尿量＞2000ml/d。

（2）平时一般患者的门诊治疗：①口服泼尼松 20～40mg/d，以减轻溶血和血小板减少，至少用半个月以上，好转后逐渐减量至停用；②口服康力龙 2～4mg，3 次/日，可以改善贫血，至少用药 3 个月以上，注意肝肾功能；③若血清铁和铁蛋白明显减低时，可口服小剂量铁剂，速力菲（又称琥珀酸亚铁）0.1g，1 次/日，或富马酸亚铁 0.2g，1 次/日。

血型不合输血所致急性溶血性反应

1. 临床诊断要点：①输血开始后突发烦躁、寒战、高热、胸闷、心悸、呼吸困难等；②实验室检查有溶血证据，特别是血浆游离血红蛋白升高和出现血红蛋白尿；③重复鉴定血型及重做配血试验可查明急性溶血性反应的原因。

2. 辅助检查：①血浆游离血红蛋白测定（结果应升高），血浆的颜色可发红；②尿常规和隐血试验；③血清胆红素和血浆结合珠蛋白测定；④重复鉴定患者和供血者的血型，重做配血试验，包括盐水、酶介质和抗人球蛋白试验；⑤血常规和网织红细胞计数；⑥凝血象和纤溶检查以除外弥散性血管内凝血（DIC）；⑦肾功能检查等。

3. 处理：应立即停止输血，迅速抢救如下（因为输血均在急诊室或病房进行，所以以下述处理均在急诊室或住院部进行）。

（1）休克期处理：①输液：可给生理盐水、5％葡萄糖和新鲜血浆；②升压药：用多巴胺维持收缩压在 100mmHg 以上；③碱性药物：首次静脉滴注 5％碳酸氢钠 100ml，以防止血红蛋白在肾小管内酸性的尿液中发生沉淀引起尿闭，以后视尿量情况而定，若已发生肾衰竭则应慎用；④利尿：血压能维持在 100mmHg 以上时，可静脉输注 20%甘露醇 250ml，15～30 分钟输完，若有利尿作用可重复，甘露醇间歇期可静脉用呋塞米 20～100mg 或布美他尼 1～5mg。

（2）急性肾衰竭的处理：包括限制液体入量、维持电解质平衡和透析等。详见本书第五章第四节的急性肾小管坏死的处理。

（3）DIC 的处理：可详见本节的 DIC。

弥散性血管内凝血

1. 临床诊断要点

（1）基础疾病：存在易于引起 DIC 的基础疾病。

（2）有下列 2 项以上的临床表现：①不能用原发基础疾病解释的多发性出血倾向；②不明原因的低血压或休克；③多发性微血管血栓栓塞的症状和体征；④原发基础疾病不易解释的迅速发展的进行性贫血和黄疸；⑤肝素或其他抗凝治疗有效。

（3）实验室检查有下列 3 项或 3 项以上的异常：①血小板计数 $<100\times10^9$/L 或进行性下降；②PT 较正常对照延长 3 秒以上或呈动态变化；③纤维蛋白原定量<1.5g/L 或进行性下降；④血清 FDP$>$20mg/L 或 3P 试验阳性或 D-二聚体水平升高或阳性；⑤周围血涂片中破碎红细胞$>2\%$。

2. 辅助检查：①血常规和网织红细胞及破碎红细胞计数；②尿常规及尿隐血试验和尿 Rous 试验；③有关凝血方面的检查：消耗性凝血障碍的检查（PT、纤维蛋白原定量、AT-Ⅲ测定）、纤溶亢进的检查（FDP、3P 试验和 D-二聚体测定）。

3. 处理：均应按急诊处理。

（1）去除病因和诱因：积极治疗原发病并消除诱发因素（如及时扩容和纠正酸中毒等）。

（2）阻断凝血：①肝素抗凝治疗，适用于 DIC 的高凝期和病因不能及时去除的消耗性低凝期，首次静脉滴注肝素 25mg，以后每 4～6 小时给半量，具体可根据 APTT 而定，以使 APTT 延长达正常的 2

倍为宜；②抗血小板药物，可与肝素合用，静脉滴注低分子右旋糖酐 500ml/d 或口服阿司匹林 100mg/d。

（3）补充凝血因子和血小板：适用于消耗性低凝期和继发性纤溶亢进期的凝血因子缺乏和血小板明显减少时，一般每日宜给新鲜全血或新鲜冰冻血浆 200～400ml，可同时静脉给予纤维蛋白原 2.0～4.0g，血小板可给 1U 的机采血小板，具体输注次数依血小板减少程度而定。

（4）其他治疗：对各脏器衰竭给予相应的治疗。

温抗体型自身免疫性溶血性贫血

1. 临床诊断要点：温抗体型自身免疫性溶血性贫血一般不引起血管内溶血，仅见于严重病例。临床诊断要点包括：①有溶血性贫血的临床和实验室检查特点；②证实有自身免疫性抗体 IgG 参与，即直接 Coombs 试验阳性，若阴性时，糖皮质激素治疗或脾切除治疗有效而又能除外其他类型的溶血性贫血；③检查有无自身免疫病（如系统性红斑狼疮等）、淋巴系统恶性增殖性疾病（如淋巴瘤、慢性淋巴细胞白血病）等，以确立是原发性还是继发性。

2. 辅助检查：①血常规和网织红细胞；②尿常规及尿隐血试验和尿 Rous 试验；③血清胆红素和血浆结合珠蛋白测定；④Coombs 试验即抗人球蛋白试验；⑤其他检查：如抗核抗体谱、骨髓检查和淋巴结活组织病理检查等。

3. 处理：一般均应住院治疗。亦可急诊处理如下：

（1）去除病因和诱因，主要是积极治疗原发病，因原发病不同治疗各异。

（2）输血：有酱油色尿的温抗体型自身免疫性溶血性贫血（AIHA）贫血重而且进展快，所以应立即输浓缩红细胞 400ml，以后根据血红蛋白测定结果和症状情况决定。但临床常见 ABO 血型定型困难和交叉配血困难，这是因为自身抗体所致，此时可选用经生理盐水洗涤的 O 型红细胞输注。

（3）特殊治疗：①糖皮质激素：开始静脉给予地塞米松 10～20mg，每日 1 次，数日平稳后改为口服泼尼松 60～100mg/d，好转后逐渐减量；②糖皮质激素疗效不满意时，可加用环磷酰胺或硫唑嘌呤，均为 50mg 口服，每日 2 次，应定期查血象，以免骨髓抑制，也可加用达那唑 200mg 口服，每日 3 次，注意肝功能；③难治病例亦可加用环孢素 A 300mg/d，口服，注意肝、肾功能和药物血浓度。

（4）其他治疗：①大剂量静脉注射丙种球蛋白（IVIgG），每日给 400～800mg/kg，连用 5 天；②血浆置换：可迅速清除自身抗体和补体等，每次置换患者血浆 1500～2000ml，置换次数视病情而定。

药物免疫性溶血性贫血

1. 临床诊断要点：①发病前有用药史，停相关药物后溶血缓解；②有溶血性贫血的临床和实验室证据；③直接 Coombs 试验阳性；④间接 Coombs 试验阳性或相关药物孵育后阳性。

2. 辅助检查：①血常规和网织红细胞计数；②尿常规及尿隐血试验和尿 Rous 试验；③血清胆红素和血浆结合珠蛋白测定；④直接和间接 Coombs 试验，相关药物孵育后的间接 Coombs 试验。

3. 处理：关键是立即停用一切可疑药物。若病情重或溶血持续较久者治疗基本同温抗体型 AIHA，可详见该节治疗部分。

第三节　白细胞减少、粒细胞减少和粒细胞缺乏症

一、概述

外周血白细胞总数持续低于 4.0×10^9/L 者称为白细胞减少，其中主要是中性粒细胞减少，当成人中性粒细胞绝对值低于 2.0×10^9/L 时称粒细胞减少（在儿童，$\geqslant 10$ 岁低于 1.8×10^9/L，< 10 岁低于 $1.5 \times$

$10^9/L$），临床上粒细胞应包括中性、嗜酸和嗜碱性粒细胞，但因中性粒细胞占绝大多数，故粒细胞减少实际上是中性粒细胞减少，若中性粒细胞绝对值低于 $0.5\times10^9/L$ 甚或消失称粒细胞缺乏症。

粒细胞系在骨髓中生长，由多能造血干细胞发育成粒-单核系祖细胞，通过原始粒、早幼粒和中幼粒阶段的增殖，分化成晚幼粒细胞，最终为成熟中性杆状和分叶核粒细胞进入外周血，再到达作用部位——组织中。血液中的粒细胞一半在血管中流动称循环池，一半聚集在血管壁上称边缘池，二者互相交换处于动态平衡中。临床检验外周血中的粒细胞主要来自循环池，因此其数量取决于粒细胞增殖分化的能力、骨髓中的有效贮备量、由骨髓向外周血释放的速度、血中破坏程度、血管内循环池和边缘池细胞比例及组织中所需粒细胞的量等。在一定时间和条件下，正常的粒细胞计数是这些因素动态平衡的结果，其中任何一个因素因某些疾病或其他原因发生异常时，都会导致粒细胞的减少。

二、病因

（一）粒细胞生成减少和成熟障碍

粒细胞减少常常是全骨髓造血障碍的部分表现，由于粒细胞寿命较短，更新较快，故其表现常先于红细胞和血小板，当然粒细胞成熟障碍也可导致其减少或缺乏。

1. 细胞合成代谢所需营养要素的缺乏：如各种原因引起的蛋白质缺乏，特别是叶酸和维生素 B_{12} 的缺乏，后者还可引起骨髓无效造血。

2. 各种恶性肿瘤细胞浸润骨髓：如急性白血病、淋巴瘤和其他恶性肿瘤的骨髓转移，致使骨髓组织破坏导致粒细胞减少或缺乏。

3. 骨髓抑制或病态造血：①骨髓抑制：如一些药物（如各种抗癌药物和氯霉素、磺胺药、硫氧嘧啶等）、化学物质（如苯类）、放射性物质（如 X 线）、同位素碘、磷和细菌毒素等均可直接损害骨髓或干扰细胞增殖周期，引起粒细胞减少或缺乏，以及影响造血干细胞的疾病如再生障碍性贫血等；②骨髓病态造血：如骨髓增生异常综合征等。

4. 粒细胞成熟障碍：各种病因引起的脾大伴脾功能亢进可能导致粒细胞成熟障碍，同时大量粒细胞被扣押在脾，最终导致其减少。

此外尚有周期性粒细胞减少症、家族性粒细胞减少症、慢性再生不良性中性粒细胞减少症和慢性特发性中性粒细胞减少症，这些也属于粒细胞生成减少的类型。

（二）粒细胞破坏或消耗过多，超过骨髓生成能力

1. 免疫性：即通过免疫机制，由抗粒细胞的抗体使粒细胞在血管内溶解或被巨噬细胞吞噬破坏，常见的病因有：

（1）特发性：即原因不明的抗中性粒细胞抗体附着于中性粒细胞上，由巨噬细胞吞噬破坏。

（2）药源性：即许多药物通过不同方式产生抗体，使粒细胞破坏。

（3）伴其他疾病的免疫性粒细胞减少或缺乏：如属于自身免疫病的系统性红斑性狼疮和 Felty 综合征（粒细胞减少、脾大、类风湿关节炎）等引起免疫性粒细胞减少或缺乏。

2. 消耗过多：由于各种严重的感染和慢性细菌性感染等消耗大量粒细胞，而骨髓不能相应地代偿增生。

（三）粒细胞分布异常

也称假性粒细胞减少症，由各种原因如疟疾、血液透析、过敏性休克、异性蛋白反应、内毒素血症等使粒细胞移向脾和内脏毛细血管床即边缘池，引起粒细胞在循环池中明显减少。

（四）骨髓释放减少，而粒细胞的生成及贮存正常或增加

见于先天性或后天获得性成熟中性粒细胞功能缺陷的疾病如髓细胞聚积症和懒惰白细胞综合征。

三、诊断思路

（一）首先应确定患者有无白细胞减少、粒细胞减少和粒细胞缺

乏症

1. 白细胞减少和粒细胞减少症：临床确定比较困难，因无特殊症状，多数只有头晕、乏力、四肢酸软、食欲减退和低热等非特异性表现，有些患者容易发生上呼吸道感染、中耳炎、支气管炎、肺炎和泌尿道感染等，对诊断有帮助，但确定诊断只能靠白细胞计数和分类检查。

2. 粒细胞缺乏症：临床有特殊表现即发病急骤，全身症状严重，包括畏寒或寒战、高热、头痛、精神萎靡甚或全身衰竭。常伴有急性咽炎、化脓性扁桃体炎、齿龈溃疡、肺炎、直肠炎、肛周脓肿等严重感染和败血症等。当然确诊仍需靠化验中性粒细胞绝对计数。

（二）当诊断确定后，最重要的是应明确病因，这是治疗的关键

1. 应仔细询问病史，为病因诊断提供依据或为进一步检查提供线索。

（1）仔细询问服药史和药物剂量：药物是引起粒细胞减少或缺乏的最常见原因，大剂量使用抗癌药物任何人均可发生白细胞减少，而使用其他药物仅在少数人中发生白细胞减少，药物剂量可能不大，与个体特异性有关。

（2）饮食、营养和吸收情况：有问题时可引起叶酸和维生素 B_{12} 缺乏。

（3）有无伴随全身性疾病。

1）感染性疾病：细菌感染如伤寒、副伤寒、布氏杆菌病、粟粒性结核和败血症等；病毒感染如流感、病毒性肝炎和麻疹等；原虫感染如疟疾和黑热病等；立克次体感染如斑疹伤寒等。

2）某些血液病如再生障碍性贫血、巨幼细胞贫血、阵发性睡眠性血红蛋白尿、骨髓增生异常综合征、急性白血病及少数骨髓纤维化症等。

3）某些自身免疫性疾病如系统性红斑狼疮和类风湿关节炎等。

（4）诊疗经过问诊：患病以来检查和治疗情况如何可为诊断提供线索。

（5）相关其他病史问诊

1) 注意患者职业，是否接触放射性和有害物质，若有，则应注意接触的量和时间，可能与骨髓抑制有关。

2) 注意发病年龄和家族史，可帮助判断是否与遗传有关。

2. 体检：应做全面系统的体检，以发现全身性原发疾病的体征和由于粒细胞减少或缺乏引起的感染体征，脾明显增大常提示有脾功能亢进。

3. 实验室及有关检查

（1）血象：白细胞计数和分类可确定粒细胞减少的程度。中性粒细胞胞质内有空泡或中毒颗粒常提示严重感染。血液病和脾功能亢进引起的白细胞减少或缺乏，常同时伴红细胞和血小板减少。

（2）骨髓象：骨髓象有助于判断粒细胞减少或缺乏的病因和机制，但应注意骨髓象变化常随骨髓穿刺时疾病所处的阶段不同而异。若因破坏过多所致者，由于粒细胞的大量溶解破坏，疾病的早期和恢复期均呈增生活跃，而增生低下仅见于中间期。若因生成减少而导致者，属叶酸和维生素 B_{12} 缺乏者，骨髓象增生活跃，出现巨幼样变；属恶性肿瘤细胞浸润者，可见到特异性转移瘤细胞；属骨髓抑制者，在疾病早期和中间期骨髓象均示增生减低，可表现为选择性粒系减低或呈现急性再生障碍性贫血样骨髓象，恢复期可呈增生活跃，先出现群集的淋巴样小圆细胞（可能是粒系祖细胞），继而发育成原始粒、早幼粒和中幼粒细胞，颇似"成熟阻滞"现象，实际上很快即出现各阶段粒细胞而恢复正常。

（3）特殊检查技术，将有助于判定疾病的发病机制和探求病因。

1) 白细胞凝集试验：目的是测定患者血清中有无白细胞凝集素，以间接反映粒细胞是否因免疫因素而遭破坏。本试验常因敏感性差而呈假阴性，但有时因同种免疫（如孕妇及多次输血者）或异常球蛋白血症及冷凝集素存在而呈假阳性。所以，目前已不作为常规检查。

2) 血清溶菌酶测定：血清溶菌酶主要是由血中的中性粒细胞和单核细胞破坏后释放出来的，因此当粒细胞减少或缺乏是由于破坏过多所致时，血清溶菌酶会升高，而因生成减少所致者，血清溶菌酶会减低或正常。

3）骨髓粒系祖细胞（CFU－GM）体外软琼脂培养，当集落和丛的数目正常时，说明粒细胞减少或缺乏不是由生成减少引起的；而明显低于正常时，则提示骨髓抑制。

4）在体外通过与 ^{3} 氚胸腺嘧啶核苷（^{3}HTdR）孵育后的放射自显影术，可判断 DNA 合成的多少，以帮助了解粒细胞的增殖情况。

5）某些免疫学检查，如检验血清的 C3、免疫球蛋白、免疫复合物和 T 细胞亚类等的结果有助于了解导致粒细胞减少或缺乏的免疫学因素。

6）肾上腺素试验：肾上腺素可使粒细胞自边缘池进入循环池，故当粒细胞大量聚积于边缘池的假性粒细胞减少症患者接受肾上腺素后，白细胞数会明显上升，方法是在外周血白细胞计数后，立即皮下注射肾上腺素 0.3mg，半小时后再作白细胞计数，如上升超过 $2.0\times10^9/L$ 或增加原来的一倍以上，则可能为假性粒细胞减少症。

白细胞减少、粒细胞减少、粒细胞缺乏症诊断流程图见图 6－3－1。

四、疾病

生成减少和成熟障碍性疾病

1. 巨幼细胞贫血：该病是由于叶酸和（或）维生素 B_{12} 缺乏引起的，主要表现为大细胞性贫血，常伴白细胞和血小板减少，叶酸和维生素 B_{12} 治疗有效。详细可见本章第一节贫血中的相关内容。

2. 急性白血病：急性白血病包括急性淋巴细胞白血病（ALL）和急性非淋巴细胞白血病（ANLL）两大类，ALL 可详见本章第五节淋巴结肿大中的相关内容，下面重点介绍 ANLL（亦称急性髓系白血病，AML）。

（1）临床诊断要点：①临床特点：起病较急，有贫血、感染发热和出血表现，1/3 伴肝、脾大，可伴有胸骨压痛；②血象：白细胞常减少，但也可正常或增高，约 5% 患者高于 $100\times10^9/L$，称高白细胞白血病，典型者血涂片可见大量白血病细胞，血红蛋白降低，其程度

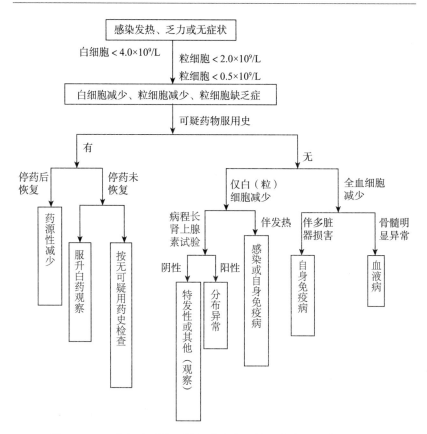

图 6-3-1 白细胞减少、粒细胞减少、粒细胞缺乏症诊断流程图

与就诊早晚有关，血小板一般都减少，除非发病早期；③骨髓象：原始细胞＞30％即可确诊。原始粒细胞的过氧化物酶染色阳性和强阳性，非特异性酯酶染色阳性而不能被氟化钠抑制，糖原染色阴性或呈弥漫淡红色；原始单核细胞的过氧化物酶染色阴性和弱阳性，非特异性酯酶染色阳性而能被氟化钠抑制，糖原染色阴性或呈弥漫淡红色。ANLL 细胞的免疫标志为 CD13 和 CD33 阳性。

ANLL 的 FAB 分类如下：

M_0（急性髓细胞白血病微分化型）：骨髓原始细胞＞30％，无嗜天青颗粒和 Auer 小体，核仁明显，髓过氧化物酶（MPO）和苏丹黑 B 阳性细胞<3%；电镜下 MPO 阳性；CD33 或 CD13 等髓系标志可呈阳性；淋巴系抗原（CD3、CD19、CD79a）通常为阴性，血小板抗原（CD41、CD42、CD61）阴性。

M_1（急性粒细胞白血病未分化型）：骨髓原粒细胞占骨髓非红系有核细胞（NEC）的 90%或以上，其中至少 3%以上的细胞 MPO 阳性，早幼粒细胞很少，中幼粒细胞以下阶段不见或罕见。

M_2（急性粒细胞白血病部分分化型）：骨髓原粒细胞占骨髓 NEC 的 30%～89%，单核细胞<20%，早幼粒细胞以下阶段>10%。

M_3（急性早幼粒细胞白血病，APL）：骨髓中以颗粒增多的早幼粒细胞为主，此类细胞在 NEC 中>30%。

M_4（急性粒-单核细胞白血病）：按粒系和单核细胞系形态不同，可包括下列 4 种类型：①M_{4a}：骨髓中原始和早幼粒细胞增生为主，原、幼单核和单核细胞在 NEC 中≥20%；②M_{4b}：骨髓中原、幼单核细胞增生为主，原始和早幼粒细胞在 NEC 中>20%；③M_{4c}：骨髓原始细胞既具有粒细胞系又具有单核细胞系形态特征者在 NEC 中>30%；④$M_4 E_o$除上述特点外，嗜酸性粒细胞在 NEC 中≥5%。

M_5（急性单核细胞白血病）：骨髓 NEC 中原、幼单核和单核细胞≥80%，如果原单核细胞≥80%为 M_{5a}，<80%为 M_{5b}。

M_6（红白血病）：骨髓幼红细胞≥50%，NEC 中原始细胞（Ⅰ型＋Ⅱ型）≥30%（原粒细胞质中无颗粒为Ⅰ型，出现少数颗粒为Ⅱ型）。

M_7（急性巨核细胞白血病）：骨髓原始巨核细胞≥30%，血小板抗原阳性，血小板过氧化物酶阳性。

1999 年世界卫生组织（WHO）提出了 WHO 分型法，着重于遗传学或分子生物学改变为分型依据，并规定骨髓原始细胞≥20%（而 FAB 分型为≥30%）即可诊断为急性髓系白血病（AML），具体分为下述 4 类：

Ⅰ．AML 伴有重现性细胞遗传学易位：

AML 伴有 t（8；21）（q22；q22），AML1/ETO。

APL〔AML 伴有 t（15；17）（q22；q21）及其变异，AML/RARα〕。

AML 伴有骨髓异常嗜酸性粒细胞〔inv（16）（p13；q22）或 t（16；16）（p13；q22），CBFβ/MYH11〕。

AML 伴有 11q23（MLL）异常。

Ⅱ.AML 伴有多系列造血异常：

此前有骨髓增生异常综合征（MDS）。

此前无 MDS。

Ⅲ.AML 和 MDS，治疗相关性：

烷化剂相关性。

表鬼臼毒素相关性（有些可能是淋巴细胞性）。

其他。

Ⅳ.AML，不另作分类（注：不符合上述各项的 AML，则依据细胞形态、细胞组织化学和免疫表型定细胞性质与成熟程度，分为以下各亚型）：

微分化的 AML	相当于 FAB 分类的 M_0
AML 无成熟迹象	相当于 FAB 分类的 M_1
AML 有成熟迹象	相当于 FAB 分类的 M_2
急性粒-单核细胞白血病	相当于 FAB 分类的 M_4
急性单核细胞白血病	相当于 FAB 分类的 M_5
急性红白血病	相当于 FAB 分类的 M_6
急性巨核细胞白血病	相当于 FAB 分类的 M_7
急性嗜碱性粒细胞白血病	
急性全髓性伴有骨髓纤维化	
急性双表型白血病	

（2）辅助检查：①血常规；②骨髓检查、骨髓细胞免疫表型（流式细胞术）、染色体和融合基因检查；③胸部 X 线片和腹部 B 超检查，必要时胸、腹部 CT 检查；④有高热感染者应行血、尿、痰及感染病灶分泌物的细菌培养和药物敏感试验；⑤必要时腰椎穿刺，以确定有无中枢神经系统白血病。

（3）处理：均应住院治疗。一旦诊断明确即开住院条，住院行诱导缓解治疗。急诊处理如下：①血小板$<10\times10^9$/L 或血小板$<20\times10^9$/L，而伴有明显出血者应输注浓缩血小板，先给 1U 机采血小板，若 APL 合并 DIC 时，可在给予新鲜冰冻血浆的同时给予小剂量肝素（12.5mg，即 1/8 支）治疗，详细可见本章第二节酱油色尿中的相关内容；②严重贫血者（血红蛋白<60g/L）先给予浓缩红细胞 400ml 左右输注；③发热者在致病菌未明确前，可经验性应用广谱抗生素治疗，如舒普深 1~2g 静脉滴注，每日 2 次，或泰能 1g 静脉滴注，每日 2 次；④尽早行诱导缓解治疗（一般在住院隔离病房执行），首选 DA 方案，完全缓解后有条件者可行异基因造血干细胞移植。

3. 淋巴瘤：淋巴瘤是起源于淋巴结或淋巴结外淋巴组织的肿瘤，一般情况下血化验白细胞正常，但当骨髓受累或发生淋巴瘤白血病（主要见于非霍奇金淋巴瘤）时，白细胞计数增高，但因主要是淋巴细胞，所以会发生粒细胞减少，甚至发生粒细胞缺乏症，此时的治疗同淋巴瘤或急性淋巴细胞白血病。详细可见本章第五节淋巴结肿大中的相关内容。

4. 再生障碍性贫血：再生障碍性贫血是由于骨髓造血干细胞受损、免疫异常和（或）造血微环境受损，导致红骨髓造血受抑制而出现全血细胞减少的疾病，有白细胞减少、粒细胞减少。重型再生障碍性贫血时，还有粒细胞缺乏。详细可见本章第一节贫血中的相关内容。

5. 药源性白细胞减少、粒细胞减少和粒细胞缺乏症

（1）临床诊断要点：①发病前或近期有应用某种能引起白细胞减少、粒细胞减少和粒细胞缺乏的药物，如大剂量化疗药物，全部应用者均会因骨髓抑制而减少，另外有些药物如抗甲状腺药物甲巯咪唑等，只导致部分应用者减少，可能因个体敏感性和免疫机制所致；②患者可有原发病表现，粒细胞缺乏者可有感染引起的表现；③化验血可证实白细胞减少、粒细胞减少或粒细胞缺乏；④一般停用相关药物 7~14 天恢复正常，并除外其他原因引起的减少。

（2）辅助检查：①血常规和网织红细胞计数；②骨髓检查；③有

感染时进行相应的检查。

　　（3）处理：①停用相关药物；②急性粒细胞缺乏症应开住院条住院治疗，急诊可皮下注射粒细胞集落刺激因子（G‑CSF）300μg，每日1～2次，应用经验性广谱抗生素控制感染；③一般白细胞减少和粒细胞减少可口服利血生（利可君）20mg，每日3次，口服盐酸小檗胺（又称升白安）112mg，每日3次等。

　　6. 脾功能亢进

　　（1）临床诊断要点：①脾大；②外周血细胞减少：其中红细胞、白细胞或血小板可一种或多种（2种或3种）同时减少；③骨髓增生活跃或明显活跃，部分病例可出现轻度成熟障碍表现（因外周血细胞大量破坏、骨髓中成熟细胞释放过多造成类似成熟障碍的现象）；④脾切除后可使外周血象接近或恢复正常。诊断以前3条依据最重要。

　　（2）辅助检查：①血常规和网织红细胞计数；②骨髓检查；③视引起脾大的原发病不同而进行相应的检查。

　　（3）处理：①首先应治疗原发病，白细胞减少不重又无感染者可观察。②伴有严重全血细胞减少时，若原发病允许，可以考虑脾部分栓塞术或脾切除治疗，以脾切除最常用，但注意如下事项：脾大伴脾功能亢进而无任何原因，可能有脾淋巴瘤和斑替综合征应予切脾；骨髓病伴脾大及全血细胞减少时如慢性骨髓纤维化等，因术后可致血栓形成，肝迅速增大，应仔细权衡，决定切脾是否有利；小儿和免疫功能低下者，脾切除应慎重，因易导致严重感染；肝功异常的肝硬化患者，脾切除后易致肝性脑病，故应慎重决定是否切脾。

　　7. 骨髓增生异常综合征（MDS）：MDS是一组因骨髓异常病态造血导致的、难治的、以一种或几种外周血细胞减少为特征的综合征，是白细胞减少很常见的原因。多数病因未明，少数继发于其他疾病的化疗（如烷化剂）或放疗后，也可见于与苯等有机溶剂密切接触者，还可为骨髓移植治疗的后期并发症。治疗困难，部分患者可转成急性白血病。详细可见本章第一节贫血中的相关内容。

破坏或消耗过多性疾病

1. 药物免疫性白细胞减少、粒细胞减少、粒细胞缺乏症：这是药源性白细胞减少、粒细胞减少、粒细胞缺乏症的一种，是通过半抗原、三重复合物或自身抗体机制引起的免疫性白细胞减少、粒细胞减少、粒细胞缺乏症。详见本节的药源性白细胞减少、粒细胞减少、粒细胞缺乏症。

2. 系统性红斑狼疮（SLE）：SLE是一种较常见的自身免疫病，常累及全身多个器官，可引起血液系统异常，包括溶血性贫血、白细胞减少或淋巴细胞绝对值减少、血小板减少等，抗核抗体阳性和抗dsDNA或抗Sm抗体阳性有助于诊断。治疗主要是用糖皮质激素加或不加其他免疫抑制剂。详细可见本章第五节淋巴结肿大中的相关内容。

3. Felty综合征：此综合征是指类风湿关节炎伴有脾大及白细胞减少。详见本章第六节脾大中的相关内容。

4. 严重感染：如伤寒和急性粟粒型结核等可引起白细胞减少，详见本章第六节脾大中的相关内容。

5. 病毒性感染：较常见的病毒性肝炎可引起白细胞减少，详见本章第六节脾大中的相关内容。下面介绍常见的病毒性上呼吸道感染：

（1）临床诊断要点：①临床特点：多有受凉史，发病急，有咽痛、鼻塞、流涕、打喷嚏、干咳、发热、肌肉酸痛等典型症状，检查可见咽红肿、颌下淋巴结肿大；②血象常示白细胞减低；③呼吸道病毒抗原ELISA或荧光测定快速确定病毒对临床诊断有价值，但一般常不做此检查；④临床自限病程及排除相关疾病即可诊断。

（2）辅助检查：①血常规和网织红细胞计数；②必要时骨髓检查；③呼吸道病毒测定；④肝功能检查；⑤必要时胸部X线片。

（3）处理：主要是对症治疗：①休息、多饮水；②泰诺口服1～2片，每日2～3次；③咽痛者可口服华素片或草珊瑚含片1～2片，每

日 3 次；④针对病毒可口服吗啉胍（病毒灵口服液）1 支，每日 3
次，某些抗病毒药可见第一章第一节。

分布异常

也称假性粒细胞减少症，由各种原因如疟疾、血液透析、过敏性
休克、异性蛋白反应、内毒素血症等使粒细胞移向脾和内脏毛细血管
床即边缘池，引起粒细胞在循环池中明显减少，但多数原因未明。肾
上腺素试验阳性有重要诊断价值，在除外其他原因的白细胞减少后即
可诊断。肾上腺素试验是皮下注射肾上腺素 0.3mg，注射前和注射
后 30min 各测定外周血白细胞一次，若注射 30min 后白细胞计数较
注射前增加 2.0×10^9/L 或增加 1 倍即为阳性，例如注射前白细胞为
3.0×10^9/L，则注射后 $> 5.0 \times 10^9$/L 为阳性，如注射前白细胞为
1.5×10^9/L，则注射后 $> 3.0 \times 10^9$/L 为阳性。这样的患者可以不予
治疗，也可以给利血生（利可君）20mg 口服，每日 3 次，或盐酸小
檗胺 112mg 口服，每日 3 次，但一定要随访观察，每 1～3 个月复查
一次血象，至少 1 年。有原因者可针对病因治疗。

第四节 嗜酸性粒细胞增多

一、概述

正常人外周血中嗜酸性粒细胞占白细胞总数的 1％～6％，绝对
数为（0.05～0.45）$\times 10^9$/L，绝对数可通过直接计数法或白细胞总
数乘以百分数的计算法得出，但以直接计数法更为准确。当外周血中
嗜酸性粒细胞超过 0.45×10^9/L 时，即为嗜酸性粒细胞增多。

嗜酸性粒细胞由骨髓制造，发育过程与中性粒细胞相同，在原始
和早幼粒细胞阶段，嗜酸与中性粒细胞从形态学上仍不能区别，至中
幼粒阶段始出现嗜酸性的特异性颗粒，方可辨认出嗜酸性粒细胞。当

其进入血流后，大多数在1小时内进入组织，全身的嗜酸性粒细胞大多是在骨髓和组织中，在血循环中大约不到1%。因此嗜酸性粒细胞的多少取决于骨髓的产生、向周围血液中释放及与病变组织中滞留的情况有关，可见于多种疾病。

二、病因

（一）寄生虫病

寄生虫病在我国是最多见的原因，主要有血吸虫病、肺吸虫病、丝虫病、旋毛虫病、囊虫病、圆线虫病、绦虫病、钩虫病、蛔虫病等。

（二）皮肤病

皮肤病如湿疹、天疱疮、剥脱性皮炎、银屑病、痒疹等。

（三）过敏性疾病

主要有支气管哮喘、血管神经性水肿和荨麻疹。药物和化学物品过敏及食物过敏亦偶尔引起嗜酸性粒细胞增多。

（四）肺浸润嗜酸性粒细胞增多症

（五）血液病及肿瘤

包括慢性粒细胞白血病、真性红细胞增多症、原发性血小板增多症、淋巴瘤、脾切除术后及嗜酸性粒细胞白血病和急性非淋巴细胞白血病 M_{4Eo} 等。

（六）其他原因未明的嗜酸性粒细胞增多症

包括嗜酸性淋巴肉芽肿、嗜酸性粒细胞性胃肠炎、嗜酸性粒细胞性心内膜炎、高嗜酸性粒细胞综合征等。

三、诊断思路

（一）首先应确定患者有无嗜酸性粒细胞增多

一般都是在查白细胞分类计数时因嗜酸性粒细胞百分数大于7%而发现，为了更准确，可作直接计数确定。

（二）当诊断确定后，最重要的是明确病因

1. 仔细询问病史，可为病因诊断提供依据，为进一步检查提供线索。

（1）详细询问流行病史及寄生虫接触史，尤其是饮食习惯如吃生蟹、生鱼、生肉和喝生水及赤脚下田等，这些可提示寄生虫病。

（2）询问过敏史，包括过敏性家族史，有无发热、关节痛、皮肤痒、皮疹及药物过敏和饮食过敏等。

（3）重点询问呼吸道症状，如咳嗽和喘息等，以提示肺浸润性嗜酸性粒细胞增多症。

（4）有消化道症状如恶心、腹痛和腹泻等应怀疑嗜酸性粒细胞性胃肠炎；有心慌、心跳和气短等应怀疑嗜酸性粒细胞性心内膜炎。还应询问有无血液病史等。

（5）诊疗经过问诊：患病以来检查和治疗情况如何，可为诊断提供线索。

2. 体检：要注意皮肤病变如皮疹、皮下结节或包块。皮疹见于各种皮肤病，皮下结节应怀疑囊虫病，包块应怀疑嗜酸性淋巴肉芽肿的皮肤浸润。注意淋巴结和肝、脾大小，增大时支持血液病和肿瘤。

3. 实验室及有关检查

（1）血象：白细胞分类计数和嗜酸性粒细胞直接计数可确定嗜酸性粒细胞增高的程度，寄生虫病常明显增高。伴白细胞增高或减低和血小板减少，常提示血液病。

（2）骨髓检查：一般的嗜酸性粒细胞增多均不需要做骨髓检查，而当疑有血液病时，骨髓检查有诊断价值。

（3）粪便查虫卵，若用孵聚法，会提高阳性率，血吸虫病还可通过乙状结肠镜取肠黏膜查虫卵。

（4）其他：对某些寄生虫病如包虫病等，可通过皮内试验、免疫血清学检查等辅助诊断；胸部X线片可发现肺内浸润；皮肤包块和皮下结节活检及淋巴结活检均有助诊断；必要时腹部B超、胸腹部CT、超声心动图检查。

嗜酸性粒细胞增多诊断流程图见图6-4-1。

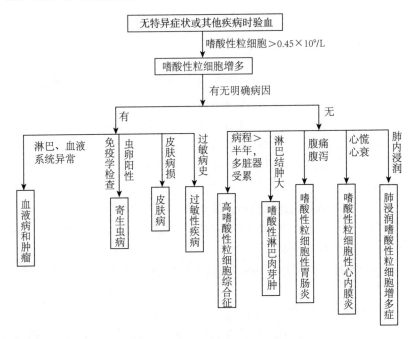

图 6-4-1　嗜酸性粒细胞增多诊断流程图

四、疾病

寄生虫病

寄生虫病是我国引起嗜酸性粒细胞增多较常见的原因，但近年来城市发生率已很低，血吸虫病在流行地区仍有发生，可引起嗜酸性粒细胞增多，详细可见本章第六节脾大中的相关内容。其他寄生虫病还有囊虫病、丝虫病、钩虫病、蛔虫病、蛲虫病等。

1. 囊虫病

（1）临床诊断要点：①临床特点：视囊尾蚴寄生部位、数目及人体反应不同而异，脑囊虫可表现为癫痫、脑膜炎、颅压增高及精神症状等，皮下和肌肉囊虫病可在皮下发现数目不等的结节，眼囊虫病可表现为视力减退、玻璃体混浊等；②血常规示嗜酸性粒细胞增多；③免疫学检查血清或脑脊液中抗囊尾蚴 IgG 抗体阳性有助诊断，其敏感性和特异性均较强；④皮下结节或脑组织中的结节做病理检查可明确诊断；⑤颅脑 CT、MRI 等影像学检查可协助脑囊虫病诊断。

（2）辅助检查：①血常规和嗜酸性粒细胞计数；②血清和脑脊液特异性 IgG 抗体检测；③皮下结节病理检查；④颅脑 CT、MRI。

（3）治疗：①首选阿苯达唑口服，每日 18～20mg/kg 计算剂量，分两次服用，疗程 10 日，间隔 14～21 日可重复。②对症治疗：颅内高压者宜先每日静脉滴注 20％甘露醇 250ml，同时静脉给地塞米松 5～10mg/d，连用 3 日；有癫痫时可口服苯妥英钠 0.1g，每日 3 次，以防止癫痫发作。③应住院治疗。

2. 丝虫病

（1）临床诊断要点：①临床特点：急性期常表现为淋巴管炎和淋巴结炎，慢性期则出现淋巴管曲张、鞘膜积液、乳糜尿等，晚期多表现为象皮肿；②血常规示嗜酸性粒细胞增多；③外周血微丝蚴检查阳性，一般于受检者夜间睡眠后采血检查阳性率高；④免疫学检查可帮助诊断，尤其是血中微丝蚴检查阴性者。

（2）辅助检查：①血常规和嗜酸性粒细胞计数；②厚血片法或浓集法检查血中微丝蚴；③免疫学检查。

（3）处理：首选乙胺嗪（海群生）口服 0.2g，每日 3 次，连用 7～14 日为一疗程。

3. 蛔虫病、钩虫病、蛲虫病：蛔虫病、钩虫病和蛲虫病均为较常见的肠道寄生虫病，均可通过粪便查找虫卵确诊，蛔虫病还常见便出典型的蛔虫，钩虫病常伴有慢性失血性贫血，蛲虫病多见于儿童，常有肛门周围瘙痒等。治疗常选用甲苯达唑口服 100mg，每日 2 次，3～4 日为一疗程。

皮 肤 病

皮肤病是常见的引起嗜酸性粒细胞增多的原因之一，包括湿疹、天疱疮、剥脱性皮炎、银屑病等，均有特征性的皮肤损害，凡是这样的患者均应转皮肤科诊断和治疗，这里不再赘述。

过敏性疾病

1. 支气管哮喘：支气管哮喘是常见的气道慢性炎症性疾病，常表现为阵发性呼气性呼吸困难伴喘息、咳嗽，双肺满布哮鸣音，血象和痰液检查见嗜酸性粒细胞增高，可经支气管扩张剂治疗缓解或自行缓解。临床可分为急性发作期、慢性持续期和缓解期。详细可见第二章。

2. 荨麻疹和血管神经性水肿：荨麻疹和血管神经性水肿均属血管活性介质所致的过敏性疾病，荨麻疹是真皮表面的局灶性风团和红斑，血管神经性水肿是真皮和皮下组织较深的水肿区，也可累及黏膜。

(1) 临床诊断要点：①常可查到某些过敏原因如应用某些药物、昆虫蜇咬、脱敏注射和进食某些食物（特别是鸡蛋、贝壳、果仁）等。②特殊的临床表现：荨麻疹一般以瘙痒症状开始，接着便出现风团或大的红斑，常此起彼伏，在一处存在数小时后消退，又在他处发生；血管神经性水肿是更为弥漫的皮下疏松组织的肿胀，多见于手足背面、眼睑、嘴唇、生殖器和各处黏膜。③血常规示嗜酸性粒细胞增多。④血过敏原筛查可发现可疑过敏原因。

(2) 辅助检查：①血常规和嗜酸性粒细胞计数；②过敏原筛查。

(3) 处理：①除去病因。②口服抗组胺药，可选一种：苯海拉明 25mg，每日 3 次；赛庚啶 4mg，每日 3 次；去氯羟嗪 25mg，每日 3 次。③荨麻疹较重，尤其是有血管神经性水肿时，可短期口服泼尼松 30～40mg，每日 1 次。④急性咽喉血管神经性水肿应皮下立即注射肾上腺素 0.3mg（老年人有高血压或冠心病者慎用）。

肺浸润嗜酸性粒细胞增多症

1. **单纯性肺嗜酸性粒细胞增多症**：单纯性肺嗜酸性粒细胞增多症又称过敏性肺炎（Loeffler综合征）。

（1）临床诊断要点：①临床特点：多数无呼吸道和全身症状，少数有干咳，咳少量稀薄痰，肺部检查常无异常体征；②血常规和痰液检查示嗜酸性粒细胞增多；③胸部X线片特点：可见边缘模糊的斑片状淡薄影，以肺下野多见，呈游走性，一般病程不超过1个月。

（2）辅助检查：①血常规和嗜酸性粒细胞计数；②痰液检查；③胸部X线片，2周左右复查；④粪便查虫卵寻找病因。

（3）处理：①一般可自愈，不需要治疗；②症状明显或反复发作者，可短期口服泼尼松30mg，每日1次；③有虫卵者可给相应驱虫药，详见本节寄生虫病；有药物过敏者停用相应药物。

2. **热带性肺嗜酸性粒细胞增多症**

（1）临床诊断要点：①多发生于热带和亚热带，我国华南、长江流域一带也有发现，多发生于丝虫病流行地区；②临床表现特点：可有发热、支气管痉挛性咳嗽、肺部有哮鸣音等；③血常规和痰液检查示嗜酸性粒细胞增多；④胸部X线片可见中下肺野弥漫性结节和小片状影，可融合成片，治疗后很快消失，也可见肺纹理增加、肺门淋巴结肿大；⑤丝虫补体结合试验阳性。

（2）辅助检查：①血常规和嗜酸性粒细胞计数；②痰液检查；③胸部X线片；④丝虫补体结合试验。

（3）处理：首选乙胺嗪（海群生）口服0.2g，每日3次，连用7～14日为一疗程。在乙胺嗪治疗期间若发现症状加重，可加用泼尼松30mg，每日口服1次，连用数日即可。治疗后一般在2周内临床症状消失，但嗜酸性粒细胞需经1～3个月才能降至正常，胸部X线片的肺部阴影1～2个月才能消失。

3. **哮喘性肺嗜酸性粒细胞增多症**

（1）临床诊断要点：①临床特点：大部分患者有过敏性家族史或

个人史，临床是反复发作的顽固性哮喘，少数对曲霉菌过敏者，可咳出黄色细支气管痰栓，咳出后症状可暂时缓解，发作时肺内可闻及哮鸣音；②血常规和痰液检查示嗜酸性粒细胞增多，少数对曲霉菌过敏者的痰中可见曲霉菌的菌丝；③血清中 IgE 明显增高，部分患者曲霉菌抗原皮肤试验可阳性；④胸部 X 线检查可见肺部片状阴影，多为双侧性。

（2）辅助检查：①血常规和嗜酸性粒细胞计数；②痰液检查（包括细胞和真菌）；③血清 IgE 测定；④曲霉菌抗原皮肤试验；⑤胸部 X 线片。

（3）处理：①一般常用泼尼松 30～40mg 口服，每日 1 次，在 1～2 周内症状好转后逐渐减量，肺部病变多在 1 个月左右消失。②由曲霉菌过敏引起者应行抗真菌治疗，首选两性霉素 B，开始每日静脉滴注 0.02～0.1mg/kg，以后每日增加 5mg，当增加至每日 0.6～0.7mg/kg 时，可维持治疗，最高单次剂量不超过 1mg/kg，总累计量 1.5～3.0g；也可首选氟康唑 200mg 口服或静脉滴注，每日 2 次；或伊曲康唑（又称斯皮仁诺）200mg 口服，每日 1～2 次。

血液病及肿瘤

1. 嗜酸性粒细胞白血病

（1）临床诊断要点：①临床上有白血病的临床表现如贫血、感染发热、出血和脏器浸润表现等；②血象中嗜酸性粒细胞明显增多，并常有幼稚嗜酸性粒细胞；③骨髓中嗜酸性粒细胞增多，形态异常，核左移，有各阶段幼稚嗜酸性粒细胞，甚至早幼粒细胞可见粗大的嗜酸颗粒，原始粒细胞＞5％；④能除外其他原因所致的嗜酸性粒细胞增多即可诊断。

（2）辅助检查和处理同急性非淋巴细胞白血病，详细可见本章第三节中的急性白血病相关部分。

2. 急性非淋巴细胞白血病（ANLL）M_{4E_0}：这是 ANLL 中 M_4 型的一种，除具有 M_4 的骨髓象特点外，还有骨髓中嗜酸性粒细胞在

NEC中≥5%，常有特异的染色体异常和融合基因，染色体异常有inv（16）（p13；q22）或t（16；16）（p13；q22），融合基因是CBFβ/MYH11。预后相对较好。关于辅助检查和处理同ANLL，详细可见本章第三节中的急性白血病相关部分。

3. 慢性粒细胞白血病（CML）：CML是最常见的一种慢性白血病，病程发展较缓慢，外周血粒细胞显著增多，以中性粒细胞增多为主，嗜酸性粒细胞和嗜碱性粒细胞也增多，脾大，常有巨脾，Ph染色体阳性和（或）有bcr/abl融合基因，治疗主要是口服酪氨酸激酶抑制剂（如甲磺酸伊马替尼）羟基脲和皮下注射α-干扰素。详细可见本章第六节脾大中的相关内容。

4. 真性红细胞增多症：真性红细胞增多症是骨髓增生性疾病的一种，主要特点是原因不明的血红蛋白异常增高，同时伴白细胞和血小板增高，可以有嗜酸性粒细胞增高。治疗方法包括静脉放血疗法、口服羟基脲，也可皮下注射α-干扰素。详细可见本章第六节脾大中的相关内容。

5. 原发性血小板增多症：原发性血小板增多症是骨髓增生性疾病的一种，主要特点是原因不明的血小板异常增高，持续＞450×10^9/L，同时可有血红蛋白和白细胞增高，有的伴嗜酸性粒细胞增多，治疗方法包括血小板分离去除疗法、口服羟基脲，也可皮下注射α-干扰素。详细可见本章第六节脾大中的相关内容。

6. 淋巴瘤：淋巴瘤是起源于淋巴结或淋巴结外淋巴组织的肿瘤，主要临床特点是原因不明的无痛性、进行性淋巴结肿大和（或）结外器官组织受累表现，一般情况下血化验白细胞数正常，但部分患者可有嗜酸性粒细胞增多，此时的治疗同一般淋巴瘤的治疗。详细可见本章第五节淋巴结肿大中的相关内容。

其　　他

1. 嗜酸性粒细胞淋巴肉芽肿

（1）临床诊断要点：①临床特点：起病缓慢，多见于青壮年，病变主要累及皮肤、浅表淋巴结、腮腺和肌肉，表现为皮肤包块、浅表淋巴结肿大和腮腺可肿大，肿大淋巴结无压痛和粘连；②血常规示白细胞计数可正常或增高，嗜酸性粒细胞增多；③淋巴结和（或）皮肤包块活检见大量嗜酸性粒细胞和淋巴细胞浸润即可确诊。

（2）辅助检查：①血常规和嗜酸性粒细胞计数；②胸部 X 线片和腹部 B 超观察有无内部淋巴结肿大，必要时 CT 检查；③淋巴结活检或皮肤包块活检。

（3）处理：①首选泼尼松，每日 0.5～1mg/kg，一次顿服，淋巴结和皮肤包块缩小后逐渐减量，全部消失后逐渐停用；②泼尼松治疗效果不佳时，可行浅表淋巴结和皮肤包块的放射治疗。

2. 嗜酸性粒细胞性胃肠炎

（1）临床诊断要点：①临床特点：多发年龄为 20～50 岁，部分患者有过敏史，主要症状为上腹痛，可有恶心、呕吐，重者可出现消化道出血，也可出现蛋白丢失性胃肠病或吸收不良综合征。肠道肌层受累明显者可出现肠梗阻。病变累及腹膜者，可出现腹水。②血常规示嗜酸性粒细胞增多。③若有腹水，在腹水中可检出大量嗜酸性粒细胞。④X 线钡剂检查：病变在胃者可见胃黏膜粗大及结节样充盈缺损。病变小肠可见黏膜皱襞增粗，结节样充盈缺损或小肠扩张。⑤内镜检查可确诊：病变黏膜皱襞粗大、充血，并可见到溃疡或结节，黏膜活检可见大量嗜酸性粒细胞浸润。

（2）辅助检查：①血常规和嗜酸性粒细胞计数；②粪便常规：部分可见到夏科-莱登（Charcot - Leyden）结晶，也可有脂肪成分和隐血阳性；③胃肠道 X 线钡剂检查；④消化道内镜检查和活检。

（3）处理：①注意饮食，避免食用对其过敏的食品；②口服泼尼松，每日 0.5～1mg/kg，一次顿服，好转后逐渐减量至停用；③有肠梗阻内科保守治疗无效者，可考虑外科治疗。

3. 嗜酸性粒细胞性心内膜炎

（1）临床诊断要点：①临床特点：除临床有发热、乏力等一般症状外，临床常有心慌、不能平卧、腹胀和尿少等充血性心力衰竭的表现，心脏常伴有二尖瓣、三尖瓣关闭不全的杂音；②血常规示白细胞计数增高，嗜酸性粒细胞增多，绝对值常大于 $1.5 \times 10^9/L$；③超声心动图示二尖瓣、三尖瓣关闭不全，心内膜及内膜下增厚和附壁血栓，并可有舒张功能障碍；④心内膜活检可以确定诊断：能见到嗜酸性粒细胞浸润的证据。

（2）辅助检查：①血常规和嗜酸性粒细胞计数，必要时骨髓检查；②心脏 X 线检查；③心电图检查；④超声心动图检查；⑤心脏活检。

（3）处理：①首选泼尼松治疗，每日 1mg/kg，一次顿服，好转后逐渐减量，并用最小剂量维持治疗；②若泼尼松疗效不满意，可加用羟基脲，每日口服 0.5～1.5g，根据白细胞计数调整用量；③有心力衰竭者应予以强心、利尿、减轻心脏负荷治疗，详细可见第三章第五节心力衰竭中的相关内容；④若存在二尖瓣、三尖瓣关闭不全，且伴心力衰竭而经常规治疗无效者，可考虑外科换瓣手术。

4. 高嗜酸性粒细胞综合征：又称特发性嗜酸性粒细胞增多症。

（1）临床诊断要点：①持续嗜酸性粒细胞增多 $>1.5 \times 10^9/L$，超过半年。②未发现引起嗜酸性粒细胞增多的其他原因。③有多系统、多脏器受累的证据，主要是心血管、肺、造血系统和神经系统。心血管受累可出现心力衰竭、心律不齐；肺部受累除有咳嗽、胸痛外，可有呼吸困难；神经系统受累时周围神经病变常见，一旦出现中枢神经系统受损常预后不良。体征可有皮疹、心力衰竭的表现，肝、脾大等。④胸部 X 线片示肺间质性浸润。⑤超声心动图可见异常同嗜酸性粒细胞性心内膜炎。⑥心脏或肺活检可见大量嗜酸性粒细胞浸润。临床具备前 3 项基本即可诊断。

（2）辅助检查：①血常规和嗜酸性粒细胞计数；②骨髓检查；③胸部 X 线检查心和肺；④心电图检查；⑤超声心动图检查；⑥必要时心脏或肺活检；⑦FIP1L1-PDGFRA 融合基因检查。

（3）处理：①当仅有嗜酸性粒细胞增多而不伴有系统器官受累时，可暂不治疗，予以追踪观察；②有器官受累及功能障碍时，首选泼尼松，每日 1mg/kg，一次顿服，好转后减量，最后以最小剂量维持以控制疾病的进展，若仍进展时，应更换或加用其他药物如羟基脲口服 0.5~1.5g/d，可根据白细胞计数调整用量，α-干扰素 300 万 U 皮下注射，每周 3 次，也可试用环磷酰胺口服 50~150mg/d；③FIP1L1-PDGFRA 融合基因阳性者可用酪氨酸激酶抑制剂（如甲磺酸伊马替尼）治疗；④应用上述治疗仍无好转，年龄＜50 岁，有相合的骨髓供者，可考虑行异基因骨髓移植。

第五节　淋巴结肿大

一、概述

淋巴结肿大是临床很常见的一个体征。正常人除在颌下、腹股沟可触及 1~2 个质地中等、光滑、无压痛、可活动的小淋巴结（直径＜1cm）外，一般各部位均无明显肿大的淋巴结。如果在浅表淋巴结区域（如耳前、枕后、颈、锁骨上、腋下、滑车上、腹股沟等部位）可触及直径＞1cm 的淋巴结，即为淋巴结肿大。临床上淋巴结肿大可以是局部性的肿大，也可以是全身性的肿大，或开始为局部性肿大，而后发展为全身性肿大。除上述浅表淋巴结肿大外，深部淋巴结也可以肿大，纵隔、肺门部位肿大淋巴结不能触到，可通过胸部 X 线片或 CT 检查发现，腹部肿大淋巴结也不易触到，可通过腹部 B 超和 CT 检查而证实。

淋巴结为体内重要的免疫器官，淋巴结中充满着淋巴细胞、浆细胞和巨噬细胞。淋巴窦分布于淋巴结的皮质和髓质，有淋巴过滤的功能；窦壁的巨噬细胞与淋巴液广泛接触易于捕捉吞噬和清除有害物质；淋巴结中的淋巴细胞遇到抗原会出现免疫应答反应，在 T、B 淋巴细胞的作用下活化了 B 淋巴细胞导致能产生抗体的浆细胞形成，与此同时活化了杀伤 T 细胞，使含有该抗原的靶细胞破坏，此即体液和细胞免疫应答。因此淋巴细胞受外来抗原（细菌、病毒等）刺激，抗体产生免疫应答反应及淋巴细胞的恶性增生等均可导致淋巴结的肿大。

二、病因

（一）良性淋巴结肿大

1.各种感染

（1）细菌性感染：如结核及其他细菌感染等。

（2）病毒性感染：如带状疱疹、传染性单核细胞增多症、艾滋病、种痘后等。

（3）其他感染：①原虫感染：如弓形虫病等；②沙眼衣原体感染：如性病性淋巴肉芽肿；③梅毒螺旋体感染：如二期梅毒。

2.免疫反应

（1）异种蛋白反应：如血清病。

（2）药物过敏：如乙内酰脲（hydantoin）和苯妥英钠等有关药物引起的淋巴结病。

（3）自身免疫病：如系统性红斑狼疮、类风湿关节炎等。

3.其他：如组织细胞坏死性淋巴结炎、嗜酸性粒细胞淋巴肉芽肿。

（二）恶性淋巴结肿大

1.淋巴瘤：包括霍奇金淋巴瘤和非霍奇金淋巴瘤。

2.白血病：主要是急性和慢性淋巴细胞白血病。

3.单克隆免疫球蛋白病：如多发性骨髓瘤、重链病、华氏巨球蛋白血症等。

4.各种恶性肿瘤的淋巴结转移。

（三）介于良性与恶性之间的淋巴结肿大

见于血管滤泡性淋巴结增生症（Castleman病）等。

三、诊断思路

（一）应仔细询问病史，为病因诊断提供依据或为进一步检查提供线索

1. 针对淋巴结肿大问诊

（1）询问淋巴结肿大的时间及变化过程：突然无意中发现和进行性肿大的淋巴结多为恶性淋巴结肿大；若无意中发现而长期观察不变化的淋巴结肿大可能临床意义不大，如正常人 90% 以上可发现颌下淋巴结肿大，当然还应结合其他病史特点。

（2）询问淋巴结肿大的部位：可有局部肿大和全身性肿大两种情况：①局部肿大：常见于局部结核或其他化脓性感染；见于某些恶性肿瘤的局部淋巴结转移，应注意恶性肿瘤的淋巴结转移方向，如胃癌常转移到左锁骨上淋巴结，肺癌转移到右锁骨上淋巴结等。②全身性肿大：是指多组淋巴结肿大，如颈部、腋下和腹股沟淋巴结同时肿大，常见于引起全身性淋巴结肿大的疾病，如传染性单核细胞增多症、系统性红斑狼疮、组织细胞性坏死性淋巴结炎、淋巴瘤、白血病和单克隆免疫球蛋白病等。但是某些全身性淋巴结肿大的疾病早期，淋巴结肿大可能局限于某组，如淋巴瘤等。

2. 伴随表现问诊：①伴疼痛和压痛：多见于感染或其他急性炎症，有时淋巴结迅速增大时亦可伴疼痛；②伴发热：多见于全身感染和部分局部严重感染、某些免疫病、淋巴瘤等。

3. 诊疗经过问诊：患病以来检查和治疗情况如何可为诊断提供线索。

4. 相关其他病史问诊：①既往史：如结核病、系统性红斑狼疮等免疫病、血清病、急性和慢性白血病、性病等病史及药物过敏史等；②有无不洁性交史：某些性病如梅毒、艾滋病和性病性淋巴肉芽肿等可引起局部或全身性淋巴结肿大，此病史对诊断性病有帮助。

（二）仔细全面地体检，重点应注意如下内容

1. 全身浅表淋巴结检查：应特别注意肿大淋巴结的部位、大小、数目、质地、压痛、活动度，是否融合成团，与周围皮肤是否粘连，局部皮肤有无红、肿、热和压痛及瘘管、瘢痕等，对判断疾病的性质很有帮助。正常人一般肿大淋巴结的最大直径很少超过 1cm，质地中等，活动，无压痛，表面皮肤正常，而且长期无变化，否则一般均为病态。肿瘤性淋巴结肿大一般较硬，呈进行性肿大无压痛，晚期常融

合成团；急性感染性淋巴结肿大常有红、肿、热和明显压痛；若局部出现波动感和干酪样坏死，破溃后形成瘘管经久不愈，愈合后可形成瘢痕，结核的可能性大。凡是难以肯定临床意义的淋巴结肿大，一定要定期复查。

2. 其他检查：应包括全面体检，特别要注意感染灶、原发肿瘤的体征、脾的大小等，必要时做肛门指诊和妇科检查。

（三）实验室及有关检查

1. 血象：因病因不同而异。细菌性感染时，白细胞总数和中性粒细胞比例增高；病毒感染如传染性单核细胞增多症时，淋巴细胞（包括异型淋巴细胞）比例增高；过敏性疾患时，嗜酸性粒细胞会增高；白血病和骨髓转移瘤等常有全血细胞减少，白血病还见到原始和幼稚细胞。

2. 骨髓检查：对某些恶性血液病如急性和慢性淋巴细胞白血病等会提供诊断依据，对淋巴瘤及其他恶性实体瘤会提示是否骨髓侵犯。同时还可做染色体检查。

3. 需要选择做的检查：考虑传染性单核细胞增多症时应做嗜异性凝集试验；考虑结核感染应做 PPD 试验和结核感染 T 细胞斑点试验（T‑SPOT）；考虑免疫性疾病应做相关特异性抗体如抗核抗体谱等检测；怀疑 Castleman 病或免疫性疾病时，应做免疫球蛋白检查；考虑性病所致者如梅毒和艾滋病，可做梅毒血清反应和 HIV 抗体检测等。

4. 淋巴结活检：这是对淋巴结肿大诊断最有意义的检查。对组织细胞性坏死性淋巴结炎、各种类型的淋巴瘤、Castleman 病等的诊断具有决定性意义，若临床表现典型，而一次淋巴结活检未能确定诊断时，应再次取淋巴结送检，特别是对淋巴瘤应如此，以免漏诊。为了提高诊断阳性率和准确性，应选择新近肿大的淋巴结，特别是颈部或锁骨上淋巴结，因为此处受感染等因素的影响较小。

5. 其他检查：①胸部 X 线片和腹部 B 超检查：以发现深部触不到或不易触到的肿大淋巴结及有关病变，必要时可做 CT 检查；②消化道造影或内镜检查：有助于消化道淋巴瘤及其他肿瘤的诊断。

淋巴结肿大诊断流程图见图 6‑5‑1。

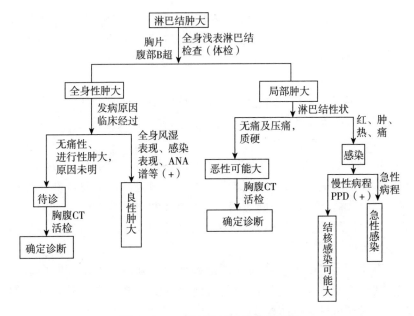

图 6 - 5 - 1　淋巴结肿大诊断流程图

四、疾病

良性淋巴结肿大疾病

1. 急性单纯性淋巴结炎

（1）临床诊断要点：①淋巴结肿大的表现：有红、肿、热、痛和压痛等急性炎症表现，多为局限性，有时可见原发感染灶至局部肿大淋巴结的红线，即淋巴管炎。②有局部感染灶：如颌下淋巴结炎应注意口腔、咽部和口周皮肤感染；滑车上和腋下应注意手和同侧上肢炎症；腹股沟部应注意下肢、臀部、肛门和外生殖感染等。③血白细胞总数和中性粒细胞比例增高，感染部位细菌培养可能阳性。

（2）辅助检查：①血常规；②感染部位分泌物细菌培养加药敏试验。

（3）处理：根据感染病情选择针对病原体敏感的药物，若有发热可首选利复星 0.1g 静脉滴注，每日 2 次，若无发热，可口服 0.1g，每日 3 次。

2. 结核性淋巴结炎

（1）临床诊断要点：①全身结核中毒表现：可有低热、盗汗和乏力等，既往可能有结核病史；②淋巴结肿大的表现：以颈部淋巴结肿大最常见，局部有疼痛和压痛，开始质中，以后出现波动感，破溃后流出干酪样物，并形成瘘管经久不愈，愈合后可形成瘢痕；③血白细胞不高，而红细胞沉降率增快；④PPD 试验呈阳性，T‐SPOT 阳性；⑤胸部 X 线片可能见陈旧结核灶；⑥诊断困难者，活检可确诊。

（2）辅助检查：①血常规和红细胞沉降率；②PPD 试验和 T‐SPOT；③胸部 X 线片；④必要时淋巴结活检。

（3）处理：应给予正规的抗结核治疗：异烟肼 0.3g，每日 1 次口服，利福平 0.45g，每日 1 次口服，乙胺丁醇 0.75g，每日 1 次口服。

3. 传染性单核细胞增多症

（1）临床诊断要点：①临床特点：多为青少年，有发热、咽痛，伴淋巴结肿大，颈部淋巴结肿大最常见，可累及腋下及腹股沟，有轻压痛，无粘连，消退缓慢，可以有肝、脾大；②血象示淋巴细胞增多，异型淋巴细胞＞10％；③嗜异性凝集试验阳性（Davidsohn 法＞1：56），嗜异性凝集抗体可被牛红细胞吸附而不被豚鼠肾吸附；④若嗜异性凝集试验阴性，抗 EB 病毒 IgM 抗体应阳性；⑤非 EB 病毒感染应检测相应病毒的抗体滴度。

（2）辅助检查：①血常规；②嗜异性凝集试验；③EB 病毒 DNA 检测，抗 EB 病毒抗体测定，必要时检测相应病毒的抗体；④肝功能检查；⑤胸部 X 线片和腹部 B 超检查除外深部淋巴结肿大。

（3）处理：本病为自限性，大多能自愈，除注意休息外，处理包括：①青霉素（皮试阴性）80～160 万 U，每日肌内注射 2 次，或甲硝唑 0.2～0.3g 口服，每日 3 次，以治疗咽峡炎；②肝功能异常时可口服葡醛内酯（又称肝泰乐）0.1～0.2g，每日 3 次，维生素 C 0.1g，每日 3 次；③对症治疗。

4. 艾滋病

（1）临床诊断要点

1）流行病学资料：属高危人群，即男同性恋者、性乱交者、静脉药瘾者、血友病及多次输血者。

2）临床表现：有Ⅰ至Ⅳ期的表现，Ⅰ期为急性感染期，Ⅱ期为无症状感染期，Ⅲ期为持续性全身淋巴结肿大综合征期，Ⅳ期为艾滋病期。若高危人群存在下列情况2项或2项以上，应考虑艾滋病的可能：①体重下降10％以上；②慢性咳嗽或腹泻1个月以上；③间歇性或持续发热1个月以上；④全身淋巴结肿大；⑤反复出现带状疱疹或慢性播散性疱疹；⑥口腔念珠菌感染。

3）抗HIV抗体阳性，经免疫印迹法证实。

（2）辅助检查：①血常规（可能有白细胞和血小板减少）；②T细胞亚群（CD4和CD8）测定；③免疫球蛋白测定（可能呈多克隆高球蛋白血症）；④抗HIV抗体检测；⑤各种条件致病菌检查：如肺孢子菌、白念珠菌、结核分枝杆菌等；⑥组织病理检查：如淋巴结可呈Kaposi肉瘤组织学改变等。

（3）处理：应转传染病院，目前尚无有效疗法。①抗HIV药物治疗：齐多夫定200mg口服，每日3次，或去羟肌苷（地丹诺辛）200mg口服，每日2次；②治疗条件性感染如肺孢子菌肺炎可口服复方新诺明0.5g，每日2次或肌内注射，重者加用喷他脒，每日肌内注射或静脉滴注4mg/kg。

5. 系统性红斑狼疮（SLE）

部分SLE患者有无痛性的轻或中度淋巴结肿大，以颈部和腋下为多见，淋巴结病理往往表现为淋巴组织反应性增生，少数为坏死性淋巴结炎。

（1）临床诊断要点：采用美国风湿病学会1982年SLE分类标准（1997年修订），在下述11项中，如果有≥4项阳性（包括在病程中任何时候发生的）者，在除外感染、肿瘤和其他结缔组织病后，则可诊断为SLE。这11项是：①颧部红斑：平的或高于皮肤的固定性红斑；②盘状红斑：面部的隆起红斑，上覆有鳞屑；③光过敏：日晒后皮肤过敏；④口腔溃疡，经医生检查证实；⑤关节炎：非侵蚀性关节炎，≥2个外周关节；⑥浆膜炎：胸膜炎或心包炎；⑦肾病变：尿蛋白>0.5g/d或细胞管型；⑧神经系统病变：癫痫发作或精神症状；⑨血液系统异常：溶血性贫血或血白细胞减少或淋巴细胞绝对值减少或血小板减少；⑩免疫学异常：狼疮细胞阳性或抗 dsDNA 或抗 Sm 抗体阳性或梅毒血清试验假阳性；⑪抗核抗体阳性。

诊断明确后，还应确定疾病的严重性：这依赖于受累器官的部位和程度。一般出现狼疮危象是急性的危及生命的重症 SLE，包括急进性狼疮性肾炎、严重的中枢神经系统损害、严重的溶血性贫血、血小板减少性紫癜、粒细胞缺乏症、严重的心脏损害、严重的狼疮性肺炎、严重的狼疮性肝炎和严重的血管炎。

（2）辅助检查：①血常规＋网织红细胞计数和红细胞沉降率；②尿常规；③抗核抗体谱；④抗磷脂抗体，包括抗心磷脂抗体、狼疮抗凝物、梅毒血清试验假阳性等；⑤Coombs 试验，代表抗组织细胞抗体测定；⑥当出现狼疮危象时，应进行相应受累脏器的相关检查；⑦必要时淋巴结活检。

（3）处理：一般出现狼疮危象者应住院治疗。一般门诊和急诊处理：①一般病例首选泼尼松 1mg/kg，晨起顿服，有效后逐渐减量；对急性暴发性危重 SLE 用冲击疗法，即甲泼尼龙 1000mg/d，缓慢静脉滴注，连用3天后接口服大剂量泼尼松（每日 1mg/kg）。②活动程度较严重的 SLE 加用免疫抑制剂：环磷酰胺或硫唑嘌呤 2mg/kg，分2次口服，或环磷酰胺冲击疗法，每2~4周静脉滴注 10~16mg/kg，逐渐减至3个月1次，注意血象变化。③上述治疗 4~12周仍不改善者，可加用环孢素每日 5mg/kg，分2次口服，服用3个月，应注意肾功能。④病情严重而体质极度衰弱者或并发全身性严重感染者，可静脉滴注丙种球蛋白（IgG），每日 0.4g/kg，连用5天为一疗程。⑤其他治疗：针对狼疮肾、神经精神狼疮、溶血性贫血和（或）血小板减少，进行相应治疗，不赘述，一般应尽早住院治疗。

6. 组织细胞坏死性淋巴结炎

（1）临床诊断要点：①不明原因发热，抗生素治疗无效，部分患者可有皮疹；②轻度疼痛性浅表淋巴结肿大，多位于颈部，亦可累及腋下和腹股沟，肿大的淋巴结常随发热的加重而增大，随发热的减轻而缩小；③白细胞减少，分类淋巴细胞比例增高；④淋巴结活检：淋巴结正常结构消失，在副皮质区附近有大片坏死，其内夹杂以多数碎片，坏死区周围有大量组织细胞，无粒细胞浸润，组织细胞可吞噬核碎片，亦可见到组织细胞崩解，仅见细胞碎片及完全坏死。诊断困难的病例，肿大的淋巴结活检可以确诊。

（2）辅助检查：①血常规；②肝功能检查（可能 ALT 增高）；③胸部 X 线片和腹部 B 超除外深部淋巴结肿大；④淋巴结活检。

（3）处理：本病具有自限性，约 1～3 个月内痊愈。因此症状不显著，无明显发热时，可不必治疗；若诊断明确而高热持续不退时，可口服泼尼松 30～40mg/d，待高热退、淋巴结缩小后逐渐减量至停用。

7. 嗜酸性粒细胞淋巴肉芽肿：该病病因未明，临床特征为全身浅表淋巴结肿大伴嗜酸性粒细胞增多，淋巴结活检证实有嗜酸性粒细胞浸润，基本属良性病变，主要是用肾上腺糖皮质激素治疗。详细可见本章第四节嗜酸性粒细胞增多中的相关内容。

恶性淋巴结肿大疾病

1. 淋巴瘤：包括霍奇金淋巴瘤（HL）和非霍奇金淋巴瘤（NHL）两类，其临床诊断要点和辅助检查内容是相同的。

（1）临床诊断要点：①临床特点：原因不明的无痛性、进行性淋巴结肿大和（或）结外器官组织受累表现，伴或不伴发热、消瘦、盗汗等全身表现；②淋巴结活检不但可以确定诊断，而且还可以确定淋巴瘤的病理类型，淋巴结的正常结构均被破坏，而有大量的异常淋巴细胞和（或）组织细胞浸润，HL 可特异性地见到 R－S 细胞。淋巴瘤的诊断包括：①病理诊断：由淋巴结活检确定；②临床分期：Ⅰ期：病变累及 1 个淋巴结区（Ⅰ），或单个结外器官局部受累（ⅠE）；Ⅱ期：病变累及横膈同侧 2 个或更多的淋巴结区（Ⅱ），或病变局限侵犯淋巴结外器官及横膈同侧 1 个或更多的淋巴结区受累（ⅡE）；Ⅲ 期：病变累及横膈两侧的淋巴结区（Ⅲ），可伴脾累及（ⅢS），或伴结外器官局限受累（ⅢE），或脾与局限性结外器官受累（ⅢSE）；Ⅳ 期：1 个或多个结外器官受到广泛性或播散性侵犯，伴或不伴淋巴结肿大。肝或骨髓只要受到累及均属Ⅳ期。

每期按全身症状有无分为 A、B 二组，无症状者为 A 组；有症状者（下列 3 个中有任何 1 个）为 B 组：①原因不明的反复发热（＞38℃）；②盗汗；③原因不明的 6 个月内体重下降超过 10%。

（2）辅助检查：①血常规和红细胞沉降率；②骨髓检查和染色体检查；③肝、肾功能检查（包括血清 LDH 和 β_2 微球蛋白测定）；④免疫球蛋白测定和血浆蛋白电泳；⑤胸部 X 线片和腹部 B 超，必要时做胸、腹部 CT；⑥淋巴结活检。

（3）处理：一般均应住院治疗。一旦诊断明确即开住院条，住院行化学治疗和（或）放射治疗，有条件者可加用抗 CD20 单克隆抗体（利妥昔单抗即美罗华——用于 B 细胞型）及行造血干细胞移植。

2. 急性淋巴细胞白血病（ALL）

（1）临床诊断要点：①临床特点：起病较急，有贫血、感染发热和出血表现，伴有全身淋巴结肿大，有的可伴脾大；②血象示血红蛋白降低和血小板减少，白细胞可升高、正常或减少，典型者可见大量白血病细胞；③骨髓象示原始淋巴细胞＞30% 即可确诊。原始淋巴细胞的过氧化物酶染色和非特异性酯酶染色均阴性，糖原染色阳性。B 淋巴细胞为 CD19 和 CD79a 阳性，T 淋巴细胞为 CD3 阳性。

（2）辅助检查：①血常规；②骨髓检查、骨髓细胞免疫表型（流式细胞术）、染色体检查、融合基因检查；③胸部 X 线片和腹部 B 超检查，必要时胸、腹部 CT 检查；④有高热感染者应行血、尿、痰及感染病灶分泌物的细菌培养和药敏试验。

（3）处理：均应住院治疗。一旦诊断明确即开住院条，住院行诱导缓解治疗。急诊处理如下：①严重贫血者先给予浓缩红细胞 400ml 左右输注；②血小板＜$10×10^9$/L 或血小板＜$20×10^9$/L 而伴有明显出血者应输注浓缩血小板，先给 1U 机采血小板；③发热者在致病菌未明确前，可经验性应用广谱抗生素治疗，如舒普深 1~2g 静脉滴注，每日 2 次或泰能 1g 静脉滴注，每日 2 次；④尽早行诱导缓解治疗（一般在住院隔离病房执行），首选 VLDP 方案，完全缓解后有条件者进行异基因造血干细胞移植。患者出现 Ph 染色体，即 t（9；22）（q34；q11），并形成 bcr/abl 融合基因，可加用酪氨酸激酶抑制剂（如伊马替尼）400~600mg/d 口服。

3. 慢性淋巴细胞白血病（CLL）

（1）临床诊断要点：①临床特点：中老年隐匿起病，可有乏力、体力下降和消瘦等非特异性表现，可有淋巴结（包括颈部、腋下、腹股沟等）和肝、脾大；②血象示白细胞增高 $>10\times10^9/L$，淋巴细胞比例 $\geqslant50\%$，绝对值 $\geqslant5\times10^9/L$（至少持续 3 个月），形态以成熟淋巴细胞为主，晚期可有血红蛋白降低和血小板减少；③骨髓增生活跃或明显活跃，淋巴细胞 $\geqslant40\%$，以成熟淋巴细胞为主；④免疫分型：淋巴细胞具有单克隆性，呈现 B 细胞免疫表型特征（CD5、CD19、CD23、CD79a 阳性，CD20、CD22、CD11c 弱阳性，CD10、cyclinD1 阴性）；⑤除外病毒感染引起的淋巴细胞增多（暂时性增多，属多克隆性）、淋巴瘤细胞白血病等。

诊断明确后，还应进行 Rai 和 Benit 分期如下：

Rai 分期：①0 期：血和骨髓中淋巴细胞增多；②Ⅰ期：0 期＋淋巴结肿大；③Ⅱ期：Ⅰ期＋脾大、肝大、肝脾均大；④Ⅲ期：Ⅱ期＋贫血（Hb<110g/L）；⑤Ⅳ期：Ⅱ期＋血小板减少。

Benit 分期：①A 期：血和骨髓中淋巴细胞增多，<3 个区域的淋巴组织肿大※；②B 期：血和骨髓中淋巴细胞增多，$\geqslant3$ 个区域的淋巴组织肿大※；③C 期：除与 B 期相同外，尚有贫血（Hb：男性<110g/L，女性<100g/L）或血小板减少（$<100\times10^9/L$）（注：※5 个区域包括头颈部、腋下、腹股沟淋巴结和肝大、脾大）。

（2）辅助检查：①血常规和网织红细胞；②骨髓检查；③免疫分型；④染色体和融合基因检查；⑤有贫血时做 Coombs 试验；⑥胸部 X 线片和腹部 B 超检查以除外深部淋巴结肿大。

（3）处理：早期（Rai 分期 0~Ⅱ期或 Benit 分期 A 期）可暂不

治疗。当淋巴细胞增多伴淋巴结进行性肿大（或直径＞10cm）和（或）进行性脾大和（或）贫血、血小板减少应予治疗。①门诊首选苯丁酸氮芥（又称瘤可宁）6～12mg/d，分3次口服，可单用，亦可与泼尼松（40～60mg/d，顿服）合用，连用1个月左右，注意血象；②若疗效不满意，可住院选用氟达拉滨（fludarabine）和环磷酰胺联合化疗；③对局部大淋巴结和脾大可采用放射治疗；④还可在化疗的基础上加用α-干扰素300万U皮下注射，每周3次；⑤有条件者对可在化疗基础上加用抗CD20单克隆抗体（利妥昔单抗）。

介于良性与恶性之间的淋巴结肿大疾病——血管滤泡性淋巴结增生症

血管滤泡性淋巴结增生症又称Castleman病。

1. 临床诊断要点

（1）临床表现：临床分为局灶型和多中心型两型，无特征性临床表现。①局灶型：单个缓慢肿大的无痛性淋巴结，纵隔最常见，其次为颈部、腋下和腹股沟及腹部，形成巨大肿块，直径可达10cm以上，大多不伴全身症状；②多中心型：多处淋巴结缓慢增大，形成巨大肿块，有显著的全身表现如发热、乏力、消瘦、贫血、多株性高免疫球蛋白血症，可伴有多系统受累表现如肾病综合征、周围神经炎、重症肌无力、干燥综合征、甲状腺功能低下、皮肤病变和血小板减少等。

（2）淋巴结活检：病理结果是确诊的依据。病理改变分为3型：①透明血管型；②浆细胞型；③混合型：兼有透明血管型和浆细胞型的特点。局灶型的病理改变以透明血管型多见，少数呈浆细胞型；多中心型的病理改变多为混合型。

2. 辅助检查：①血常规；②尿常规，必要时24小时尿蛋白定量；③骨髓检查；④血浆蛋白电泳和免疫固定电泳、免疫球蛋白测定；⑤肝、肾功能检查；⑥胸部X线片和腹部B超，必要时胸腹部CT检查；⑦淋巴结活检。

3. 处理

（1）局灶型病变的治疗，由于病变局限，力争手术切除治疗。部位深在、难以手术时可考虑行放射治疗。

（2）多中心型的病变广泛，最好住院治疗。宜药物治疗：①首选泼尼松，每日口服 1mg/kg，疗程视病情而定；②单用泼尼松疗效不满意时，可用 COP 方案治疗：环磷酰胺 800～1200mg 静脉点滴，d_1；长春新碱 1～2mg 静脉注射，d_1；泼尼松 100mg/d 口服，$d_{1～5}$；间隔 2 周，重复使用，疗程视病情而定。

第六节　脾　大

一、概述

正常大小的脾脏在肋缘下不能触及，正常脾浊音界在左侧腋中线第 9～11 肋间，B 超测量其最大长径＜10～11cm，厚＜3.5～4cm。若仰卧位或侧卧位在肋缘下能触及脾，并除外下移因素，或 B 超超过正常大小，称为脾大。临床上常将脾大分为轻、中、高三度：脾缘不超过肋下 2cm 为轻度增大；超过 2cm，在脐水平线以上为中度增大；超过脐水平线或前正中线则为高度肿大，即巨脾。

二、病因

（一）感染

1. 急性感染：①病毒感染：如病毒性肝炎、传染性单核细胞增多症、巨细胞病毒感染；②细菌性感染：如败血症、伤寒、副伤寒、急性粟粒性结核、脾脓肿；③螺旋体感染：如回归热、钩端螺旋体病。

2. 亚急性和慢性感染：见于亚急性感染性心内膜炎、结核病、布氏杆菌病、血吸虫病、黑热病、疟疾等。

（二）自身免疫病

系统性红斑狼疮、类风湿关节炎、Felty 综合征、成人 Still 病等。

（三）血液病

1. 溶血性贫血：如遗传性球形细胞增多症、自身免疫性溶血性贫血、地中海贫血、血红蛋白病等。

2. 骨髓增殖性疾病：包括慢性粒细胞白血病（CML，也属恶性血液病）、真性红细胞增多症、原发性血小板增多症、骨髓纤维化（MF）。

3. 恶性血液病：急性白血病、慢性白血病、毛细胞白血病、淋巴瘤等。

（四）类脂沉积病

戈谢病、尼曼-匹克病等。

（五）淤血

1. 肝硬化：如门脉性肝硬化、心源性肝硬化、胆汁性肝硬化、血吸虫性肝硬化、Wilson 综合征（肝豆状核变性）、血色病。

2. 门静脉阻塞：见于血栓、狭窄等。

3. 脾静脉阻塞：见于血栓、狭窄、胰腺病压迫。

4. 肝静脉阻塞：如 Budd–Chiari 综合征。

（六）脾肿瘤与囊肿

脾血管瘤、包虫性脾囊肿、脾淋巴瘤等。

（七）其他

如 POEMS 综合征等。

三、诊断思路

（一）应仔细询问病史，为病因诊断提供依据或为进一步检查提供线索

1. 针对脾大问诊：脾大的病程和发病年龄：急性感染和急性白血病引起的脾大病程较短，而且随原发病控制而迅速缩小，肝硬化和

骨髓增殖性疾病等则病程较长；戈谢病和尼曼-匹克病多见于婴幼儿，门脉性肝硬化多见于中年人，骨髓增殖性疾病多见于中老年人。

2. 伴随症状问诊

（1）伴发热：常见于急、慢性感染，急性白血病，淋巴瘤，系统性红斑狼疮等。

（2）伴出血：常见于急性白血病和某些骨髓增殖性疾病，肝硬化可有上消化道出血。

（3）伴脾区疼痛：多见于增长迅速的重度脾大或脾栓塞时，偶尔见于脾脓肿。

3. 诊疗经过问诊：患病以来检查和治疗情况如何，可为诊断提供线索。

4. 相关其他病史问诊

（1）询问慢性疾病史：有肝病史的脾大，多为慢性肝炎或肝硬化；反复发作疟疾史者，应考虑疟疾所致；有心脏病史并反复发作心力衰竭者，应考虑淤血性脾大等。

（2）流行季节和地区：疟疾多在夏秋季，伤寒和副伤寒主要在夏季；江南为血吸虫病流行地区，应考虑脾大是否与血吸虫病有关。

（3）家族史：应询问家族中有无与患者相似的患者，对诊断遗传性溶血性贫血所致的脾大有帮助。

（二）仔细全面地体检，重点应注意如下内容

1. 皮肤和黏膜：①苍白：即有贫血，多见于血液病；②蜘蛛痣：多考虑肝硬化；③出血点：多考虑败血症、亚急性感染性心内膜炎和白血病等。

2. 淋巴结肿大：应检查大小、部位、质地和压痛：若伴轻压痛的淋巴结肿大，应考虑传染性单核细胞增多症；若无痛性肿大时，应考虑淋巴瘤、淋巴细胞白血病和较少伴淋巴结肿大的系统性红斑狼疮。

3. 黄疸：通常见巩膜黄染，多考虑肝病，如慢性肝炎、肝硬化；黄疸轻而有贫血，首先应考虑溶血性贫血。

4. 肝大：伴肝大可见于某些急慢性肝炎、某些血液病、慢性充

血性心力衰竭、Budd‐Chiari 综合征等。

5. 脾大：注意其大小，分为轻、中、高三度增大。轻度增大多见于病毒感染、溶血性贫血、部分急性白血病、系统性红斑狼疮和慢性充血性心力衰竭等；中度增大可见于部分急、慢性白血病、淋巴瘤、肝硬化等；高度增大主要见于慢性粒细胞白血病、骨髓纤维化、黑热病等。

（三）实验室及有关检查

1. 血象：病毒感染时，白细胞常减少伴淋巴细胞比例增高和出现异型淋巴细胞；细菌性感染时，白细胞常增高伴中性粒细胞比例增高；若出现幼稚细胞，应考虑白血病或类白血病反应；血红蛋白减低伴网织红细胞增高，应考虑溶血性贫血；全血细胞减少可见于急性白血病、毛细胞白血病和脾功能亢进等。

2. 骨髓检查：能为多数血液病和类脂沉积病提供诊断依据，并可为疟疾和黑热病等的诊断提供病原学依据。

3. 淋巴结活检：对伴淋巴结肿大的疾病提供诊断依据。

4. 肝功能（包括胆红素）检查，乙肝病毒学和抗 HCV 抗体检查。

5. 脾穿刺：对原因不明的脾大有重要诊断价值，但脾穿刺有一定危险，而且有时取材不满意，故较少采用。

6. 其他检查

（1）胸部 X 线片或胸部 CT：可观察心肺疾患，是否有肺门和纵隔淋巴结肿大等。

（2）腹部 B 超或 CT：可观察肝、脾和其他内脏情况及腹腔淋巴结肿大等。

（3）免疫学检查：如血清免疫球蛋白、补体、血浆蛋白电泳、辅助和抑制 T 细胞测定及抗核抗体谱检查等。

脾大诊断流程图见图 6‐6‐1。

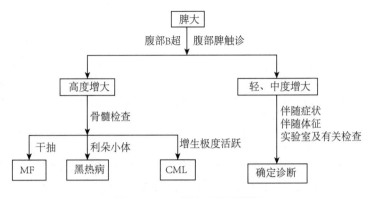

图6-6-1　脾大诊断流程图

四、疾病

感染性疾病

1. 急性病毒性肝炎

（1）临床诊断要点：①流行病学史：甲肝和戊肝病前可能有不洁饮食史或与患者有密切接触史，乙、丙、丁肝病前可能有输血及血制品史、手术及注射史或与患者有生活密切接触史；②临床表现：起病多较急，有发热、乏力、消化道症状，可有黄疸、肝大伴触叩痛，脾大，既往无肝炎病史，潜伏期甲肝平均30天（15～45天），乙肝70天（30～180天），丙肝50天（15～150天）、戊肝40天（10～70天）；③各项肝功能异常：包括血清转氨酶升高、直接和间接胆红素增高（无黄疸者胆红素正常），碱性磷酸酶和转肽酶等亦可增高；④病毒学指标：甲肝应抗 HAV-IgM 阳性，乙肝应 HBsAg、HBeAg 和HBV-DNA 阳性，丙肝应抗 HCV-IgM 和 HCV-RNA 阳性，丁肝抗 HDV-IgM 和 HDAg 阳性，戊肝则抗 HEV-IgM 阳性。

（2）辅助检查：①血常规；②尿常规；③血清转氨酶、胆红素（直接和间接）、碱性磷酸酶和转肽酶及血浆蛋白测定；④肝炎病毒学检查；⑤腹部 B 超。

（3）处理：诊断明确者应隔离和住院保肝治疗。参见第四章第十节。

2. 慢性病毒性肝炎

（1）临床诊断要点：①乙型或丙型肝炎病程超过半年，消化道症状明显，肝区痛，肝明显增大，质地中等以上，进行性脾大，肝功能持续异常可诊断为慢性活动性肝炎；②病程超过半年，病情较轻，伴轻度肝损害或血清转氨酶升高，不具备慢性活动性肝炎条件者，可诊断为慢性迁延性肝炎。

（2）辅助检查：同急性病毒性肝炎。

（3）处理：应到肝炎隔离门诊保肝和抗病毒治疗，慢性活动性肝炎最好住院治疗。参见第四章第十节。

3. 传染性单核细胞增多症：多见于青少年，有发热、咽痛、淋巴结肿大，可有肝、脾大，本病为自限性，大多能自愈。关于本病的临床诊断要点、辅助检查和处理的详细内容可见本章第五节淋巴结肿大的相关部分。

4. 伤寒

（1）临床诊断要点：①流行病学史：有与患者或伤寒带菌者密切接触史；②典型的临床经过 4 期：初期为病程第 1 周，体温逐渐上升；极期为病程第 2～3 周，呈典型的稽留热、相对缓脉、表情淡漠、脾大、皮肤出现玫瑰疹，易出现肠出血、肠穿孔的并发症；缓解期为病程第 3～4 周，体温开始下降，但仍可出现上述并发症；恢复期为病程第 5 周，完全康复；③确诊的依据是检出伤寒杆菌，早期以血培养为主，后期则可通过骨髓培养证实；④肥达反应阳性有辅助诊断价值，"O"抗体的凝集效价在 1∶80 和"H"抗体在 1∶160 或以上为阳性，若有逐渐上升的动态变化，诊断价值更大；⑤血象：白细胞和中性粒细胞减少，嗜酸性粒细胞减少或消失有参考价值。

（2）辅助检查：①血常规；②粪便常规和隐血试验；③血培养、粪便培养，必要时骨髓培养；④肥达反应；⑤肝、肾功能检查；⑥胸部 X 线片和腹部 B 超。

（3）处理：均应消化道隔离和在传染科住院治疗。急诊处理：①病原治疗：首选喹诺酮类，如利复星 0.1g 静脉点滴，每日 2 次；②若有肠穿孔和肠出血的并发症，除内科保守治疗外，应请外科会诊考虑手术问题。

5. 急性粟粒型结核

（1）临床诊断要点：①体内有结核病灶，机体抵抗力低下；②临床起病急，有高热等中毒症状，盗汗，体征中除衰弱外，肺部体征多不明显，常有肝、脾大；③胸部 X 线片见双肺上中下肺野分布大小密度基本一致的约 1～3mm 的粟粒样结节影，可同时伴肺门、纵隔淋巴结肿大，但早期普通 X 线胸片常不易发现病灶，高分辨肺部 CT 检查可提高早期诊断率；④血白细胞常减低，红细胞沉降率增快，PPD 试验和痰结核分枝杆菌检查常阴性，但血液的结核分枝杆菌培养和 PCR 均有助诊断。

（2）辅助检查：①血常规和红细胞沉降率；②胸部 X 线片和（或）高分辨肺部 CT；③体内其他部位如胃、肾、肝、脾等的结核可进行相应的检查；④血液的结核分枝杆菌培养、PCR 检查等。

（3）处理：一律均需住院抗结核治疗和对症处理。

6. 感染性心内膜炎（见第一章第一节）：临床表现有发热、贫血、皮肤黏膜出血点、杵状指、脾大等表现，尤其是在原有心脏杂音基础上出现新的易变性杂音或心脏传导阻滞、顽固性心力衰竭等；血培养对诊断有重要价值。首选青霉素 1200 万 U/d 加入 5％葡萄糖液静脉点滴，若已知致病菌则根据药物敏感试验给药。

7. 疟疾

（1）临床诊断要点：①流行病学史：到过流行地区，发病在夏秋季；②典型临床表现呈寒战期（约 10 分钟～2 小时）、高热期（持续2～6 小时）、大汗期（1～2 小时）、间歇期（间日疟约 48 小时发作一次，两次发作间为间歇期，无症状），有脾大，其大小与病程有关，病程短者呈轻度增大，长期反复发作后则脾大较明显；③血象常呈贫血，白细胞正常或减少；④疟原虫检查为确诊提供依据，于寒战期或高热初期做血涂片找疟原虫，并辨别疟原虫类型，必要时做骨髓涂片检查，以提高阳性率。

（2）辅助检查：①血常规；②血涂片找疟原虫，必要时骨髓穿刺涂片检查；③腹部 B 超，观察脾大小。

（3）处理：①控制急性发作症状：常用氯喹 3 日疗法，首日顿服 1g，第 2、3 日各 1 次口服 0.5g；抗氯喹者可口服青蒿素，首次 1g，6～8 小时后 0.5g，第 2、3 日各服 0.5g。②防止复发和传播：常用伯氨喹，每日口服 26.4mg，连用 14 日。③保护易感人群的预防性用药为乙胺嘧啶，每周口服 1 次，1 次 25mg。

8. 日本血吸虫病

（1）临床诊断要点：①流行病学史：到过流行地区，接触过疫水，发病在夏秋季（7～8 月份常见）；②典型临床表现：急性血吸虫病发病较急，以发热、腹痛、腹泻等全身症状为主，可有荨麻疹和肝大及轻度脾大；慢性者多无症状，有症状者以腹痛、腹泻为常见，病程早期以肝大为主，随着病程延长，脾逐渐增大；晚期者可出现巨脾、肝硬化和门静脉高压等表现；③血象示嗜酸性粒细胞增高，尤其急性血吸虫病；④粪便检出血吸虫病虫卵或毛蚴对诊断有帮助，但阳性率有限制；⑤直肠黏膜活检查血吸虫病虫卵阳性率较高；⑥血清特异性抗原和特异性抗体检测阳性对诊断和疗效判断有参考价值。

（2）辅助检查：①血常规；②粪便常规加虫卵和毛蚴孵化；③直肠镜检查和活检查虫卵；④血清特异性抗原和抗体检测。

（3）治疗：①一般治疗：急性期应卧床休息，给予流质或半流质饮食；②病原治疗：首选吡喹酮治疗，急性血吸虫病一般每次口服 10mg/kg，每日 3 次，连服 4 日，慢性血吸虫病一般每次口服 10mg/kg，每日 3 次，连服 2 日；晚期血吸虫病则适当减少剂量；③晚期发生肝硬化者，按肝硬化处理。

结缔组织病

1. 系统性红斑狼疮：该病为一种较常见的自身免疫病，常累及全身多个器官，皮肤和肾较多受累，部分患者可有脾大，抗核抗体阳性和抗 dsDNA 或抗 Sm 抗体阳性有助诊断。治疗主要是用糖皮质激素加或不加其他免疫抑制剂。详细可见本章第五节淋巴结肿大中的相关内容。

2. 类风湿关节炎

（1）临床诊断要点：采用美国风湿病学会（ACR）1987 年修订的标准，下述 7 项中至少符合 4 项者可以诊断：①晨僵持续至少 1 小时（每天），病程至少 6 周；②有 3 个或 3 个以上的关节肿，至少 6 周；③腕、掌指、近指关节肿至少 6 周；④对称性关节肿至少 6 周；⑤有皮下结节；⑥手 X 线片改变（至少有骨质疏松和关节间隙的狭窄）；⑦血清类风湿因子含量升高。其中部分患者可有脾大。但上述标准对不典型或早期患者易出现误诊或漏诊，2010 年 ACR 和欧洲风湿病联盟提出了新的分类标准，将红细胞沉降率（ESR）、C 反应蛋白（CRP）和抗环瓜氨酸肽（CCP）抗体纳入，为早期诊断提供了依据，但这还不是诊断标准。

（2）辅助检查：①血象：有轻至中度贫血，活动期患者血小板增高，白细胞及分类多正常；②红细胞沉降率：常增快，是一个观察滑膜炎症的活动性和严重性的指标；③C 反应蛋白水平增高，其增高程度与疾病活动性相关；④类风湿因子：其增高程度与病情的活动性和严重性成正比；⑤抗角蛋白抗体谱（包括抗核周因子抗体、抗角蛋白抗体、抗聚角蛋白微丝蛋白抗体、抗 CCP 抗体）：阳性有助于早期诊断；⑥免疫复合物和补体：70% 患者血清中出现各种类型的免疫复合物，在急性期和活动期血清补体均有升高；⑦关节滑液：白细胞明显增多，以中性粒细胞为主，含葡萄糖量低于血糖；⑧关节 X 线检查：手指和腕关节的 X 线片可以见到关节周围软组织的肿胀阴影，关节端的骨质疏松（Ⅰ期），关节间隙因软骨的破坏而变得狭窄（Ⅱ期），关节面出现虫凿样破坏性改变（Ⅲ期），晚期则出现关节半脱位和关节破坏后的纤维性和骨性强直（Ⅳ期）；⑨关节 CT 和 MRI：CT 可以显示在 X 线片上尚看不出的骨破坏，MRI 可以显示关节软组织早期病变；⑩关节镜及针刺活检。

（3）处理：①首选布洛芬口服，每次 0.4g，每日 3 次，也可选用双氯芬酸（扶他林）口服，每次 25mg，每日 3 次，至少应服用 1～2

周后才能判断其疗效,疗效不佳者可换用另一种非甾体抗炎药(NSAID),但是应避免同时口服两种或两种以上的 NSAID,因为这类药物的协同作用不明显,反而会增加不良反应。还应注意此类药物只能缓解症状,并不能阻止疾病的进展,因此应同时加用改变病情抗风湿药。②甲氨蝶呤每周 7.5～20mg,一次口服、静脉注射或肌内注射,4～6 周起效,疗程至少半年,应注意肝损害、胃肠道反应、骨髓受抑制等不良反应。这是首选的改变病情抗风湿药。③泼尼松口服 20～40mg/d,适用于有关节外症状者如 Felty 综合征等或关节炎症状明显或急性发作者,症状控制后递减,以每日 10mg 或低于 10mg 维持。④外科治疗:经正规内科治疗无效及严重关节功能障碍者,可选用肌腱修补术、滑膜切除和关节置换术等。

3. Felty 综合征:此综合征是类风湿关节炎的一种特殊类型,约见于 1%的类风湿关节炎患者,是指类风湿关节炎伴有脾大及白细胞减少,有的甚至有贫血和血小板减少,多伴有类风湿因子和 HLA - DR4 阳性,部分可有抗核抗体或抗组蛋白抗体阳性。治疗首选泼尼松口服 30～40mg/d,其他治疗同类风湿关节炎。

4. 成人 Still 病:本病多见于 30～40 岁女性。主要表现为反复发热、关节痛或关节炎、一过性皮疹及白细胞增高等。日本 Yamaguchi 等提出的诊断标准为:主要条件 4 项:即发热、关节痛、典型皮疹和白细胞增高;次要条件 4 项:咽痛、淋巴结和(或)脾大、肝功能异常、类风湿因子试验阴性。具有 5 项(至少 2 项主要条件)以上条件并除外其他疾病者可诊断。处理主要是口服泼尼松 40～60mg/d,退热后逐渐减量维持一段时间(具体视病情而定。)

血液病

1. 溶血性贫血:溶血性贫血是指多种原因导致红细胞寿命缩短、红细胞破坏程度大于骨髓代偿能力而出现的一组贫血,临床主要表现是贫血、黄疸和脾大,处理因溶血性贫血的类型不同而异。有关溶血性贫血的详细内容可见本章第一节贫血和第二节酱油色尿的相关部分。

2. 慢性粒细胞白血病（CML）

（1）临床诊断要点：①临床早期常无明显症状，常因无意中发现脾大或在看其他疾病时化验血象异常而进一步检查诊断；②血象：白细胞持续升高$>20\times10^9$/L，可达100×10^9/L以上，中性粒细胞显著增多，以中幼、晚幼和杆状核粒细胞居多，原始粒细胞$<10\%$，嗜酸性粒细胞和嗜碱性粒细胞增多，早期血小板常增多或正常，晚期血小板减少和出现贫血；③中性粒细胞碱性磷酸酶（NAP）活性明显减低或呈阴性反应；④骨髓象：增生明显至极度活跃，中性中幼、晚幼、杆状核粒细胞明显增多，原始细胞$<10\%$，嗜酸性粒细胞和嗜碱性粒细胞增多，红系相对减少，巨核细胞正常或增多，晚期减少；⑤细胞遗传学和分子生物学改变：90%以上患者出现Ph染色体，即t（9；22）（q34；q11），并形成bcr/abl融合基因，约5%的患者有bcr/abl融合基因阳性，而Ph染色体阴性。若Ph染色体阳性和（或）bcr/abl融合基因阳性即可作出诊断，若阴性者则应排除类白血病反应、其他类型的骨髓增殖性疾病和MDS。

CML诊断后，还应分期如下：

1）慢性期：符合上述诊断要点者即为CML慢性期。

2）加速期：具有下列之二者，即为CML加速期：①不明原因的发热、贫血、出血加重和（或）骨骼疼痛；②脾进行性增大；③非药物引起的血小板进行性降低或增高；④外周血和（或）骨髓中原始细胞$>10\%$；⑤外周血嗜碱性粒细胞$>20\%$；⑥骨髓中有显著的胶原纤维增生；⑦出现Ph染色体以外的其他染色体异常；⑧对传统的药物治疗无效；⑨CFU-GM增生和分化缺陷，集簇增多，集簇与集落的比值增高。

3）急变期：具有下列之一者，即为CML急变期：①外周血中原始粒细胞＋早幼粒细胞$>30\%$；②骨髓中的原始细胞或原淋＋幼淋或原单核细胞＋幼单核细胞$>20\%$；③骨髓中原始粒细胞＋早幼粒细胞$>50\%$；④骨髓外原始细胞浸润。

（2）辅助检查：①血常规；②NAP阳性率和积分；③骨髓穿刺

检查；④细胞遗传学和分子生物学检查；⑤血清尿酸和乳酸脱氢酶测定；⑥腹部B超观察肝、脾情况；⑦骨髓CFU-GM培养。

（3）处理：①首选酪氨酸激酶抑制剂（伊马替尼）400～600mg/d口服，可达到血液学缓解和细胞遗传学缓解。这是目前最理想的治疗，但是费用较高。②羟基脲口服，开始每次0.5～1.0g，每日3次，以后根据血象变化调整剂量，可较快达到血液学缓解。因易有高尿酸血症，所以应同时给予碳酸氢钠口服，每次1.0g，每日3次；别嘌醇口服，每次0.1g，每日3次；多饮水。③可同时皮下注射 α-干扰素300万～500万U，每日1次，疗程3个月以上，目前用于不能应用酪氨酸激酶抑制剂和不能进行异基因造血干细胞移植者。④若为加速期或急变期应收住院治疗。⑤有条件者可行异基因造血干细胞移植，可望治愈。

3. 真性红细胞增多症

（1）临床诊断要点：临床除具有因红细胞增多引起的皮肤、黏膜暗红等一系列临床表现或血栓栓塞等并发症外，常有如下特点：

A组：①红细胞容量男性≥36ml/kg，女性≥32ml/kg；②动脉血氧饱和度≥92％；③脾大。

B组：①白细胞增高>12×10^9/L（无发热和感染）；②血小板增高>400×10^9/L；③NAP积分>100分（无发热和感染）；④血清维生素 B_{12}>664pmol/L，维生素 B_{12}结合力>2200ng/L。

如果上述A组3项均符合或A组具备前2项和B组任意2项均可确诊。最近发现该病都有JAK2/V617F基因突变，提高了诊断率。

如果不能用同位素方法测定红细胞容量时，若血细胞比容男性>0.50，女性>0.56，具有下列各项中3项者，当除外继发或相对性红细胞增多后亦可诊断：①白细胞>12×10^9/L（无发热和感染）；②血小板>400×10^9/L（国内规定>300×10^9/L）；③动脉血氧饱和度正常；④NAP积分>100分（无发热和感染）；⑤骨髓检查呈全骨髓增生伴巨核细胞增多，若做骨髓干细胞（CFU-B和CFU-E）培养，可出现自发集落；⑥脾大。

（2）辅助检查：①血常规；②骨髓穿刺检查，有条件者做骨髓干细胞（CFU‐B 和 CFU‐E）培养；③NAP 积分；④同位素方法测血容量和红细胞容量；⑤全血黏度；⑥血气分析；⑦血清维生素 B_{12} 测定；⑧血清红细胞生成素（EPO）测定；⑨血尿酸测定；⑩其他：如腹部 B 超、心电图、头颅 CT 或磁共振（MRI）；JAK2/V617F 基因突变检测。

（3）处理：①静脉放血：每隔 2～3 天放血 200～400ml，直至红细胞数<$6.0×10^{12}$/L，血细胞比容<0.50，有条件者可用血细胞单采机，只除去红细胞，其他成分继续回输体内。放血后应输注低分子右旋糖酐或血浆以补充血容量。但多次放血后可出现缺铁倾向，应注意，同时放血后有引起红细胞和血小板反跳性增高的可能，所以在放血治疗的同时，通常加用化学治疗维持红细胞在正常水平。②羟基脲为化学治疗首选，每日口服 0.5～1.5g，密切观察血象以调整用量，待血红蛋白降至 160g/L 以下时改为小剂量（每日或隔日 0.5g）维持或间歇治疗，若用药过程中白细胞降至<$4.0×10^9$/L 和（或）血小板<$100×10^9$/L，应停药观察。③有条件者可加用 α‐干扰素，每次皮下注射 300 万 U，每周 3 次。④放射性核素 ^{32}P 治疗：适用于老年患者，初次口服剂量为 2～4mCi，约 6 周后红细胞开始下降，3～4 个月接近正常，如果 3 个月后病情未缓解，可再给药一次，此疗法有使患者转化为白血病的危险，注意应用适应证。⑤治疗高尿酸血症：多饮水；口服碳酸氢钠 1.0g，每日 3～4 次，使尿呈碱性；别嘌醇 0.1g 口服，每日 3 次。

4. 原发性血小板增多症

（1）临床诊断要点：①原因不明的持续血小板增高大于 $450×10^9$/L，一般大于 $600×10^9$/L，可伴有血小板形态异常和功能障碍，血红蛋白<180g/L，白细胞<$50×10^9$/L；②临床上可有出血和（或）血栓形成的表现；③脾大；④骨髓象呈全骨髓增生，而以巨核细胞增生更为明显，并有大量血小板生成，骨髓铁染色正常，若做骨髓干细胞（CFU‐Meg）培养，可出现自发集落；⑤无 Ph 染色体或 bcr/abl 基因重排，可有 JAK2/V617F 基因突变；⑥除外继发性血小板增多症（如类风湿关节炎等炎症性疾病、缺铁性贫血和溶血或急性

出血等血液病、恶性肿瘤、脾切除术后等）和其他骨髓增生性疾病。

（2）辅助检查：①血常规；②骨髓穿刺检查，加做骨髓铁染色，有条件者做骨髓干细胞（CFU-Meg）培养；③Ph 染色体和 bcr/abl 基因及 JAK2/V617F 基因突变检查；④有关血小板功能和凝血功能的检查；⑤其他：如腹部 B 超等。

（3）处理：①血小板单采治疗：当血小板＞$1000×10^9$/L 合并明显出血和（或）血栓栓塞症状者，或分娩前、手术前准备及当骨髓抑制药不能奏效时，单采一次后根据血小板数决定是否再单采；②首选的骨髓抑制药为羟基脲，每日 1～2g，分次口服，根据血小板下降速度调整用量，注意白细胞减低的副作用，待病情好转或血小板降至正常后改用最低剂量维持或间歇治疗，以防复发；③有条件者可加用 α-干扰素，每次皮下注射 300 万 U，每周 3 次；④放射性核素^{32}P 治疗：不常用，用法详见上面介绍的真性红细胞增多症；⑤阿司匹林适用于血小板＞$1000×10^9$/L 且有血栓栓塞形成危险者，可口服拜阿司匹林 0.1g，每日 1 次。

5. 骨髓纤维化

（1）临床诊断要点：①脾明显增大，多数呈巨脾。②血象显示有幼红、幼粒细胞及数量不一的泪滴状红细胞，病程中可有红细胞、白细胞及血小板的增多或减少。③骨髓穿刺多次"干抽"或呈"增生低下"。④骨髓活检病理切片显示纤维组织明显增生。⑤除外继发性骨髓纤维化如慢性骨髓增殖病（包括慢性粒细胞白血病、真性红细胞增多症、原发性血小板增多症）；肿瘤（急性白血病、毛细胞白血病、淋巴瘤等）和转移癌等；化学物理因素如放射病及苯、氟、四氯化碳中毒等；感染因素如全身性结核病、败血症、骨髓炎；肾性佝偻病、甲状旁腺功能亢进症、系统性肥大细胞增多症等。

（2）辅助检查：①血常规；②骨髓穿刺检查；③骨髓活检；④骨 X 线检查可显示骨质硬化征象，典型者呈"毛玻璃"现象；⑤腹部 B 超；⑥必要时可行肝或脾穿刺送病理检查，可显示有造血灶；⑦JAK2/V617F 基因突变检查。

（3）处理：①α-D_3 0.5μg 口服，每日 2 次，可抑制骨髓中胶原纤维沉积，应用时需注意高钙血症。②沙利度胺（反应停）25～50mg 口服，每日 2 次，对改善全血细胞减少和适当缩脾有一定作用，这样的剂量一般无明显副作用，少数服用者可有便秘、嗜睡和食欲减退。③纠正贫血：重度贫血（血红蛋白＜60g/L）时可输注浓缩红细胞，轻、中度贫血时可口服司坦唑醇 2mg，每日 3 次，或口服达那唑 200mg，每日 2～3 次，均应注意肝功能。④当白细胞和血小板明显增多，有显著脾大而骨髓造血障碍不很明显时，可口服羟基脲 0.5g，每日 1～2 次，应注意血象变化。⑤脾切除：仅适用于巨脾或脾梗死引起的压迫或疼痛症状，患者难以忍受；有危及生命的溶血和血小板减少；并发食管静脉曲张破裂出血等情况之一者，但脾切除后有使肝迅速增大和血小板增多，加重血栓形成的可能，因而对脾切除一定要权衡利弊，慎重考虑。⑥放射治疗：脾栓塞而有剧痛者可行脾区放疗，髓外造血呈肿块型者可行局部放疗，胸、腹膜髓样化生引起胸、腹水或髓外造血引起神经系统症状者均可采用局部放疗以减轻症状。

6. 急性白血病：急性白血病是一种常见的造血组织肿瘤性疾病，发病时骨髓中异常的原始细胞和幼稚细胞（白血病细胞）大量增殖并广泛浸润肝、脾、淋巴结，因此临床常有脾大。临床分为 ALL 和 ANLL 两大类，诊断主要靠骨髓检查，治疗主要是化学治疗，有条件者可行骨髓移植。ALL 可详见本章第五节淋巴结肿大中的相关内容；ANLL 可详见本章第三节白细胞减少、粒细胞减少和粒细胞缺乏症中的相关内容。

7. CLL：CLL 是由于单克隆性小淋巴细胞凋亡受阻、存活时间延长而大量积聚在骨髓、血液、淋巴结和其他器官（如肝、脾），最终导致正常造血功能衰竭的低度恶性疾病，主要表现全身淋巴结肿大，有的可伴脾大，血象示白细胞增高，淋巴细胞明显增高，病情进展缓慢，主要以化疗和干扰素治疗为主。详细可见本章第五节淋巴结肿大中的相关内容。

8. 毛细胞白血病

（1）临床诊断要点：①中年以上患者，无特异性症状，常有中度以上脾大；②血常规检查多呈全血细胞减少，可见到特征性的毛细胞，特别是在位相显微镜下可见到有许多毛状突起的白血病细胞，即毛细胞；③骨髓常"干抽"，骨髓增生活跃，可见到特征性的毛细胞，即光镜下可见细胞周边不规则，呈锯齿状或伪足突起，有时为细长毛发状，扫描电镜更可证实；④组化染色毛细胞示耐酒石酸、酸性磷酸酶染色阳性，免疫表型示 $CD11c^+$、$CD25^+$、$CD103^+$；⑤骨髓活检病理示毛细胞呈灶状或弥漫性浸润，细胞胞质丰富、透明，胞核间距离宽，呈"蜂窝状"。

（2）辅助检查：①血常规；②位相显微镜检查；③骨髓检查和组化染色及免疫表型检查；④扫描和透射电镜检查；⑤腹部 B 超。

（3）处理：①α-干扰素 300 万 U 皮下注射，每日 1 次，连续应用 12 个月以上，可作为首选治疗或脾切除后复发的治疗；②脾切除：通常适用于脾大达肋缘下 4cm 以上者，切脾后 1/3～1/2 患者可达多年缓解；③难治病例可选用氟达拉滨 50mg 静脉滴注，每日 1 次，连用 5 次，每月重复，具体可根据病情决定。也可选用克拉屈滨治疗。

9. 淋巴瘤：淋巴瘤是起源于淋巴结或淋巴结外淋巴组织的肿瘤，其最大特点是有原因不明的无痛性、进行性淋巴结肿大和（或）结外器官组织受累表现，常表现为脾大，淋巴结活检可确定诊断，治疗主要是住院行化疗和（或）放射治疗，有条件者可加用抗 CD20 单克隆抗体（利妥昔单抗即美罗华——用于 B 细胞型）及进行造血干细胞移植。详细可见本章第五节淋巴结肿大中的相关内容。

类脂沉积病

1. 戈谢病：戈谢病又称葡萄糖脑苷脂病，是一种家族性糖脂代谢病，为常染色体隐性遗传。

（1）临床诊断要点

1）临床分型及特点：①Ⅰ型（成人型，慢性型）：起病多在儿童晚期及成人期，隐匿起病，病情进展缓慢，以贫血和脾大为早期症状，随着病情进展，可见肝大，皮肤出现棕黄色斑，并可有骨与关节痛，双眼球结膜可出现对称性棕黄色楔形斑块。无神经系统的异常表现。②Ⅱ型（婴儿型，急性型）：发病早，多在 1 岁以内起病，病情进展迅速，贫血和肝、脾大，神经系统表现突出，如意识丧失、角弓反张、四肢肌张力增强，进而出现牙关紧闭、吞咽困难等，亦可有惊厥，病情严重时还可有呼吸困难，通常 2 岁以内死亡。③Ⅲ型（幼年型、亚急性型）：发病多为较大儿童，缓慢起病，进行性肝、脾大伴轻至中度贫血，有缓慢进展的神经系统病变，出现智力发育落后、惊厥、共济失调、肌张力增强等。

2）X 线检查：长骨髓腔增宽，普通有骨质疏松，股骨远端膨大如烧瓶样，并可见股骨颈骨折，肺部可见浸润性病变。

3）血象示正细胞正色素性贫血，淋巴细胞相对增加，血小板轻度减少。

4）骨髓涂片中找到戈谢细胞是诊断的主要依据。

5）肝、脾或淋巴结活检中亦能找到戈谢细胞。

6）有条件的可测定白细胞或培养的皮肤成纤维细胞的 β-葡萄糖脑苷脂酶活性，患者的酶活性降低。

（2）辅助检查：①血常规；②骨髓检查；③必要时对肝、脾或淋巴结活检；④腹部 B 超；⑤有条件的测定 β-葡萄糖脑苷脂酶的活性。

（3）处理：尚无有效治疗，成人型预后相对良性。①脾切除：有利于血象恢复，有助于生长发育和智力发展；②骨髓移植：幼年型可考虑骨髓移植，但在神经损害以前进行也仍不能逆转其进展。

2. 尼曼-匹克病：尼曼-匹克病又称神经鞘磷脂病，属先天性糖脂代谢性疾病，为常染色体隐性遗传。

（1）临床诊断要点

1）临床分型及特点：①A 型（急性婴儿型或急性神经型）：于生后 3～6 个月发病，多死于 2～3 岁以内。除肝、脾大外，智力进行性减退，呈白痴样肌张力低下，运动功能逐渐消失。皮肤有棕色素沉着，眼底检查 50% 患儿在眼底黄斑部可见樱桃红斑点，失明，耳聋，重者有贫血和恶病质。此型神经鞘磷脂累积量为正常的 20～60 倍，神经鞘磷脂酶活性为正常的 5%～10%。②B 型（慢性内脏型或慢性非神经型）：发生于婴儿期和儿童期，表现生长迟缓，病情缓慢进展，肝、脾大明显，无神经系统症状，多数在十几岁或刚进入成年时死亡。神经鞘磷脂累积量为正常的 3～20 倍，神经鞘磷脂酶活性为正常的 5%～20%。③C 型（慢性神经型）：症状同 A 型，但多于幼儿或少年发病，神经系统症状出现较迟，多发生于 3～7 岁以后。神经鞘磷脂累积量为正常的 8 倍，神经鞘磷脂酶活性最高为正常的 50%，亦可接近正常或正常。④D 型（Nova Scotia 型）：2～4 岁发病，有明显黄疸、肝大和神经症状，多于学龄期死亡，神经鞘磷脂酶活性正常。⑤E 型（成人非神经型）：在成人期发病，智力正常，可见不同程度肝、脾大，但无神经症状，可长期生存，眼底有樱桃红斑，神经鞘磷脂累积量为正常的 4～6 倍，神经鞘磷脂酶活性正常。

2) 血象和骨髓象：血红蛋白正常或轻度减低，脾功能亢进明显时，白细胞和血小板减少，单核细胞和淋巴细胞常显示胞质中特征性空泡；骨髓涂片中能见到充满脂质的泡沫细胞即尼曼-匹克细胞，这是诊断本病的主要依据。

（2）辅助检查：①血常规；②骨髓检查；③腹部 B 超；④有条件时检查神经鞘磷脂酶活性。

（3）处理：目前尚无有效的治疗方法，早期可进行骨髓移植。

淤血性脾大疾病

1. 肝硬化：肝硬化是指肝受致病因素作用引起的肝细胞变性、坏死，同时伴有结缔组织增生及肝细胞增生，导致肝结构的破坏，发生门脉压升高，引起淤血性脾大。常见于由病毒性肝炎和慢性酒精中毒等引起的门脉性肝硬化，各种心脏病心功能不全导致肝充血后形成的心源性肝硬化，原发性胆汁性肝硬化，或继发于各种原因胆道梗阻和胆汁在肝内长时间淤积引起的继发性胆汁性肝硬化，还见于慢性长期血吸虫感染引起的血吸虫性肝硬化，及少见的 Wilson 综合征和血色病。除血色病下面介绍外，其余详细见于第四章第九节腹水中的相关内容。

2. 血色病

（1）临床诊断要点：①可有遗传家族史（即原发性血色病呈常染色体显性遗传或部分显性遗传）或有食物中铁含量多及大量长期多次输血史；②血色病典型的三联征即皮肤色素沉着，糖尿病，肝、脾大（晚期可出现肝硬化，甚至肝性脑病），还可有心脏和性腺等受累的表现如心力衰竭和性功能障碍等；③血清铁、转铁蛋白饱和度和血清铁蛋白明显增高，这是诊断血色病的重要筛选试验；④去铁胺试验有助血色病诊断，即肌内注射去铁胺 10mg/kg 后 24 小时内，尿排铁量>2mg，一般常超过 5～10mg；⑤骨髓细胞外铁显著增高，皮肤和肝组织活检显示含铁血黄素沉积，特别是肝活检同时有纤维组织增生是最可靠的诊断依据。

（2）辅助检查：①血常规：无特异改变；②骨髓检查和铁染色；③血清铁、铁蛋白和总铁结合力测定；④去铁胺试验；⑤肝功能检查和血糖测定；⑥皮肤活检；⑦腹部 B 超；⑧肝穿刺活检。

（3）处理：①减少铁的吸收：给予低铁、高蛋白、高磷饮食；②对症支持治疗：糖尿病、肝硬化和心脏病的治疗与每个疾病的治疗方法相同，可详见相关章节。男性的性欲减退可肌内注射丙酸睾酮 25～50mg，每周 1～2 次，或肌内注射十一烷酸睾酮 250mg，每月 1 次；③病因治疗：长期大量输血引起者，应积极治疗原发病，减少或避免继续输血；④静脉放血疗法：主要适用于原发性血色病和因铁吸收过多所致的血色病，但不适用于贫血病例，一般每周 1 次，每次放血 400ml，若有条件者应把血浆回输，以免低蛋白血症，注意不要使血红蛋白低至 110g/L 以下，放血的效果可用血清铁和铁蛋白监测，当正常后可改为 2～4 个月放血治疗 1 次，作为维持治疗；⑤铁螯合剂疗法：适用于有贫血的血色病患者，一般每日肌内注射去铁胺 10mg/kg，也常采用持续缓慢静脉点滴去铁胺 1g/d，治疗效果可用血清铁蛋白监测。

3. Budd - Chiari 综合征：Budd - Chiari 综合征又称肝静脉阻塞综合征。是属于肝静脉和（或）下腔静脉的肝静脉水平的任何性质的梗阻，如原发性或继发性静脉内膜炎、血栓或瘤栓形成、膜性梗阻或狭窄、血管外的邻近器官或肿瘤的压迫等，最终导致肝窦后性门静脉高压症，表现为腹痛、腹胀、肝大和以后出现的脾大、腹水。85％以上可通过腹部 B 超诊断，肝静脉和下腔静脉造影是明确病变部位的主要辅助检查，治疗包括病因治疗和手术治疗，有腹水者可利尿或放腹水治疗。详细可见第四章第九节腹水中的相关内容。

脾肿瘤与囊肿

1. 脾血管瘤：脾血管瘤是脾的良性肿瘤，通常在常规 B 超检查时发现，在 CT 检查中可发现脾内有占位病变，CT 值局部异常，但一般情况好，长期追踪无明显变化。不需要处理，只需长期追踪观察。

2. 脾原发淋巴瘤

（1）临床诊断要点：①临床发现无原因的脾大，常伴有脾功能亢进表现；②半年内未发现脾外淋巴瘤病变；③确诊的主要方式是脾切除病理证实。

（2）辅助检查：①血常规；②骨髓检查；③腹部 B 超；④肝、肾功能检查等。

（3）处理：①脾切除：既是诊断又是治疗；②低度恶性者可皮下注射 α-干扰素 300 万 U，每周 2～3 次，或观察；③中、高度恶性者应住院给予化疗。

POEMS 综合征

POEMS 综合征又称 Crow - Fukase 综合征或 NaKanishi 综合征，病因未明，一般认为本综合征与浆细胞瘤关系密切，其发病机制多认为似与免疫机制有关。

1. 临床诊断要点：①有多发性周围神经病；②有脏器增大：主要是肝、脾大；③有内分泌病：主要包括糖尿病、男性阳痿、女性闭经和甲状腺功能低下等；④有 M 蛋白或浆细胞瘤；⑤有皮肤病：主要是多毛、色素沉着。典型者具有上述 5 条，不典型者至少具有多发性周围神经病、M 蛋白（或浆细胞瘤）和其余 3 条中的任 1 条，方可诊断为 POEMS 综合征。

2. 辅助检查：①血常规；②骨髓检查；③各种腺体功能检查：视受累腺体不同而定，累及甲状腺者查 T_3、T_4、TSH，累及性腺者可查雌二醇或睾酮水平，累及胰腺可查血糖和胰岛素水平；④骨骼 X 线检查；⑤肌电图；⑥肌肉组织活检可呈神经源性萎缩。

3. 处理

（1）若有孤立性骨髓瘤者应行局部手术切除或放疗或化疗（常用 MP 方案：美法仑 2mg 口服，每日 3 次，泼尼松 60～100mg 口服，每日 1 次顿服，合用 7 日为一疗程，必要时每月重复）；若有多发性骨髓瘤治疗详见本章第八节骨痛中的相关部分。

（2）对症治疗：①男性阳痿可肌内注射丙酸睾酮 25～50mg，每周 1～2 次，或肌内注射十一烷酸睾酮 250mg，每月 1 次；②糖尿病和甲状腺功能低下的治疗可见第七章的相关内容。

第七节　出血倾向

一、概述

出血倾向是出血性疾病的常见表现，是指身体各部位（特别是皮肤和黏膜）自发性出血或轻微创伤后出血不止的一组表现，常由于止血功能障碍引起。

正常机体具备很完善的止血功能，当小血管破损后发生出血时，机体有自动止血的功能。止血过程包括机体小血管发生收缩，局部破损处血小板黏附、聚集形成白色血栓（即血小板血栓），凝血因子同时参与形成红色血栓（即纤维蛋白凝块），从而使出血被止住。整个过程中止血是由血管因素、血小板因素和凝血因素等积极参与所致，如果上述因素中任何一个或几个出现异常均可致出血不止。

二、病因

（一）血管壁结构和功能异常

1. 遗传性：①遗传性出血性毛细血管扩张症；②爱-唐（Ehlers-Danlos）综合征。

2. 获得性

（1）感染性：如肾综合征出血热、亚急性感染性心内膜炎、败血症等。

（2）免疫因素：如过敏性紫癜。

（3）化学因素：见于各种药物性血管性紫癜，如青霉素和磺胺药等。

（4）生物因素：如蛇毒、蜂毒等。

（5）代谢因素：如坏血病、类固醇紫癜、老年性紫癜等。

（6）机械性紫癜。

（7）原因不明：如单纯性紫癜。

（二）血小板数量或功能异常

1. 血小板减少

（1）血小板生成减少：如无巨核细胞性血小板减少性紫癜、再生障碍性贫血、化疗药物等抑制骨髓、肿瘤浸润、周期性血小板减少等。

（2）血小板破坏或消耗过多：①免疫性破坏过多，如特发性血小板减少性紫癜、Evans综合征、输血后紫癜、药物免疫性血小板减少性紫癜、同种免疫性血小板减少性紫癜、结缔组织病等；②消耗过多，如DIC、血栓性血小板减少性紫癜、溶血性尿毒症综合征、巨大海绵窦状血管瘤血小板减少综合征等。

（3）血小板分布异常：如脾功能亢进、低温麻醉等。

2. 血小板增多

（1）原发性血小板增多症：病因未明。

（2）继发性血小板增多症：常继发于如下原因：①炎症性疾病，

如类风湿关节炎、炎症性肠病等；②某些血液病，如缺铁性贫血、溶血性贫血和急性失血等；③恶性肿瘤，如淋巴瘤和各种癌症等；④脾切除术后；⑤某些药物反应，如长春新碱和肾上腺素。

3. 血小板功能缺陷

（1）遗传性：如巨大血小板综合征（Bernard‑Soulier 综合征）、血小板无力症、血小板贮存池病等。

（2）获得性：常见于尿毒症、骨髓增殖性疾病、药物因素（如阿司匹林、双嘧达莫、波立维、低分子右旋糖酐等）、异常球蛋白血症（如多发性骨髓瘤、华氏巨球蛋白血症等）。

（三）凝血异常

1. 凝血因子缺乏或异常

（1）遗传性：如血友病（包括 A 和 B）、血管性血友病、其他凝血因子（Ⅰ、Ⅱ、Ⅴ、Ⅶ、Ⅹ、Ⅺ、Ⅻ和Ⅻ）缺乏症、异常纤维蛋白原血症。

（2）获得性：如肝病、维生素 K 缺乏症、大量输库血等。

2. 纤维蛋白（原）溶解亢进

（1）原发性纤维蛋白原溶解亢进症。

（2）继发性纤维蛋白溶解亢进症：如 DIC。

3. 血循环抗凝物质：血循环中出现抗凝物质，如抗因子Ⅷ抗体、抗因子Ⅸ抗体、肝素和肝素样抗凝物质增多、狼疮抗凝物质增多等。

（四）综合因素

临床可以由多种因素综合引起出血，如 DIC。

三、诊断思路

（一）仔细询问病史，为病因诊断提供依据或为进一步检查提供线索

1. 针对出血倾向问诊：询问出血部位、类型和特点，皮肤、黏膜出血表现为出血点、紫癜、瘀斑、月经量过多、鼻出血、齿龈出血等，出血常于压迫伤口后立即止血，多见于血管和血小板的异常；如

肌肉、关节、内脏深部组织出血并形成巨大血肿，压迫止血无效，多见于凝血异常。

2. 相关鉴别问诊

（1）发病年龄和性别：自幼发病，应考虑遗传性出血性疾病，血友病 A 和 B 只有男性发病。

（2）出血与全身性疾病：如出血伴发于全身性疾病，对诊断和鉴别诊断有重要意义：①如出血伴严重感染，考虑出血为急性感染所致；②出血伴有慢性肾功能不全、尿毒症，则考虑主要为尿毒症致血小板功能缺陷所致；③出血伴严重肝疾病，常提示为凝血因子合成减少所致；④出血与骨髓增殖病并存，提示多有血小板功能缺陷；⑤出血伴发妊娠分娩，多考虑有 DIC；⑥出血伴明显贫血，且与出血量不成比例，应注意白血病和再生障碍性贫血；⑦出血伴高球蛋白血症多为异常球蛋白与凝血因子结合，降低其活性且异常球蛋白包被血小板也能致血小板功能缺陷等。

（3）出血与用药的病史：许多出血倾向与用药有关，应询问出血前有无应用药物史，何种药物、剂量、频度。这样的出血常见于药物性血小板减少性紫癜、药物所致的造血停滞、再生障碍性贫血、医源性抗凝药物过量、抗凝血因子抗体的出现、药物致过敏性紫癜、药物致血小板功能异常的出血（如阿司匹林）等。

3. 诊疗经过问诊：患病以来检查和治疗情况如何可为诊断提供线索。

4. 相关其他病史问诊

（1）其他疾病史和既往出血史：如过去有无某些血液病（如再生障碍性贫血、急性白血病和特发性血小板减少性紫癜）史，严重肝、肾疾病史等。注意询问有无拔牙或创伤后出血不止的既往出血史。

（2）个人史和家庭史：个人史中注意询问放射线和化学品及相关毒物接触情况。家庭史中注意询问有无类似患者，若家系或近亲中有类似患者时应想到有遗传性出血性疾病的可能，如血友病 A、血友病 B 呈性连锁隐性遗传，遗传性出血性毛细血管扩张症、巨大血小板综合征等多呈常染色体显性遗传。

（二）仔细全面地体检，重点应注意如下内容

1. 出血部位、分布和形态：牙龈及毛囊周围出血多为坏血病；唇、舌、鼻腔、面部、手背点状或斑点状毛细血管扩张常为遗传性出血性毛细血管扩张症；四肢对称分批出现高出皮面的紫癜常是过敏性紫癜；深部组织出血、血肿、关节腔出血多为凝血障碍性疾病如血友病等。

2. 有无贫血及与出血量是否一致：特发性血小板减少性紫癜一般无贫血，若有贫血则与出血量一致，而再生障碍性贫血和急性白血病均有贫血，并与出血量不一致，即使无明显出血，亦可以有严重贫血。

3. 肝、脾和淋巴结是否肿大及有无黄疸，这些可提供原发病的诊断线索。

（三）实验室及有关检查

实验室检查在确定出血倾向的原因中起主要作用。

1. 简易过筛试验：包括束臂试验、血小板计数、出血时间（因为不易规范检查，现已少用）、凝血时间、凝血酶时间、凝血酶原时间（PT）、纤维蛋白原定量、激活的部分凝血活酶时间（APTT）等，通过简易过筛试验可对出血性疾病进行初步分类（表6-7-1）。

表6-7-1 出血性疾病的简易过筛试验

检查项目	血管异常	血小板减少	血小板功能缺陷	凝血异常	DIC
束臂试验	阳性或阴性	多呈阳性	部分阳性	阴性	阳性
血小板计数	正常	减少	正常	正常	减少
出血时间	正常或延长	延长	延长	正常	延长
凝血时间	正常	正常	正常	重症者延长	延长
凝血酶时间	正常	正常	正常	延长	延长
凝血酶原时间	正常	正常	正常	延长	延长
纤维蛋白原	正常	正常	正常	减少	减少
APTT	正常	正常	正常	延长	延长

2. 特殊检查

（1）血小板功能及相关检查：血小板功能（黏附、聚集）测定、

血小板 α-颗粒膜蛋白-140（GMP-140）测定、抗血小板抗体检测等。

（2）当有凝血功能异常时，应直接测定凝血因子或做纠正试验：①直接测定凝血因子Ⅷ或Ⅸ的含量和活性，可有助于血友病 A 或血友病 B 的诊断；②若 APTT 延长而 PT 正常时，可用硫酸钡吸附的正常血浆及正常血清分别做 APTT 纠正试验，若用硫酸钡吸附的正常血浆（缺乏Ⅱ、Ⅶ、Ⅸ、Ⅹ因子）能纠正延长的 APTT，而正常血清（缺乏Ⅰ、Ⅱ、Ⅴ、Ⅷ、Ⅻ、ⅩⅢ因子）不能纠正，则支持血友病 A（Ⅷ因子缺乏），反之则支持血友病 B（Ⅸ因子缺乏）；③加正常新鲜血浆做纠正试验，能纠正者为凝血因子缺乏，不能纠正者为循环血液中有抗凝物质，后者再加磷脂或洗涤过的血小板可以纠正，则表明循环中有狼疮抗凝物质；④甲苯胺蓝纠正试验，若延长的凝血酶时间被纠正，表明有肝素或肝素样抗凝物质。

（3）反映纤维蛋白（原）溶解的检查：①FDP 测定：FDP 是纤维蛋白（血凝块）和纤维蛋白原降解碎片的总称，FDP 增高既可见于纤维蛋白溶解亢进（如 DIC、血栓性疾病），也见于纤维蛋白原溶解亢进（如原发性纤维蛋白原溶解症）；②D-二聚体测定：D-二聚体是交联纤维蛋白被纤溶酶降解的产物，是体内活动性血栓形成的特异性分子标志物，血栓性疾病一般均增高，而纤维蛋白原溶解症不会增高；③3P 试验：阳性时的意义同 D-二聚体增高。

（4）抗凝异常时的检查：①抗凝血酶-Ⅲ（AT-Ⅲ）测定；②抗心磷脂抗体和狼疮抗凝物的测定；③有条件的检测蛋白 C（PC）和蛋白 S（PS）。

（5）其他检查：包括血象、尿和粪便检查、骨髓穿刺检查（凝血功能障碍者禁忌）、淋巴结活检、胸部 X 线片、腹部 B 超或 CT 等检查有助于原发病的诊断。

出血倾向诊断流程图见图 6-7-1。

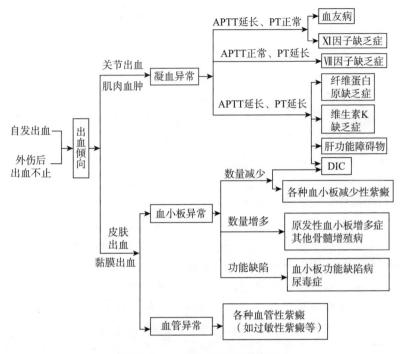

图 6-7-1 出血倾向诊断流程图

四、疾病

血管性出血性疾病

1. 过敏性紫癜

（1）临床诊断要点：①临床特点：四肢和臀部皮肤分批对称出现紫癜，常高出皮面伴瘙痒，病程中可有出血性肠炎或关节痛，少数患者出血性肠炎或关节痛发生于皮肤紫癜出现前，临床还常有紫癜肾炎。根据临床特点不同，临床可分为单纯型（皮肤紫癜为主要临床表现）、腹型（表现为腹痛、恶心、呕吐、便血或腹泻）、关节型（以关节疼痛和肿胀为主要表现）、肾型（尿液改变：血尿、蛋白尿，有时可有管型尿)、混合型(除皮肤紫癜外,其他 3 型中有 2 型或 2 型以上合并存在);②束臂试验可阳性,而血小板计数、功能和其他出凝血检查均正常;③能排除其他原因的紫癜。

(2)辅助检查:①血常规;②尿常规;③粪便常规和隐血试验;④出凝血方面检查:束臂试验、出血时间、凝血时间、PT、APTT、血小板功能检查;⑤免疫球蛋白检查。

(3)处理:①病因治疗:如停用某些可疑药物、食物,控制某些感染等。②抗组胺药物:可选用下列一种,以减轻过敏反应:阿司咪唑(息斯敏)10mg 口服,每日 1 次;去氯羟嗪 25mg 口服,每日 3 次;氯苯那敏 4mg 口服,每日 3 次。③降低血管通透性药物可减少渗出,常选用如下几种同时应用:卡巴克洛(安络血)5~10mg 口服,每日 3 次;芦丁 20mg 口服,每日 3 次;维生素 C 0.1g 口服,每日 3 次。④糖皮质激素:对腹型、关节型疗效显著,而对肾型较差,一般常用泼尼松 40~60mg,每日一次顿服,好转后迅速减量,最好总用药时间不超过 1 个月,对重症患者宜先静脉滴注氢化可的松 200~500mg/d 或地塞米松 10~20mg/d,数日后再改为口服泼尼松。⑤免疫抑制剂:适用于肾型及上述疗效不佳的较重患者,常每日用环磷酰胺或硫唑嘌呤 2~3mg/kg,分 2~3 次口服,有效后减量至每日 0.5~1mg/kg,应注意血象变化,以免骨髓抑制。⑥中药紫草片 3 片口服,每日 3 次,或中医用凉血解毒法辨证施治。

2. **遗传性出血性毛细血管扩张症**

(1)临床诊断要点:①有遗传性出血家族史,为常染色体显性遗传;②自幼发病,反复发生同一部位的出血;③肉眼或经内镜见皮肤和黏膜(多见于脸、唇、舌、耳、鼻黏膜、消化道黏膜、手脚掌)多处鲜红色或暗红色毛细血管扩张灶,直径为 1~3mm,扁平呈成簇的细点状、结节状或血管瘤样,边界清晰,重压退色;④有的内脏如肺、肝、脾、脑、肾和视网膜等处经血管造影发现成簇毛细血管扩张或多处微小血管瘤病变;⑤除外其他原因引起的出血。

(2)辅助检查:①血常规:可能见慢性失血所致的贫血;②尿常规:当病变累及泌尿道时可见较多红细胞;③粪便常规:当病变累及

消化道时可见红细胞，隐血可阳性；④血生化检查，包括血清铁、铁蛋白、总铁结合力，及肝、肾功能检查；⑤出凝血检查：束臂试验、PT、APTT 等；⑥腹部 B 超和胸部 X 线片；⑦甲襞微循环检查和必要时胃肠道黏膜内镜检查。

（3）处理：①局部止血：对鼻衄、口腔黏膜和其他浅表部位出血可采用局部压迫和填塞法，如用消毒棉球、凡士林纱布条或明胶海绵，若出血部位非常明确，也可用电烧灼方法止血；②雌激素：用于其他保守治疗措施无效的病例，己烯雌酚每日 0.25～1mg，分次口服，女性服用 21 日停药 7 日，如此周期重复，男性可连续应用，同时服用甲基睾酮每日 2.5～5mg，以防止女性化；③手术治疗：当有难以控制的消化道出血，而且出血部位明确者，或有较大的肺内动静脉瘘，影响血流动力学并引起低氧血症者，可以手术治疗，但应严格掌握手术适应证，因为病变不易完全清除；④对症治疗：当因急性失血引起贫血时可予输红细胞，因慢性失血引起缺铁性贫血时，可给铁剂，详见本章第一节贫血中的缺铁性贫血。

3. 坏血病

（1）临床诊断要点：①坏血病是由于维生素 C 缺乏引起的疾病，因此应有能够造成维生素 C 缺乏的病史，人体所需要的维生素 C 主要来自新鲜水果和绿叶蔬菜，另外动物肝、肾和脾中也较多，而谷类、乳类、脂肪和肉类中较少；②典型的出血表现，开始出血多局限于毛囊周围和牙龈；③束臂试验常阳性，偶尔出血时间可延长，尿中维生素 C 的排出量减少；④维生素 C 治疗有效。

（2）辅助检查：①血常规；②出凝血检查：束臂试验、出血时间、PT 和 APTT；③尿维生素 C 定量检查。

（3）处理：①去除引起维生素 C 缺乏的原因，多食富含维生素 C 的食物；②给维生素 C：病情重者可静脉注射维生素 C 300～600mg/d，好转后改为口服，一般患者可口服维生素 C 100～200mg，每日 3 次。

4. 单纯性紫癜

（1）临床诊断要点：①临床特点：女性多见，常为平素健康的青壮年和生育年龄的妇女，无家族史，临床常于下肢自发出现出血点、紫癜或瘀斑，反复发生，常无诱因，可自行消退；②束臂试验阳性或阴性，出凝血检查均正常；③排除引起皮肤紫癜的其他原因。

（2）辅助检查：①束臂试验；②血小板计数和其他出凝血的检查；③血小板功能检查，部分患者聚集功能可能稍差；④血小板抗体检查，部分患者可呈阳性。

（3）处理：一般不需治疗，当紫癜明显时可选用如下降低血管通透性的药物：①维生素 C 100mg 口服，每日 3 次；②芦丁 20mg 口服，每日 3 次；③卡巴克洛 5mg 口服，每日 3 次。

5. 感染性紫癜

（1）临床诊断要点：①有感染的临床和实验室检查依据：感染性紫癜是继发于各种感染之后出现的一种紫癜，由于各种感染因素损伤毛细血管壁所致，常有下列感染依据：细菌感染（流行性脑膜炎、亚急性感染性心内膜炎、伤寒、猩红热、白喉、结核病等）、病毒感染（肾综合征出血热、麻疹、风疹等）、立克次体感染（斑疹伤寒等）、原虫感染（疟疾等）、螺旋体感染（钩端螺旋体病等）、真菌感染（全身性隐球菌、白念珠菌、曲菌属、组织胞浆菌原和新月孢子菌属等或局部真菌如毛霉菌和曲菌病等）等；②临床有出血倾向，一般表现为皮肤和黏膜的出血点和紫癜，有的呈大片瘀斑，甚至出现血疱、坏死、溃疡等，严重时可有内脏出血，表现为便血、尿血、呕血和咯血等；③束臂试验阳性，其余有关出凝血的检查均无异常，晚期重症合并 DIC，出现相应依据，详见本章第二节的酱油色尿中的 DIC 部分；④除外其他原因的血管性紫癜。

（2）辅助检查：除引起感染性紫癜的原发感染相关的检查外包括：①束臂试验；②其他出凝血的检查：血小板计数、凝血酶原时间等；③疑有 DIC 者进行相应检查，详见本章第二节酱油色尿中的 DIC 部分。

（3）处理：①积极控制感染，针对原发病的感染不同，给予相应的治疗；②出血的治疗：出血表现较轻者，一般不用治疗，出血严重者，可在积极控制感染的前提下，短期应用糖皮质激素，常静脉给氢化可的松 100～200mg/d；③伴 DIC 时，应按 DIC 治疗，详见本章第二节的酱油色尿中的 DIC 部分。

血小板数量和功能异常所致出血性疾病

1. 特发性血小板减少性紫癜（ITP）

（1）临床诊断要点

1）多次化验（至少 2 次）检查血小板低于 $100 \times 10^9/L$。

2）脾不大或仅轻度肿大。

3）骨髓检查巨核细胞数正常或增多，至少不减少，而成熟产板型巨核细胞数减少。

4）以下 5 条中应具备任意 1 条：①泼尼松治疗有效；②切脾治疗有效；③血小板相关免疫球蛋白 G（pAIgG）增高；④pAC₃ 增高；⑤血小板寿命测定缩短。

5）除外继发性血小板减少症。

（2）辅助检查：①血常规；②骨髓检查；③血小板抗体测定：包括 pAIgG 和 pAC₃；④血小板功能（黏附和聚集功能）测定；⑤束臂试验；⑥凝血功能检查：血块收缩时间，凝血酶原消耗时间；⑦有条件者测定血小板寿命；⑧为了除外继发免疫性血小板减少性紫癜，常规查抗核抗体（ANA）谱、血清免疫球蛋白或补体等。

（3）处理

1）血小板低于 $20 \times 10^9/L$ 及出血症状明显的 ITP，应给予急诊处理和住院治疗，以避免颅内出血的危险：①血小板成分输注：每单位机采血小板含血小板数约 2.5×10^{11} 个，每输注 1U 机采血小板可上升血小板 $40 \times 10^9/L$ 左右；②静脉输注大剂量甲泼尼龙 1g/d，或地塞米松 10～20mg/d，3～5 天出血症状减轻后改为口服泼尼松，用法见后；③静脉输注丙种球蛋白（IVIgG），每天 400mg/kg（一般为 20g/d），连用 5 天为一个疗程。

2）一般 ITP 的处理：①首选泼尼松（应无糖皮质激素使用禁忌证），每天口服 1～1.5mg/kg，常每日一次顿服，待血小板计数正常后逐渐减量至最小维持量 5～10mg/d；也可口服地塞米松 40mg/d，连续服用 4 天，无效者可在半月后重复一次，应注意激素的不良反应。②住院脾切除：适于糖皮质激素等内科积极治疗 6 个月以上无效，或临床出血症状严重且经各种治疗仍无法控制而对使用糖皮质激素有禁忌证，或糖皮质激素治疗虽然有效，但维持量需大于 30mg/d。③免疫抑制剂：常与泼尼松合用，首选长春新碱 1～2mg，每周缓慢静脉点滴（最好 8 小时左右）1 次，4～6 次左右为一个疗程；也可选用环磷酰胺或硫唑嘌呤 100mg/d，分 2 次口服，但后二者应注意血象变化，以免骨髓抑制；有条件者也可住院选用抗 CD20 单克隆抗体（利妥昔单抗即美罗华）375mg/m^2 静脉注射，每周 1 次，连用 4 次。④其他治疗：难治性病例可加用达那唑 400～600mg/d，分次口服，应注意肝功能；或口服环孢素 A 300mg/d，分次口服，监测血浓度 200～300ng/ml 为宜，注意肝、肾功能。⑤门诊发现血小板达（30～50）×10^9/L 以上，无出血倾向而又不愿意接受以上治疗者可不用药密切观察，或用氨肽素 1g 口服，每日 3 次，长期服用无副作用，只是疗效不十分满意。

2. Evans 综合征：Evans 综合征是指同一个患者患有自身免疫性溶血性贫血（AIHA）和自身免疫性血小板减少性紫癜（AITP）而言。凡达到了 AIHA 和 ITP 的诊断标准（详见本章第二节酱油色尿中的 AIHA 和上面 ITP 的临床诊断要点）而未找到原因者均可诊断为原发性 Evans 综合征，辅助检查和处理同 AIHA 和 ITP，但对继发性者还应结合病史、体检和化验作出病因诊断，并积极治疗原发病，如 SLE，可详见本章第五节淋巴结肿大中的 SLE 部分。

3. 输血后紫癜：输血后紫癜是指接受输血的患者，在输血后的一段时间内，因同种免疫使自身血小板大量破坏而引起的一种血小板减少性紫癜，一般是由于接受了血小板特异性抗原（主要为 PL^A）不相合血液的输血引起的。

（1）临床诊断要点：①患者曾有妊娠史或输血史；②输注全血或血小板成分后 7 天左右发生出血表现，包括皮肤黏膜出血点、紫癜或瘀斑及消化道出血和尿血等，易发生致命性颅内出血；③血小板计数减少明显，常低于 10×10^9/L；④除外其他原因引起的血小板减少症。

（2）辅助检查：①血常规；②有关血小板特异性抗原和抗体的检

查：供血者 PL^A 或其他特异抗原 PL^{A_2}、BaK^a、BaK^b、Pen^a 阳性，而接受输血患者的相应抗原阴性和抗体阳性。

（3）处理：因出血症状常较严重，所以应立即处理如下：①静脉注射地塞米松 10～20mg/d，数天好转后停用，或泼尼松每天口服 1～2mg/kg，待出血症状减轻后减量至停用；②静脉输注丙种球蛋白（IVIgG），每日 400mg/kg（一般为 20g/d），连用 5 日；③血浆或全血置换；④血小板成分输注：适用于严重血小板减少（$<10×10^9$/L）而有颅内出血危险者，最好选用 PL^A 阴性的血小板输注。

4. 药物性免疫性血小板减少性紫癜

（1）临床诊断要点：①有应用可疑药物的病史，临床可引起免疫性血小板减少性紫癜的较常见药物见表 6-7-2；②用药后迅速发生血小板减少和出血症状，而停用此药后短期内很快恢复，体外抗体测定有助诊断；③若用药后潜伏期较长者则诊断较困难，但停用一切可疑药物后很快恢复，在排除其他免疫性血小板减少性紫癜后也可诊断。

表 6-7-2　引起免疫性血小板减少性紫癜的较常见药物

类　别	药　名
镇痛药（非激素类抗炎药物）	阿司匹林、对乙酰氨基酚、双氯酚酸、非诺洛芬、布洛芬、吲哚美辛、安乃近、保泰松、吡罗昔康、舒林酸
抗菌药	青霉素、氨苄西林、二性霉素 D、万古霉素、羟羧氧酰胺霉素、先锋霉素、土霉素、磺胺类、利福平、异烟肼、乙胺丁醇、诺氟沙星
金鸡纳属生物碱	奎尼丁、奎宁
安眠、镇静、抗惊厥药	卡马西平、格鲁米特、丙烯异丙基乙烯脲、氯丙嗪、苯妥英钠
磺胺衍生物	乙酰唑胺、氯磺丙脲、氯噻酮、呋塞米、格列本脲、甲苯磺丁脲
其他	放线菌素、α-甲基多巴、氨力农、安他唑啉、博来霉素、卡托普利、氯喹、西咪替丁、雷尼替丁、法莫替丁、可卡因、达那唑、普鲁卡因胺、洋地黄毒苷、干扰素、金盐、铋剂、肝素、哌甲酯、氢氯噻嗪

（2）辅助检查：①血常规；②骨髓检查；③抗体测定。

（3）处理：关键是立即停用一切可疑药物。若血小板减少显著，出血症状严重而危及生命者应立即进行血小板成分输注、静脉输注地塞米松和大剂量丙种球蛋白（IVIgG），必要时血浆置换，详见本节中的ITP治疗。若由金盐引起者，可肌内注射二巯丙醇2.5mg/kg，每日1～2次，连用7日左右。

5. 肝素引起的血小板减少症

（1）临床诊断要点：①应用肝素前血小板数正常，应用肝素后的血小板减少分为两型，即早期发生的轻型和延迟发生的重型，前者于应用肝素后立即发生，通常只有轻度血小板减少，而无任何临床症状，后者一般发生于肝素治疗数日后，血小板减少较明显，常有皮肤和黏膜出血表现，此型不常见；②除外其他原因引起的血小板减少；③大部分患者于停肝素2～4日后血小板恢复正常。

（2）辅助检查：①血常规；②pAIgG。

（3）处理：一般早期发生的轻型患者可不处理，即使肝素继续应用，多数亦可自行恢复。若血小板数低于$50×10^9/L$或延迟发生的重型患者应立即停用肝素，并作如下治疗：①对血小板减少的治疗：多数停用肝素后可自行恢复，少数严重血小板减少者可用糖皮质激素、静脉输注大剂量丙种球蛋白（IVIgG）或血浆置换疗法，具体用法同ITP，而血小板成分输注应慎重，因为有的病例可促进血栓形成；②针对原发病血栓的治疗：如果停用肝素后的血栓等原发病仍需抗凝治疗，应给予华法林和阿司匹林，华法林一般开始口服9～15mg/d，连用3日后给3mg/d左右维持，以使PT测定时的INR达到2～3为宜；口服拜阿司匹林0.1/d。

6. 血栓性血小板减少性紫癜（TTP）

（1）临床诊断要点：①临床表现为三联征（血小板减少所致不同程度的出血表现、微血管病性溶血表现、神经精神异常）或五联征（除三联征外，包括发热、肾损害）；②血小板计数$<100×10^9/L$；③有微血管病性溶血的异常化验，即破碎红细胞$>2\%$和（或）尿Rous试验阳性；④除外其他原因的血小板减少性紫癜。

（2）辅助检查：①血常规和破碎红细胞计数；②尿常规和尿隐血、尿 Rous 试验；③骨髓检查；④血管内溶血检查：血清胆红素、血中游离血红蛋白和血清结合珠蛋白测定；⑤肾功能检查：血肌酐和尿素氮；⑥脑电图、脑 CT 和脑脊液检查。

（3）处理：一般均较重，应紧急处理和住院治疗：①新鲜全血交换输注或新鲜血浆输注或新鲜血浆置换疗法，其中以新鲜血浆置换疗效最好；②病因治疗：多数病因未明，少数继发于感染、自身免疫疾病、肿瘤或某些药物（如顺铂、环孢素 A 和奎宁等），应进行相应处理；③糖皮质激素治疗：常用地塞米松 20mg/d 静脉注射，或每日口服泼尼松 1～2mg/kg，血小板正常后逐渐减量；④血小板聚集抑制剂：常用低分子右旋糖酐 500ml/d 静脉点滴，也可同时加用拜阿司匹林 100mg/d 口服或静脉点滴前列环素（pGI$_2$）每分钟 5～8mg/kg；⑤1U 机采血小板输注，适用于出血症状严重而有颅内出血危险者，但亦会加重微血栓形成，应权衡利弊；⑥脾切除适用于以上治疗无效或多次复发者；⑦伴有肾功能不全时可加用血液透析治疗。

7. 血小板无力症（Glanzmann 病）

（1）临床诊断要点：①自幼出血，有遗传性家族史，呈常染色体隐性遗传；②血小板计数和形态正常，血小板对 ADP 等无聚集反应，而对瑞斯托霉素的聚集反应正常，血小板黏附功能正常；③出血时间延长，束臂试验阳性，血块收缩明显不佳或不收缩，而凝血功能检查正常；④血小板膜糖蛋白（GP）Ⅱb/ⅢA 缺乏；⑤除外其他血小板功能异常的疾病。

（2）辅助检查：①血常规；②血小板功能检查；③出凝血功能检查；④用特异性单克隆抗体（CD41/CD61）检测血小板膜 GPⅡb/ⅢA。

（3）处理：目前尚无特效的根治疗法。主要治疗是：①对症治疗：有明显出血时，可输注机采血小板 1U，但要注意供血小板者在献血前 1 周不能服用影响血小板功能的药物；患者禁用抑制血小板功能的药物，如阿司匹林、右旋糖酐、双嘧达莫、玻立维、噻氯匹啶等。②局部出血的处理：可采用局部压迫和填塞法，如用消毒棉球、凡士林纱布条或明胶海绵等。

8. 巨大血小板综合征（Bernard‐Soulier综合征）

（1）临床诊断要点：①自幼出血，有遗传性家族史，呈常染色体隐性遗传；②血小板计数轻度减少伴巨大血小板，出血时间延长与血小板减少不平行，血小板黏附功能减低而对ADP等诱导的聚集反应正常，对瑞斯托霉素不聚集；③血块收缩时间正常，凝血功能检查正常；④GPⅠb缺乏；⑤除外其他血小板减少及功能异常的疾病。

（2）辅助检查：①血常规；②血小板功能检查；③出凝血功能检查；④用特异性单克隆抗体（CD42）检测GPⅠb。

（3）处理：目前尚无特效的根治方法，有关出血的治疗与血小板无力症相同，详见本节血小板无力症部分。

9. 血小板贮存池病

（1）临床诊断要点：①常自幼出血，有遗传性家族史，呈常染色体显性遗传；②出血时间延长，而血小板计数和形态正常；③血小板第一相聚集正常，即由ADP和肾上腺素等能引起聚集，但聚集不牢固，呈可逆性，即缺乏第二相聚集；④电镜发现血小板内致密体减少或缺乏，若不能做电镜检查，在除外其他血小板功能缺陷病后亦可诊断。

（2）辅助检查：①血常规；②出血时间和凝血功能检查；③血小板聚集试验（包括第一相和第二相聚集）；④血小板透射电镜检查。

（3）处理：目前尚无特效的根治方法，有关出血的治疗与血小板无力症相同，详见本节血小板无力症部分。

10. 原发性血小板增多症：原发性血小板增多症是骨髓增殖性疾病的一种，原因不明的持续性血小板增高$>450 \times 10^9/L$，一般$>600 \times 10^9/L$，可伴有血小板形态异常和功能障碍，临床上可因血小板功能障碍而出血，或因血栓后出血，治疗首选羟基脲，有条件者可加用α‐干扰素，当血小板$>1000 \times 10^9/L$合并明显出血或血栓栓塞者，可用血液单采机分离除去过多的血小板。详细可见本章第六节脾大中的相关内容。

凝血异常所致出血性疾病

1. 血友病（甲和乙两型）

（1）临床诊断要点

1）血友病甲：①男性患者，有或无家族史，有家族史者符合性连锁隐性遗传规律。②有关节出血、肌肉和深部组织血肿或术后出血不止表现。③有如下化验特点：凝血时间（试管法）延长，轻型或亚临床型者正常；APTT 延长，亚临床型者稍延长或正常；血小板计数、出血时间、PT、血块退缩和束臂试验均正常；直接测定凝血因子Ⅷ的含量和活性或做凝血活酶生成试验和纠正试验确定凝血因子Ⅷ缺乏。

2）血友病乙：①基本同血友病甲，但中间型和轻型较多；②直接测定凝血因子Ⅸ的含量和活性或做凝血活酶生成试验和纠正试验确定凝血因子Ⅸ缺乏。

（2）辅助检查

1）初筛试验：①血小板计数、出血时间、束臂试验、凝血酶原时间（均正常）；②凝血时间（试管法）、APTT、凝血酶原消耗试验。

2）确诊试验：①直接测定凝血因子Ⅷ和Ⅸ的含量和活性；②凝血活酶生成试验；③APTT 纠正试验。

（3）处理

1）血友病甲：①替代治疗：补充缺乏的凝血因子，可用新鲜全血、血浆，最好用纯的凝血因子冷沉淀物。临床按每毫升新鲜血浆含凝血因子Ⅷ 1U，每输注 1U/kg 可使血浆中Ⅷ因子活性升高 2%，最佳止血水平应在 20% 以上，一般每 12 小时补充一次。②轻中型患者可应用下列药物：达那唑 0.2g 口服，每天 3 次，注意肝功能；1-去氨基-8-右旋精氨酸加压素（DDAVP）0.3～0.4μg/kg 置于 30ml 生理盐水内快速滴入，每 12 小时一次，连用 2～4 日。③局部止血：可用浸有凝血酶的明胶海绵或肾上腺素棉球压迫止血。④必要时还可口服泼尼松 30～40mg/d，可改善血管通透性和减少抗因子Ⅷ的抗体。

2）血友病乙：治疗主要采取替代治疗，可用新鲜全血、血浆、凝血酶原复合物，最好用纯的凝血因子Ⅸ浓缩制剂。临床按每毫升新鲜血浆含凝血因子Ⅸ 1U，每输注 1U/kg 可使血浆中Ⅸ因子活性升高1％，最佳止血水平应在 20％以上，一般每 24 小时补充一次。

2. 遗传性因子Ⅺ缺乏症

（1）临床诊断要点：①不完全性常染色体隐性遗传，男女均可患病；②出血一般不严重，临床可有轻度关节、肌肉和深组织出血或术后出血不止；③凝血时间和 APTT 可延长，而血小板计数、出血时间、凝血酶原时间正常；④直接测定凝血因子Ⅺ的含量和活性或做凝血活酶生成试验和 APTT 纠正试验可确定凝血因子Ⅺ缺乏。

（2）辅助检查：基本上同血友病的检查，可直接测定凝血因子Ⅺ的含量和活性。

（3）处理：一般情况下因患者多无出血症状而不用治疗。当手术时，术前数小时应输注新鲜血浆 10ml/kg，以后每天输 5ml/kg 即可，因为因子Ⅺ的生物半衰期为 40～48 小时，而且该因子在 4℃时稳定，故一般贮存血浆亦有效。

3. 血管性血友病（vWD）

（1）临床诊断要点：①有或无家族史，有家族史者多数符合常染色体显性遗传规律；②血小板计数和形态正常，出血时间延长或阿司匹林耐量试验阳性，血小板黏附功能降低或正常，瑞斯托霉素诱导血小板聚集（RIPA）障碍；③vWD 因子抗原（vWFAg）和Ⅷ因子凝血活性部分（FⅧ：C）降低；④排除血小板功能缺陷性疾病。

根据遗传方式、临床表现、实验室检查特别是分子生物学分析，可将 vWD 分为下列常见类型，见表 6-7-3。

表6-7-3　血管性血友病的常见分型

vWD	遗传方式	vWFAg	FⅧ∶C	RIPA
Ⅰ型	显性	↓↓	↓↓	↓
Ⅱₐ型	显性	↓或正常	↓或正常	↓↓
Ⅱᵦ型	显性	↓或正常	↓或正常	↓↓
Ⅲ型	隐性	缺如或↓↓↓	↓↓↓	↓↓↓

（2）辅助检查：①血常规；②出血时间测定和阿司匹林耐量试验；③血小板黏附试验；④RIPA；⑤vWFAg测定；⑥FⅧ∶C活性测定。

（3）处理：①替代治疗：出血时可首次输注新鲜血浆10ml/kg或Ⅷ因子冷沉淀剂10U/kg，每24小时一次，剂量减半；②轻型病例可用DDAVP，具体用法同血友病，详见本节血友病部分；③口服避孕药复方炔诺酮1mg/d，连用25天，停5天，必要时重复，对月经过多者有效；④局部出血的处理详见本节血友病部分。

4. **遗传性纤维蛋白原缺乏症**

（1）临床诊断要点：①自幼发病，有遗传家族史，呈常染色体不完全隐性遗传；②血浆纤维蛋白原定量明显减少或缺乏；③凝血象异常，且能被加入正常纤维蛋白原纠正；④排除其他原因的纤维蛋白原缺乏症。

（2）辅助检查：①凝血时间、PT、APTT、凝血酶时间均延长，加入正常血浆或正常纤维蛋白原均可纠正；②血浆纤维蛋白原测定。

（3）处理：目前尚无根治方法，仍以替代治疗为主：①静脉输注纤维蛋白原2～3g，必要时每隔3～4天输注一次，但应注意反复多次输注可能会产生抗体，另外输注后也有导致血栓形成的报道，故应尽量少用，以无明显出血为原则；②也可输注正常人血浆，每次输注至少600ml，注意不要因为输注过快引起循环负荷过重。

5. **维生素K缺乏症（缺乏凝血因子Ⅱ、Ⅶ、Ⅸ、Ⅹ）**

（1）临床诊断要点：①有引起维生素K缺乏的原因，如伴有脂肪吸收障碍的疾病（阻塞性黄疸和胆道瘘管时胆盐缺乏、吸收不良综合征）使维生素 K 吸收障碍，长期口服抗生素使正常肠道细菌合成维生素 K 障碍，口服抗凝药（双香豆素类）和敌鼠钠盐中毒对维生素 K 的拮抗作用；②临床有出血倾向；③PT 和 APTT 延长，能被新鲜血浆纠正，但不能被硫酸钡吸附的正常血浆（缺乏凝血因子 Ⅱ、Ⅶ、Ⅸ、Ⅹ）和正常血清（缺乏凝血因子 Ⅰ、Ⅱ、Ⅴ、Ⅷ、Ⅻ、ⅩⅢ）所纠正；④维生素 K 治疗有效。

（2）辅助检查：①凝血因子 Ⅱ、Ⅶ、Ⅸ、Ⅹ 直接测定；②凝血酶原时间检查和纠正试验，包括正常新鲜血浆纠正试验、硫酸钡吸附的正常血浆纠正试验、正常血清纠正试验；③凝血时间和 APTT；④凝血活酶生成试验；⑤凝血酶时间和血小板计数。

（3）处理：①积极治疗原发病。②维生素 K_1 10～20mg 静脉注射，每天 2 次，用于较重患者；维生素 K_4 4～8mg 口服，每天 3 次，用于较轻患者或作为维持治疗。③替代治疗：常用凝血酶原复合物（含凝血因子 Ⅱ、Ⅶ、Ⅸ、Ⅹ）15～20 血浆当量单位/kg，溶于生理盐水或 5% 葡萄糖溶液中静脉滴注，必要时 6～8 小时或每天 1 次，或新鲜血浆 15～20ml/kg，静脉滴注，必要时每天 1 次，适用于出血症状重，在应用维生素 K 尚未完全发挥作用前或术前准备。

6. 肝素和肝素样抗凝物质增多

（1）临床诊断要点：①有遗传性家族史（呈常染色体显性遗传）或有引起肝素和肝素样物质增多的原因如抗凝治疗中注入肝素过量、某些疾病（如严重肝病、肾综合征出血热、恶性肿瘤、器官移植等）、一些免疫反应异常或异常球蛋白血症的疾病（如系统性红斑狼疮、多发性骨髓瘤等）；②有广泛出血倾向，常规止血治疗效果欠佳，鱼精蛋白治疗有效；③凝血酶时间延长，能被甲苯胺蓝和鱼精蛋白纠正，凝血时间、APTT 和 PT 均延长，正常血浆不能纠正。以上几点基本可以诊断，若有条件可测定血浆肝素水平及做蛇毒酶和爬虫酶试验，可有助于确定诊断。

（2）辅助检查：①凝血时间、APTT 和 PT 检查及正常血浆纠正试验；②凝血酶时间检查及甲苯胺蓝、鱼精蛋白、正常血浆纠正试验；③血小板计数和血小板功能测定；④血浆肝素定量；⑤蛇毒酶、爬虫酶试验：此类酶的凝血作用完全不受肝素影响，故这样的患者血液可以很快凝固；⑥其他检查：根据病因不同而选择相应的检查。

（3）处理

1）去除病因，积极治疗原发病。

2）严重出血的处理：①肝素注射过量者，可静脉输注鱼精蛋白，1mg 可中和肝素 1mg，其他情况引起者可静脉输注 100mg，每日 2 次；②严重或致命性出血者可输新鲜全血或新鲜血浆，量由出血量而定；③输注机采血小板，每次 1U，可减轻出血；④泼尼松 40～60mg/d，一次顿服，短期应用有辅助治疗作用；⑤局部止血：可加压包扎或压迫填塞等。

7. 狼疮抗凝物质增多

（1）临床诊断要点：①少数为原发性，找不到原因，多数为继发性，可继发于自身免疫病（如系统性红斑狼疮最常见，也见于类风湿关节炎）、药物反应（如氯丙嗪、普鲁卡因胺等）及其他（如恶性肿瘤、急性感染、HIV 感染和淋巴增殖病）；②临床可有血栓形成和（或）轻度出血表现，妇女可有习惯性流产史；③狼疮抗凝物质（这是循环中较常见的抗凝物质，是抗磷脂抗体的一种）检测阳性；④化验凝血时间和 APTT 延长，正常血浆不能纠正，洗涤过的血小板可纠正，血小板可减少；⑤除外其他抗凝物质增加。

（2）辅助检查：①血常规；②狼疮抗凝物质检查；③凝血时间和APTT 检查及用正常血浆或洗涤过的血小板（即磷脂）纠正试验；④凝血酶时间及甲苯胺蓝纠正试验；⑤根据原发病不同选择相应的检查。

（3）处理：①病因治疗：积极治疗原发病，如治疗系统性红斑狼疮（详见本章第五节淋巴结肿大的相关内容）等。②口服泼尼松60mg/d，待 APTT 正常后逐渐减量。③血小板减少和出血倾向明显者，可静脉点滴大剂量丙种球蛋白（IVIgG）和血浆置换，详见本节的 ITP。④有血栓形成时行抗凝治疗：首选普通肝素，每 4～6 小时静脉给 5000U 左右，连用 3～5 天，可用 APTT 监测用量。由于狼疮抗凝物（LA）影响 APTT 监测，所以需采用 LA 不敏感的试验作 APTT 监测，使其控制在正常对照的 1.5～2 倍。也可用低分子肝素（如速避凝）0.3～0.6ml 皮下注射，每 12 小时一次，一般不需监测。以后可逐步改为口服抗凝剂华法林，开始口服 10～15mg/d，维持量为 3mg/d 左右，用 PT 的 INR 监测。一般 INR 维持在 2～3，但因为 INR 测定受 LA 干扰，所以应同时测定维生素 K 依赖性凝血因子的抑制水平来判断华法林的疗效。

8. 原发性纤维蛋白原溶解症：原发性纤维蛋白原溶解症是指除 DIC 的纤溶酶增加外，所有其他因纤溶酶活性增加导致的纤维蛋白原溶解亢进症的总称。

（1）临床诊断要点：①除少数原因未明外，多数都能找到相应病因，包括纤溶酶原活化素增加（如前列腺、子宫、卵巢、肺和甲状腺等的肿瘤或较大手术时，或严重缺氧、中暑、休克或广泛外科手术时，血管内皮受损，释放出纤溶酶原活化素，还有羊水栓塞及链激酶、尿激酶等药引起的纤溶）、纤溶抑制物的减少（如严重肝病和肝移植的无肝期，肝产生的抗纤溶酶原活化素和抗纤溶酶如 α_2 纤溶酶抑制物、α_2 巨球蛋白、α_1 抗胰蛋白酶等减少，抑制纤溶的活力下降）、其他蛋白水解酶增加（如急性白血病时，白血病细胞溶酶体内的蛋白水解酶被大量释放入血液循环）等。②有出血表现和原发病的相应表现。③实验室检查：血小板数正常，末梢血涂片红细胞形态正常，破碎红细胞不增多，纤维蛋白原定量减少，凝血时间、APTT、PT、凝血酶时间延长，FDP 增多，而 D-二聚体正常和 3P 试验阴性。④除外 DIC。

（2）辅助检查：①血常规和血涂片检查；②纤维蛋白原定量；③凝血时间、APTT、PT、凝血酶时间；④有关纤溶检查：FDP、D-二聚体测定，3P 试验；⑤根据原发病不同进行相应检查。

（3）处理：①病因治疗：针对引起纤维蛋白原溶解亢进症的原因进行相应治疗，以去除病因；②抗纤溶药物，可采用一种：每日静脉点滴 1 次 6-氨基己酸 4～6g 或对羧基苄胺 400～600mg 或氨甲环酸 250～500mg；③抑肽酶首次 4 万～10 万 U 缓慢静脉注射，以后每 4

小时2万～4万U维持；④补充纤维蛋白原，首次2～4g静脉点滴，以后视病情而定，若无纤维蛋白原时，亦可输注新鲜全血或血浆400ml左右，具体视病情而定。

综合因素所致出血性疾病

1. 弥散性血管内凝血（DIC）：DIC严格说不是一个独立的疾病，而是许多疾病发展过程中的一种病理状态和临床出血综合征。其特征是小血管内特别是毛细血管内形成弥漫性微小血栓，导致消耗性凝血因子及血小板减少，微循环障碍及脏器组织缺血，并引起继发性纤维蛋白溶解亢进等病理变化。因此DIC的出血原因是综合性的，即血管壁损伤、血小板减少、凝血因子缺乏、继发性纤溶亢进及FDP的强烈抗凝作用等。DIC常采取综合治疗，包括去除病因和诱因、阻断凝血、制止出血、保护脏器和治疗功能异常等，详见本章第二节酱油色尿中的相关内容。本病预后多甚凶险，常与下列因素有关：①引起DIC的基础疾病的严重程度和能否及时去除；②DIC的诊断和治疗是否及时；③抗凝治疗和凝血因子、血小板的补充是否正确；④是否有严密的出凝血监护。

2. 严重肝病引起的出血：严重肝病引起的出血也是综合原因所致，主要是由于肝对凝血、抗凝血因子的生物合成及清除功能降低，另外还可能包括血小板减少、血小板功能障碍、血管内凝血和纤溶亢进等。

（1）临床诊断要点：①有严重肝病；②临床有出血表现；③肝功能异常；④凝血因子除Ⅲ（组织因子）、Ⅳ（钙离子）和Ⅷ（可在其他单核巨噬细胞系统制造）因子外的活性均降低，特别是维生素K依赖因子（Ⅱ、Ⅶ、Ⅸ、Ⅹ），化验PT、APTT延长，纤维蛋白原减少，FDP增加等；⑤血小板数可减少；⑥除外其他出血性疾病。

（2）辅助检查：①血常规；②各种肝功能检查；③纤维蛋白原测定，PT、APTT检测和FDP测定。

（3）处理：①积极治疗肝的原发病；②维生素 K_1 10～20mg 静脉

注射，每日 2 次，或口服维生素 K_4 4～8mg，每日 3 次；③严重出血或手术者可用替代疗法：新鲜冰冻血浆 200～600ml/d，具体视病情而定，若以维生素 K 依赖因子缺乏为主者可给凝血酶原复合物 15～20 血浆当量单位/kg，溶于生理盐水或 5% 葡萄糖溶液中静脉滴注，必要时 6～8 小时给一次；④对有纤溶亢进者可给抗纤溶药物，详见原发性纤维蛋白原溶解症。

第八节 骨 痛

一、概述

骨由骨组织、骨膜和骨髓等构成。骨组织是一种坚硬的结缔组织，由细胞和大量的细胞间质（又称骨基质）构成，细胞有骨原细胞、成骨细胞、骨细胞、破骨细胞，其中骨细胞的数量最多，位于骨基质内，其余 3 种位于骨基质的边缘；骨基质由骨胶原纤维和黏多糖蛋白等有机成分如磷酸钙、碳酸钙、氟化钙和氯化钙等无机盐组成。在人的一生中，骨组织处于不断的改建和更新之中，以适应人体的生长发育和机体承受力的需求，此外骨组织又可通过破骨细胞的破骨作用与成骨细胞的成骨作用，动员钙、磷离子进入血液，或将血中的钙、磷离子沉积于骨，参与机体的钙、磷代谢。骨基质的溶解吸收和形成受到多种局部或全身因素的调节和影响，其中以降钙素、活性维生素 D 和甲状旁腺激素最为重要。由甲状腺滤泡旁细胞产生的降钙素可降低破骨细胞的活性，以阻止其对骨的吸收，同时也阻止肾对钙、磷的重吸收和肠道对钙的吸收；活性维生素 D 主要是 1,25-$(OH)_2D_3$，能调节肠、骨和肾的钙、磷代谢；甲状旁腺激素促进骨质溶解和钙离子进入细胞内，它通过对骨、肾和肠的作用使血钙增高、血磷降低，是维持钙代谢平衡的重要因素。

骨髓充填于骨的髓腔和骨松质的孔隙中，分为黄骨髓和红骨髓，黄骨髓含大量脂肪组织，红骨髓具有造血功能。

骨膜为紧贴于骨表面的纤维膜，由致密结缔组织构成，其中的血管对骨的营养和生长有重要作用，同时由于骨膜有丰富的无鞘感觉神经，对压力、张力等机械刺激极为敏感，因此任何局部的骨折、炎症或肿瘤等均可刺激骨膜而引起骨痛，这些常见于骨科，不在此介绍，本节介绍的骨痛系指全身多处骨痛。

二、病因

1. 肿瘤性疾病：急性和慢性白血病、多发性骨髓瘤、转移性骨肿瘤等。

2. 内分泌功能障碍性疾病：原发性甲状旁腺功能亢进症、甲状腺功能亢进症、骨质疏松症、库欣（Cushing）综合征等。

3. 营养代谢性疾病：软骨病等。

4. 其他：骨髓纤维化和骨髓坏死等。

三、诊断思路

（一）应仔细询问病史，为病因诊断提供依据或为进一步检查提供线索

1. 针对骨痛问诊：应仔细询问骨痛的部位，是局限在一个部位还是多个部位；骨痛发生的缓急和病程，骨痛发生急而病程短者常见于急性白血病和转移性骨肿瘤，骨痛发生缓慢和病程长者常见于多发性骨髓瘤等；骨痛的性质与程度和可能的诱因亦应仔细询问。

2. 相关鉴别问诊：①伴贫血等血液学异常时常考虑急性白血病、多发性骨髓瘤和骨髓纤维化等；②伴体内恶性肿瘤者多考虑转移性骨肿瘤，如乳腺癌、肺癌、前列腺癌、甲状腺癌和肾癌等；③伴消瘦、怕热、心悸等应考虑甲状腺功能亢进症等。

3. 诊疗经过问诊：患病以来检查和治疗情况如何，可为诊断提供线索。

4. 相关其他病史问诊：除上面提出的恶性肿瘤和甲状腺功能亢

进症的病史外，还应询问其他内分泌疾病（特别是甲状旁腺功能亢进症、库欣综合征等）史，有无营养不良的情况，是否应用过糖皮质激素和甲状腺激素等，个人饮酒史亦应询问。

（二）仔细全面地体检，重点应注意如下内容

1. 骨痛检查：对主诉某局部骨痛明显者，应暴露该部位进行仔细视诊和触诊，对不能明确部位的全身骨痛，应对胸骨、脊椎骨及髋骨等部位检查有无压痛和叩击痛，注意胸廓和骨盆有无畸形。

2. 注意甲状腺和肝、脾是否增大，甲状腺肿大伴血管杂音见于甲状腺功能亢进症，巨脾常见于慢性粒细胞白血病和骨髓纤维化。

（三）实验室及有关检查

1. 血象：可提供诊断线索，如全血细胞减少可提示急性白血病，白细胞明显增高常提示慢性白血病，血红蛋白下降应想到多发性骨髓瘤等。

2. 尿常规：尿常规异常应想到多发性骨髓瘤和肾性软骨病等。

3. 骨髓穿刺和骨髓活检：可为诊断白血病、多发性骨髓瘤、转移性骨肿瘤和骨髓纤维化提供依据。

4. 血清钙、磷和碱性磷酸酶测定：对甲状旁腺功能亢进症、软骨病、骨肿瘤等的诊断有意义。

5. 怀疑多发性骨髓瘤时，应检查血清蛋白电泳、免疫固定电泳、免疫球蛋白定量和尿本周蛋白等。

6. 怀疑内分泌疾病时，应检查内分泌腺的功能，如甲状旁腺功能亢进症检查甲状旁腺激素，甲状腺功能亢进症检查甲状腺激素（T_3、T_4）和促甲状腺激素（TSH），库欣综合征检查血和尿皮质醇等。

7. 骨 X 线检查：了解骨的密度、外形和有无骨质破坏等。

骨痛诊断流程图见图 6-8-1。

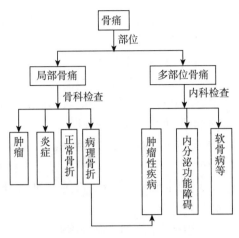

图 6 - 8 - 1　骨痛诊断流程图

四、疾病

肿瘤性疾病

1. 急性白血病：急性白血病是造血干细胞克隆性恶性增殖性疾病，由于白血病细胞在骨髓内大量增殖、积聚，并浸润外周血及其他器官、组织，正常造血受抑，所以临床以贫血、出血、感染，及肝、脾、淋巴结浸润性肿大等为主要表现。同时由于骨髓腔内白血病细胞过度增生，会引起骨痛，胸骨下端压痛常见，还常伴关节疼痛，疼痛程度常与骨髓腔内白血病细胞的增生浸润程度成正比，特别是急性淋巴细胞白血病更明显，偶尔会误诊为急性关节炎。随着化疗获得完全缓解，骨痛和关节痛也随之减轻至消失。关于急性白血病的临床诊断要点、辅助检查和处理可详见本章第三节白细胞减少、粒细胞减少和粒细胞缺乏症及第五节淋巴结肿大中的相关内容。

2. 慢性粒细胞白血病（CML）：CML 是一种以粒细胞系增生为主的造血干细胞恶性疾病，可伴有红系和血小板系增生，初起多无症状，白细胞过高及有（无）脾大是其突出表现，可因骨髓腔内粒细胞系过度增生而出现骨痛和胸骨下端压痛，急变期更明显，诊断靠骨髓检查和染色体、融合基因检查等，治疗首选口服酪氨酸激酶抑制剂（伊马替尼），口服羟基脲可较快达到血液学缓解，有条件者可行异基因造血干细胞移植，不能应用酪氨酸激酶抑制剂和不能进行异基因造血干细胞移植者，可皮下注射 α-干扰素。详细可见本章第六节脾大中的相关内容。

3. 多发性骨髓瘤（MM）

（1）临床诊断要点：主要指标为：①骨髓中浆细胞＞30％；②血清有大量异常 M 蛋白（IgG＞35g/L、IgA＞20g/L 或尿中本周蛋白＞1g/24h）。次要指标为：①骨髓中浆细胞＞10％～30％；②血清有 M 蛋白，但未达到上述标准；③出现溶骨病变；④其他正常的免疫球蛋白低于正常值的50％。诊断 MM 至少要有 1 个主要指标和 1 个次要指标，或者至少包括次要指标①和②在内的 3 条次要指标。但由于多发性骨髓瘤临床表现的多样性和非典型性，常因想不到该病而易误诊。诊断明确后，还应确定临床类型及临床分期和肾功能分组。

（2）辅助检查：①血常规：可有不同程度的贫血，血涂片中可见红细胞有缗钱现象，红细胞沉降率显著增快；②骨髓检查；③血清蛋白电泳、免疫固定电泳和免疫球蛋白测定；④尿常规、尿本周蛋白和肾功能检查；⑤血钙和血尿酸测定；⑥血清 β_2 微球蛋白、乳酸脱氢酶和 C 反应蛋白测定；⑦标记指数，代表骨髓瘤细胞处于周期中的比例，临床一般不做此检查；⑧染色体检查；⑨骨骼 X 线片检查，可显示溶骨损害、病理性骨折、骨质疏松或骨硬化；⑩全身骨同位素扫描。

（3）处理：一般需住院治疗。①化学治疗：一般均采用联合治疗，初治常选用 MPT（美法仑、泼尼松、沙利度胺）、VAD（长春新碱、阿霉素、地塞米松）、PAD（硼替佐米、阿霉素、地塞米松）方案。在门诊治疗者可选用 MPT 方案，即美法仑（M）2mg 口服，每日 3 次，连用 7 天，同时口服泼尼松（P）75～100g/d，连用 7 天，每 4～6 周重复一次，注意血象变化，同时口服沙利度胺（又称反应停），开始 50～100mg/d，若便秘、嗜睡等副作用不重，可逐渐增至

200mg/d，长期维持治疗；②放射治疗：用于严重骨质破坏伴疼痛者的局部放疗；③α-干扰素300万U皮下注射，每周2～3次，用于巩固缓解；④骨痛可用帕米膦酸二钠60mg/d静脉点滴，连用3日，或90mg/d连用2日，每月重复；⑤高钙血症除化疗外，可加用降钙素100U皮下注射，每12小时一次，根据病情和血钙浓度调整剂量；⑥其他治疗：高黏滞综合征者采用血浆置换，肾衰竭者可加用透析治疗，有感染者选用合适抗生素；⑦有条件者可在完全缓解情况下选用异基因或自体造血干细胞移植。

4. 转移性骨肿瘤

（1）临床诊断要点：①常有原发癌存在，如乳腺、肺、前列腺、肾和甲状腺癌等，但有时原发癌不清楚，只有癌骨转移的表现，这就给诊断带来困难；②临床出现有关骨的疼痛表现；③骨X线片检查或全身骨扫描可发现骨转移灶；④骨髓活检或必要时转移骨活检病理可证实诊断。

（2）辅助检查：①血常规；②骨X线片检查或全身骨扫描；③骨髓穿刺或骨髓活检，必要时局部骨活检；④原发癌的有关检查。

（3）处理：①原发癌的相关治疗；②病理性骨折时由外科处理；③若原发癌已去除，仅留单个骨转移灶时，可行手术切除并用放疗或化疗，或者三者合用。

内分泌功能障碍性疾病

1. 原发性甲状旁腺功能亢进症

（1）临床诊断要点：包括定性诊断和定位诊断。

1）定性诊断：①临床表现：有高钙血症引起的症状如嗜睡、四肢无力、恶心、顽固性消化性溃疡、多尿、夜尿和反复发作尿路结石；骨骼系统早期可有骨痛，主要位于腰背部、髋部、肋骨和四肢，局部有压痛，后期主要表现为纤维囊性骨炎，可出现骨骼畸形和病理性骨折，身材变矮。②高钙血症、低磷血症，血清总钙多次超过2.75mmol/L，或血清游离钙超过1.28mmol/L。③血清碱性磷酸酶常增高。④尿钙增高。⑤骨骼 X 线片有骨膜下皮质吸收、囊肿样变化、多发性骨折或畸形。以上基本上可以确定诊断，需要时还可做甲状旁腺功能试验如肾小管磷重吸收率测定（平均可降至 79％以下）、皮质醇抑制试验（给泼尼松后血清钙不下降）。为了确定诊断尚须做血清甲状旁腺激素（PTH）测定，特别是对早期、无症状患者，血清 PTH 增高的同时伴有高钙血症是重要的诊断依据，因为其他原因所致血钙增高时，PTH 分泌被抑制。

2）定位诊断：定性诊断确立之后，行定位诊断对手术治疗十分重要：①颈部 B 型超声检查；②放射性核素检查如^{99m}T$_c$甲氧基异丁基异腈（MIBI）；③颈部和纵隔 CT。约 85％为甲状旁腺瘤，多位于下方的甲状旁腺，少数可位于胸腺、心包或食管后；约 10％的病例为甲状旁腺增生，甲状旁腺癌较为少见，约占 2％以下。

（2）辅助检查：①尿检查：主要是尿钙，其次包括尿磷、尿 cAMP、尿羟脯氨酸；②血清钙、血清磷、血清碱性磷酸酶、血氯（常升高）、血 HCO$_3$$^-$（常降低）；③血清 PTH 测定；④甲状旁腺功能试验：肾小管磷重吸收率测定、皮质醇抑制试验；⑤骨骼 X 线片；⑥颈部 B 型超声检查；⑦颈部和纵隔 CT 检查；⑧必要时放射性核素检查。

（3）处理：①原则上均应外科手术治疗。②西咪替丁 200mg 口服，每 6 小时一次，通过阻滞 PTH 的产生而降低血清钙，主要用于有手术禁忌证、术前准备及急性原发性甲状旁腺危象。③处理高钙危象：大量静脉点滴生理盐水 4～6L/d；帕米膦酸二钠 60mg 静脉滴注 1 次，或每日 30mg，连用 2 日；呋塞米 40～60mg 静脉注射；降钙素每日 2～8U/kg 皮下或肌内注射；必要时血液透析或腹膜透析。

2. 甲状腺功能亢进症：甲状腺功能亢进症是多种原因引起甲状腺功能增高，合成及分泌甲状腺激素过多，甲状腺常肿大，临床上出现各种高代谢表现，若肌肉骨骼系统受累，则近端肌群（肩胛带及骨盆带肌群等）无力，可伴肌肉萎缩，发生周期性瘫痪，骨质疏松，重则病理性骨折，可引起骨痛。关于甲状腺功能亢进症的诊断和处理详见第七章第一节甲状腺肿大中的相关内容，关于骨质疏松骨痛的处理详

见本节骨质疏松症部分。

3. 骨质疏松症：骨质疏松症包括原发性和继发性两大类。

原发性骨质疏松症包括绝经后骨质疏松症（Ⅰ型）和老年性骨质疏松症（Ⅱ型），其病因尚未阐明。

继发性骨质疏松症是有原因的，可能的病因是：①内分泌疾病：包括甲状旁腺功能亢进症、库欣综合征、性腺功能减退症、甲状腺功能亢进症、催乳素瘤和高催乳素血症、1 型糖尿病、生长激素缺乏症；②骨髓疾病：如多发性骨髓瘤、骨转移瘤；③营养和胃肠疾病：严重营养不良、胃切除术后、肝硬化；④药物：糖皮质激素、甲状腺素、肝素、甲氨蝶呤、环孢素等；⑤其他：运动过少（制动）、嗜酒、类风湿关节炎、马方综合征等。下面介绍原发性骨质疏松症。

（1）临床诊断要点：①临床表现：绝经后女性或 60 岁以上老年人，出现腰背疼痛或全身骨痛，骨痛通常为弥漫性，无固定部位，检查不能发现压痛点，重者可发生多部位骨折，脊柱椎体的压缩性骨折可使身高变矮，髋部和前臂易发生骨折，并出现相应症状。②确诊有赖于骨密度测定，最好采用双能 X 线吸收测定骨密度。WHO 的诊断标准是髋部或腰椎的骨密度比相同性别、相同人种的峰值骨量降低的值等于或大于 2.5SD（标准差）者，诊断为骨质疏松症；伴一个以上部位骨折者为严重骨质疏松症；降低值若大于 1 SD 但小于 2.5 SD 者诊断为骨量减少。③通过临床表现和实验室检查除外上述继发性骨质疏松症，原发性骨质疏松症的血清钙、磷、碱性磷酸酶、PTH 均在正常范围。

（2）辅助检查：①最重要的是髋部双能 X 线吸收测定骨密度，这是诊断骨质疏松症"金标准"的检查方法；②骨 X 线片：30％以上的骨量丢失才可见到放射学骨丢失；③定量超声，用于评定老年女性骨折风险度；④定量 CT，适用于监测疗效；⑤骨的组织形态学检查，不作为临床常规检查；⑥其他检查：为除外继发性骨质疏松症可检查血清钙、磷、碱性磷酸酶、PTH、T_3、T_4 和 TSH 等。

（3）处理：①基础治疗：包括运动、喝奶（供钙）、晒太阳（皮肤合成维生素 D）、预防跌倒；②补钙：碳酸钙口服 750mg，每日 3

次；③补维生素 D：α-D$_3$ 口服 0.25μg，每日 1～2 次；④绝经后骨质疏松症可加用雌激素：戊酸雌二醇口服 1～2mg，每日 1 次；⑤男性骨质疏松症可加用雄激素：司坦唑醇口服 2mg，每日 2～3 次，注意肝功能；⑥选用下列两种骨吸收抑制剂中的一种：鲑鱼降钙素（密钙息）开始每日皮下注射 100U，有效后减量，或阿仑膦酸钠（福善美）10mg，每日一次空腹不咬碎吞服，充分饮水，服药后保持立位或坐位至少 30 分钟，以防刺激食管或引起溃疡性食管炎（也可一周的剂量 40～70mg，每周一次顿服法，疗效相同）；⑦骨痛对症治疗：布洛芬 300mg 口服，每日 2～3 次。

4. **库欣综合征**：库欣综合征为各种病因造成肾上腺皮质分泌过多糖皮质激素（主要是皮质醇）所致疾病，虽然根据病因不同有各种类型，但典型的临床表现是相同的，如向心性肥胖、满月脸、血压高、皮肤紫纹、性功能障碍，病程较久者会出现骨质疏松，脊椎可发生压缩畸形而表现骨痛，诊断除根据临床表现外，都有糖皮质激素分泌异常的化验，皮质醇分泌增多，失去昼夜分泌节律，还要进行病因诊断，病因不同治疗各异，关于详细诊断和处理可见本书第七章第四节肥胖的相关部分，骨质疏松骨痛的治疗可见上面骨质疏松症。

营养代谢性疾病：软骨病

软骨病是成人期骨代谢过程中新形成的类骨质的界面上骨基质的矿化障碍，从而引起骨折和骨畸形。

1. 临床诊断要点

（1）有引起软骨病的病因：①活性维生素 D 缺乏症：包括维生素 D 缺乏（原因为来源减少或肝、肾代谢和清除增多，包括异烟肼、利福平、苯妥英钠、卡马西平等药物作用，肾病综合征和慢性腹膜透析）、维生素 D 活化障碍（主要见于肾功能不全）、维生素 D 抵抗（见于维生素 D 受体基因突变，酮康唑、苯妥英钠等药物的作用）；②钙缺乏（源于饮食含钙量不足、胃肠吸收不良、妊娠和哺乳妇女需钙量增加）、低血磷（源于肠磷吸收不良、尿磷丢失过多）；③酸中毒，尤其肾小管酸中毒；④铅中毒等矿化抑制物可引起软骨病。

（2）临床表现：最常见的是弥漫性骨痛，以髋部明显，四肢近端肌肉无力，重症者呈鸭样步态，骨压痛，肌张力低下，腱反射尚正常。成人若出现胸廓畸形、女性骨盆畸形，则对软骨病的诊断有意义。

（3）化验见轻度低血钙伴更明显的低血磷，血清碱性磷酸酶升高，尿钙正常低限，血清免疫活性 PTH 升高。

（4）放射线所见常属非特异性，呈弥漫性骨量减少，骨小梁模糊不清，骨皮质变薄，皮质与髓质分界不清，唯一特异性所见是假骨折或称为 Looser 带，双侧对称发生，仅累及部分骨皮质而不引起折断。胸廓和骨盆畸形有助诊断。

2. 辅助检查：①血清钙、血清磷、血清碱性磷酸酶、血清免疫活性 PTH、血清 1，25 - $(OH)_2D_3$ 测定；②骨 X 线片；③根据不同病因进行相应检查。

3. 处理：①病因治疗；②补充维生素 D：营养缺乏性软骨病可口服维生素 D 1000～5000U，每日 1 次，数月后改为 600～1000U/d 维持治疗，吸收不良性软骨病宜短期肌内注射维生素 D 2.5 万～10 万 U/d，肾小管酸中毒和肾功能不全者可给 α - D_3 0.25μg 口服，每日 1～2 次；③补充钙剂：碳酸钙口服 750mg，每日 3 次。

其　他

1. 骨髓纤维化：骨髓纤维化是指骨髓造血组织被纤维组织所替代而影响造血功能的一种病理状态。临床起病隐匿，进展较慢，常见症状是乏力、气短、心悸、消瘦和骨痛，脾呈进行性增大，外周血可见幼红、幼粒细胞及泪滴状红细胞，骨髓穿刺呈现干抽，骨髓活检有大量纤维组织增生，诊断不困难，但要区分原发性和继发性。治疗上除骨痛时给口服布洛芬 300mg，每日 2～3 次外，其余详见本章第六节脾大中的相关内容。

2. 骨髓坏死

（1）临床诊断要点：①骨髓坏死是指造血细胞发生原位死亡，均为继发性，可找到原因包括严重感染（特别是细菌性败血症）、非感染性疾病（见于白血病、骨髓瘤、骨髓纤维化、淋巴瘤、恶性组织细胞病、各种癌症、镰刀细胞病、抗肿瘤的化疗和放射线照射等）；②临床有骨痛、发热和贫血及原发病的表现；③骨髓穿刺检查可见骨髓坏死，涂片镜下见有核细胞轮廓不清，胞膜和胞核结构模糊，成熟红细胞呈溶解状；④骨髓活检：组织学检查大致同涂片镜下所见，活检可见多灶性坏死，有时尚可见到癌细胞或白血病细胞，有助于原发病的判定；⑤血象多数有贫血和血小板减少，半数呈全血细胞减少，外周血细胞分类中几乎均可见到幼红、幼粒细胞。

（2）辅助检查：①血常规；②骨髓穿刺检查；③骨髓活检；④根据原发病需要的检查。

（3）处理：①主要是治疗原发病；②骨痛可给布洛芬 300mg 口服，每日 2～3 次。

（马明信）

第七章　内分泌系统和营养代谢疾病临床表现及相关疾病

第一节　甲状腺肿大

一、概述

甲状腺肿大即甲状腺增大。正常成人甲状腺平均重量为 15～25g，表面光滑，柔软不易触及。当甲状腺重量超过 35g 时，望诊即能发现甲状腺的外形。显著消瘦的人，可以看到比较突出的甲状腺。甲状腺肿大主要是甲状腺受到各种因素刺激，引起滤泡增生，临床上形成甲状腺肿大。肿大表现为结节性或非结节性，弥漫性或局限性，伴或不伴疼痛，这些特征对病因诊断有一定帮助。甲状腺肿大可分为 3 度：不能看出肿大但能触及者为Ⅰ度；能看到肿大又能触及，但在胸锁乳突肌以内者为Ⅱ度；超过胸锁乳突肌外缘者为Ⅲ度。甲状腺肿大程度与病情不一定成正比。

二、病因

（一）缺碘、碘过多及摄入致甲状腺肿大的物质

1. 缺碘：是引起地方性甲状腺肿的主要原因。由于饮水及食物中含碘量不足，以至于体内摄入碘减少，血中甲状腺激素浓度降低，垂体前叶因之分泌较多的 TSH，TSH 除刺激甲状腺激素合成、分泌外，还使滤泡上皮增生、肥大，从而引起甲状腺弥漫性代偿性肿大，称单纯性甲状腺肿，如病变发展可形成多发性结节，称结节性甲状腺

肿。此外，碘相对缺乏，如青春发育期、妊娠期及哺乳期因甲状腺激素的生理需要量增加，也可造成弥漫性甲状腺肿大。

2. 高碘：可能是因为摄入过多的碘，占用过氧化物酶的功能基团，使甲状腺激素的合成和释放减少，进而引起甲状腺肿大。

3. 致甲状腺肿大的物质：常见致甲状腺肿大的食物有萝卜、白菜、油菜、卷心菜、木薯、大豆、核桃及含钙或含氟过多的饮水等；药物如胺碘酮、硫脲类、磺胺类、锂盐、钴盐、高氯酸盐等，这些物质可以抑制碘离子的浓集或有机化，而抑制甲状腺激素的合成。

（二）炎症

由细菌感染所致的急性化脓性甲状腺炎，可能与病毒或细菌感染有关的亚急性甲状腺炎和无痛性甲状腺炎，无痛性甲状腺炎发生在产后称产后甲状腺炎，由于自身免疫反应引起的慢性自身免疫性甲状腺炎（也称桥本甲状腺炎、桥本病、慢性淋巴细胞性甲状腺炎），原因不明的纤维性甲状腺炎（Riedel 甲状腺炎），放射线引起的放射性甲状腺炎，以上情况均引起甲状腺肿大。

（三）甲状腺功能亢进症

甲状腺可因自身免疫反应、精神创伤或遗传等原因导致甲状腺激素分泌过多，引起甲状腺弥漫性肿大，同时机体的代谢增强，最常见为弥漫性毒性甲状腺肿（Graves 病）。

（四）甲状腺功能减退症

最常见为原发性甲状腺功能减退症，还有继发性和散发性等。甲状腺肿大的程度依病因不同而异。

（五）肿瘤

良性肿瘤最常见的是甲状腺腺瘤，常为单发结节；恶性肿瘤有甲状腺癌、甲状腺淋巴瘤、转移癌等。

（六）甲状腺囊肿

各种原因引起的甲状腺出血、坏死液化、囊性变，肿大多为局限性。

（七）其他

很少见的甲状腺激素生物合成过程中的先天缺陷，如缺乏过氧化物酶、脱碘酶致甲状腺不能正常利用碘；缺乏水解酶，则甲状腺激素从甲状腺球蛋白解离发生障碍；还有患者因受体对甲状腺激素不敏感而出现甲状腺激素相对不足——甲状腺激素抵抗综合征，患者常有家族史；分泌 TSH 的垂体腺瘤；颈部 X 线照射所致甲状腺肿大；此外，寒冷、创伤、感染、精神刺激等因素，可加重或诱发甲状腺肿大；异位 TSH 综合征如卵巢肿瘤、小细胞肺癌等分泌类 TSH 物质，也可引起甲状腺肿大。

三、诊断思路

（一）首先应确定患者有无甲状腺肿大

甲状腺肿大的诊断一般不难，检查者能看到或能摸到甲状腺，就可以诊断甲状腺肿大，必要时做甲状腺 B 超。但有时须与颈部肿块相鉴别：①颈前脂肪组织及脂肪瘤：这些人一般较肥胖，肿物轮廓不很清晰，脂肪瘤可呈结节状突起，但不随吞咽动作而上下移动；②甲状旁腺腺瘤或囊肿：仅从局部体征常不易鉴别，必须结合甲状旁腺功能亢进的临床表现，如骨质疏松、病理性骨折等及实验室检查加以鉴别，甲状腺细针穿刺细胞学检查有助于鉴别；③畸胎瘤：来自于前上纵隔肿物，可出胸腔上口伸向颈部，需结合 X 线检查鉴别；④鳃裂囊肿：位于下颌角、胸锁乳突肌上 1/3 前缘皮下，圆形、无痛、大小不一，与周围组织粘连，活动性差，常向咽部排出囊液，或经瘘管向体外排出，易继发感染。

（二）明确甲状腺肿大的原因

1. 应仔细询问病史，为病因诊断提供依据或为进一步检查提供线索

（1）甲状腺肿大的时间、伴随症状：起病急缓、进展快慢、病程长短。短期内迅速增长的甲状腺肿见于：甲状腺腺瘤出血、囊性变，亚急性甲状腺炎，急性化脓性甲状腺炎，甲状腺癌，Graves 病等。是否伴有疼痛及放射痛、发热、怕冷、咽喉疼痛、呼吸及吞咽压迫症状、体重变化、食欲改变、心悸、消化道症状（腹泻、便秘、腹胀）、

睡眠异常、乏力、水肿、记忆力减退、生殖系统症状等伴随症状。甲状腺肿大应区分痛性与无痛性：痛性甲状腺肿大见于急性化脓性甲状腺炎、亚急性甲状腺炎、部分桥本病、腺瘤出血，甲状腺癌如侵犯或压迫神经也引起疼痛；其他原因引起的甲状腺肿大一般无疼痛。

（2）患者居住地和环境是否为缺碘或高碘地区，有无长期食用某些阻碍甲状腺激素合成致甲状腺肿大的食物，如萝卜、白菜、油菜、卷心菜、木薯、大豆、核桃等。

（3）诊疗经过：既往甲状腺疾病治疗史，患病以来检查和治疗情况可为诊断提供线索。

（4）既往病史：头颈放射治疗史；有无特殊药物治疗史，如胺碘酮、保泰松、对氨基水杨酸钠、四环素、秋水仙碱、过氯酸钾、硝酸盐等；有无使用碘剂造影史。

（5）妊娠及分娩史：产后甲状腺炎通常发生于产后 3～12 个月内。单纯性甲状腺肿大也可在这一时期发生或加重。

（6）是否有家族史：对发现甲状腺肿大的患者应进一步问诊甲状腺疾病的家族史。

2. 仔细全面地体检，甲状腺检查应包括望诊、触诊和听诊

（1）望诊：患者取坐位，头部稍向后仰，眼向前看，首先观察颈部有无手术瘢痕，在其吞咽时观察甲状腺的大小和对称性。正常人甲状腺外观不突出，女性在青春发育期可略增大。检查时嘱被检查者做吞咽动作，可见甲状腺随吞咽动作而上下移动，以此可与颈前其他包块鉴别。

（2）触诊：触诊包括甲状腺峡部和甲状腺侧叶的检查。

甲状腺峡部：检查者站于受检者前面用拇指或站于受检者后面用示指从胸骨上切迹向上触摸，可触到气管前软组织，判断有无增厚，请受检者吞咽，可感到此软组织在手指下滑动，判断有无增大和肿块。

甲状腺侧叶：①前面触诊：一手拇指施压于一侧甲状软骨，将气管推向对侧，另一手示、中指在对侧胸锁乳突肌后缘向前推挤甲状腺侧叶，拇指在胸锁乳突肌前缘触诊，配合吞咽动作，重复检查，可触

及被推挤的甲状腺；②后面触诊：一手示、中指施压于一侧甲状软骨，将气管推向对侧，另一手拇指在对侧胸锁乳突肌后缘向前推挤甲状腺，示、中指在其前缘触诊甲状腺，再配合吞咽动作，重复检查。

触诊时注意甲状腺的大小、形状、质地、有无结节及数量、有无触痛、有无震颤、与周围组织有无粘连、颈部淋巴结情况及有无气管移位。

甲状腺肿大可以是弥漫性或结节性的：甲状腺孤立性结节最常见于腺瘤或胶质性结节；弥漫性肿大见于单纯性甲状腺肿、甲状腺功能亢进症、慢性自身免疫性甲状腺炎，常呈对称性肿大，并保持正常的甲状腺外形；不规则或局限性甲状腺肿大，多见于结节性甲状腺肿、毒性结节性甲状腺肿、甲状腺腺瘤、甲状腺癌、慢性侵袭性纤维性甲状腺炎、放射性甲状腺炎等。甲状腺腺瘤的轮廓清楚、表面平滑、呈球形、触之有弹性感。单纯性甲状腺肿、甲状腺功能亢进症的腺体较软，后者常有震颤及血管杂音。甲状腺癌、亚急性甲状腺炎、慢性自身免疫性甲状腺炎的腺体则较硬。慢性侵袭性纤维性甲状腺炎则坚硬如石。

（3）听诊：当触到甲状腺肿大时，用听诊器直接放在肿大的甲状腺上，如听到低调的连续性静脉"嗡鸣"音，对诊断甲状腺功能亢进症很有帮助。另外，在甲状腺功能亢进症者还可听到收缩期动脉杂音。

（4）全身检查：注意发现与甲状腺疾病相关的体征，如消瘦、突眼及突出程度、发热、皮肤潮湿、心率增快、心律失常、脉压增大、舌及手伸出可有细微颤抖、胫骨前黏液性水肿、指甲变薄、变脆或指甲脱离、水肿、体重增加、皮肤粗糙、少汗、心动过缓、浆膜腔积液、贫血等。

3. 实验室及有关检查

（1）甲状腺激素及 TSH 测定：是最常用的检查，有助于诊断甲状腺功能亢进症和甲状腺功能减退症。

（2）甲状腺抗体测定：包括 TGAb、TPOAb、TRAb，有助于诊断自身免疫性甲状腺疾病。

（3）血清甲状腺球蛋白测定：对监测甲状腺癌手术后是否复发有

重要意义。

（4）摄^{131}I率、过氯酸钾释放试验。

（5）甲状腺 B 超：不仅可以测量甲状腺的大小，而且可以发现甲状腺结节及囊实性和有无钙化，对典型的甲状腺疾病具有诊断价值。

（6）甲状腺扫描：可以了解甲状腺的大小、功能及甲状腺结节的情况。

（7）甲状腺细针穿刺细胞学检查：可以帮助确定诊断，明确甲状腺肿大的病因。

甲状腺肿大诊断流程图见图 7 - 1 - 1。

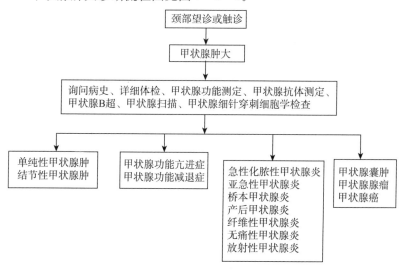

图 7 - 1 - 1　甲状腺肿大诊断流程图

四、疾病

单纯性甲状腺肿

1. 临床诊断要点：①有引起单纯性甲状腺肿的原因：缺碘、致甲状腺肿大物质、高碘、先天缺陷；②甲状腺肿大常在无意中或体检时发现，呈弥漫性肿大，左右两叶对称，表面光滑，质地柔软，无压痛；③地方性甲状腺肿有明显的地区分布，而散发性甲状腺肿散发于个别人或个别家族；④甲状腺功能正常。

2. 辅助检查：①甲状腺功能测定：血清 T_3、T_4、TSH 正常；②尿碘测定：正常成人尿碘排出量为 $50\sim100\mu g/g$ 肌酐，24 小时尿碘排出小于 $50\mu g$，说明碘摄入不足，严重缺碘时 24 小时尿碘小于 $20\mu g$；③甲状腺摄[131]I 率：正常或增高，但无高峰前移，且可被 T_3 抑制；④甲状腺自身抗体测定：血清 TGAb 和 TPOAb 阴性；⑤甲状腺扫描：放射性核素分布均匀；⑥B 超检查：可以测量甲状腺大小，并能发现较小结节及囊肿；⑦胸部 X 线检查：X 线片可协助诊断胸骨后甲状腺肿；⑧甲状腺细针穿刺细胞学检查：可明确诊断。

3. 处理：①青春发育期或妊娠期的生理性甲状腺肿，可以不用药物治疗，多食含碘丰富的食物；②碘剂：早期的地方性甲状腺肿患者可口服碘化钾，每日 $10\sim30mg$，或复方碘液，每日 $3\sim5$ 滴，$3\sim6$ 个月甲状腺肿可消失；③甲状腺激素：对于 20 岁以前年轻患者的单纯性甲状腺肿，为了缩小甲状腺肿大，可给予甲状腺激素以抑制 TSH 分泌，左甲状腺素（$L-T_4$）每天 $0.1\sim0.15mg$，或甲状腺片每日 $40\sim80mg$，分 $2\sim3$ 次口服，疗程一般为 $3\sim6$ 个月。甲状腺激素制剂，应从小剂量开始，逐渐加量，对于有心血管疾病和老年患者应小量应用；④手术治疗：巨大甲状腺肿及胸骨后甲状腺肿压迫气管、食管或喉返神经，应行手术治疗。

结节性甲状腺肿

1. 临床诊断要点：①患者有长期单纯性甲状腺肿的病史。②甲状腺肿大程度不一，多不对称，一般为多发性结节，结节数目及大小不等，结节质软或稍硬，光滑，无触痛。病程进展缓慢，多数患者无症状，较大的结节性甲状腺肿可引起压迫症状，出现呼吸困难、吞咽困难和声音嘶哑等。结节内急性出血可致肿块突然增大及疼痛，症状可于几天内消退，增大的肿块可在几周或更长时间内缩小。③甲状腺功能正常，出现甲状腺功能亢进症时（Plummer 病），患者有甲状腺功能亢进症的表现。

2. 辅助检查：①甲状腺功能测定：血清 T_3、T_4、TSH 正常，Plummer 病时 T_3、T_4 升高，TSH 降低；②甲状腺摄^{131}I 率：正常或增高，但无高峰前移，且可被 T_3 抑制，出现 Plummer 病时摄^{131}I 率增高；③甲状腺自身抗体测定：血清 TGAb 和 TPOAb 阴性；④甲状腺扫描：放射性核素分布不均匀，可见"冷结节"或"热结节"；⑤B 超检查：可以测量甲状腺及结节大小、结节数量及有无囊性变；⑥胸部 X 线检查：X 线片可协助诊断胸骨后甲状腺肿；⑦甲状腺细针穿刺细胞学检查，可帮助诊断。

3. 处理

（1）手术指征：①有压迫症状者；②结节迅速增大，或有颈淋巴结肿大，疑恶变者。

（2）甲状腺激素治疗：抑制垂体 TSH 的分泌，减少 TSH 对甲状腺的刺激，使结节性甲状腺肿停止发展并缩小。$L-T_4$ 每天 $0.1\sim0.2mg$，治疗 $3\sim6$ 个月。有心脏病者应减量。如治疗过程中结节变大应尽早手术。

（3）Plummer 病的治疗：药物治疗效果不佳，主要用手术和放射性碘治疗。①手术治疗：效果好，不易复发；②^{131}I 治疗：用于老年患者，尤其有心脏病患者；③药物治疗：老年患者或有其他严重疾患而不能手术者，PTU 100mg 或甲巯咪唑 10mg，3 次/天，然后用^{131}I 治疗。

炎症性甲状腺肿

1. 急性化脓性甲状腺炎

（1）临床诊断要点：①易感人群为营养不良的婴儿、身体虚弱的老人、免疫功能低下的患者；②急性起病，常有口咽部及上呼吸道感染的前驱症状，高热、寒战、乏力、肌痛、头痛、厌食、咽喉疼痛、吞咽困难、呼吸困难；颈前部疼痛肿胀，疼痛常波及耳枕部；③甲状腺一侧或两侧肿大，触痛明显，表面皮肤发红，皮温增高，易迅速形成脓肿而有波动感；④痊愈后多不引起甲状腺功能改变；⑤抗菌药物治疗有效。

（2）辅助检查：①血白细胞计数增高伴核左移，厌氧菌引起者，血象可正常，红细胞沉降率（ESR）加快；②甲状腺功能检查一般正常，急性期血中甲状腺激素水平可轻度升高，但并不出现甲状腺功能亢进症状；③甲状腺摄^{131}I 率正常，感染严重者降低；④甲状腺扫描：局部或整个腺体放射性核素摄取减少，有效治疗后恢复，脓肿形成时甲状腺扫描示"冷"结节；⑤甲状腺 B 超可见低回声区，有时可发现脓肿；⑥穿刺可吸出脓液，涂片见大量中性粒细胞，脓液培养可有致病菌生长；⑦食管钡餐检查可发现来源于梨状窝的瘘管；⑧直接咽喉镜检查可以发现瘘管开口；⑨甲状腺 B 超、放射性核素显像和局部穿刺检查有助于早期诊断。

（3）处理：①急性期应给予抗感染治疗，因菌群广泛，需采用包括抑制厌氧菌在内的广谱抗生素或根据细菌培养结果选用敏感的抗生素。对于咽喉肿痛明显、吞咽困难者可给予雾化吸入以减轻症状。早期静脉应用抗生素，配合以局部热敷或理疗可使炎症在 2～3 天后改善，2～4 周后消退。②因解剖位置特点，甲状腺一旦化脓，在短时间内可使患者窒息，如抢救不及时，患者有生命危险。如果有波动感，应先用粗针头穿刺排脓减压，继之切开引流或切除肿物。

2. 亚急性甲状腺炎：亚急性甲状腺炎又称为巨细胞性甲状腺炎、肉芽肿性甲状腺炎、DeQuervain 甲状腺炎。本病可自然缓解，但易复发。

（1）临床诊断要点：①近 1～3 周有病毒感染史，疲劳、肌肉疼痛、咽痛及发热。②甲状腺肿大伴疼痛：颈部转移性、放射性疼痛，常为弥漫性、不对称性甲状腺肿大，质地较硬，触痛明显。③甲状腺功能变化：发病最初几周，患者出现一过性甲状腺功能亢进症状，T_3、T_4 增高，TSH 降低，但甲状腺摄碘率降低。随后因甲状腺激素耗竭，甲状腺功能恢复"正常"。在甲状腺激素合成功能尚未恢复之前，又出现功能减退，表现为怕冷、体重增加、便秘等，T_3、T_4 降低，TSH 升高，多数患者短时间恢复正常，仅极少数出现永久性甲状腺功能减退症。④早期阶段 ESR>50mm/第 1 小时末。

（2）辅助检查：①血白细胞计数正常或稍高，ESR 增快，常>50mm/第 1 小时末；②甲状腺功能改变如上述；③甲状腺摄^{131}I 率明显降低；④放射性核素扫描：不显影或呈"冷"结节，随病情缓解可恢复；⑤甲状腺细针穿刺细胞学检查：可见类上皮样细胞群、多核巨细胞、巨噬细胞、中性粒细胞，很少或不见淋巴细胞。

（3）处理：①止痛及非甾体抗炎药：多数轻型患者可缓解症状。吲哚美辛 75～150mg/d，分次口服。②糖皮质激素：用于症状明显者。泼尼松 20～40mg/d，分次口服。症状完全缓解并持续 1～2 周后可逐渐减量，全程 1～2 个月。③β 受体拮抗剂：在甲状腺毒症阶段可减轻症状。普萘洛尔 10mg，2～3 次/天。④甲状腺激素：在功能减退阶段或为缩小甲状腺、缓解压迫症状可应用。L-T_4 0.1～0.15mg/d 顿服，或甲状腺片 40～120mg/d，症状好转后逐渐减量至停药。永久性甲状腺功能减退需长期服药。

3. 无痛性甲状腺炎

（1）临床诊断要点：①发病前无病毒感染症状；②早期出现甲状腺功能亢进的表现，但程度较轻，多无突眼及胫前黏液性水肿；③半数患者甲状腺肿大，质地较硬，无疼痛及触痛；④甲状腺功能改变依病变进程不同，可分为甲状腺毒症阶段、功能正常阶段、功能减退阶段、功能恢复阶段。

（2）辅助检查：①甲状腺功能测定：依各阶段而不同；②甲状腺摄^{131}I 率：功能亢进阶段下降，恢复阶段回升；③甲状腺自身抗体：TPOAb 阳性率明显高于 TGAb；④白细胞计数正常，可有 ESR 增快，但一般<50mm/第 1 小时末；⑤甲状腺细针穿刺细胞学检查：大量淋巴细胞浸润，但无生发中心。

（3）处理：①甲状腺毒症阶段：避免应用抗甲状腺制剂；普萘洛尔 10mg，2～3 次/天，可缓解大部分患者的临床症状；②功能降低阶段：一般不需要治疗，如症状明显可短期小量应用甲状腺激素，如

L-T$_4$每天 25μg；③永久性甲状腺功能减退则需终身替代治疗，详见本节甲状腺功能减退症部分。

4. 产后甲状腺炎

（1）临床诊断要点：①发生于产后 12 个月内；②甲状腺毒症：产后 1～6 个月出现，可持续 1～2 个月；③甲状腺弥漫性肿大，无触痛；④短暂性甲状腺功能减退症：一般于产后 3～8 个月出现，持续 4～6 个月，部分患者发生永久性甲状腺功能减退症。⑤恢复期：发生在产后 6～12 个月。

（2）辅助检查：①甲状腺功能测定：同无痛性甲状腺炎；②甲状腺自身抗体：TPOAb 阳性率明显高于 TGAb；③甲状腺球蛋白：可增高；④甲状腺摄^{131}I 率：甲状腺毒症阶段下降，恢复阶段回升；⑤过氯酸盐释放试验：大部分患者阳性；⑥甲状腺 B 超：低回声。

（3）处理：①普萘洛尔 30～60mg/d 分次服，可改善甲状腺毒症症状；②甲状腺激素：可改善功能低下症状及缩小肿大的甲状腺，永久性甲状腺功能减退症需终身替代治疗，详见本节甲状腺功能减退症部分；③糖皮质激素：目前观点不一。

5. 慢性淋巴细胞性甲状腺炎

（1）临床诊断要点：①起病隐匿，进展缓慢。②常偶然发现甲状腺肿大，多为弥漫性，质硬如橡皮，可有分叶或结节。多数患者无症状，可有咽部不适或轻度咽下困难及颈部压迫感，仅少数甲状腺局部疼痛。③有些患者呈一过性甲状腺功能亢进，因为滤泡破坏，甲状腺激素释放入血所致。④中晚期出现甲状腺功能低下表现。

（2）辅助检查：①ESR 可升高，免疫球蛋白也常升高。②甲状腺摄^{131}I 率：正常、降低或增高。③过氯酸钾释放试验：50%～75% 阳性，提示碘有机化障碍。④甲状腺功能早期正常，晚期出现甲状腺功能低下，此时 T$_3$、T$_4$降低，TSH 升高。如有甲状腺功能亢进者则 T$_3$、T$_4$升高，TSH 降低。⑤甲状腺自身抗体测定：TGAb、TPOAb 明显升高。⑥甲状腺扫描：核素分布不均匀或呈"冷"结节。⑦B 超检查：有助于诊断。⑧甲状腺穿刺细胞学检查：可明确诊断。

（3）处理：①无明显症状、甲状腺增大不明显者，随访观察。②甲状腺激素：甲状腺明显肿大伴有压迫症状时应用。从小剂量开始，L - T$_4$12.5～50μg/d（或甲状腺片 10～20mg/d），酌情逐渐增至 150～200μg/d（或甲状腺片 100～120mg/d）。出现甲状腺功能减退症时需终身服药。③糖皮质激素：仅使腺体暂时缩小，发病急或伴有疼痛者可短期应用。④手术：有严重压迫症状而药物治疗不能缓解或不能除外恶性病变时考虑手术治疗。⑤并发甲状腺淋巴瘤：放射治疗或联合化疗。

6. 纤维性甲状腺炎：又称 Riedel 甲状腺炎、慢性侵袭性纤维性甲状腺炎、慢性硬化性甲状腺炎，是由于纤维组织浸润性生长引起甲状腺肿大。

（1）临床诊断要点：①缓慢进展的坚硬甲状腺肿，向周围组织浸润应考虑本病。有些患者甲状腺迅速肿大、颈部压迫感、声音嘶哑、咽下及呼吸困难。②无发热、疼痛。③甲状腺木样或石样硬，与周围组织粘连。④甲状旁腺受累可发生甲状旁腺功能低下。⑤确诊主要依赖甲状腺病理检查。

（2）辅助检查：一般甲状腺功能正常，病变广泛者可发生功能低下。甲状腺扫描示受累区域摄碘减少。

（3）处理：本病为自限性疾病，有些病例可自发缓解，但可复发。一般药物及类固醇治疗效果不佳。近年有报道用他莫昔芬治疗：每次 20mg，2 次/天，3～6 个月之内使多数患者获得部分乃至完全缓解。严重者可行手术治疗以解除压迫症状。

7. 放射性甲状腺炎

（1）临床诊断要点：①1～2 周前甲状腺接受过大剂量辐射或^{131}I 治疗甲状腺疾病；②颈部不适、压迫感、甲状腺局部疼痛、吞咽困难、发热、乏力、心慌、手抖等一过性甲状腺功能亢进症表现，少数有甲状腺危象；③甲状腺触痛明显，皮肤表面红斑、皮肤瘙痒和水肿。

（2）辅助检查：①摄^{131}I 率降低；②甲状腺细针穿刺细胞学检查：滤泡细胞核大小不等和多形性，细胞核染色质粗大，偶尔可见明显的核仁，许多巨大裸核，有时可被误诊为未分化癌。

（3）处理：①立即脱离放射源，停止放射性核素治疗。一般在数天后症状可自行缓解。②患者在服用放射性碘后 2～3 周出现轻度无菌性甲状腺炎，多于 1 周左右自行消退，不需处理或用简单的镇痛药。大剂量放射性碘治疗引起一过性甲状腺功能亢进症甚至甲状腺危象，应住院治疗。可用 β 受体拮抗剂如普萘洛尔 10mg，2～3 次/天，不主张用抗甲状腺药物。③出现严重的喉水肿时，需做气管切开。

甲状腺功能亢进症

详见第一章第二节相关内容。

甲状腺功能亢进症由多种原因引起，最常见的是毒性弥漫性甲状腺肿，即 Graves 病。其他引起甲状腺功能亢进症的原因有：毒性结节性甲状腺肿，自主高功能性甲状腺腺瘤，甲状腺滤泡性癌，垂体 TSH 分泌瘤，甲状腺炎，早期肢端肥大症伴甲状腺功能亢进症，异位 TSH 综合征，碘源性、药源性、卵巢甲状腺肿等。

1. 临床诊断要点：①高代谢症状：怕热多汗，皮肤红润而潮湿，低热；兴奋多动，易激动甚至躁狂或焦虑抑郁，手、舌伸出时可见细微震颤；心悸，脉压增大，心尖部可闻及收缩期杂音，严重者可发生甲亢性心脏病；易饿多食，大便次数增多，体重明显下降；月经稀发或闭经，男性可有阳痿；肌肉软弱无力，甚至发生甲状腺功能亢进性肌病。②甲状腺弥漫性肿大：质软、无压痛，可触及震颤，闻及血管杂音。③突眼：多为非浸润性轻、中度突眼；少数发生浸润性突眼，表现为眼球突出明显，眼球运动障碍，复视，眼睑不能完全闭合，致使角膜暴露发生炎症和溃疡，畏光，流泪，疼痛，结膜充血、水肿。④其他表现：胫骨前黏液性水肿、皮肤及甲床色素沉着、指（趾）甲脆软等。⑤两种特殊类型：a. 甲状腺危象：高热、脉速、心律失常、心力衰竭、烦躁不安、大量出汗、呕吐、腹泻，可迅速进展，出现谵妄、昏迷、死亡；b. 淡漠型甲亢：极度没精神、冷漠、嗜睡、反应迟钝、恶病质。⑥辅助检查异常（见后）。

2. 辅助检查：①甲状腺激素测定：血中 T_3、FT_3、T_4、FT_4 升高，疾病早期或复发初期可仅有 T_3、FT_3 升高。②血中 TSH 测定：

TSH 降低可作为甲状腺功能亢进症早期敏感的诊断指标。③甲状腺摄 ^{131} I 率：增加，且高峰前移，并且不能被口服甲状腺激素抑制。④甲状腺自身抗体测定：血清 TRAb：初发 Graves 病多为阳性，病情缓解后转阴；血清 TGAb 和 TPOAb 测定：Graves 病时常阳性。⑤甲状腺 B 超有助于诊断。⑥甲状腺细针穿刺细胞学检查：可以诊断 Graves 病并与其他疾病鉴别。

3. 处理：①适当休息，禁食高碘食物及药物。②抗甲状腺药物：丙硫氧嘧啶开始剂量 300mg/d，分 3 次口服；或甲巯咪唑 30mg/d，分次服用。注意药物反应，定期复查肝功能、血白细胞和分类及甲状腺功能，根据患者症状、甲状腺功能改善情况和药物反应逐渐调整用药剂量，最后调整至维持剂量。总疗程大约 1～1.5 年，甚至更长。③辅助治疗：β 受体拮抗剂，在甲状腺毒症阶段可减轻症状。普萘洛尔每次 10mg，3 次/天。④甲状腺激素：在甲亢治疗期间，根据病情需要使用。一般用 L - T$_4$。⑤放射性碘治疗：转核医学科治疗。⑥手术治疗：转外科治疗。⑦甲状腺危象的处理：是甲状腺毒症病情极度严重、危及患者生命的严重并发症，需住院紧急抢救。

甲状腺功能减退症

1. 临床诊断要点：①起病缓慢、隐袭，畏寒、乏力、表情淡漠、反应迟钝、记忆力减退、水肿、体重增加、皮肤粗糙、心率缓慢、腹胀、顽固性便秘、贫血，月经不调，男性可有阳痿；②甲状腺肿大程度不一；③黏液性水肿：呈特殊面容，眼睑水肿，眼裂变小，鼻翼及口唇厚，舌大，毛发稀疏而干脆，声音嘶哑，皮肤干燥，含黏多糖的液体在皮肤、皮下组织、心肌、骨骼肌等组织浸润，形成黏液性水肿，水肿常为不可凹性，严重时心包、胸腔、腹腔、关节腔等积液；④黏液性水肿昏迷：多见于老年患者，除有严重的甲状腺功能减退症表现外，尚有低体温、昏迷、呼吸衰竭等；⑤辅助检查异常（见后）。

2. 辅助检查：①甲状腺激素测定：血中 T$_3$、FT$_3$、T$_4$、FT$_4$ 降低，疾病早期可仅有 T$_4$、FT$_4$ 降低；②血中 TSH 测定：TSH 升高作为原发性甲状腺功能减退症早期诊断的敏感指标；③TRH 兴奋试验：有助于鉴别原发性、继发性或散发性甲状腺功能减退症；④血脂测定：高血脂；⑤心肌酶检查：可升高；⑥甲状腺摄^{131}I 率：降低；⑦甲状腺自身抗体测定：桥本甲状腺炎引起的甲状腺功能减退症血清 TGAb 和 TPOAb 常阳性；⑧心电图检查；⑨超声心动图检查；⑩甲状腺细针穿刺细胞学检查：有助于甲状腺功能减退症的病因诊断。

3. 处理：①甲状腺激素：应从小剂量开始，一般 L - T_4 25～50μg/d 或甲状腺片 10～20mg/d 开始，以后根据患者症状及甲状腺功能检查结果和药物反应每隔 2～4 周逐渐增加剂量，直至足量后长期服用，一般需终身服药；②黏液性水肿昏迷：需住 ICU 抢救治疗。

甲状腺肿瘤

1. 甲状腺囊肿

（1）临床诊断要点：患者可无任何不适，偶然发现颈部肿物，多数为单发，偶见多发。肿块表面光滑，边界清楚，无触痛，可随吞咽上下活动。囊内压不高时，质地柔软，触之有囊性感，内压较高时质地坚实。确诊需做以下辅助检查。

（2）辅助检查：①B 超检查为囊性肿块；②甲状腺扫描为"冷结节"；③甲状腺功能正常；④甲状腺穿刺吸出囊液可明确诊断。

（3）处理：①良性囊肿吸出囊液可治愈；②若囊肿较大，囊壁不完整或与周围组织无明显分界，囊内容物为血性，反复抽吸后又迅速积聚，应手术治疗。

2. 甲状腺腺瘤：甲状腺腺瘤分 3 种类型：滤泡状腺瘤、乳头状腺瘤和不典型腺瘤。滤泡状腺瘤最常见，又分为 5 种类型：胚胎型腺瘤、胎儿型腺瘤、单纯型腺瘤、胶质型腺瘤、嗜酸细胞型腺瘤（Hürthle 细胞瘤）。

（1）临床诊断要点：腺瘤生长缓慢，多因无意中发现颈前肿物而就诊。多为单发，呈圆形或椭圆形，表面光滑，质地较坚韧，无压痛，边界清楚，与皮肤无粘连，随吞咽上下活动，偶尔大腺瘤可压迫气管和食管，出现呼吸困难和吞咽困难。有的腺瘤可突然出血，肿块迅速增大，并引起胀痛和压痛。少数腺瘤可发展为功能自主性腺瘤，引起甲状腺功能亢进症。以下辅助检查有助诊断。

（2）辅助检查：①甲状腺功能：正常。功能自主性甲状腺腺瘤血清 T_3、T_4 增高，TSH 降低。②放射性核素扫描：多为"温结节"。功能自主性腺瘤表现为"热结节"；囊性变时呈"冷结节"。③B 超检查：腺瘤和周围组织有明显界限。有助于辨别单发和多发、囊性和实性。④X 线检查：巨大腺瘤者可见气管受压移位，部分见瘤体内钙化。⑤甲状腺细针穿刺细胞学检查：有助于诊断。

（3）处理：原则上应早期切除。

3. 甲状腺癌

（1）临床诊断要点：早期无明显自觉症状，大多数患者以颈部肿块就诊。对甲状腺肿物有下列情况时应考虑甲状腺癌的可能：肿物增长迅速；肿物坚硬，或表面凹凸不平；肿物随吞咽活动差；伴有声音嘶哑或其他压迫症状；颈部淋巴结肿大，可做病理检查。髓样癌常有家族史，可有腹泻、心悸、颜面潮红等症状。甲状腺癌的病理类型不同，其临床表现也不一致，预后差别很大。①乳头状腺癌：多为单发，肿块较小，质硬，边界不清，活动度差，肿瘤生长缓慢，可局限于甲状腺内长期不变；②滤泡状腺癌：生长缓慢，病程较长，肿块多为单发，少数可多发，质地较硬，边界不清，转移率较高，多数随血行转移到肺和骨骼，少数转移到淋巴；③未分化癌：多见于老年男性，结节质硬，表面不光滑，边界不清，并迅速增大，浸润甲状腺周围组织，以至甲状腺固定，同时出现局部疼痛、呼吸困难、吞咽困难和声音嘶哑等，可转移到淋巴结，也可通过血行转移到肺、骨骼等脏器，此型恶性程度高，转移快，发展迅速，死亡率高，患者常在 4～6 个月内死亡；④髓样癌：大多数为散发，约 20%～30% 患者有家族遗传性，肿块呈质地较硬的孤立结节，家族性髓样癌多为双侧发病，肿块较小，一般进展缓慢。以下辅助检查有助诊断。

（2）辅助检查：①甲状腺功能一般正常，偶尔出现甲状腺功能亢进症。②血清降钙素升高及癌胚抗原增高是髓样癌的特点。降钙素刺激试验用于早期诊断甲状腺髓样癌，也用于筛查有遗传倾向的高危人群。③胸部 X 线检查：胸部 X 线片观察有无气管移位及肺转移。髓样癌患者甲状腺部位有致密、不规则、团块状钙化灶。④B 超检查：不能鉴别良、恶性，只能鉴别囊性或实性。⑤甲状腺扫描：为"冷结节"，但不是特异的。⑥甲状腺穿刺细胞学检查：对诊断有重要意义。

（3）处理：①分化癌：外科手术切除肿瘤是治疗甲状腺癌最有效的首选方法。手术后需要持续甲状腺激素抑制性治疗，使血清 TSH 降至低水平，减少复发率。②未分化癌：多数在发现时已经不能手术。事实上由于肿瘤浸润，即使手术也难以切干净，术后需要外照射和化疗。③甲状腺髓样癌：手术切除，术后服用甲状腺激素。④甲状腺激素抑制治疗：甲状腺癌在手术治疗、放射治疗的同时加用甲状腺激素，对预防复发及抑制远位转移灶的迅速发展效果较好。一般 L－T_4 0.15～0.3mg/d，或甲状腺片 120～150mg/d，分 2～3 次口服，长期服用。

（卢桂芝）

第二节　高大体型

一、概述

正常成人身高差异在平均数的 20% 以内。一般认为超过同种族、同年龄、同性别的平均值 3 个标准差，则为高大体型。其原因多数与遗传、体质的因素有关，少数由内分泌功能障碍所致。多数为病理性的，如肢端肥大症等，少数为生理性，如体质性巨人。

二、病因

（一）内分泌原因

1. 生长激素（GH）分泌过多：由于 GH 过度分泌致软组织、骨骼、内脏肥大。骨骺愈合前发病者为巨人症,成年后疾病仍进展则出现肢端肥大症。

2. 性激素分泌减少:性激素分泌不足致骨骺愈合延迟,长骨生长过度出现四肢细长为特征的特殊体型。如下丘脑性性功能减退、垂体促性腺激素分泌不足、性功能减退性高大体型、原发性性腺功能减退症、Klinefelter 综合征、无睾症。

3. 其他:性早熟。

（二）非内分泌原因

1. 体质性巨人症。

2. 青春期提前。

3. 遗传性因素:大脑性巨人症、马方综合征、高胱氨酸尿症、Beckwith‐Wiedemann 综合征、XYY 综合征。

三、诊断思路

（一）首先应明确患者能否诊断高大体型

1. 计算同年龄、同性别正常人身高。

2. 对比患者是否体型巨大。

（二）确定为高大体型后,应明确高大体型发生的原因

1. 应仔细询问病史,为病因诊断或进一步检查提供线索

（1）针对高大体型问诊:父母是否体型高大,母亲是否糖尿病妊娠或妊娠糖尿病,出生时体重和身长情况,出生后生长发育各期身高、体重情况,尤其青春发育期是否正常,生长速度快慢,有无短时间内生长速度极快,有无伴随不适等。

（2）关于鉴别诊断问诊

1）肢端、面容有无改变:如肢端肥大症。

2）骨骼发育有无畸形及异常:如肢端肥大症。

3）性功能有无亢进或减退:如性早熟、性激素分泌不足致高大体型。

4）有无头痛,视力、视野障碍。

5）有无多饮、多尿。

（3）诊疗经过问诊：患病以来检查和治疗情况如何，可为诊断提供线索。

（4）相关其他病史问诊：既往有无颅内肿瘤、手术、结核、出血、炎症等病史。

2. 仔细全面地查体

（1）身高、体重、体型。

（2）指间距、上部量、下部量。

（3）有无高血压。

（4）智力、表情、反应，生活是否自理。

（5）面容：有无口鼻肥大、反咬颌、高颧骨及肢端肥大等。

（6）视力、视野。

（7）心脏大小、内脏有无肿大。

3. 实验室及有关检查

（1）血浆 GH 测定：儿童清晨 8AM 或入睡后 1.5 小时取血，疑巨人症或肢端肥大症者可取即时标本，最好餐后 2 小时取血。

（2）GH 动态功能试验：必要时做：①胰岛素低血糖兴奋试验：应密切监测；②胰高血糖素试验；③精氨酸试验；④可乐定试验；⑤葡萄糖抑制试验。

（3）性激素：LH、FSH、PRL、E_2、P、T。

（4）影像学检查：X 线检查：颅骨、蝶鞍、四肢骨、指骨和肋骨等；头颅或其他部位 CT、MRI。

（5）其他：甲状腺功能、UCG 等。

高大体型诊断流程图见图 7-2-1。

四、疾病

巨人症

1. 临床诊断要点：①青少年起病，过度生长，全身呈正常比例

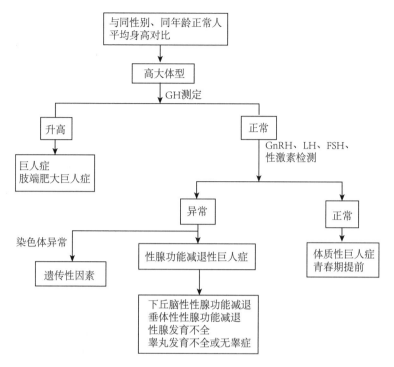

图 7 - 2 - 1　高大体型诊断流程图

异常高大，且较魁梧，身高、体重均明显超过同龄人，最终身高在 2 米以上。②早期代谢旺盛，体力好，肌肉发达有力，第二性征提前，性欲旺盛；疾病后期逐渐衰弱、无力，肌肉松弛，性腺萎缩，性功能减退，抵抗力低。③血浆 GH 明显升高，但与病程及临床表现的严重性不一致。④IGF - 1 水平升高，对诊断意义重大，尤其 GH 升高不显著者。⑤疾病活动时血磷增高，预示可能疾病在进展。⑥影像学：垂体 CT 或 MRI 检查可发现小肿瘤；X 线指骨骨质疏松、指端丛毛状，骨龄延迟。

2. 辅助检查：①血浆 GH 明显升高。②GH 动态功能试验中，胰岛素低血糖兴奋试验、胰高血糖素试验、精氨酸试验、可乐定试验 GH 升高明显，葡萄糖抑制试验不受抑制。③IGF - 1 水平升高。④OGTT：表现葡萄糖耐量减低（IGT）或糖尿病（DM），且有胰岛素抵抗。

⑤代谢率增高但 T_3、T_4 不高。⑥血钙磷水平。⑦影像学检查。

3. 处理：①手术：为生长激素瘤主要治疗手段，尤其是有周围压迫，视力、视野受损者；术后密切监测血糖、生命体征。②放射治疗：生长激素瘤对放射线治疗敏感，用于不宜手术者，但视交叉受压迫时不宜进行，以免水肿加重视力损害，亦可用于手术后，尤其是较大肿瘤手术不能完全切除时加强治疗效果。③药物治疗：适于不能手术或放疗以及复发的病例。a. 溴隐停：1.25mg，一天 2 次起始，饭后服用，逐渐加量，日需要量 10～15mg 以上；b. 赛庚啶：小量开始，8～24mg/d；c. 生长抑素：小量（50～100μg/d）开始，价格昂贵。

体质性巨人症

1. 临床诊断要点：属正常巨人，其特点为：①常有高大体型家族史，具有一定遗传性；②身材各部分比例完全正常；③骨龄与年龄相当，骨骺在正常年龄愈合；④性腺发育正常；⑤血中 GH 水平正常，血磷不高；⑥OGTT 正常；⑦蝶鞍大小正常，CT 检查无肿瘤存在，视力、视野不受影响。

2. 辅助检查：主要为了除外病理因素。①血浆 GH；②性激素；③血磷；④头颅 CT 或 MRI。

3. 处理：无须特殊处理。

青春期提前

1. 临床诊断要点：①女孩 8 岁以前、男孩 9 岁以前开始性发育，为青春期提前；②患儿身高远远超过同年龄、同性别的其他儿童，第二性征提前出现，女孩来月经，男孩长胡须；③FSH、LH 升高，性激素水平升高；④其他各项检查正常；⑤骨骺过早愈合，最终身高同正常人。

2. 辅助检查：①FSH、LH、性激素；②GH；③骨龄大于年龄；

④24 小时尿 17-酮类固醇；⑤肾上腺皮质功能检查，除外 11-α 羟化酶或 21-β 羟化酶缺乏所致；⑥必要时影像学检查：垂体 CT、MRI。

3. 处理：如果确诊为青春期提前，无须特殊处理。

性腺功能减退性巨人症

1. 临床诊断要点：患者性腺功能减退发生于骨骺融合之前。由于性激素不足致骨骺愈合延迟，骨骼过度生长，体型高，四肢细长，与躯体比例不相称（指间距＞身高，下部量＞上部量），形成高瘦体型。第二性征缺如，性腺发育不全。根据发病部位可分为如下几种，除以上特点外，各自临床特点分别为：

（1）下丘脑性性腺功能减退：①存在下丘脑的病变如颅咽管瘤、神经胶质瘤、炎症等。②常有下丘脑相应部位受损的表现如尿崩症、情绪改变、失眠、体温调节障碍、食欲改变、肥胖或消瘦等；如为肿瘤，可有肿瘤压迫症状。③GnRH、LH、FSH 降低，性激素缺乏。

（2）垂体促性腺激素缺乏性性腺功能减退：①除性腺功能减退外，垂体其他功能正常；②发育期男性睾丸不发育，睾丸活检生殖细胞不成熟；③LH、FSH 降低，性激素缺乏。

（3）性腺病变致性功能减退如 Klinefelter 综合征：①散发，较少见；②为性染色体异常、曲细精管发育不良引起的原发性腺功能减退；③患者身材细长，皮肤细腻，体毛及胡须稀疏，阴毛及腋毛缺如或稀少，性欲低下，音调高尖；④FSH、LH 反馈性升高，性激素减少。

（4）睾丸发育不全或无睾症：①早年发病可产生巨大体型（也有矮小体型者）；②可有睾丸炎症、外伤、放射线照射史，或为胎儿时期睾丸发育障碍；③睾丸小，易误诊为隐睾；④FSH、LH 反馈性升高，性激素减少；⑤尿 17-酮类固醇降低。

2. 辅助检查：①GnRH、LH、FSH，性激素如 E_2、P、T；②尿 17-酮类固醇；③下丘脑和垂体 CT、MRI；④染色体检查。

3. 处理：①病因治疗。②性激素替代治疗：可选择 hCG、hMG、LHRH，或雄激素，不同年龄、不同性别治疗不同，个体差异大；女性成年后可予人工周期。③对症支持治疗。

（吴红花　高燕明）

第三节　矮小体型

一、概述

身高低于同种族、同年龄、同性别的平均值 3 个标准差，称为矮小体型。国外文献报道成年男性身高低于 1.45 米，女性低于 1.35 米，为矮小体型。儿童生长发育由遗传、种族、社会环境决定，疾病、营养等因素可干扰正常身高，神经系统对生长具有一定的调控作用。

二、病因

（一）内分泌原因

1. GH 及生长因子缺乏或受体病变：各种原因引起的 GH 减少或功能障碍，造成生长缓慢和矮小体型。

（1）先天性 GH 缺乏：伴面中线发育缺陷，可伴其他垂体激素缺乏或单独 GH 缺乏，垂体发育不良。

（2）获得性 GH 缺乏：下丘脑-垂体肿瘤、组织细胞增多症 X、中枢神经系统感染、头部损伤、头部照射后的 GH 缺乏、中枢神经系统血管意外、脑积水、空泡蝶鞍综合征等。

（3）GH 作用异常：遗传性 GH 缺乏症可造成 GH 在周围组织的作用发生抵抗。主要由于 GH 结构异常、GH 抗体产生、受体或受体后病变使 GH 不能发挥作用而发病。

2. GHRH 水平异常：是许多"特发性 GH 缺乏症"的原因之一。由于异常生产史造成脑部损伤继发的身材矮小多为 GHRH 分泌不足。其中 60% 以上经数日 GHRH 刺激后 GH 水平可达正常。

3. 甲状腺功能减退：甲状腺激素是中枢神经系统和骨骼分化和发育所必需的，它直接作用于细胞的代谢活动，提高 GH 对刺激的反应性，刺激组织产生多种生长因子。甲状腺激素分泌减少的程度直接影响儿童的生长发育，分泌减少生长受限，分泌不能则生长停止。

4. 胰岛素分泌不足：胰岛素具有代谢同化作用及促生长作用，1型糖尿病患儿生长发育阻滞。

5. 肾上腺皮质激素过多：内源性及外源性皮质醇过多均可抑制 GH 自发性分泌及对刺激的反应性减弱，影响患儿正常生长。

6. 性激素过量：青春期最重要的促生长激素为性激素。雄、雌激素促进骨成熟的作用使骨骺尽快闭合可抑制生长。

7. 假性甲状旁腺功能减退症。

8. 未治疗的尿崩症：由于明显渴感而不能进固体食物，热量营养摄入不足，加之大量排尿营养物质随之流失故多消瘦，体力下降。儿童发病者影响发育。

9. 心理社会性侏儒。

10. 维生素 D 代谢异常：指骨发育不全症、先天性成骨发育不全症、大骨节病、佝偻病等。

（二）非内分泌原因

1. 体质性矮小体型。

2. 遗传性矮小体型。

3. 子宫内发育迟缓。

4. 伴矮小体型的综合征：如 Turner 综合征、Noonan 综合征、Laurence-Moon 综合征。

（三）慢性疾病

1. 先天性心脏病。

2. 慢性肺病：囊性纤维化、哮喘。

3. 慢性胃肠道、肝胆疾病。

4. 血液系统疾病：镰状细胞贫血、地中海贫血。

5. 慢性肾病：肾小管酸中毒、幼儿尿毒症。

6. 免疫性疾病：青少年类风湿关节炎、慢性感染。

7. 营养不良。

三、诊断思路

（一）首先应明确患者能否诊断矮小体型

1. 计算同年龄、同性别正常人身高。

2. 对比患者是否体型矮小。

（二）确定为矮小体型后，应明确体型矮小发生的原因

1. 应仔细询问病史，为病因诊断或进一步检查提供线索

（1）针对体型矮小问诊：出生时体重和身长，出生后生长发育各期身高、体重情况，尤其青春发育期是否正常，生长速度快慢，有无短时间内生长速度极快，有无伴随不适等。

（2）相关鉴别诊断问诊

① 有无头痛及视力、视野改变。

② 有无多饮、多尿。

③ 智力发育如何，学习成绩如何。

④ 家庭、生活环境如何，营养及饮食习惯如何，有无社会、心理压力。

（3）诊疗经过问诊：患病以来检查和治疗情况如何可为诊断提供线索。

（4）相关其他病史问诊：家族生长发育情况，特别是青春期生长发育时间及发育情况，有无类似疾患史；既往有无颅脑外伤、手术、感染、出血、肿瘤等病史；围生期有无难产、早产、窒息、搐搦、发绀等；有无产伤史；胎生期宫内发育情况；既往有无慢性全身性疾病史，如心、肝、肾、消化系统慢性疾患史；居住地区有无地方病流行。

2. 仔细全面地查体

（1）身高、体重、体型、血压。

（2）指间距、上部量、下部量。

（3）智力、表情、反应，生活是否自理。

（4）有无耳聋、有无言语障碍。

（5）第二性征有无发育，是否正常，性腺发育是否正常。

（6）甲状腺有无肿大。

（7）骨骼有无畸形。

（8）心、肝、肺、肾有无异常。

（9）视力、视野有无异常。

3. 实验室检查

（1）血常规，ESR，血钙、磷、镁。

（2）肝、肾功能，血糖，必要时 OGTT。

（3）GH、IGF-1 测定，精氨酸试验、胰岛素低血糖试验等激发试验。

（4）T_3、T_4、TSH。

（5）LH、FSH、T、E_2，24 小时尿 17-酮类固醇。

（6）8AM 血皮质醇、ACTH 或皮质醇节律，24 小时尿 17-羟皮质类固醇。

（7）24 小时尿碘排泄。

（8）染色体核型分析。

（9）影像学检查：①蝶鞍、骨龄；②必要时垂体 CT、MRI。

矮小体型诊断流程图如图 7-3-1。

四、疾病

内分泌疾病所致矮小体型

1. 垂体性侏儒症

（1）临床诊断要点：①婴儿时期起病者出生时身长和体重可正常，1~2 岁后生长落后，停滞于幼儿身材。②儿童时期起病者生长逐渐缓慢，平均身高增长小于每年 3cm，身体各部分比例同儿童期，

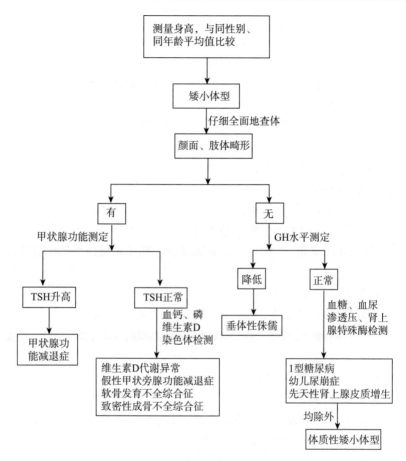

图 7 - 3 - 1　矮小体型诊断流程图

头大，手足小，面容幼稚但较躯体显老，皮肤细腻，毛发少且柔软，身体脂肪多，肌肉不发达。③智力发育与同龄儿童无区别。④骨骼发育不全，骨龄幼稚，骨骼短小，身高常低于 1.3 米。⑤性腺发育落后，伴性腺激素不足，性器官、第二性征不发育，男孩睾丸小，隐睾多见；女孩原发闭经，乳房、臀部不发达，无阴毛和腋毛。⑥可伴有局部受压和颅压增高的表现如头痛、视力减退、视野缺损等。⑦基础 GH 往往低至零，睡眠后无高峰出现；IGF - 1 随年龄变化大，诊断意义不如巨人症。⑧GH 动态功能试验中，胰岛素低血糖兴奋试验、胰高血糖素试验、精氨酸试验、可乐定试验等，试验前后取血测GH，任何两种试验有一次 $GH>7\mu g/L$ 即为正常，否则即为 GH 缺乏。⑨影像学检查：骨龄成熟程度超过身高增长，但骨龄<年龄；垂体 CT、MRI 可有阳性发现。

（2）辅助检查：①GH、IGF-1；②精氨酸试验、胰岛素低血糖试验等激发试验；③LH、FSH、T、E_2，24 小时尿 17-酮类固醇；④甲状腺功能及皮质醇检测；⑤影像学检查：蝶鞍、骨龄，垂体CT、MRI。

（3）处理：①病因治疗：如为颅内肿瘤所致，应根据情况进行手术或放疗。②生长激素替代治疗：人生长激素（hGH）0.06～0.1mg/kg 或 0.1U/kg，每周 3 次或每日 1 次皮下或肌内注射，有指征者越早应用越好，生长速度应较治疗前增加 2cm/y。但用 1 年左右疗效减弱，价格昂贵。③绒毛膜促性腺激素：可促进骨骼发育及青春期出现，男孩效果更好。骨龄 12 岁时始用，1000～2000U，1～3 次/周，肌内注射，3 周为一个疗程，可反复用 6～12 个月。④苯丙酸诺龙：GH无效特别是青春期发育迟缓或无条件使用 GH 者可用，1mg/kg，每周一次肌内注射，每周不超过 25mg。10 次为一个疗程，休息 3～6 个月。应用时最好骨龄落后 5 年以上，多从 12 岁开始。复用应再查骨龄，应与年龄相差 3 年以上，否则不用。总疗程 1 年。⑤垂体激素：若合并垂体其他激素缺乏，应补充甲状腺素或可的松，不同年龄剂量不同，应区别对待。⑥对症支持治疗。

2. 新生儿和儿童甲状腺功能减退症：胚胎期或新生儿期发生者为克汀病或呆小病，分为散发性和地方性两种；儿童期发生者为幼年型甲状腺功能减退症。

（1）临床诊断要点：①出生时外表一般正常，出生体重常大于4000g，多为过期产，妊娠期大于 42 周，母亲回忆孕期胎动较少。②新生儿最突出的症状为吃奶困难、腹胀、便秘、呆滞、反应迟钝、嗜睡、哭声嘶哑，生理黄疸期延长，体温低，常在 35℃ 以下，额部皱纹多似老人，舌宽、厚、大，前囟门大，后囟未闭，心脏可扩大，心率慢，有杂音，可有脐疝。极少数患儿有甲状腺肿。母乳喂养者可掩盖某些症状，使之较晚出现。③幼儿及儿童期生长发育障碍，骨龄落后，身材矮小，四肢粗短，上部量＞下部量；头大，前囟门闭合晚，走、坐、说话均晚；性器官发育延迟；智力低下；特殊面容；各种生理功能低下。④血清 T_4 明显降低，轻度甲减者 T_3 多正常，严重甲减 T_3 降低，血清 TSH 明显升高；新生儿于出生后 4～6 天取足跟血筛查 T_4 及 TSH，TSH＞20U/ml 为可疑病例，应复查，复查阳性取静脉血复查。⑤甲状腺扫描可见甲状腺组织发育不良或异位。⑥骨龄落后。

（2）辅助检查：①T_3、T_4、TSH。②吸^{131}I 率：小儿少用。甲减 24 小时吸^{131}I 率＜12％，如＜2％为先天无甲状腺。③甲状腺扫描。④甲状腺球蛋白（TG）：如阴性说明无甲状腺组织或甲状腺球蛋白合成异常。⑤ECG：低电压、窦性心动过缓、T 波低平或倒置，偶有 PR 间期延长及 QRS 时限延长。⑥骨龄。⑦尿碘：碘缺乏地区尿碘排泄往往低于 $15\mu g/d$。⑧其他相关检查如 GH。

（3）处理：①甲状腺激素替代治疗：首选 L－T_4，按年龄和体重计算其用量（表 7－3－1），监测 T_4 及 TSH，合适剂量应以 TSH 正常、T_4 正常偏高值为准；一般治疗后 4 周 TSH 可恢复正常。②碘剂：家族性酶缺陷甲状腺肿性克汀病除 L－T_4 替代外，应供应碘以补充丢失。③对症支持治疗：饮食应富含热量、蛋白质、维生素及矿物质；加强患儿智力训练。

表 7－3－1　　L－T_4 用量计算

年龄	每日剂量（μg）	每日每千克体重剂量（μg）
0～6 个月	25～50	8～10
7～11 个月	50～100	6～8
1～5 岁	75～100	5～6
6～10 岁	100～150	3～4

3. 1 型糖尿病：详见本章第五节。

4. 假性甲状旁腺功能减退症：是一种罕见的家族性疾病，患者

PTH 靶细胞对 PTH 反应完全或不完全丧失，有低血钙、高血磷、PTH 升高及多种先天性生长和骨骼发育缺陷。

（1）临床诊断要点：①典型患者先天发育缺陷，身材矮粗、体胖、脸圆、颈短、盾状胸、短指、趾畸形，多见于第 4、5 掌骨和跖骨。桡骨弯曲，软组织钙化或骨化常见，如皮下钙化、低钙性白内障、颅内基底节钙化等。②常有智力低下，味觉和嗅觉不良。③可合并存在甲状腺功能减退、肾上腺皮质功能减退、尿崩症、糖尿病或性腺发育不良等。④低钙和高磷血症。ALP 正常，尿 cAMP、钙、磷和尿羟脯氨酸排泄量均降低。

（2）辅助检查：①血钙、磷、镁；②PTH；③24 小时尿钙、磷；④尿 cAMP、尿羟脯氨酸排泄量；⑤骨密度；⑥甲状腺功能、肾上腺皮质功能、性激素测定；⑦影像学：X 线：手足、头颅，头颅 CT、MRI；⑧眼科检查。

（3）处理：①低钙血症较易纠正，部分病例单纯用钙剂即可，手足搐搦重时予静脉制剂，病情平稳予口服制剂，每日元素钙摄入不少于 1.5g；大多需维生素 D，10 000～30 000U/d 或活性维生素 D，0.25～0.5μg/d 口服；应监测 24 小时尿钙含量。

5. 维生素 D 代谢异常所致体型矮小：即佝偻病和骨软化病。发生在婴幼儿，长骨骨骺常未闭合的骨骺软骨及骨的矿化缺陷，造成干骺端增宽，影响身高增长者为佝偻病；发生在骨骺生长板已经闭合的成人骨基质矿化障碍者为骨软化病。

（1）临床诊断要点：①有日照不足、营养不良、慢性胃肠道疾病、肝胆疾病、肾小管酸中毒等因素。②骨骼疼痛、畸形、骨折、骨骺增大及生长缓慢；颅骨软化有乒乓球感，前后囟门闭合晚呈方颅，有串珠肋、手镯征等，4 岁以内出现的骨畸形经治疗多可恢复，4 岁以后则易形成永久性畸形如"O"形腿等。③常有多汗、睡眠不安、易激动、肌肉张力减低、便秘、头发稀少、枕秃等；患儿出牙、坐、爬、立和行走均明显落后。④骨软化症常有明显骨痛、脊柱缩短和骨盆呈三叶畸形。⑤血清钙和磷常正常或较低，血碱性磷酸酶增高；尿钙排出减少。⑥血 25-羟维生素 D_3 降低；PTH 大多升高。⑦影像学检查：骨密度普遍降低，骨小梁影像模糊，儿童腕关节增宽呈杯状，边缘不齐、毛刷样；成人表现为假骨折，多发生于耻骨支、坐骨支、肋骨和肩胛骨外侧缘、髂骨翼、股骨上 1/3 骨干、腓骨近 1/3 部位；载重骨弯曲，椎体双凹变形，骨盆狭窄变形。

（2）辅助检查：①血清钙、磷、碱性磷酸酶，24 小时尿钙、磷；②血清 25 - 羟维生素 D_3；③血清 PTH；④骨密度检查；⑤影像学检查。

（3）处理：①积极处理可能病因及原发病；②补充钙剂及维生素 D：个体差异大，不同病因、不同年龄所致者差异也较大；③对症支持治疗。

6. 先天性肾上腺皮质增生症：是一组常染色体隐性遗传性疾病，其共同的病因是皮质醇生物合成过程中某一种必需的酶存在缺陷，引起皮质醇合成不足，下丘脑 CRH 和垂体 ACTH 代偿性分泌增加，导致肾上腺皮质增生。最常见为 21 - 羟化酶缺陷症，其次为 11 - β 羟化酶缺陷症。

（1）临床诊断要点

21 - 羟化酶缺陷症：①女性新生儿有假两性畸形，男性患儿有双侧隐睾。②儿童早期生长迅速，身高明显高于同年龄正常儿童，肌肉发达，随骨骼快速成熟，即出现骨龄超前和骨骺提前闭合，因此患者虽幼时较同龄人高大，但最终身高低于正常成人平均值。③儿童生长加速并有雄激素分泌过多的表现，女性男性化或男性假性性早熟表现，青春期或成年女性出现男性化、多毛、痤疮、月经不规律、不育。④血浆皮质醇及 24 小时尿游离皮质醇明显降低或正常；ACTH升高。⑤ACTH 兴奋试验和 17α - 羟孕酮（OHP）是最重要的诊断手段，ACTH 兴奋后患者 17α - OHP 明显升高。⑥基因检测。⑦雄激素过多。

11 - β 羟化酶缺陷症：①高血压，往往婴幼儿期即有表现；盐皮质激素不足表现：高钾血症、低钠血症。②雄激素过多，男性化表现明显。③ACTH 兴奋试验皮质醇反应略低于正常。④肾素血管紧张素原（PRA）受抑制，醛固酮水平很低。⑤脱氧皮质酮（DOC）

升高。

（2）辅助检查：①皮质醇及 24 小时尿游离皮质醇；②DOC、脱氢异雄酮（DHEA）、T、P 等雄激素指标；③血浆 17α - OHP；④电解质；⑤卧立位肾素-血管紧张素-醛固酮系统；⑥ACTH 兴奋试验；⑦基因检查；⑧其他相关检查。

（3）处理：①糖皮质激素替代治疗：可抑制 ACTH 过量分泌而减少雄激素分泌。以氢化可的松最为理想，但个体差异大：开始剂量宜偏大，1～2 周后改为维持量，一般 20～40mg/d，分为两次服用；醋酸可的松与之类似；治疗过程中应监测 PRA、雄激素、24 小时尿 17 -羟皮质类固醇和尿 17 -羟酮类固醇等，并调整激素剂量。②性分化异常的治疗：首先应确定性别，然后进行心理治疗、手术矫形、男性或女性激素替代治疗等。③降血压治疗：可选择醛固酮拮抗剂如螺内酯、钙通道阻滞剂，ACEI 及 β 受体拮抗剂效果差。④对症支持治疗：补盐、补液、纠正电解质及酸碱平衡紊乱等。

体质性青春发育延迟

1. 临床诊断特点：①男孩或女孩当其实际年龄在同时代、同性别、同地域青少年青春发育平均启动年龄的 2 个标准差以上，却仍缺乏性发育的临床征象；②全身检查无明确的影响青春发育的器质性病变；③出生时身高、体重正常，出生后生长缓慢，随年龄增长与同龄儿童身高差距增大；④有家族遗传倾向；⑤外生殖器幼稚，阴毛、腋毛不明显；⑥影像学：骨龄较实际年龄晚 2～4 岁。

2. 辅助检查：①血、尿常规，肝、肾功能，电解质等；②骨龄测定；③下丘脑-垂体-性腺轴激素水平测定：LH、FSH、T、E_2；④T_3、T_4、TSH，GH；⑤染色体检查；⑥影像学检查：必要时头颅 CT、MRI；⑦其他相关检查。

3. 处理：①可试用性激素替代治疗，可促进第二性征和骨龄发育，如伴 GH 缺乏可用 GH 替代；②对症支持治疗。

软骨及骨发育不全所致矮小体型

1. 软骨发育不全综合征

（1）临床诊断要点：①为常染色体显性遗传，4/5 为自然突变；②肢根性小肢畸形，管状骨特别是肱骨短而粗，近端和中节指骨短而宽，呈短肢侏儒，站时手不过髋；③全身各种骨骼发育畸形：额突鞍鼻，面容丑陋，脊柱畸形，小腿弯曲，手指呈刀切手（长短一致）；④体格强壮，肌肉发达；⑤智力正常。

（2）辅助检查：①染色体检查；②X 线异常表现；③血、尿常规，肝、肾功能，电解质等；④性激素、GH、甲状腺激素等。

（3）处理：对症支持治疗，可适当做整形手术。

2. 致密性成骨不全综合征

（1）临床诊断要点：①为第 22 对染色体短臂丢失所致的隐性遗传综合征；②幼儿发病；③短肢侏儒：肢体呈均匀性缩短，身高<150cm；④头颅五官发育不全：鹦鹉鼻、蓝色角膜、枕骨圆凸、囟门不闭，乳齿和恒齿同时存在，成双排列，下颌骨发育不全，下颌角消失变平直；⑤X 线：除各种骨发育不全外，呈弥漫性骨硬化、骨质脆弱，易发生病理性横行骨折。

（2）辅助检查：同软骨发育不全综合征。

（3）处理：无特殊治疗。

其 他

如慢性全身性疾病等，幼年发病常影响生长发育，详见相关章节。

（吴红花　高燕明）

第四节　肥　胖

一、概述

体重超过正常标准 20% 以上称肥胖，超过正常标准不到 20% 而高于 10% 者为超重。标准体重简单计算方法：身高（厘米）－105＝体重（kg）。也可按体重指数（BMI）计算，BMI＝体重（kg）/身高^2（m^2）。目前国内认为 BMI 24～27.9 为超重，≥28 为肥胖，世界卫生组织规定 25～29.9 为超重，≥30 为肥胖。

二、病因

（一）内分泌代谢疾病

1. 下丘脑疾病：颅咽管瘤、肥胖生殖无能综合征（费勒赫利希综合征）影响下丘脑功能，多食肥胖。

2. 皮质醇增多症：血皮质醇水平升高引起脂肪储存增加，分布异常。

3. 绝经后肥胖：卵巢功能减退，体脂增加。

4. 胰岛素瘤：反复低血糖，进食缓解。

5. 糖尿病：2 型糖尿病多伴肥胖。

6. 多囊卵巢综合征：有胰岛素抵抗、肥胖。

（二）单纯性肥胖

1. 家族遗传因素。

2. 进食过量，营养过度。

三、诊断思路

（一）首先确定患者有无肥胖

1. 测量身高、体重。

2. 计算 BMI。

（二）确定肥胖后，最重要的是应明确肥胖的原因

1. 应仔细询问病史，为病因诊断提供依据或为进一步检查提供线索

（1）肥胖开始的时间、体重增加的速度。

（2）伴随疾病：如高血压、糖尿病、脂代谢紊乱等。

（3）体温、睡眠、情绪等有无异常，平常饮食营养状况，体力活动。

（4）诊疗经过问诊。

（5）相关其他病史问诊：①颅脑外伤及手术史。②出生时有无难产史，婴幼儿期营养状况，性腺及第二性征发育情况。③家族肥胖史。

2. 仔细全面地体检，重点应注意以下内容

（1）是否有血压高。

（2）观察身材的丰满程度及脂肪分布，是否分布均匀。

（3）有无皮肤紫纹。

（4）体毛分布情况，有无多毛、毛发脱落。

（5）第二性征，必要时检查外生殖器发育状况。

3. 实验室及有关检查

（1）血液学检查：①血糖、血脂；②必要时 OGTT、胰岛素释放水平。

（2）血及尿中激素及代谢产物测定：①血皮质醇节律，尿游离皮质醇、尿 17-羟皮质类固醇；②甲状腺功能：T_3、T_4、TSH；③性激素谱：LH、TSH、雌二醇和睾酮水平。

（3）影像学检查：①下丘脑垂体蝶鞍 X 线及 CT/MRI；②肾上腺 B 超及 CT。

肥胖诊断流程图见图 7-4-1。

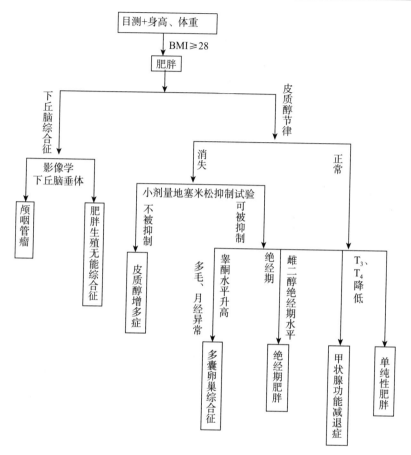

图 7-4-1　肥胖诊断流程图

四、疾病

内分泌代谢性疾病

1. 下丘脑肥胖

（1）临床诊断要点：下丘脑发生功能性及器质性病变，例如肿瘤、外伤、手术等影响下丘脑功能，可伴多食肥胖。

下丘脑综合征表现：①食欲异常：多食肥胖，也可厌食消瘦；②体温异常：发热，或体温颠倒，清晨高于下午；③睡眠异常：嗜睡或严重失眠；④情绪、精神异常：兴奋、易怒、幻觉等；⑤出汗异常；⑥尿崩症；⑦性腺功能异常；⑧辅助检查有助确诊。

常见下列两种情况：①颅咽管瘤：为胚胎残余组织的肿瘤，好发于青壮年。可发生于鞍上、鞍内，影响下丘脑和垂体，可伴生长激素不足，身材矮小、性功能低下、尿崩症。颅压高导致头痛，呕吐，视力、视野障碍以及展神经麻痹。②肥胖生殖无能综合征：病变累及正中隆起至下丘脑腹内侧核，影响食欲中枢及促性腺激素的分泌。脂肪堆积在躯干、乳房、下腹、大腿，呈女性型分布。男孩生殖器发育极差，女孩无月经，不能生育。

（2）辅助检查：①血激素水平测定：垂体促激素以及靶腺激素水平可降低，泌乳素水平增高；②影像学检查：下丘脑垂体蝶鞍X线、CT/MRI。

（3）处理：①明确肿瘤病变时，手术治疗。②功能减退时可酌情激素替代治疗。肾上腺皮质功能减退时：糖皮质激素终身替代治疗。一般氢化可的松 $20\sim30mg/d$ 或醋酸可的松 $25\sim37.5mg/d$ 或泼尼松 $5\sim7.5mg/d$，早晨8AM给2/3，下午4AM给1/3。如遇活动增加或感染等应激状态，糖皮质激素剂量应加倍。甲状腺功能减退时：L-T_4 小剂量起始，一般 $12.5\sim25\mu g/d$ 始，逐渐增加剂量。注意有无心绞痛等心肌缺血表现，尤其是老年伴有心脏病者，必要时从 $6.25\mu g/d$ 甚至更少起始，必要时监测ECG。足量一般为 $100\sim150\mu g/d$，有个体差异。

注意：同时存在肾上腺皮质功能减退和甲状腺功能减退时，首先要糖皮质激素替代充分后再给予甲状腺素替代治疗。

2. 皮质醇增多症（库欣综合征，详见本章第八节的相关内容）

（1）临床诊断要点：①特殊体貌：向心性肥胖、满月脸、多血质、皮肤紫纹、体毛增多等；②可有高血压、糖代谢异常；③血皮质醇节律消失，血、尿皮质醇及其代谢产物增加；④小剂量地塞米松抑制试验不被抑制；⑤根据大剂量地塞米松抑制试验和ACTH水平可进行定位诊断。

（2）辅助检查：①血皮质醇节律，血、尿皮质醇及代谢产物测定；②大、小剂量地塞米松抑制试验；③影像学检查：是病因诊断，有垂体蝶鞍 X 线、CT/MRI，肾上腺 B 超、CT。

（3）处理：多为垂体 ACTH 瘤或肾上腺肿瘤，病因明确后手术治疗。

3. 多囊卵巢综合征

（1）临床诊断要点：①肥胖、月经稀少或闭经、不育、多毛等；②双侧卵巢增大，多有囊肿；③血 LH 升高，FSH 降低，睾酮升高。3 条中有 2 条即可诊断。

（2）辅助检查：①血性激素谱测定；②妇科检查、盆腔 B 超；③血胰岛素水平测定。

（3）处理：①增加胰岛素敏感性：二甲双胍通常 0.25～0.5g，一天 3 次，胰岛素增敏剂如罗格列酮（进口文迪亚）4mg，一天 1 次，或吡格列酮（国产瑞彤）15mg，一天 1 次；②控制饮食（热量每天 20～25cal/kg 理想体重），减轻体重。

4. 绝经后肥胖

（1）临床诊断要点：①绝经后妇女；②脂肪多分布于腰、腹、臀；③除外病理性肥胖。

（2）辅助检查：①卵巢功能：血雌二醇为绝经期水平；②妇科检查。

（3）处理：控制饮食，加强运动。

5. 甲状腺功能减退症（详细可参见本章第一节的相关内容）

（1）临床诊断要点：①临床症状：怕冷、懒言、少食、淡漠；②体征：反应迟钝，特殊的黏液水肿外貌；③血中 T_3、T_4 水平低，原发性甲减时血 TSH 明显升高。

（2）辅助检查：①血 T_3、T_4、TSH 水平测定；②血 TGAb、TPOAb 以及 TRAb，甲状腺球蛋白；③甲状腺 B 超；④甲状腺细针穿刺细胞学检查。

（3）处理：门诊甲状腺激素替代治疗：L-T_4 小剂量起始，12.5～

$25\mu g/d$，逐渐增加剂量。老年人以及有心脏病者起始剂量可能更小。详细可见本章第一节。

单纯性肥胖

是最常见的肥胖原因（详细可参见本章第八节的相关内容）。

（1）临床诊断要点：①常有家族史及营养过度史；②脂肪分布均匀；③营养过剩，体力活动少；④除外上述引起肥胖的疾病或因素。

（2）处理：宣教，控制饮食（热量每天 $20\sim25cal/kg$ 理想体重），加强运动。

（马晓伟）

第五节　糖　尿

一、概述

正常人尿中排出葡萄糖少于 $100mg/dl$，用一般生化方法不能测到。当排糖量超过 $150mg/dl$ 时则可在尿糖定性检查时测得尿糖，称尿糖检查阳性，临床上称糖尿，系指葡萄糖尿。糖尿的出现与血糖水平、肾小球滤过率和肾小管对葡萄糖的回吸收率有关，正常人肾糖阈为 $160\sim180mg/dl$，即血糖超过这一水平时尿糖阳性。血糖、肾小球滤过率增加或肾小管回吸收下降均可出现糖尿。

二、病因

（一）血糖升高

1. 胰岛素缺乏：原发性糖尿病，血糖升高。

2. 胰岛素受体异常、胰岛素拮抗：血糖升高，当超过肾糖阈时则出现糖尿。

3. 胰岛素拮抗激素的增加：如生长激素瘤时生长激素增加、皮质醇增多症时糖皮质激素增加以及嗜铬细胞瘤时儿茶酚胺类物质增加。

4. 应激状态：手术、创伤等，尤其颅脑外伤可引起血糖升高，尿糖阳性。

5. 饮食及药物：短时间内大量吃糖可引起尿糖阳性，服用糖皮质激素类药物以及长期服用氢氯噻嗪亦可引起糖尿。

（二）肾小球滤过率增加

少数糖尿病患者由于肾小球滤过率高，肾糖阈下降。

（三）肾小管回吸收率下降

肾小管对糖的重吸收下降，肾糖阈下降。主要见于肾小管酸中毒和范可尼综合征。

三、诊断思路

（一）明确有无糖尿

尿糖检查：以明确有无糖尿。

（二）当确定有糖尿后，最重要的是明确糖尿的原因

1. 应仔细询问病史，为病因诊断提供依据

（1）针对糖尿问诊：糖尿发生在空腹还是在餐后，同时有无检测血糖。

（2）相关鉴别诊断问诊：①有无口渴、多饮、多尿、多食、消瘦；②有无高血压、肥胖、多毛、皮肤紫纹；③有无肢端肥大或身材异常高大；④有无发作性头痛、出汗、心悸；⑤有无怕热、多汗、心悸、易激。

（3）诊疗经过问诊：①糖皮质激素类药物服用史；②长期噻嗪类利尿药服用史。

（4）相关其他病史问诊：①有无高血压以及慢性肾脏病史；②有

无妊娠：妊娠可使肾糖阈下降，出现糖尿。

2. 仔细全面地体检，重点应注意如下内容

（1）有无血压高；

（2）有无向心性肥胖、多毛、皮肤紫纹；

（3）有无肢端肥大症、巨人症体征；

（4）有无突眼、甲状腺肿大、震颤和杂音。

3. 实验室及有关检查

（1）血糖、尿糖、OGTT 和胰岛素释放曲线。

（2）血及尿中激素及代谢产物测定：包括血皮质醇节律、尿 17-羟皮质类固醇、T_3、T_4、TSH。

（3）影像学检查：垂体部位 X 线及 CT/MRI，肾上腺 B 超和 CT。

糖尿诊断流程图见图 7-5-1。

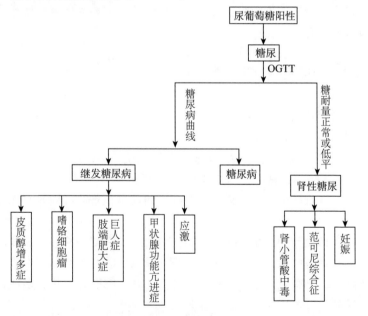

图 7-5-1　糖尿诊断流程图

四、疾病

糖 尿 病

1. 临床诊断要点

（1）典型症状：口渴、多饮、多尿、多食、消瘦。

（2）血糖升高符合糖尿病诊断标准（表 7－5－1）。

表 7－5－1　糖尿病诊断标准（WHO，1999）

	静脉血浆葡萄糖（PG，mmol/L）		
	空腹血糖 FPG	随机血糖	OGTT 2hPG
正常（NGT）	＜6.1		＜7.8
空腹血糖异常（IFG）	6.1～7.0		
糖耐量异常（IGT）			7.8～11.1
糖尿病（DM）	≥7.0	≥11.1＋症状	≥11.1

注：糖调节受损（IGR）：IFG＋IGT

空腹（fasting）：至少禁食 8 小时

OGTT：75g 无水葡萄糖

如无急性代谢并发症，上述标准应另一日重复证实

（3）糖尿病分型：根据病因学证据主要分为 4 型，即 1 型糖尿病、2 型糖尿病、妊娠糖尿病和特殊类型糖尿病。常见 1 型和 2 型，临床特点见表 7－5－2。

（4）口服降糖药或胰岛素治疗有效。

（5）多有家族史。

2. 辅助检查

（1）血糖水平：验尿时，同时测血糖。

（2）口服糖耐量试验 OGTT 和胰岛素释放曲线。

（3）胰岛细胞自身抗体：ICA、IAA、GADA。

表 7-5-2　1型和2型糖尿病的临床特点

	1型糖尿病	2型糖尿病
发病年龄（岁）	<30	>40
高峰年龄（岁）	$12\sim14$	>60
发病急缓	急	慢
发病时 BMI	正常或低	高或正常
典型症状	明显	轻或隐匿
急性并发症		
酮症/酮症酸中毒	倾向	罕见
高渗高血糖综合征	罕见	倾向
慢性并发症		
肾病	$35\%\sim40\%$	较少
心血管疾病	较少	较多
自身免疫抗体	阳性	阴性
胰岛素释放	低平	高峰延迟
胰岛素需要/反应性	依赖/敏感	非依赖/抵抗
相关自身免疫疾病	有	无

3. 处理：2型糖尿病的治疗目标见表 7-5-3。

（1）门诊治疗糖尿病："五驾马车"。

1）糖尿病教育：长期的过程，提高自我护理能力，识别并发症的发生。

2）饮食控制：限制热量，合理均衡膳食。

3）体育运动：提倡快步走，每周至少150分钟。

4）血糖自我监测：了解血糖控制情况及其影响因素。

5）降糖药：包括口服降糖药：胰岛素促泌剂（磺脲类和非磺脲类）、双胍类和噻唑烷二酮类、α-糖苷酶抑制剂，二肽基肽酶-Ⅳ（DPP-Ⅳ）抑制剂；胰岛素及其类似物；胰高糖素样多肽1（GLP-1受体激动剂）

表 7 - 5 - 3　2 型糖尿病综合控制目标（2010 版中国 2 型糖尿病防治指南）

指　　标	目标值
血糖* （mmol/L）	
空腹	3.9~7.2
非空腹	≤10.0
HbA$_{1C}$ （%）	<7.0
血压 （mmHg）	<130/80
HDL‑C （mmol/L）	
男性	>1.0
女性	>1.3
TG （mmol/L）	<1.7
LDL‑C （mmol/L）	<2.6
未合并冠心病	
合并冠心病	<2.07
体重指数 （BMI，kg/m^2）	<24
尿白蛋白/肌酐比值 （mg/mmol）	
男性	<2.5 （22mg/g）
女性	<3.5 （31mg/g）
或：尿白蛋白排泄率	<20μg/min （30mg/24h）
主动有氧活动 （分钟/周）	≥150

* 毛细血管血糖。

　　① 双胍类药物主要是盐酸二甲双胍。我国糖尿病指南推荐二甲双胍作为 2 型糖尿病患者控制高血糖的一线用药和药物联合中的基本用药。二甲双胍 0.25~0.5g，一天 3 次或 4 次。如果患者高龄或有严重肝肾功能不全或严重缺血缺氧疾病，应慎重应用二甲双胍，警惕血乳酸堆积或酸中毒。

　　② 如果患者肥胖和胰岛素抵抗明显，可以首选胰岛素增敏剂噻唑烷二酮类，或与二甲双胍联合用药。噻唑烷二酮类如罗格列酮（又称文迪亚）4mg，一天 1 次，匹格列酮（又称瑞彤）15mg，一天 1 次。因噻唑烷二酮类有水潴留的副作用，潜在心功能不全者慎用。

③ 若患者糖尿病病史不长并且还有残存胰岛功能，可选择胰岛素促泌剂，主要副作用是低血糖。第二代磺脲类药物：常用格列吡嗪 5～10mg，一天 3 次，格列喹酮（又称糖适平）30～60mg，一天 3 次，因格列喹酮主要在肝代谢，因此尤适于老年或肾功能不全患者。第三代磺脲类：格列美脲（又称亚莫利）1～6mg，一天 1 次，具有胰腺和胰腺外双重降糖作用。非磺脲类：包括瑞格列奈（又称诺和龙）0.5～2mg，一天 3 次；那格列奈（又称唐力）120～240mg，一天 3 次，二者主要降低餐后血糖，低血糖发生率低。

④ α-糖苷酶抑制剂：抑制多糖或双糖在肠道的吸收。主要用于饮食控制不佳或餐后高血糖的患者。阿卡波糖 50～100mg，一天 3 次（与第一口饭一起嚼服），副作用主要为腹胀、排气多。

以上口服降糖药可以单独或联合多种用药。

⑤ DPP-Ⅳ抑制剂：通过抑制 DPP-Ⅳ而减少 GLP-1 在体内的失活，使内源性 GLP-1 水平升高。GLP-1 以葡萄糖浓度依赖的方式增强胰岛素分泌，抑制胰高糖素分泌。目前在国内上市的 DPP-Ⅳ抑制剂为西格列汀（100mg，一天 1 次）、沙格列汀（5mg，一天 1 次）和维格列汀（50mg，一天 2 次）。单独使用不增加低血糖发生的风险，对体重的作用为中性。在有肾功能不全的患者中使用时应该注意按照药物说明书减少药物剂量。

⑥ 胰岛素及类似物：用于口服降糖药血糖控制不理想或有严重慢性或急性并发症患者。基因重组人胰岛素 R（短效）、N（中效）或预混 70/30 或 50/50。起始剂量 0.4～0.6U/(kg·d)。若患者体重 60kg，诺和灵或优泌林 R8、6、6U 皮下注射（三餐前半小时），N 6U 皮下注射（睡前），或预混如诺和灵 30R/50R、优泌林 70/30 14、8U 皮下注射（早、晚餐前半小时）。胰岛素类似物包括超短效胰岛素（如诺和锐、优泌乐）起效快，作用时间短，主要控制餐后血糖，可替代短效胰岛素。超长效胰岛素（来得时、诺和平）无作用高峰，作用平稳维持 24 小时，可替代中效胰岛素，剂量为中效胰岛素的 70%，早晨或晚上注射一次。副作用主要为低血糖，密切监测血糖，调整胰岛素用量。

胰岛素也可和口服降糖药联合应用，可减少胰岛素用量。

⑦ GLP－1 受体激动剂：通过激动 GLP－1 受体而发挥降低血糖的作用。它以葡萄糖浓度依赖的方式增强胰岛素分泌，抑制胰高糖素分泌，并能延缓胃排空，通过中枢性的食欲抑制来减少进食量。目前国内上市的 GLP－1 受体激动剂为艾塞那肽（5～10μg，一天 2 次）和利拉鲁肽（8～16mg，一天 1 次），均需皮下注射。不仅能有效降低血糖，还有显著降低体重和减少心血管危险因素的作用，单独使用不明显增加低血糖发生的风险。可以单独使用或与其他口服降糖药联合使用。常见胃肠道不良反应（如恶心、呕吐等），多为轻到中度，可随治疗时间延长而逐渐减轻。有胰腺炎病史的患者禁用。

（2）减重手术（代谢手术）①：尽管肥胖伴 2 型糖尿病的非手术减重疗法如控制饮食、运动、药物治疗能在短期内改善血糖和其他代谢指标，但在有些患者中这些措施对长期减重及维持血糖良好控制的效果并不理想。此外，有些降糖药物（如磺脲类、格列奈类、TZDs 和胰岛素）会增加体重。临床证据显示，手术治疗可明显改善肥胖伴 2 型糖尿病患者的血糖控制，甚至可以使一些糖尿病患者的糖尿病"缓解"。此外，非糖尿病肥胖症患者在接受手术治疗后发生糖尿病的风险也显著下降。2009 年 ADA 在 2 型糖尿病治疗指南中正式将减肥手术（代谢手术）列为治疗肥胖伴 2 型糖尿病的措施之一。2011 年，IDF 也发表立场声明，正式承认代谢手术可作为治疗伴有肥胖的 2 型糖尿病的方法。2011 年，CDS 和中华医学会外科学分会也就代谢手术治疗 2 型糖尿病达成共识，认可代谢手术是治疗伴有肥胖的 2 型糖尿病的手段之一，并鼓励内外科合作共同管理接受代谢手术的 2 型糖尿病患者。

1）严格掌握手术的适应证：BMI≥35kg/m² 的有或无并发症的 T2DM 亚裔人群中，可考虑行减重/胃肠代谢手术；BMI 30～35kg/m² 且有 T2DM 的亚裔人群中，生活方式和药物治疗难以控制血糖或并发症时，尤其具有心血管风险因素时，减重/胃肠代谢手术应是治疗

---

① 2010 版中国 2 型糖尿病防治指南

选择之一；BMI 28.0～29.9kg/m^2 的亚裔人群中，如果其合并 T2DM，并有向心性肥胖（女性腰围＞85cm，男性＞90cm）且至少额外的符合 2 条代谢综合征标准：高甘油三酯、低高密度脂蛋白胆固醇水平、高血压。对上述患者减重/胃肠代谢手术也可考虑为治疗选择之一；对于 BMI≥40kg/m^2 或≥35kg/m^2 伴有严重并发症，且年龄≥15 岁、骨骼发育成熟，按 Tanner 发育分级处于 4 或 5 级的青少年，在患者知情同意情况下，可调节胃束带术（laparoscopic adjustable gastric banding，LAGB）或胃旁路术（Roux‐en‐Y gastric bypass，RYGB）也可考虑为治疗选择之一；对于 BMI 25.0～27.9kg/m^2 的 T2DM 患者，应在患者知情同意情况下进行手术，严格按研究方案进行；年龄＜60 岁或身体一般状况较好，手术风险较低的 T2DM 患者。

2）手术方式与疗效：通过腹腔镜操作的减肥手术最常用、并发症最少。手术方式主要有 2 种：一种是在腹腔镜下 LAGB：属限制性手术，将环形束带固定于胃体上部形成近端胃小囊，并将出口直径限制在 12mm，在束带近胃壁侧装有环形水囊，并与置于腹部皮下的注水装置相连。术后通过注水或放水调节出口内径。早期饮食教育至关重要，防止胃小囊扩张。术后 2 年 2 型糖尿病缓解率 60％。另一种是 RYGB：这一手术旷置了远端胃大部、十二指肠和部分空肠，既限制胃容量又减少营养吸收，使肠-胰岛轴功能恢复正常。随访 5 年，2 型糖尿病缓解率 83％。

3）手术治疗的缓解标准：术后仅用生活方式治疗可使 HbA$_{1c}$≤6.5％，空腹血糖≤7.0mmol/L，2h 血糖≤10mmol/L，不用任何药物治疗。

4）代谢手术（GBP）的风险：手术治疗肥胖症伴 2 型糖尿病亦有一定的短期和长期风险，该治疗方法的长期有效性和安全性尚有待评估。多项 Meta 分析显示，GBP 术后 30 天后死亡率为 0.3％～0.5％，90 天死亡率为 0.35％。LAGB 为 0.1％。术后并发症包括出血、吻合口瘘、消化道梗阻、溃疡等。深静脉血栓形成和肺栓塞是手术引起死亡的重要原因。远期并发症还包括营养缺乏、胆石症、内疝形成等。

继发性糖尿病

下列内分泌代谢疾病均可引起血糖升高、尿糖阳性。

1. 皮质醇增多症（见本章第四节肥胖中的皮质醇增多症）

2. 嗜铬细胞瘤（详细可见第一章第二节的相关内容）

（1）临床诊断要点：①典型表现：发作性高血压，伴头痛、出汗、心悸三联征；②高儿茶酚胺血症：血肾上腺素、去甲肾上腺素、多巴胺升高；③尿儿茶酚胺代谢产物尿 VMA 增加；④肾上腺或肾上腺外嗜铬细胞增生或肿瘤。

（2）辅助检查：①血儿茶酚胺水平测定（高血压发作时）；②尿儿茶酚胺代谢产物 VMA；③肾上腺 B 超、CT；④MIBG-嗜铬细胞显像。

（3）处理：首选手术治疗。α受体拮抗剂控制血压。

3. 甲状腺功能亢进症（详细可见第一章第二节相关内容）

（1）临床诊断要点：①典型表现：怕热、多汗、心悸、易激；②体征：可有突眼、甲状腺肿大、震颤和杂音；③血 T_3、T_4 水平升高，TSH 降低。

（2）辅助检查：①血 T_3、T_4、TSH 水平测定；②血 TGAb、TPOAb 以及 TRAb，甲状腺球蛋白；③甲状腺 B 超；④甲状腺细针穿刺细胞学检查。

（3）处理：首选药物治疗：甲巯咪唑 30mg/d，或丙硫氧嘧啶 300mg/d，足量。治疗开始前及治疗后前 3 个月监测血白细胞计数及分类，每周 1 次；肝功能，每 2 周 1 次；甲状腺功能，每月 1 次。以后监测间隔可延长。

4. 巨人症及肢端肥大症（详细可见本章第二节和第八节）

（1）临床诊断要点：①巨人症和肢端肥大症的特殊外貌；②可有颅高压表现；③可有局部受压表现：如视力、视野障碍；④血生长激素 GH 升高；⑤垂体部位肿瘤。

（2）辅助检查：①血生长激素 GH 升高测定；②垂体部位 X 线以及 CT/MRI。

（3）处理：首选手术治疗。

肾性糖尿

1. 临床诊断要点：①多无症状，少数可有多尿、多饮；②无高血糖的情况下出现糖尿；③OGTT 血糖曲线低平，但尿糖阳性；④除外乳糖尿及果糖尿。

2. 辅助检查：①OGTT 同时测尿糖；②肾小管重吸收功能：蛋白质、氨基酸、糖；③肾小管酸化功能。

3. 处理：去除病因，对症。

其　　他

1. 应激

（1）临床诊断要点：①应激状态：见于精神紧张、中枢神经系统创伤等；②血糖升高，尿糖阳性；③应激过后尿糖可消失。

（2）辅助检查：血糖，OGTT，同时测尿糖。

（3）处理：应激时可胰岛素降糖治疗。

2. 妊娠：妊娠时肾糖阈下降，可出现糖尿。但值得注意的是妊娠可诱发糖尿病或使原有糖尿病加重。

（马晓伟）

第六节　低血糖

一、概述

各种原因引起血糖低于 2.8mmol/L。其时产生交感神经过度兴奋及脑功能障碍，严重者发生低血糖昏迷。及时给予糖可迅速缓解，久之脑实质损伤，不可恢复，甚至死亡。

二、病因

（一）胰岛素过量

1. 胰岛素瘤。

2. 注射胰岛素过量以及应用磺脲类降糖药。

3. 胰岛素自身免疫综合征。

（二）拮抗胰岛素的激素不足

1. 腺垂体功能减退症。

2. 肾上腺皮质功能减退症。

（三）肝糖原储备减少

1. 饥饿。

2. 严重肝疾病。

（四）腹部巨大肿瘤、恶性肿瘤

发生低血糖的原因之一是肿瘤消耗大量葡萄糖；其次，一些间质肿瘤分泌异常的胰岛素样生长因子Ⅱ（IGF-Ⅱ），发挥胰岛素的作用。

（五）反应性低血糖

发生在进餐后，常见下列情况：

1. 上胃肠道手术后：食物迅速进入小肠，吸收入血，刺激胰岛素异常分泌，与血糖不成比例。

2. 功能性：无上胃肠道手术史，常见于青年女性。

3. 早期 2 型糖尿病：可出现餐后低血糖，与胰岛素延迟释放有关。

（六）药物性

酒精，口服降糖药和水杨酸盐、普萘洛尔、奎宁等药物可诱导低血糖发生。

三、诊断思路

（一）首先应确定患者有无低血糖，这一般不难，可寻找以下证据

1. 低血糖症状

（1）交感兴奋症状：包括出汗、焦虑、乏力、震颤、心悸、饥饿感（由于交感神经活性增加和肾上腺素分泌增加）。

（2）中枢神经系统临床表现：意识模糊、行为异常、视力障碍、昏睡甚至昏迷、癫痫发作。

出现交感神经兴奋症状和中枢神经系统临床表现的低血糖程度并没有明显不同。

2. 血浆葡萄糖水平<2.8mmol/L（同时留血标本以测胰岛素和C肽）。可先测快速血糖以快速初步作出判断。

3. 给予葡萄糖后症状可迅速缓解。

（二）当确定有低血糖后，最重要的是明确低血糖的原因，这是预防低血糖的关键

1. 应仔细询问病史，为病因诊断提供依据或为进一步检查提供线索

（1）针对低血糖问诊：①低血糖发生的时间：若发生在夜间空腹，提示多有器质性病变，需要住院检查明确低血糖的原因，防止低血糖昏迷的发生；若发生在餐后，发生的时间与进食含糖类食物多少以及用药有无关系。②饥饿、运动能否诱发。③能否自行缓解。

（2）相关鉴别问诊：①有无上胃肠道手术史：如胃切除术、胃空肠吻合术、迷走神经切断术、幽门成形术等，葡萄糖快速进入小肠并吸收入血，刺激胰岛素过量分泌，低血糖多发生于餐后1~3小时；②有无饮酒：当空腹状态或漏掉进餐时过量饮酒可抑制糖异生而导致低血糖；③有无糖尿病：2型糖尿病早期可发生餐后低血糖，多发生在餐后3~5小时，与胰岛素延迟释放有关；④有无恶性肿瘤、严重肝病、肾病、腺垂体以及肾上腺皮质功能减退；⑤用药史：应用口服

降糖药和胰岛素、水杨酸盐类、普萘洛尔、奎宁等可引起低血糖。

（3）诊疗经过问诊：可为诊断提供线索。

（4）相关其他病史问诊：胃肠道疾病、糖尿病和恶性肿瘤等。

2. 仔细全面地体检，重点应注意如下内容

（1）一般情况：如血压低、消瘦，提示营养状况差，见于上胃肠道手术后、腺垂体或肾上腺皮质功能减退、恶性肿瘤；肥胖常见于胰岛素瘤、2型糖尿病。

（2）皮肤、黏膜颜色：皮肤、黏膜色素沉着常见于原发性肾上腺皮质功能减退，而继发性肾上腺皮质功能减退症患者皮肤、黏膜苍白。

（3）腋毛、阴毛有无稀疏脱落：常见于腺垂体功能减退。

（4）浅表淋巴结肿大：常见于恶性肿瘤。

3. 实验室及有关检查

（1）低血糖发作时取血测血糖，同时留血样测胰岛素和C肽水平。胰岛素分泌肿瘤如胰岛素瘤或癌通常胰岛素和C肽水平很高，自身免疫低血糖发作时胰岛素水平很高而C肽受抑制，可检出胰岛素自身抗体。

（2）OGTT　3～5小时和胰岛素释放曲线：糖耐量曲线低平及胰岛素水平明显增高提示胰岛素瘤。

（3）肝、肾功能：严重肝病、肾病容易发生低血糖。

（4）胰岛素抗体：阳性，提示自身免疫低血糖。

（5）其他检查：垂体前叶及靶腺激素水平测定可判定腺垂体功能和肾上腺皮质功能。

低血糖诊断流程图见图7-6-1。

四、疾病

胰岛素过量的疾病

1. 胰岛素瘤

（1）临床诊断要点：①是空腹低血糖最常见的原因；②饥饿或运

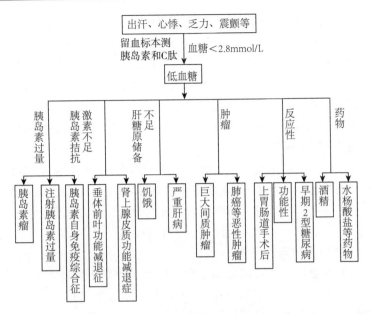

图 7-6-1 低血糖诊断流程图

动引起低血糖发作，清晨空腹发作不能自行缓解；③脑缺糖的表现比
交感神经兴奋的症状更明显，半数以上出现癫痫、意识障碍、嗜睡或
昏迷；④患者多肥胖，由于进食可缓解症状；⑤有下面辅助检查异常。

（2）辅助检查：①发作时血糖＜2.8mmol/L，血胰岛素水平明显
增高。胰岛素（μU/ml）与血糖（mg/dl）的比值增高（正常＜0.25）。
②OGTT：糖耐量曲线低平，胰岛素水平明显增高。③饥饿试验：住
院进行。禁食 48 小时内，79％患者发生低血糖；禁食 72 小时内，
98％患者发生低血糖。④肿瘤定位诊断：胰腺 B 超、CT、MRI。大
部分瘤体较小，＜2cm。

（3）处理

1）低血糖发作时

①口服葡萄糖或蔗糖：当交感神经兴奋和有早期中枢神经系统症
状时，建议患者饮一杯果汁或加入 3 汤匙蔗糖的水。

②静脉输注葡萄糖（急诊）：症状严重或不能口服时，静脉注射

50％葡萄糖溶液50～100ml，随后持续静点10％葡萄糖溶液，维持血糖在正常水平。

告诉患者平常必须随身携带甜饮料或糖果、甜点等。

2）胰岛素瘤治疗：住院治疗。

① 应手术切除。

② 不能手术或手术不成功者可试用药物治疗：二氮嗪150～300mg/d，作用于胰岛细胞，减少胰岛素分泌。链脲佐菌素破坏胰岛β细胞，每周静点0.6～1g/m² 体表面积，总量6～9g 为一个疗程。其他药物有生长抑素类似物奥曲肽，剂量因人而异。

2. 胰岛素自身免疫综合征

（1）临床诊断要点：①自发性低血糖可发生于饥饿或餐后，轻重不一；②血中胰岛素水平明显增高，C肽受抑；③糖耐量减低；④未曾用过胰岛素，但胰岛素抗体阳性。

（2）辅助检查：①发作时血糖、血胰岛素水平；②OGTT；③胰岛素抗体。

（3）处理：对症治疗。低血糖治疗同胰岛素瘤。

拮抗胰岛素激素不足的疾病

1. 腺垂体功能减退症：缺乏GH和ACTH，皮质醇减少，拮抗胰岛素的激素不足而发生低血糖。

（1）临床诊断要点：①垂体各靶腺功能减退的症状同时存在：性腺、甲状腺、肾上腺皮质功能减退；②有垂体肿瘤或分娩大出血史；③不耐饥饿，空腹及感染应激时更易发生低血糖，甚至昏迷；④糖耐量曲线低平；⑤垂体及各靶腺激素水平减退。

（2）辅助检查：①血糖、血钠、血钾；②OGTT；③垂体及各靶腺激素水平：如血GH、ACTH、皮质醇水平；④垂体影像学：X线、CT/MRI。

（3）处理：低血糖治疗同胰岛素瘤，重症急诊同时给予静脉氢化可的松100～300mg。详细可见第一章第二节的相关内容。

2. 原发性肾上腺皮质功能减退症（Addison 病）

（1）临床诊断要点：①临床症状：乏力，消瘦，皮肤、黏膜色素沉着；②低血压、低血糖、低血钠、血钾增高或降低；③糖耐量曲线低平；④血皮质醇、尿游离皮质醇、17 - OHCS 降低，ACTH 升高；⑤ACTH 兴奋试验持续不反应。

（2）辅助检查：①血糖、血钠、血钾；②OGTT；③血皮质醇、尿游离皮质醇、17 - OHCS、血 ACTH；④ACTH 兴奋试验。

（3）处理：低血糖治疗同胰岛素瘤。其他详见第一章第二节的相关内容。

肝疾病

如重症肝炎、肝硬化，肝糖原储备减少。

（1）临床诊断要点：①严重肝病史；②低血糖多发生在空腹；③发作逐渐增多、加重，与肝损害程度平行；④OGTT 空腹血糖低，服糖后高于正常，持续相当长一段时间又逐渐降到过低水平。

（2）辅助检查：①肝功能；②OGTT；③肝 B 超或 CT。

（3）处理：①低血糖治疗同胰岛素瘤；②病因治疗：保肝，如葡醛内酯（又称肝泰乐）、护肝片、甘力欣等。肝硬化可详见第四章的相关内容。

其　他

1. 巨大间质肿瘤、恶性肿瘤：多发生在后腹膜和胸腔。包括纤维肉瘤、肺癌、肝癌等。

（1）临床诊断要点：①一般情况差，恶病质；②多发生空腹低血糖；③可分泌异常 IGF - II；④巨大肿瘤切除后，低血糖消失；肿瘤复发，低血糖复发。

（2）辅助检查：①血 IGF - II 测定；②胸、腹部 CT/MRI。

（3）处理：①低血糖治疗同胰岛素瘤；②病因治疗：住院治疗，

手术切除；③加强支持疗法。

2. 早期糖尿病

（1）临床诊断要点：①中年以后发病，多肥胖；②可有"三多一少"等糖尿病症状；③低血糖多发生在餐后 3～5 小时；④OGTT 糖尿病曲线，胰岛素延迟释放。

（2）辅助检查：①OGTT、胰岛素释放曲线；②血糖化血红蛋白（HbA$_{1C}$）。

（3）处理：①低血糖治疗同胰岛素瘤。②病因治疗：控制饮食（少量多餐、进食含纤维多的食物）；运动；降糖药治疗，如阿卡波糖 50mg，一天 3 次（与第一口饭一起嚼服），或诺合龙 1mg，一天 3 次，或唐力 120mg，一天 3 次，根据餐后 2 小时血糖水平调整用药及药量。

关于糖尿病可详见本章第五节相关内容。

3. 功能性低血糖

（1）临床诊断要点：①进餐后 3～4 小时发生：进食刺激胰岛素分泌过多，血糖与胰岛素比例不适当。②OGTT：糖耐量曲线正常。服糖后 3～4 小时后出现低血糖，以后自行恢复正常。③无上胃肠道手术史。④多见于女性神经质者。

（2）辅助检查：OGTT（5 小时）。

（3）处理：①低血糖多于门诊治疗，进食或口服蔗糖可缓解；②减少或预防低血糖发生：高蛋白质、低碳水化合物饮食，少量多餐。

4. 药物性：多见于应用降糖药和胰岛素治疗的糖尿病患者，尤其老年人，有肝、肾功能不良时。

（1）临床诊断要点：①应用磺脲类降糖药或胰岛素的糖尿病患者；②或有应用水杨酸类、普萘洛尔等药物史；③低血糖可发生在空腹或餐后，与用药有关；④停药后低血糖发生减少或逐渐消失。

（2）辅助检查：可测定药物浓度。

（3）处理：①低血糖治疗同胰岛素瘤；②根据血糖水平调整减低降糖药物的剂量；③停用影响糖代谢的药物：如水杨酸盐类、普萘洛尔等。

（马晓伟）

第七节　突　眼

一、概述

由于某些疾病导致眼球向前移位并外突，称为眼球突出，简称突眼。可因眼眶内容物增多或眼外肌张力减退等因素引起。一般用突出度来表示突眼程度，眼球突出度是指角膜最前缘突出于颞侧眼眶边缘的垂直距离，临床多用 Hertel 眼球突出计测量。测量时除测出每一眼的突出度数外，还要双侧同时对比，测量后需记录所用测量计种类、每一眼球突出度数及双眼外眦缘距离、测量者及日期，以便随诊时对比。眼球突出度与种族、年龄、性别、体型、营养发育状况及双眼眶距离等均有关系。我国正常人眼球突出度为 12～14mm，高限16mm，双眼突出度可有小的差异，一般不超过 2mm。

二、病因

凡使眶内容量增加、眼直肌张力松弛的病变，均可引起眼球位置向前突出。双侧眼球突出多见于甲状腺功能亢进症；单侧眼球突出多由于局部炎症或眶内占位性病变所致，偶见于颅内病变。突眼的原因很多，根据病因和临床表现，可分为炎性突眼、非炎性突眼、外伤性突眼、内分泌性突眼、间歇性突眼以及搏动性突眼等。

（一）急性突眼（外伤性突眼）

由于外伤使眶内壁骨折、眶内气肿、眶内出血及眶内血肿所致。

（二）间歇性突眼

多由于眼眶内静脉曲张、血管瘤及淋巴管瘤，反复性眶内出血、眶内静脉淤血所致，在低头、屏气或压迫颈静脉时眼球突出加重。

（三）搏动性突眼

大多由于外伤所引起，特发性少见。在头部外伤、颈动脉粥样硬化或动脉瘤的基础上，颈内动脉可发生破裂而与海绵窦相沟通，形成一种特殊的突眼状态，即突出的眼球随同脉搏而搏动。此外反流到海绵窦的眼静脉也因此而高度膨胀，除引起一侧或双侧突眼外，还可出现眼睑或球结膜水肿。随着脉搏的跳动，患者自己可以听到轰隆声，如置听诊器于闭合的眼睑或颞部眶壁，同样也能听到响亮的血流杂音。用手指压迫眼球，突眼可显著减轻，而压迫同侧的颈总动脉，可使之完全消退。眼底表现为视网膜中央静脉高度扩张，视盘充血。严重者，视力高度减退以至视力丧失。由于三叉神经末梢受到牵扯，患者可有显著的疼痛感觉。此外，当眶上壁发育不全或外伤后伴有脑膜或脑膨出时，眼球也可有搏动性突出。

（四）炎性突眼

眶内或眶壁相邻组织的急性炎症，如邻近副鼻窦炎；慢性炎症如假瘤、结核瘤等。

（五）非炎性突眼

循环障碍引起的水肿，囊肿或肿瘤，眼外肌麻痹，轮匝肌松弛及球筋膜松弛，以及伴发于全身疾病如淀粉样变性、结节病及内分泌紊乱引起的眼球突出。

（六）内分泌性突眼

内科最常见的突眼为甲状腺相关性眼病，是由多种甲状腺疾病引起的眼部损害，其中由 Graves 病引起的眼病最为多见，其次还有桥本病、甲状腺腺瘤、甲状腺癌等。

（七）假性突眼

常见于各种原因引起的眼球增大，如先天性青光眼、先天性囊性眼球、轴性高度近视及角膜葡萄肿等。

三、诊断思路

（一）首先应确定患者有无突眼

1. 望诊：明显的突眼仅凭望诊即可确定诊断。用眼球突出计测量眼球突出度，大于 16mm 为突眼。由于眼球突出有一定个体差异，必须与自身以往情况对比以发现轻微的突眼。

2. 比较两侧眼球突出度：比较两侧突出度是否一致。

（二）明确突眼的原因，这是治疗的关键

1. 应仔细询问病史，为病因诊断提供依据或为进一步检查提供线索

（1）针对突眼问诊：突眼发生的时间、发病急缓、病程长短。应注意与患者自身以往情况对比，可向家人或朋友问诊。

（2）相关鉴别问诊：详细询问与突眼伴发的症状，常可发现重要的诊断线索。

1）有无甲状腺肿大、体重变化、食欲改变、腹泻或便秘、心悸等。

2）有无头痛、头晕，眼眶及眼球是否疼痛，视力有无下降，有无复视等。

（3）诊疗经过问诊：患病以来检查和治疗情况如何，可为诊断提供线索。

（4）相关其他病史问诊。

1）有无高度近视。

2）有无外伤、肿瘤、感染等病史。

3）有无突眼家族史、遗传病史。

2. 仔细全面地体格检查，重点应注意以下内容

（1）突眼的程度及双侧是否对称。

（2）甲状腺肿大。

（3）与突眼伴随的其他体征，如心动过速、伸手时细微震颤等。

（4）视力改变，眼球活动度，眼睑能否闭合等。

3. 实验室及有关检查

（1）测定血清 TSH、T_3、T_4、TRAb、TGAb、TPOAb 水平。

（2）测定甲状腺摄碘率、T_3 抑制试验及 TRH 兴奋试验。

（3）视野及眼底检查。

（4）B 型超声检查。

（5）眼眶球后 CT 检查及磁共振检查。

（6）ECT 体层显像（放射性核素闪烁成像）。

突眼诊断流程图见图 7-7-1。

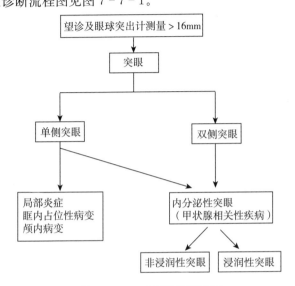

图 7-7-1　突眼诊断流程图

四、疾病

眼眶疾病

眼眶疾病引起的突眼主要见于眼眶肿瘤：神经母细胞瘤、绿色瘤，眼底检查、CT 检查有助于诊断。

1. 视网膜母细胞瘤：常早期转移至眼眶而使眼球突出。本病多为单眼发病，双眼发病占总数的 1/4，向外生长者为外生性视网膜母细胞瘤，引起突眼。瘤组织由视神经和眶裂进入颅内，超声显像或颅脑 CT 检查确定诊断。应转眼科处理。

2. 绿色瘤：系急性白血病的特殊类型，始发于眼眶骨膜而致眼球突出，可侵及一侧或双侧，多为一侧受累。怀疑绿色瘤时，需做骨髓穿刺检查，血象与骨髓象符合急性粒细胞性白血病的改变。处理详见第六章第三节的相关内容。

3. 韩-薛-柯病：眼球突出常为两侧，一侧较为明显，除突眼外，尚有尿崩症与颅骨地图样缺损等改变。多见于儿科，可转儿科。

4. 眼眶非特异性炎性假瘤：常伴有眼眶疼痛，上睑下垂，常累及单条眼外肌。应转眼科处理。

内分泌性突眼

主要指甲状腺相关性眼病。突眼可发生于甲亢之前或同时或甲亢治疗过程中；突眼可与亚临床甲亢合并存在；突眼也可见于甲状腺功能正常者和慢性淋巴细胞性甲状腺炎患者。如果采用磁共振显像检查，Graves病患者绝大多数存在甲状腺相关性眼病。根据突眼程度及是否伴有眼肌病变而分为良性（非浸润性）突眼及恶性（浸润性）突眼。一般认为突眼度大于16mm、小于18mm为非浸润性突眼；突眼度大于19mm，并有软组织及眼外肌受累为浸润性突眼。良性突眼：突眼可双侧也可单侧，或两侧突出程度不一致，眼睑挛缩，巩膜从角膜上下缘外露，似瞪眼状，眼睑水肿，无眼肌麻痹，视力不受影响。恶性突眼：眼睑不能完全闭合，结膜充血水肿，眼肌麻痹，复视，重者可失明。有关内分泌疾病详细可见本章第一节，围绕突眼重点介绍如下。

1. 临床诊断要点：①排除眶内疾病；②突眼程度与甲状腺功能不成比例，患者多为甲亢，少数甲状腺功能正常或甲状腺功能减退；③甲亢症状和体征，包括甲状腺肿大和全身表现；④眼球突出：双眼或单眼，眼球突出较轻时，眼外肌多无限制，无复视出现，眼球突出程度加剧，眼睑闭合不全，角膜暴露，严重者出现暴露性角膜炎而引起溃疡，甚至穿孔，视力丧失，此时患者自觉眼内烧灼和刺激感、眼痛、畏光、流泪、异物感、眼胀痛；⑤眼睑的改变：眼睑退缩及闭合不全，眼睑迟落，眼睑肿胀；⑥结膜水肿，眼外肌止端相应部位的结膜充血；⑦眼外肌病变：引起眼球运动障碍和复视，晚期出现固定性牵制性斜视；⑧视神经损害导致视力下降，视盘水肿，视网膜静脉充盈，视野缩小；⑨本病有自限和自愈倾向，一般12～24个月自行停止发展；⑩临床上对突眼患者应进行眼科检查，包括测量眼球突出度、眼内压、角膜、眼底、视野及辨色力等。

2. 辅助检查：①甲状腺功能测定（T_3、T_4、TSH）：可以升高、正常或降低。②TRH 兴奋试验：甲状腺眼病患者的下丘脑-垂体-甲状腺轴功能异常，大部分患者表现为 TSH 对 TRH 无反应。③T_3 抑制试验：不被抑制。④TGAb 和 TPOAb 常为阳性。⑤TRAb 测定。⑥可检测出眶结缔组织抗体或眼肌抗体。⑦眼眶 CT 扫描，观察眼外肌变化，并排除其他疾病。⑧MRI 检查。甲状腺眼病的 CT 及 MRI 典型表现为双侧眼眶内多发眼外肌增粗和眶内脂肪体积增加，致眶隔前移及眼球突出。

3. 处理

（1）使甲状腺功能恢复正常：发生于 Graves 病者首先要控制甲状腺功能，避免出现波动。抗甲状腺药物治疗勿过量，可配合甲状腺激素，当抗甲状腺药物治疗使甲状腺功能正常后，加用 L - T_4 25μg/d 或甲状腺片 20mg/d。一般认为，以口服药物治疗的危险度最小。如甲状腺相关性眼病起病时即为甲状腺功能减退者，用 L - T_4 或甲状腺片治疗。甲状腺相关性眼病患者如初诊时无明显甲亢症状，甲状腺稍大或不大，存在亚临床甲亢，需用小量抗甲状腺药物，如甲巯咪唑 5mg/d，加用 L - T_4 25μg/d 或甲状腺片 20mg/d。非浸润性突眼无须特殊处理，随甲状腺功能恢复正常而好转，甚至消失。

（2）局部治疗：轻度者局部对症治疗，如戴墨镜、用人工泪液、戒烟、对暴露的角膜进行包扎或作眼睑缝合术，改变卧位，睡眠时抬高头位可以减轻眶周水肿。

（3）免疫抑制治疗：用于严重的甲状腺相关性眼病危及视力时，在早期应用效果较好。一般情况下用泼尼松 30～40mg/d，2 个月为一个疗程，或泼尼松 100mg/d 分次服用，用 7～14 天，以后隔日一次，共 6～12 周。当危及视力时可用以下方法：①多采用大剂量长期口服用药的给药方式，根据体重每日晨起顿服 60～100mg/d 的泼尼松，规律减量，维持用药至少 7 个月。严重病例泼尼松的最大量可达 120～140mg/d，症状改善后减量，每周减 5mg，维持量为 10～

15mg/d，维持数月，然后减量停用。②冲击疗法：大剂量静脉冲击，每天静脉输入 0.5～1g 的甲泼尼龙，连续 3 天，每周 1 次，共 3～5 次。大量糖皮质激素及冲击疗法推荐用于危及视力、视神经受压、角膜炎症、眼球突出和复视进行性加重。球后注射醋酸甲泼尼龙可用于活动性高的患者及对全身用药有禁忌证者。糖皮质激素的应用应在医生的严密监控下进行，最好住院治疗。③环孢素 A：用于糖皮质激素治疗无效的甲状腺眼病患者。

（4）球后放射治疗：在大剂量糖皮质激素治疗无效，或因有禁忌证不能使用糖皮质激素的患者。现在多采用线性加速器照射。放疗对软组织水肿、新发的眼外肌病有特殊的疗效，对视神经病变、视野缺损、眼球突出疗效不佳。放疗适用于初发期或活动期。有报道放疗与糖皮质激素联合治疗比单独使用其中任何一种治疗效果更好。

（5）血浆置换：用于激素治疗失败者。

（6）手术治疗：眶减压术可以治疗眼球突出、视神经受压、充血水肿症状明显的患者。一旦视神经受累，应推荐。手术最大的问题是术后复视。眼外肌手术：为了恢复眼球运动，消除复视，对于静止期的患者可采用眼外肌手术。眼外肌手术治疗甲状腺相关性眼病不仅可以恢复眼球运动，改善眼位，消除复视，还可恢复部分视功能，是一种恢复功能的斜视手术。

（7）生长素抑制剂、静脉注射免疫球蛋白、肉毒梭菌毒素治疗眼外肌病在甲状腺相关眼病中的应用也有报道。

（卢桂芝）

第八节　食欲亢进

一、概述

食欲亢进即多食，指进食量异常增加和（或）频繁进食，是内分泌代谢疾病中较为常见的症状。常提示内分泌代谢功能亢进性疾病。

每个人的进食量有一定差异，与体质、劳动强度等因素有关，应注意与自身以前的进食量进行比较。

二、病因

（一）葡萄糖利用率改变

下丘脑摄食及饱食中枢受动静脉血葡萄糖浓度差的调节。浓度差变小，刺激摄食中枢，引起饥饿感而进食；浓度差增加，刺激饱食中枢，引起饱胀感而停止进食。

1. 胰岛素绝对或相对分泌不足：在胰岛素不足时，葡萄糖进入脂肪及肌肉细胞减少，葡萄糖氧化作用受阻；血中葡萄糖浓度增高，动静脉血葡萄糖浓度均高，浓度差变小，组织细胞呈"饥饿状态"，刺激摄食中枢，引起食欲及进食；见于糖尿病。

2. 胰岛素分泌过多：加速肝、肌肉、脂肪细胞对葡萄糖的利用，并抑制肝糖原分解为葡萄糖，使血糖下降，动静脉血葡萄糖浓度差迅速缩小，摄食中枢受刺激而频频进食。见于胰岛素瘤、胰腺癌或部分弥漫性增生、2 型糖尿病伴高胰岛素血症等。

3. 甲状腺激素分泌增多：促进糖、蛋白质、脂肪及其他物质代谢，特别是热能代谢，促进细胞内生物氧化速率加快，产生大量热能，造成机体过度消耗，使细胞处于"饥饿状态"，此时葡萄糖利用率明显增加，动静脉血葡萄糖浓度差仅在餐后短暂加大之后又迅速缩小，摄食中枢不断受刺激而善饥多食，如甲状腺功能亢进症。

4. 升糖激素分泌增加：降低组织对胰岛素的敏感性，葡萄糖利用减少，致动静脉血葡萄糖浓度差减小，刺激食欲及进食。由于分泌过量皮质醇使胰岛素敏感性下降，显示胰岛素相对不足。皮质醇分泌增多，促进食欲，出现多食。皮质醇促进糖异生。生长激素可间接地刺激胰岛素分泌，致使摄食中枢兴奋，出现多食。见于皮质醇增多症、嗜铬细胞瘤、肢端肥大症等，这些疾病如继发糖尿病则多食症状可能加重。

（二）脂肪及蛋白质分解增加，游离脂肪酸和氨基酸增加，刺激摄食中枢引起进食，如皮质醇增多症、甲状腺功能亢进症、嗜铬细胞瘤、肢端肥大症等。

（三）胃肠功能增强，反射性刺激摄食中枢。如皮质醇增多促进胃壁细胞增生，胃酸及胃蛋白酶分泌增强，反射性刺激摄食中枢。甲状腺激素促进全身各脏器功能活动增强，分泌旺盛，胃肠蠕动加快和排空时间加速，胃处于空虚状态，刺激胃壁感受器，经内脏神经传到摄食中枢，引起食量剧增。

（四）儿茶酚胺作用于摄食中枢，促进食欲，如甲状腺功能亢进症、嗜铬细胞瘤等。儿茶酚胺同时作用于交感神经，促使全身代谢加快，耗氧量增加，基础代谢率增高，出现多食状态。儿茶酚胺可促进脂肪分解，使血中游离脂肪酸增高，可刺激摄食中枢引起多食。儿茶酚胺可加速肝糖原和肌糖原分解，并抑制胰岛素分泌，使肌肉消耗、乏力，细胞处于"饥饿状态"，出现多食。

（五）饱感中枢受破坏致饱感丧失而多食：各种原因（肿瘤、先天或遗传因素、外伤、炎症、放疗、药物、血管栓塞等）累及下丘脑内侧区，破坏或挤压饱感中枢组织细胞，引起无休止进食及肥胖，如颅咽管瘤、Kallman综合征、脑软化、脑动脉硬化、长期服用氯丙嗪、避孕药、利血平等药物。

食欲亢进的分类：

1. 颅脑疾患累及下丘脑：颅咽管瘤、Kallman综合征、脑软化、脑动脉硬化。

2. 内分泌疾患：糖尿病、甲状腺功能亢进症、肢端肥大症、嗜铬细胞瘤、胰岛素瘤、库欣综合征。

3. 药物：氯丙嗪、糖皮质激素、甲状腺激素。

三、诊断思路

（一）首先应确定患者有无多食

这一点患者自己比较清楚，医生在判断时应注意与多食伴随的相关症状。

（二）明确多食的原因，这是治疗的关键

1. 应仔细询问病史，为病因诊断提供依据或为进一步检查提供线索

（1）针对多食问诊：发病急缓、病程长短。应注意与劳动强度相适应的一向饭量大相区别。与患者自身比较，而非单纯以进食绝对量的多少来评价有无多食。注意追问逐渐出现的食量增加，特别是中年以后饭量增加易误认为健康表现。询问多食与体重的关系。

（2）相关鉴别问诊：详细询问与多食伴发的症状，常可发现重要的诊断线索。

1）伴消瘦的多食：糖尿病、甲亢、嗜铬细胞瘤等。

2）伴肥胖的多食：可见于部分 2 型糖尿病、皮质醇增多症、胰岛素瘤、低血糖症、下丘脑综合征等。

3）伴多饮、多尿的多食：常见于糖尿病、垂体 GH 肿瘤、合并糖尿病的嗜铬细胞瘤等。

4）呈阵发性发作的多食：可见于神经性厌食、下丘脑综合征等。

5）发作性意识丧失伴多食应除外胰岛素瘤。

（3）诊疗经过问诊：患病以来检查和治疗情况如何，可为诊断提供线索。

（4）相关其他病史问诊

1）有无遗传病史或颅脑外伤、手术、肿瘤、感染等病史。

2）有无昏迷病史。

3）用药史：如氯丙嗪、糖皮质激素、甲状腺激素引起的多食有明确的用药史。

2. 仔细全面地体格检查，应注意以下内容

（1）营养、精神、神志、身高、体重、发育状况、皮下脂肪厚度。

（2）血压、脉搏、甲状腺、心脏大小、肝脾大小。

3. 实验室及有关检查

（1）血糖，必要时做糖耐量试验。

（2）甲状腺功能测定（T_3、T_4、TSH）。

（3）血 ACTH、皮质醇、尿 17‐羟皮质类固醇、尿 17‐酮类固醇、尿游离皮质醇测定。

（4）尿 VMA、儿茶酚胺测定。

（5）血 GH 测定。

（6）影像学检查：甲状腺 B 超，肾上腺 B 超、CT、MRI，垂体 CT、MRI 检查。

食欲亢进诊断流程图见图 7‐8‐1。

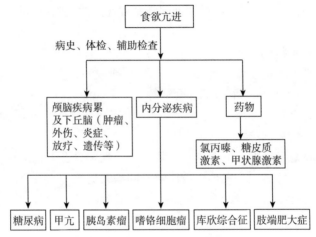

图 7‐8‐1　食欲亢进诊断流程图

四、疾病

内分泌代谢性疾病

1. 甲状腺功能亢进症性多食：见"甲状腺肿大"一节中"甲状腺功能亢进症"及第一章第二节中的相关内容。

2. 糖尿病性多食

（1）临床诊断要点

1）多饮、多食、多尿和体重减轻是糖尿病的特点，常伴有乏力，但早期和轻症者可无任何症状，只在体检时发现血糖增高。应注意以下病史：糖尿病家族史，女性患者有婴儿过大、妊娠过期或死产史，自发性低血糖反应史，年龄大于 40 岁的肥胖者。

2）食量常逐渐增加，早期不被注意。此时应检查血、尿糖水平，几乎全部伴有空腹血糖升高，尿糖增多。但有少数晚期患者，因发生肾小动脉硬化、肾小球硬化症等病变，肾糖阈升高，虽然血糖升高，但尿糖可阴性。

3）多食对判断病情程度的价值：早期无多食表现，随病情加重，多食亦明显，尤其在 40 岁以上的成年人，食量比过去明显增加，应高度警惕是否患糖尿病。

4）多食与并发症的关系：二者无平行关系。当出现糖尿病酮症酸中毒或高渗高血糖综合征昏迷时，食欲即转为低下，甚至出现厌食。

5）部分患者以糖尿病的并发症如心脑血管疾病、视力障碍、反复皮肤化脓性感染或疖痈、泌尿系感染、女性患者的外阴瘙痒等为首发症状。以酮症酸中毒起病者多见于青少年 1 型糖尿病，以高渗高血糖综合征昏迷起病者多见于中老年 2 型糖尿病者。有的患者可因低血糖发作而就诊。

6）由于人们对糖尿病的认识提高，通过早期体检发现血糖升高，经测定血糖或糖耐量试验而诊断。

7）糖尿病皮肤病变：以皮肤萎缩性棕色斑为特征，糖尿病性黄瘤、糖尿病性大疱病为糖尿病的特异表现。

8）继发性糖尿病：继发于胰腺疾病如胰腺切除、慢性胰腺炎、囊性纤维化、胰腺血质沉积病、胰腺肿瘤等，除有原发病的临床表现外，还有胰腺外分泌功能障碍引起的消化系统症状，如消化不良、脂肪泻等；继发于内分泌疾病如肢端肥大症、皮质醇增多症、嗜铬细胞瘤、甲状腺功能亢进症、胰高血糖素瘤等；药物性如长期服用糖皮质激素、噻嗪类利尿剂、避孕药、抗癫痫药和 β 受体拮抗剂等；伴发于某些遗传综合征如家族性高脂血症、强直性肌营养不良症、脂肪萎缩、Friedreich 共济失调、血色病等。

9) 妊娠糖尿病：可能预示妊娠糖尿病的几种情况：既往分娩中曾有不明原因死胎、死产、巨大胎儿、畸形儿史；或本次妊娠胎儿巨大、羊水过多者；孕期出现多饮、多食、多尿症状，或反复发生外阴、阴道感染者；孕妇肥胖；尿糖阳性者；有糖尿病家族史者。对以上孕妇应进行筛查试验，必要时作葡萄糖耐量试验。

（2）辅助检查

1) 测定血糖，是诊断和治疗的主要指标，必要时做糖耐量试验。

2) HbA_{1C}：作为糖尿病控制指标，反映测定前 8～12 周的平均血糖水平。

3) 糖化血清蛋白：作为糖尿病控制指标，反映测定前 2～4 周的平均血糖水平。

4) 尿糖测定：在医疗卫生条件不太好的地区，可作为监测病情和治疗的参考，但老年人和肾功能不全者除外。

5) 胰岛素和 C 肽测定：了解患者的胰岛功能，可作为区分 1 型和 2 型糖尿病的参考。

6) 血脂测定。

7) 血酮体及尿酮体测定：可及时发现糖尿病酮症及服用双胍类降糖药引起的酮尿。

8) 尿微量白蛋白测定：可早期发现糖尿病肾损害。

9) 肾功能检查。

10) 如怀疑有糖尿病酮症酸中毒应测定血 pH、CO_2CP、电解质；如怀疑有高渗高血糖综合征昏迷，应测定血浆渗透压、血常规、血电解质、血肌酐、BUN；如怀疑有乳酸酸中毒应测定血乳酸和血气分析、血肌酐、BUN。

（3）处理

1) 饮食控制：根据理想体重、生理状况、劳动强度、既往生活习惯计算每天所需总热量，根据总热量分配三大营养素，按个人生活习惯分配一日三餐的热量。

2) 运动治疗：根据患者的自身情况制定合适的运动量。

3) 药物治疗：根据患者年龄、血糖、糖尿病类型、肝肾功能、有无并发症，选用磺脲类、双胍类、葡萄糖苷酶抑制剂、胰岛素增敏剂（噻唑烷酮类）、胰岛素等降血糖药物。可详见本章第五节的相关内容。

4）糖尿病教育。

5）急性并发症治疗：①糖尿病酮症酸中毒：需住院治疗，应用胰岛素、补液、补钾和消除诱因。②高渗高血糖综合征昏迷：应立即补液，纠正脱水高渗状态。③乳酸酸中毒：大量补碱、吸氧、透析治疗等。

6）慢性并发症治疗：①糖尿病视网膜病变及白内障：与眼科大夫共同治疗。②糖尿病肾病：严格控制血糖和血压，用 ACEI 和（或）ARB 类降压药，限制蛋白质摄入；如果进入终末期肾病，可进行透析治疗或肾移植。③糖尿病性神经病变：严格控制血糖；补充 B 族维生素，如甲基维生素 B_{12} 500μg，每日 3 次口服或每日 1 次肌内注射；卡马西平 100～200mg，每日 3 次止痛。④糖尿病性心脏病：改善不健康的生活习惯，控制糖尿病、高血压、高血脂及血液流变学异常。⑤糖尿病足：主要是预防，积极控制血糖，足部溃疡应及时使用抗生素，清除坏死组织。⑥皮肤病变：多无特殊治疗方法。

7）妊娠糖尿病的治疗：饮食控制、运动疗法、胰岛素治疗，使空腹血糖保持在 3.3～5.5mmol/L，餐后 2 小时血糖≤6.7mmol/L。

8）继发性糖尿病：治疗原发病及用胰岛素控制血糖。详见本章第五节中相关内容。

3. 胰岛素瘤性多食

（1）临床诊断要点

1）多食虽然不是本病的特点，但在低血糖发作时，出现不同程度的"饥饿感"，或因久病后，患者自身的经验进食可以缓解症状和预防发作，而常多进食。

2）本病多缓慢发病，常有发作性低血糖、反复晕厥同时伴有交感神经兴奋症状，急性发作时面色苍白、大汗、心慌、手颤、烦躁、软瘫、饥饿等，症状多发生在夜间、清晨餐前或延迟进食、体力劳动后，一般在空腹或餐后 4～5 小时发作。慢性低血糖表现有意识障碍等中枢神经系统症状，尤其应考虑到胰岛素瘤。

3）反复发作的一过性头昏、头痛、瘫痪、呕吐、抽搐、昏迷，甚至较长时间不明原因昏迷。

4）Whipple 三联征：禁食、运动后可诱发低血糖发作；给予葡萄糖后低血糖症状迅速缓解；发作时血糖常<2.8mmol/L（50mg/dl）。

5）诊断有赖于发作时血糖及胰岛素测定。

（2）辅助检查

1）首先证实有低血糖：反复测空腹血糖或发作时血糖<2.8mmol/L，血胰岛素或 C 肽水平相对高于正常；口服葡萄糖耐量试验为低血糖曲线。

2）血糖降低不明显者，可做禁食试验，需在医生监护下进行，一旦出现低血糖症状应立即取血测定血糖和胰岛素，同时给患者进食或注射高渗葡萄糖液以终止试验。

3）测定空腹血浆胰岛素明显升高，血浆胰岛素（IRI）与葡萄糖（G）比值，IRI/G>0.3。

4）刺激试验：包括 D_{860} 试验与胰高血糖素刺激试验、C 肽抑制试验，均需在严密监护下进行。

5）确诊肿瘤部位，可选用腹部 B 超、CT 和 MRI 检查、选择性肠系膜上动脉和腹腔动脉造影。

6）病理诊断需术后病理证实。

（3）处理：可见本章第六节的相关内容。

4. 库欣综合征性多食：库欣综合征是由皮质醇分泌过多引起的一种临床综合征，包括垂体瘤、异位 ACTH 综合征、肾上腺皮质肿瘤。因垂体促肾上腺皮质细胞肿瘤分泌过量促肾上腺皮质激素引起双侧肾上腺皮质增生，称库欣病。

（1）临床诊断要点

1）常在疾病早期出现多食、食欲增强。

2）多见于青少年，女性多于男性。

3）特征性表现：向心性肥胖、满月脸、水牛背、多血质面容、悬垂腹、腹部可出现紫纹其宽度可大于1cm、多毛，皮肤变薄易有瘀斑、痤疮、皮肤感染、毛囊角化，女性月经失调，其他还有高血压、骨质疏松、葡萄糖耐量减低，甚至出现糖尿病。

4）异位 ACTH 综合征可无上述特征性表现，但有色素沉着、疲乏无力、水肿、糖耐量减低及低血钾。

5）癌肿的诊断：儿童发病，病情进展快，男性化明显，低血钾性碱中毒，尿 17-羟皮质类固醇、17-酮类固醇、血皮质醇增高明显。

6）鉴别垂体性、肾上腺性、异位性：肾上腺性者，血浆 ACTH 降低或测不出，血皮质醇昼夜节律消失；垂体性或异位性者，则血浆 ACTH 显著升高。大剂量地塞米松抑制试验不被抑制者，则支持肾上腺性及异位性，被抑制者则支持垂体性病变。

7）单纯性肥胖：激素水平增高可被小剂量地塞米松抑制，血皮质醇昼夜分泌节律亦正常。

（2）辅助检查

1）皮质醇异常及昼夜节律消失：正常人血浆皮质醇水平以早 8～9 点最高，午夜最低，具有明显的昼夜节律。库欣综合征血皮质醇水平增高，尤其是下午或午夜的皮质醇水平增高，一般测定 2～3 次。节律一般在早 8 点、下午 4 点、午夜 12 点取血测定。肾上腺肿瘤 ACTH 降低或测不出。

2）24 小时尿游离皮质醇测定：多数升高，可连续留 2 日尿标本分别测定，以减少每日激素产生量之差异。也可测 24 小时尿皮质醇/肌酐及 17-羟皮质类固醇，本病明显增高，最好测定 2～3 次。

3）小剂量地塞米松抑制试验：口服地塞米松 0.5mg，6 小时一次，连服 2 日，共 4mg。用以鉴别肾上腺皮质功能正常与库欣综合征。前者在服药后第 2 日 24 小时尿 17-羟皮质类固醇较对照日减少 50％以上，尿中游离皮质醇也减少，后者常不受抑制。

4）隔夜地塞米松抑制试验：是诊断库欣综合征最简易的过筛试验。于晚 11 时口服地塞米松 1.0mg，于服药次晨 8 时取血测皮质醇，若＞5μg/dl 应怀疑库欣综合征。要注意此试验异常可见于情绪低落的患者。

　　5）大剂量地塞米松抑制试验：地塞米松 2mg，6 小时一次，连服 2 日，用于鉴别肾上腺皮质增生（库欣综合征）与肿瘤。前者在服药后 24 小时尿皮质醇及 17-羟皮质类固醇减少 50％以上，而异源性 ACTH 综合征和肾上腺肿瘤不受影响。

　　6）甲吡酮试验。

　　7）经皮插管测定内岩窦与外周血 ACTH 浓度比值，本病明显增高，此为创伤性检查，有一定危险性，不宜常规使用。

　　8）影像学检查：腹部 B 超，肾上腺 CT、B 超，垂体 CT、MRI 和蝶鞍 X 线检查等。

　　（3）处理

　　1）经蝶手术：垂体 ACTH 瘤首选。微腺瘤可切除，否则需切除 85％～90％的腺垂体或加用放疗。

　　2）肾上腺切除术：一般在经蝶手术失败后可做肾上腺次全切除。

　　3）垂体放疗：采用直线加速器或^{60}Co，达最大疗效需 3～12 个月。

　　4）药物治疗：氨鲁米特、密妥坦、甲吡酮、酮康唑等皮质醇生物合成抑制剂，单独用或联合应用，可控制皮质醇增多的症状；溴隐亭、赛庚啶为作用于下丘脑-垂体水平的药物，对部分患者有效。

　　5）糖皮质激素替代治疗：从手术开始至下丘脑-垂体-肾上腺皮质功能恢复止，通常需 6～12 个月。双侧肾上腺切除后需终身应用糖类及盐类皮质激素。

　　6）肾上腺皮质肿瘤：手术切除。

　　7）异位 ACTH 综合征：争取尽早切除产生 ACTH 的异位肿瘤，不能切除者可用氨鲁米特或酮康唑以缓解库欣综合征的症状。

　　5. 嗜铬细胞瘤性多食：本病特点是高血压，以阵发性高血压为主，部分患者表现为持续性或持续性阵发性加剧。阵发性高血压常因精神刺激、寒冷、饥饿、疲劳、腹部受挤压、大小便等而诱发。少部分患者基础代谢率增高伴有甲亢症状，如怕热、多汗，血糖增高，甚至出现糖尿病。详见第一章第二节的相关内容。

　　6. 巨人症与肢端肥大症性多食：巨人症详见本章第二节的相关

内容，下面介绍肢端肥大症性多食。

（1）临床诊断要点

1）青春期后发病，此时骨骺已融合，病情进展常很缓慢，早期虽已开始食量增多，但增加比较缓慢，有高代谢表现。

2）成年以后鞋号逐渐增加较易引起患者的重视，眉弓突出，颧骨高，下颌大而向前突出，以致反咬合，脸变长，下齿变得稀疏，鼻大，耳大，口唇增厚，舌大而厚，手脚变得宽厚，皮肤变厚、变粗，前额皱纹粗大，语调低沉，发音不清楚，与以往照片比较面貌粗陋。应注意外形的微小变化，特别是鞋号嫌小，可能是疾病早期的信号。

3）女性患者常有月经稀发、闭经、乳房发达甚至溢乳，男性早期性欲旺盛。疾病发展至后期患者易疲劳，精神萎靡，健忘以及精神变态，精神紧张，暴躁，易怒，抵抗力低，部分患者出现肿瘤压迫症状，如头痛，视神经交叉受压后可致视力障碍、视野缺损。下面的辅助检查有助诊断。

（2）辅助检查：①肢端及颅骨、垂体 X 线、CT、MRI 检查，可有蝶鞍扩大或骨质破坏。②内分泌功能检查：血浆生长激素明显增高，需多次测定；血 IGF－1 即生长介素 C 增高；葡萄糖抑制试验，生长激素不被抑制；TRH 兴奋试验，生长激素可明显升高；血磷增高常提示疾病处于活动期。③血糖及糖耐量试验：表现为糖耐量受损或糖尿病，胰岛素抵抗。④代谢率增高但 T_3、T_4不高。

（3）处理：①手术治疗：为 GH 瘤的主要治疗手段。②放射治疗：生长激素瘤对放射线治疗敏感，用于不宜手术者。③药物治疗：不能手术或放射治疗以及复发的患者可用。溴隐亭：初始小剂量，逐渐增加，通常日剂量需 10～15mg。赛庚啶：日剂量 8～24mg。

单纯性肥胖

可参见本章第四节的相关内容。

1. 临床诊断要点

（1）呈均匀性肥胖，多有肥胖家族史，童年即食欲良好，营养过剩，喜好高脂饮食，吃零食多，运动过少。可有轻度血皮质醇增高，但可被小剂量及过夜地塞米松试验所抑制。

（2）可有皮肤紫纹，类似妊娠纹，不宽。

（3）可有并发症，如糖耐量异常及胰岛素抵抗、高脂血症、高尿酸血症及痛风等，个别患者可出现黑棘皮症，还可并发高血压、动脉粥样硬化、冠心病、心肺功能障碍、睡眠呼吸暂停综合征、心理障碍、骨关节炎等。

（4）智力发育一般正常，体温、血压、心率正常。

（5）内分泌系统的改变：①生长激素：肥胖者生长激素释放减低，特别是对刺激生长激素释放的因素不敏感。②垂体-肾上腺轴：肥胖者肾上腺皮质激素分泌增加，但分泌节律正常，ACTH 浓度也有轻微的增加。③下丘脑-垂体-性腺轴：肥胖者多伴有性腺功能减低，垂体促性腺激素减少，睾酮对促性腺激素的反应减弱；肥胖者多伴有血雌激素水平增高，女性可伴有月经紊乱，男性伴有性欲减低和女性化，并且与雌激素相关肿瘤的发病率明显增高。④下丘脑-垂体-甲状腺轴：肥胖者甲状腺对 TSH 的反应性减低，垂体对 TRH 的反应性也减低。

（6）除外继发性肥胖症，如肾上腺皮质激素过多、下丘脑性肥胖、甲状腺功能减退症、药物相关性肥胖、遗传病相关的肥胖、多囊卵巢综合征。

2. 辅助检查：①激素水平测定：T_3、T_4、TSH、ACTH 节律、皮质醇节律、GH、PRL、FSH、LH、雌激素、睾酮；②ACTH 兴奋试验、地塞米松抑制试验、胰高血糖素试验、糖耐量试验等；③尿 17-羟皮质类固醇、17-酮类固醇测定；④影像学检查：蝶鞍 X 线片、CT、MRI 等。

3. 处理：①改变不良的生活习惯：控制饮食，增加运动；②在无禁忌证的情况下用一些减肥药，但儿童应慎用；③手术治疗：包括脂肪抽吸术、胃缩窄术、小肠搭桥术等。

其　他

1. 下丘脑综合征性多食：下丘脑综合征可因先天缺陷、各种炎症、脑血管疾病、局部手术、放射治疗、创伤、肿瘤等引起，临床上也常见功能性损害者。

（1）临床诊断要点：①肥胖或消瘦：多数为病变累及下丘脑腹内侧核饱感中枢，引起多食而呈进行性肥胖，常很明显，略呈向心性肥胖；病变累及双腹外侧核摄食中枢时表现为厌食，因而消瘦，病情严重，多不能存活。②下丘脑释放或抑制性激素分泌紊乱，其相应下级腺体激素分泌异常；临床上出现一种或多种内分泌腺功能亢进或功能减退的表现。③怕冷或怕热，持续高热或体温过低，也有发热与低体温交替出现者；一般退热药无效，少数呈发作性，或体温颠倒，其上午体温高于下午；在急性创伤、出血、颅脑手术如无感染等原因，发热持续超过 2 周应疑及下丘脑受损。④多尿或少尿：尿崩症是下丘脑综合征常有的临床表现，视上核及室旁核受损，不能分泌 ADH，致血渗透压增高、烦渴、多饮。⑤神经系统表现：意识、情感和行为异常，精神变态，性格异常，过度兴奋，喜怒失常，幻觉，癫痫样发作。"发作性嗜睡强食症"患者可发作性睡眠达数小时、数天，醒后暴饮暴食，甚至比常人多数倍食量。自主神经功能障碍表现为多汗或无汗，血管舒缩功能障碍以及括约肌功能障碍，血压忽高忽低、心动过速或过缓、瞳孔散大或缩小。下面的辅助检查有助诊断。

（2）辅助检查：①脑脊液检查：占位病变引起颅压增高，炎症可致白细胞升高；②影像学检查：脑部 X 线平片、CT、MRI、脑超声等，可显示占位性病变、病理性钙化等，必要时可做脑血管造影；③下丘脑、垂体及各靶腺激素的变化：包括 ACTH、TSH、LH、FSH、GH、PRL、ADH、T_3、T_4、雌激素、睾酮、皮质醇以及尿 17-羟皮质类固醇、尿游离皮质醇等；④必要时可做 TSH 兴奋试验、TRH 兴奋试验、地塞米松抑制试验等；⑤下丘脑激素兴奋试验、氯米芬试验；⑥禁水试验：用于诊断 ADH 缺乏，应在医生严密观察下进行。

（3）处理：①病因治疗：肿瘤引起者应尽早手术切除，有些需要术后辅以放射治疗；②治疗内分泌功能障碍：功能不足者，可用垂体激素、靶腺激素及非激素类药物等治疗；具体的药物和用法见本章第四节的下丘脑肥胖中的处理；功能亢进者，用相应靶腺的手术切除、放射治疗、抗靶腺激素合成的药物；应用神经递质类药物如溴隐亭治疗泌乳素瘤；③部分下丘脑综合征并无器质性损害，而是精神因素引起的功能性异常，因此需改善环境、消除抑郁或紧张因素等。

2. 神经性贪食症（发作性贪食）：又称发作性多食症，是某些青少年的特殊的心理变态，是由遗传、家庭、社会文化背景、精神及心理因素、生物学因素多方面共同作用的结果。患者有极度饥饿感，贪婪的食欲，通常都是暴饮暴食高热量食品，同时害怕身体变胖，对肥胖具有恐惧感，食后引吐、催吐及用泻药。多见于年轻女性患者。

（1）临床诊断要点：①反复发作性大吃：在固定的时间内进食量远远多于同等情况下一般人的进食量；发作期不能控制进食种类及进食量；也无法使自己停止饮食。②反复使用不正当的方法防止体重增加（如导吐，服泻药、利尿剂，灌肠，吃减肥药，有意地禁食或过度锻炼）。③平均每周至少2次发作性贪食及不正当地清除胃内容物行为，连续3个月以上。④自我体像评价障碍。

（2）处理：无特效的治疗方法，可以进行精神行为治疗及饮食治疗。

（卢桂芝）